U0252386

21世纪高职高专教材

供中药学和药学类专业用

中 药 化 学

石任兵 李 祥 主编

科 学 出 版 社

北 京

内 容 简 介

本书为21世纪高职高专教材（供中药学和药学类专业用）之一。全书共分上、下2篇，上篇为13章理论部分，下篇为实验部分。本书结合中医药理论和特点，着重介绍重要类型中药化学成分的结构、分类、理化性质、提取分离和检识等知识。既保证知识的系统性和完整性，又充分考虑了知识的新颖性和实用性。本书的编写突出高等职业技术教育的特点，坚持体现“三基”（基本理论、基本知识、基本技能）教学，注重教学内容的科学性和实用性。

本书可供中医药院校高等职业技术教育、成人教育、函授中药学和药学类专业学生使用，也可作为临床药师及自学中医中药者的学习参考书。

图书在版编目（CIP）数据

中药化学／石任兵，李祥主编．—北京：科学出版社，2005.8

21世纪高职高专教材（供中药学和药学类专业用）

ISBN 978-7-03-016051-5

Ⅰ．中…　Ⅱ．①石…②李…　Ⅲ．中药化学-高等学校：技术学校-教材　Ⅳ．R284

中国版本图书馆CIP数据核字（2005）第086645号

责任编辑：郭海燕　曹丽英／责任校对：宋玲玲

责任印制：李　彤／封面设计：陈　敬

科学出版社出版

北京东黄城根北街16号

邮政编码：100717

http://www.sciencep.com

北京虎彩文化传播有限公司印刷

科学出版社发行　各地新华书店经销

*

2005年8月第一版　　开本：850×1168　1/16

2023年7月第十九次印刷　　印张：18 1/4

字数：435 000

定价：38.00元

（如有印装质量问题，我社负责调换）

《中药化学》编委会名单

主　　编　石任兵　李　祥

副 主 编　王　栋　冯卫生　裴妙荣　刘　斌

主　　审　匡海学

编　　委　（以下按姓氏笔画为序）

王　栋　（黑龙江中医药大学）
王新宏　（上海中医药大学）
石任兵　（北京中医药大学）
冯卫生　（河南中医学院）
刘金旗　（安徽中医学院）
刘　斌　（北京中医药大学）
李　祥　（南京中医药大学）
何明三　（湖北中医学院）
张照荣　（山东中医药大学）
陈建真　（浙江中医学院）
陈胜璜　（湖南中医学院）
饶高雄　（云南中医学院）
郭　玫　（甘肃中医学院）
崔　健　（长春中医学院）
董　玉　（内蒙古医学院）
裴妙荣　（山西中医学院）

前　　言

本教材由科学出版社策划组织，由全国多所高等中医药院校合作编写，供高等职业技术教育中药学和药学类专业及其相关专业使用，也供教学科研参考。

根据培养目标的要求及教学大纲的规定，本书结合中医药理论的特点，立足服务于中医药现代化和产业化发展，着重介绍中药重要类型化学成分的结构、分类、理化性质、提取分离和检识等知识，着眼于基本理论、基本知识和基本技能的介绍，并积极而慎重地反映新思路、新技术和新方法的应用。既保证了知识的系统性和完整性，又充分考虑了知识的新颖性和实用性。

本书在编写过程中，力求教材具有思想性、科学性、适用性、实用性和创新性，体现“贴近社会、贴近岗位、贴近学生”的职业教育特色，本着理论与实践紧密结合的原则，力求以最为基本的必知、必会内容为基础，与课程教学基本要求和专业培养目标相符合。在编写形式上：

（1）以章为单位列出了详尽的学习目标，在每一章后设有小结和目标检测题，增加了学习内容的透明度，方便教师和学生使用。

（2）教材中穿插了丰富多彩、知识性和趣味性强的“链接”内容，既有助于学生对相关知识的了解，也可激发学生的学习兴趣。

（3）在教材最后详细列出了教学基本要求，提供了教学目标、教学内容与要求、学时安排、考核方式与成绩评定等内容，并附有教学建议，供教师和学生在使用时参考。

由于作者水平所限和编写时间仓促，本书难免有错误或不足之处，敬请广大读者不吝赐教。

《中药化学》编委会
2005 年 4 月

目　　录

下篇 实验部分

上篇　理论部分

第1章

绪　论

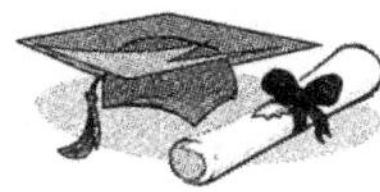

学习目标

1. 熟悉中药化学的研究对象、任务和目的
2. 了解国内外研究中药及天然药物有效成分的概况与发展趋向

第1节　中药化学的研究对象和任务

中药化学是一门结合中医药基本理论和临床用药经验，运用化学的理论和方法与其他现代科学技术研究中药化学成分的学科。

中药化学的研究对象是中药中具有生物活性或能起防治疾病作用的化学成分，即有效成分的化学结构、物理化学性质、提取、分离、检识、结构鉴定或确定、生物合成途径和必要的化学结构的修饰或改造，以及有效成分的结构与中药药效之间的关系、外界条件对这些化学成分的影响等等。其任务是确定中药有效物质基础和促进中药现代化。

中药化学成分的复杂性，反映中药功效或药理作用的多样性。如《中华人民共和国药典》记载大黄具有泻热通肠、凉血解毒、逐瘀通经之功能。一味大黄能有多方面的功效，应有相应的物质基础。中药化学研究揭示大黄中的番泻苷(sennosides)类成分具有泻下作用，游离蒽醌苷元则对多种细菌有抑菌活性，而芪类成分则可能是抗高血脂的有效成分，苯丁酮类具有一定的镇痛抗炎作用，大黄鞣质有明显的降低血清尿素氮的作用。中药化学结合其功效或药理作用的相关性研究有助于阐明中药的科学性。

> 疟疾是危害人类的严重疾病之一。中医截疟古方有青蒿鳖甲汤，青蒿为其主药。在20世纪60年代广泛筛选抗疟中药时，发现其乙醇提取物具有快速杀灭疟原虫的作用，继而从中分离得到抗疟有效成分青蒿素。这是中药化学的巨大研究成果，是中国科学家在疟疾治疗上对人类的重大贡献。
>
> 链接

然而,目前真正明确与功效相关的有效成分的中药品种仍为数不多,多数只是一般化学成分研究,少数为生理活性成分。中药中的化学成分并不一定都是有效成分。有些化学成分不具有生物活性、也不能起防病治病的作用,这些化学成分被称为无效成分,如普通的蛋白质、碳水化合物、油脂以及树脂、叶绿素等。当然中药有效成分和无效成分的划分也是相对的,不能简单地机械地理解。一些过去被认为是无效成分的化合物,如某些多糖、多肽、蛋白质和油脂类成分等,现已发现它们具有新的生物活性或药效。某些过去被认为是有效成分的化合物,其结论随着中药化学研究的深入而被修改或进一步完善,如近年来的实验证实麝香的抗炎有效成分是多肽而不是过去认为的麝香酮。每种中药的有效成分很少仅为一种成分,常常是同一结构类型的多种成分,甚至是不同结构类型的多种成分。在中药化学中,将含有一种主要有效成分或一组结构相近的有效成分称为有效部位,如总生物碱、总黄酮、总皂苷等。这些有效部位中也可能含有少量的其他成分。对中药有效成分的研究,必须慎密地、系统地、全面地进行,才能阐明中药的有效物质基础。

第 2 节　研究中药化学的目的

中药化学的研究,在中医药现代化和中药产业化中发挥极其关键的作用。

1. 阐明中药的有效物质基础,探索中药防病治病的原理

研究中药有效成分的化学结构、理化性质、生理活性和毒性之间的关系,逐步阐明中医中药防病治病的原理,这对发掘、整理、提高宝贵的祖国医药宝库具有重要的意义,从而推动中西医药的结合。

2. 阐明中药复方配伍的科学内涵

中药在临床上除个别单方外,主要是复方。中药的配伍组合是中医用药的特点之一,是根据病证的不同和治则的变化,按照中药配伍理论优化组合而成。中药复方在临床上的效果是各种成分相互间复合作用的综合结果。结合药效考察,对复方进行化学研究,有助于中药性能、配伍规律、中医用药理论的阐明。如人参白虎汤方中,人参或知母单用可降低血糖,而两位药同用其降血糖作用反不如单用,可见人参、知母有拮抗作用。但是,当知母或人参与无降血糖作用的石膏同用时,则降血糖作用更为明显。可见中药配伍有其奇妙之处。是哪些因素引起它们之间的作用改变,是各成分之间的复合作用,还是各成分分别引起生理变化,至今尚未能说明。因此,对复方的研究还有许多问题需要深入探索。

3. 阐明中药炮制的现代科学依据

中药炮制是中医药学中的一门独特的制药技术,是中医用药的又一特点。中药通过炮制会改变其性味和功效,这是因为中药所含的化学成分,可以通过炮制而发挥多方面的作用。但是炮制的客观标准很难一致,若能采用物理或化学的方法对其有效成分或主要化学成分进行鉴定或定量分析,就能比较准确地控制饮片的规格质量。研究中药炮制前后化学成分的变化,有助于阐明炮制的原理,改进传统炮制的方法,制定控制炮制品的质量标准。如黄芩有浸、烫、煮、蒸等炮制方法。过去南方认为"黄芩有小毒,必须用冷水浸泡至色变绿去毒后,再切成饮片,叫"淡黄芩"。而北方则认为"黄芩遇冷水变绿影响质量,必须用热水煮后切成饮片,以色黄为佳"。经中药化学的研究表明,黄芩在冷水浸泡过程中,其有效成分黄芩苷可被药材中的酶水解成黄芩素,后者不稳定易氧化成醌类化合物而显绿色。药理学研究也证明,生黄芩、淡黄

芩的抑菌活性比烫、煮、蒸的黄芩低。可见用烫、煮、蒸等方法炮制时，由于高温破坏了酶的活性，使黄芩苷免遭水解，故抑菌活性较强，且药材软化易切片，从而认为黄芩应以北方的“热水煮后切成饮片，以色黄为佳”方法进行炮制。

4. 改进中药制剂剂型，提高药物质量和临床疗效

中药制剂的剂型从汤剂开始，距今已有三千多年的历史，明代《本草纲目》收载的药物剂型既有汤、丸、散、膏、药酒、浸剂、栓剂、糖浆剂、浸膏剂、软膏剂、脏器制剂、蜡丸、锭剂等40余种。然而，汤剂和丸散膏丹等中药传统剂型都存在制剂技术落后、产品比较粗糙、有效成分和临床疗效也不能相对稳定等缺点。要发展中药制剂，必须吸收和采用包括药学理论和制药技术在内的各学科当代最新的理论成果和高新技术，以研制开发出高效、优质、安全、稳定的“三效”（高效、速效、长效）、“三小”（剂量小、毒性小、副作用小）、“三便”（储存、携带、服用方便）的新型中药。其中，中药化学成分研究起着十分重要的作用。因为只有在清楚中药有效成分的前提下，才能设计出制剂最佳制备工艺和最适合的剂型。

5. 建立和完善中药的质量评价标准

中药材作为一种天然药物，其品种、产地、栽培条件、采收季节、品种变异、退化、储存条件、加工方法等各种自然及人工条件都可影响其有效成分的生物合成、积累及保持，临床疗效随之也不同，制剂质量也不易稳定。

在中药材的质量控制中，如果能确定其有效成分，则可以进行理化鉴别和含量测定，这样就能够控制中药材的生产质量。在中药复方制剂的质量控制中，应尽量选用方剂中的君药、主要臣药，以及贵重药、毒剧药中的有效成分作为质量控制的指标。如果中药制剂中的有效成分含量过低，也可选用有效部位来进行检测，如总生物碱、总黄酮、总皂苷等。如果有效部位也不易测定，还可采用对照药材制备成对照溶液进行检测。

近年来，国内许多学者在研究采用指纹图谱来有效控制中药材或中药制剂的质量。

6. 扩大药源、研制开发新药

当从中药中分离出一种有效成分后，根据有效成分的化学结构和性质可用来检查其他中药是否也含有此成分，如果也含有此成分，就可以开辟药源。例如，小檗碱最早是从毛茛科植物黄连中分离得到，后来在小檗科、防己科、芸香科和罂粟科等其他植物中也分离得到。根据植物的亲缘关系寻找新药和扩大药源，是因为植物制造化学物质的性能有遗传性，也有变异性，利用植物亲缘关系相近，则其化学成分也相近的规律可寻找并扩大药源。

从天然物中寻找生物活性成分，通过与毒理学、药理学、制剂学、临床医学等学科的密切配合，研制出疗效高、毒副作用小、使用安全方便的新药，这是国内外新药研制开发的重要途径之一。有效成分的生物活性不太强，或毒副作用较大，或结构过于复杂，或药物资源太少，或溶解度不符合制剂的要求，或化学性质不够稳定等，不能直接开发成为新药，可以用其为先导化合物，通过结构修饰或改造，以克服其缺点，使之能够符合开发成为新药的条件。例如，古柯叶中有效成分古柯碱虽有很强的局部麻醉作用，但毒性较大，久用容易成隐，以古柯碱为先导化合物，进行结构改造，合成了普鲁卡因，不但结构较古柯碱简单，毒性也远远低于古柯碱，成为目前临床广泛使用的局部麻醉药。

第3节 国内外中药及天然药物有效成分的研究概况与发展趋向

中药及天然药物有效成分的研究与发展与人类求生存保健康同疾病作斗争紧密相关。明朝《本草纲目》中记述五倍子,有“看药上长起长霜,药则已成矣”的记载。而“长霜”即没食子酸形成之意。瑞典药剂师、化学家舍勒(K.W.Schelle,1742~1786)于1796年将酒石(酒石酸氢钾)先转化为钙盐,再用硫酸法分解制得了酒石酸。又如本草纲目卷34下对用升华法等制备、纯化樟脑的过程进行了详细的记载,欧洲于18世纪下半叶制备提纯了樟脑。19世纪初,法国药学家Derosone于1804年和德国药学家F. A. W. Sertürner于1806年先后从鸦片中提取分离出具有镇痛镇咳作用的有效成分吗啡(morphine),揭开了现代从天然药物中提取分离有效成分的序幕。1925年阐明其化学结构,1952年全合成成功,从吗啡的分离、纯化,到确定结构、人工合成共花了150年的时间。但1952年Muller等发现从蛇根草中分离的生物碱利血平有镇静降压作用,经分离、确定结构,到1956年Woodward R.B. 合成利血平,前后只用了几年的时间。此后,有效成分不断地从药用植物中被分离出来,如奎宁(quinine)、阿托品、麻黄碱、芦丁(rutine)、利血平、甘草皂苷、洋地黄毒苷等。

随着科学的发展,新技术的应用,各种色谱分离方法先后应用于天然药物成分的分离研究,由常规的柱色谱发展到各种现代色谱技术,使分离获取含量很低的化合物成为可能。

当前,日本、前苏联、东欧国家、印度、巴基斯坦等国较为重视对植物药的研究,注意东西方医药学的沟通和吸收中医药学理论和传统经验,并且取得了大批的研究成果。一些西方国家也逐渐重视对中医药的研究,中药化学领域有广阔的前景。

我国医药科学工作者对中药有效成分的提取、分离、结构测定、药理作用等方面的研究,也取得了显著的成就。例如:治疗慢性支气管炎的中药,如自陈皮中得到的川陈皮素及橙皮苷经筛选有平喘作用;紫金牛中的岩白菜素其止咳强度相当于磷酸可待因的1/10~1/4。存在于五味子中的抗肝炎、降丙氨酸转氨酶(ALT)的有效成分为五味子素类、五味子酯类、翼梗五味子酯、五味子酚、翼梗五味子酸等10多个联苯环辛烯类木脂素化合物,在五味子有效成分化学结构研究的基础上,发现合成五味子丙素的中间体之一——联苯双酯,已成为我国首创的一种治疗肝炎的新药。抗菌的中药,如从黄芩中得到的黄芩苷,黄连中的小檗碱,四季青中的原儿茶酸和原儿茶醛,以及穿心莲中的穿心莲内酯、新穿心莲内酯均具有广谱抗菌作用;虎杖中的大黄素及虎杖苷对金黄色葡萄球菌、肺炎双球菌有抑制作用;绿原酸为金银花的抗菌成分。近年报道的中药抗真菌的化学成分也比较多,如大蒜素和广藿香酮等。抗寄生虫的成分,川楝树皮中的驱蛔成分是川楝素;由青蒿中得到的青蒿素为一种新结构类型的速效、低毒的抗疟药。对于心血管系统疾病有良好作用的有银杏叶中的银杏素,葛根中的葛根素、大豆苷,丹参中的二萜醌类化合物如丹参酮II_A等成分和三七中的三七皂苷等。降血脂的药物有茵陈中的香豆素成分,三七中的黄酮类成分。治疗神经系统疾病的中药有效成分较多,如从21种乌头属植物中分得30余种生物碱,外用能产生局部麻醉和镇痛作用,内服毒性极大;天麻中天麻苷和香荚兰醇具有镇静、催眠作用;马桑寄生的马桑毒素、羟基马桑毒素可用以治疗精神分裂症。抗肿瘤中药的有效成分,如喜树根及果中分得喜树碱等十多种成分,其中10-羟基喜树碱对多种动物肿瘤比喜树碱更有明显的抑制作用，且毒性较小；存在于秋水仙属植物的鳞茎和种子中的秋水仙碱用于治疗乳腺癌有一定疗效；莪术挥发油治疗宫颈癌有效，分离出有效成分有莪术醇及莪术二酮；从青黛中分离出靛玉红和斑蝥中分出的斑蝥素，前者可治疗慢性粒细胞白血病，后者可使原发性肝癌患者延长生存期。

随着改革开放的深入，WTO的加入，我国的中药及天然药物有效成分的研究进展显著，与国外学术交流更为频繁。近代分离分析设备和新技术的引进，更加速了中药化学的研究步伐，提高了研究的水平，拓展了研究工作的深度和广度。甚至许多过去令人望而生畏、不敢涉足的领域如机体内源性生理活性物质，微量、水溶性、不稳定的成分，大分子物质如多糖、多肽、鞣质等以及中药复方药效物质基础等的研究都已成为可行或可能。

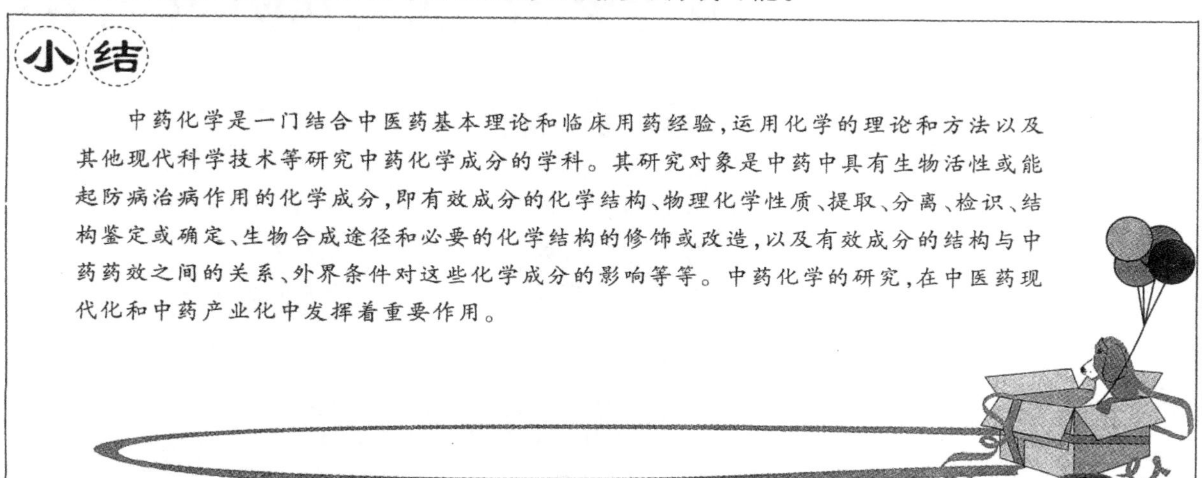

小结

中药化学是一门结合中医药基本理论和临床用药经验，运用化学的理论和方法以及其他现代科学技术等研究中药化学成分的学科。其研究对象是中药中具有生物活性或能起防病治病作用的化学成分，即有效成分的化学结构、物理化学性质、提取、分离、检识、结构鉴定或确定、生物合成途径和必要的化学结构的修饰或改造，以及有效成分的结构与中药药效之间的关系、外界条件对这些化学成分的影响等等。中药化学的研究，在中医药现代化和中药产业化中发挥着重要作用。

目标检测

一、名词解释

1．中药化学　2．有效成分　3．无效成分　4．有效部位

二、问答题

1．研究中药化学的目的是什么？

2．中药化学的研究对象是什么？

第2章

中药化学成分的一般研究方法

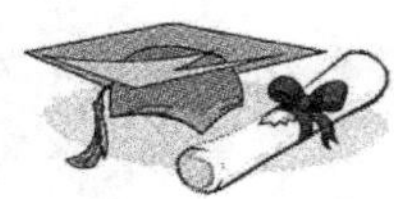

学习目标

1. 了解中药主要化学成分的类型
2. 掌握中药有效成分的提取分离方法
3. 熟悉中药有效成分化学结构研究的主要方法

第1节　中药化学成分简介

中药功效或药理作用的多样性，是由中药化学成分的复杂性决定的。那么，中药中含有哪些类型的化学成分呢？如何将中药中的有效成分提取、分离出来？如何确定中药有效成分的化学结构，从而阐明其药效物质基础？

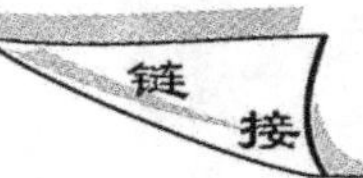

植物在生长时期进行的一系列新陈代谢生化过程，形成和积累了种种含量不同的化学物质。下面就已知重要类型的中药化学成分的理化性质作一简要介绍，详细内容可参见本书有关章节。

1. 糖类

糖类是中药中普遍存在的成分，糖类存在的形式为单糖类、低聚糖和多聚糖类及其衍生物。单糖多为无色晶体，有旋光性，味甜，易溶于水，难溶于无水乙醇，不溶于乙醚、苯等极性小的有机溶剂。低聚糖通常是由2～9个分子的单糖脱水缩合而成的化合物。它们仍易溶于水，但难溶或几乎不溶于乙醇等有机溶剂。故在含低聚糖的水提液中加入乙醇时，低聚糖可沉淀析出。多糖通常是由10个以上至上千个单糖脱水而形成的高聚物，水解后能生成相应数目的单糖。多糖大多不溶于水，有的即使溶于水，也只能生成胶体溶液。

2. 苷类

苷类是糖或糖的衍生物与非糖物质(称为苷元或配基)通过糖的端基碳原子连接而成的化合物。多数是无色、无臭的晶体，能溶于水，可溶于乙醇、甲醇，难溶于乙醚或苯中，有些苷可溶于乙酸乙酯、氯仿中。而苷元则大多难溶于水，易溶于有机溶剂。

3. 醌类化合物

醌类化合物是一类分子中具有醌式结构的化合物。分子中多具有酚羟基，有一定的酸性。游离醌类多溶于乙醇、乙醚、苯、氯仿等有机溶剂，微溶或难溶于水。结合成苷后，极性增大，易溶于甲醇、乙醇中，在热水中也可溶解。

4. 苯丙素类化合物

苯丙素类化合物是一类分子中以苯丙基为基本骨架单位（C_6—C_3）构成的化合物。其中香豆素和木脂素为其典型化合物。

（1）香豆素：其基本骨架可视为由邻羟基桂皮酸形成的内酯，在稀碱溶液中内酯环可水解开环，生成能溶于水的顺邻羟桂皮酸的盐，加酸后可环合成为原来的内酯。游离香豆素溶于沸水，甲醇、乙醇和乙醚；香豆素苷类溶于水、甲醇、乙醇。

（2）木脂素：游离木脂素为亲脂性，难溶于水，能溶于苯、氯仿、乙醚、乙醇等。木脂素苷类水溶性增大。

5. 黄酮类化合物

泛指具有两个苯环通过中间三碳链相互联结而成的一类化学成分。多具有酚羟基，显酸性。游离黄酮类化合物易溶于甲醇、乙醇、乙酸乙酯、乙醚等有机溶剂及稀碱溶液中。黄酮苷类化合物一般易溶于水、甲醇、乙醇、吡啶等极性溶剂。

6. 萜类和挥发油

凡由甲戊二羟酸衍生、且其基本母核的分子式符合$(C_5H_8)n$通式的衍生物为萜类化合物。根据分子结构中异戊二烯单位的数目进行分类，如单萜、倍半萜、二萜等。单萜和倍半萜类多为具有特殊香气的油状液体，在常温下可以挥发，或为低熔点的固体。二萜和二倍半萜多为结晶性固体。游离萜类化合物亲脂性强，易溶于醇及脂溶性有机溶剂，难溶于水，但单萜和倍半萜类能随水蒸气蒸馏。具有内酯结构的萜类化合物能溶于碱水，酸化后，又从水中析出。萜类苷化后具有一定的亲水性，能溶于热水，甲醇、乙醇等极性溶剂。

挥发油又称精油，是一类可随水蒸气蒸馏、与水不相混溶的油状液体物质。这类物质所含化学成分比较复杂，来源不同所含的成分颇不一致，但主要是由萜类和芳香族化合物以及它们的含氧衍生物如醇、醛、酮、酸、酚、醚、内酯等组成；此外还包括含氮及含硫化合物。

挥发油为无色或淡黄色的透明油状液体，具芳香味，常温下能挥发，有较强的折光性和旋光性；在水中的溶解度极小，易溶于大多数有机溶剂中，如乙醚、苯、石油醚、乙醇等。

7. 生物碱

生物碱是一类存在于生物体内的含氮有机化合物，具有碱的性质，能与酸结合成盐。游离的生物碱大多不溶或难溶于水，能溶于乙醇、氯仿、丙酮、乙醚和苯等有机溶剂。而生物碱盐尤其是无机酸盐和小分子有机酸盐则易溶于水及乙醇，不溶或难溶于常见的有机溶剂。

8. 甾体类化合物

甾体类化合物是一类结构中具有环戊烷骈多氢菲甾核的化合物。甾体皂苷元多有较好的结晶形状，能溶于亲脂性溶剂中如石油醚、氯仿等，而不溶于水。甾体皂苷一般可溶于水，易溶于热水、稀醇。不溶或难溶于石油醚、苯、乙醚等亲脂性溶剂。甾体皂苷的水溶液多具有发泡性、溶血性及鱼毒性。

9. 三萜类化合物

三萜类化合物是一类基本骨架由30个碳原子组成的萜类化合物。三萜皂苷元多有较好结晶，能溶于乙醚、氯仿等亲脂性溶剂，不溶于水。三萜皂苷多为无定形粉末，难溶于乙醚、石油醚等溶剂，可溶于水，易溶于热水、稀醇、热甲醇和热乙醇中。含水丁醇或戊醇对皂苷的溶解度较大，常作为提取皂苷的溶剂。三萜皂苷的水溶液亦多具发泡性、溶血性及鱼毒性。

10. 鞣质

鞣质又称单宁或鞣酸，是一类复杂的多元酚类化合物的总称，可与蛋白质结合形成致密、柔韧、不易腐败又难透水的化合物。大多为无定形粉末，能溶于水、乙醇、丙酮、乙酸乙酯等极性大的溶剂，不溶于乙醚、氯仿、苯、石油醚等极性小的有机溶剂，可溶于乙醚和乙醇的混合溶液。其水溶液遇重金属盐如醋酸铅、醋酸铜等能产生沉淀，还能与蛋白质、多种生物碱盐类形成沉淀。

第2节 中药有效成分的提取分离方法

中药有效成分的提取分离是研究中药化学成分的基础。这一过程一般应在生物活性或药理学指标跟踪下进行。提取分离方法应根据被提取成分的主要理化性质和考虑各种提取分离技术的原理和特点进行选择，使所需要的成分能充分地得到提取和分离。

一、中药有效成分的提取方法

（一）溶剂提取法

溶剂提取法是实际工作中应用最普遍的方法，它是根据被提取成分的溶解性能，选用合适的溶剂和方法来提取。其作用原理是溶剂穿透入药材原料的细胞膜，溶解可溶性物质，形成细胞内外的浓度差，将其渗出细胞膜，达到提取目的。

1. 溶剂的选择

溶剂按极性可分为三类，即亲脂性有机溶剂，亲水性有机溶剂和水。常用于中药成分提取的溶剂按极性由弱到强的顺序如下：

石油醚＜四氯化碳＜苯＜二氯甲烷＜氯仿＜乙醚＜乙酸乙酯＜正丁醇＜丙酮＜甲醇（乙醇）＜水

选择溶剂要根据相似相溶的原则，以最大限度地提取所需要的化学成分，而对共存杂质的溶解度最小，溶剂的沸点应适中易回收，低毒安全。

水是一种价廉、易得、使用安全的强极性溶剂。对中药的细胞有较强的穿透能力。中药中的亲水性成分，如无机盐、糖类、苷类、有机酸、氨基酸、蛋白质、鞣质、生物碱盐都能被水溶出。

乙醇、甲醇是最常用的溶剂，因为它能与水按任意比例混合，又能和大多数亲脂性有机溶剂混合，渗入药材细胞能力较强，能溶解大多数中药成分。虽然，甲醇比乙醇有更好的提取效果，但因其毒性较乙醇大，故多数情况下仅在实验室研究中应用，而乙醇更适于工业化生产。

亲脂性溶剂如石油醚、苯、乙醚、氯仿、乙酸乙酯可将中药中的叶绿素、油脂、挥发油、某些生物碱、苷元、树脂等溶出。这类溶剂沸点低，浓缩回收方便，但穿透药材组织能力差，有毒，易燃，价贵，设备要求较高。所以，用于大量提取时，有一定局限性。

2. 提取方法

用溶剂提取中药有效成分，常选用如下方法。

(1) 煎煮法:将中药粗粉加水加热煮沸提取。此法简便,药中大部分成分可被不同程度地提取出来。但此法对含挥发性成分及加热易破坏的成分不宜使用。多糖类成分含量较高的中药,用水煎煮后药液黏度较大,过滤困难。

(2) 浸渍法:将中药粗粉装在适当容器中,加入溶剂浸渍药材一定时间,反复数次,合并浸渍液,减压浓缩即可。此法不用加热,适用于遇热易破坏或挥发性成分,也适用于含淀粉或黏液质多的成分。但提取时间长,效率不高。以水为提取溶剂时,应注意防止提取液发霉变质。

(3) 渗漉法:是浸渍法的发展,将药材粗粉装入渗漉筒中,用水或醇作溶剂,首先浸渍数小时,然后由下口开始流出提取液(渗漉液),渗漉筒上口不断添加新溶剂,进行渗漉提取。此法在进行过程中由于随时保持较大浓度梯度,故提取效率高于浸渍法。

(4) 回流提取法:此法以有机溶剂为提取溶剂,在回流装置中加热进行。一般多采用反复回流法。此法提取效率高于渗漉法,但受热易破坏的成分不宜用。

(5) 连续回流提取法:是回流提取法的发展,具有溶剂消耗量小,操作简单,提取效率高的特点。在实验室连续回流提取常采用索氏提取器或连续回流装置。

影响溶剂提取法的因素较多,最主要是选择合适的溶剂与方法,其次对药材的粉碎度、提取温度及时间等也要注意,特别是工业化生产时,需对这些因素进行优化选择。

(二) 水蒸气蒸馏法

水蒸气蒸馏法用于提取能随水蒸气蒸馏,而不被破坏的难溶于水的成分。这类成分有挥发性,在100℃时有一定蒸气压,当水沸腾时,该类成分一并随水蒸气带出,再用油水分离器或有机溶剂萃取法,将这类成分自馏出液中分离。如中药中挥发油的提取常采用此法。

(三) 超临界流体萃取法

超临界流体萃取法(supercritical fluid extraction,SFE)是一种集提取和分离于一体,又基本上不用有机溶剂的新技术。超临界流体是处于临界温度(T_c)和临界压力(P_c)以上,介于气体和液体之间的流体。这种流体同时具有液体和气体的双重特性,它的密度与液体相似、黏度与气体相近,扩散系数虽不及气体大,但比液体大100倍。物质的溶解与溶剂的密度、扩散系数成正比,与黏度成反比,因此超临界流体对许多物质有很强的溶解能力。

可以作为超临界流体的物质很多,如CO_2、NH_3、C_2H_6、CCl_2F_2、C_7H_{16}等,实际应用CO_2较多。CO_2的临界温度(T_c=31.4℃)接近室温,临界压力(P_c=7.37MPa)也不太高,易操作,且本身呈惰性,价格便宜,是中药超临界流体萃取中最常用的溶剂。

超临界流体萃取中药成分的主要优点包括:可以在接近室温下进行工作,防止某些对热不稳定的成分被破坏或逸散;萃取过程中几乎不用有机溶剂,萃取物中无有机溶剂残留,对环境无公害;提取效率高,节约能耗等。

(四) 其他方法

某些具有升华性质的中药化学成分,可用升华法直接从中药中提取出来;某些对热不稳定成分又可溶于水时,可用组织破碎提取法。某些成分在新鲜原料中含量较高或新鲜原料富含肉质可用压榨法。此外,近年来超声提取法、微波提取法也常被用于中药化学成分的提取。

二、中药有效成分的分离精制方法

(一) 溶剂法

1. 酸碱溶剂法

利用混合物中各组分酸碱性的不同而进行分离。对于难溶于水的有机碱性成分,如生物碱类可与无机酸成盐溶于水,借此可与非碱性难溶于水的成分分离;对于具有羧基或酚羟基的酸性成分,难溶于酸水可与碱成盐而溶于水;对于具有内酯或内酰胺结构的成分可被皂化溶于水,借此与其他难溶于水的成分分离。

使用酸碱溶剂法时要注意酸性或碱性的强度、与被分离成分接触的时间、加热温度和时间等,避免在剧烈条件下某些化合物结构发生变化或结构不能回复到原存于中药中的状态。

2. 溶剂分配法

溶剂分配法是利用混合物中各组成分在两相溶剂中分配系数不同而达到分离的方法。溶剂分配法的两相往往是互相饱和的水相与有机相。混合物中各成分在两相中分配系数相差越大,则分离效果越高。对于分离极性较大的成分,选用正丁醇 - 水,极性中等成分的分离选用乙酸乙酯 - 水,极性小的成分选用氯仿(或乙醚) - 水。

系统溶剂萃取法常用于中药化学成分初步分离,很多情况下可在分液漏斗中进行。将混合物溶于水,利用各组分极性差别,依次以正己烷(或石油醚)、氯仿(或乙醚)、乙酸乙酯、正丁醇萃取,然后分别减压回收各有机层溶媒,则得到相应极性的中药成分。被有机溶剂萃取后的水层,减压浓缩至干,残留物用甲醇(或乙醇)处理,又可得到甲醇(或乙醇)可溶部分及不溶部分。在实际工作中为避免在分液漏斗中多次萃取的麻烦以及有时会发生乳化现象,也可在连续液-液萃取装置或液滴逆流层析装置中进行。

(二) 沉淀法

沉淀法是基于有些中药化学成分能与某些试剂生成沉淀,或加入某些试剂后可降低某些成分在溶液中的溶解度而自溶液中析出的一种方法。

1. 专属试剂沉淀法

某些试剂能选择性地沉淀某类成分,称为专属试剂沉淀法。如雷氏铵盐等生物碱沉淀试剂能与生物碱类生成沉淀,可用于分离生物碱与非生物碱类成分,以及水溶性生物碱与其他生物碱的分离;胆甾醇能和甾体皂苷沉淀,可使其与三萜皂苷分离;明胶能沉淀鞣质,可用于分离或除去鞣质。

2. 分级沉淀法

在混合组分的溶液中加入与该溶液能互溶的溶剂,改变混合组份溶液中某些成分的溶解度,使其从溶液中析出。改变加入溶剂的极性或数量而使沉淀逐步析出称为分级沉淀。如在含有糖类或蛋白质的水溶液中,分次加入乙醇,使含醇量逐步增高,逐级沉淀出相对分子质量段由大到小的蛋白质、多糖、多肽等;在含皂苷的乙醇溶液中分次加入乙醚或乙醚-丙酮混合液可使极性有差异的皂苷逐段沉淀出来。

3. 盐析法

在混合物水溶液中加入易溶于水的无机盐,最常用的是氯化钠,至一定浓度或饱和状态,使某些中药成分在水中溶解度降低而析出,或用有机溶剂萃取出来。如从三颗针中分离小檗碱。有些成分如原白头翁素、麻黄碱、苦参碱等水溶性较大,在分离时,亦常先在水提取液中加一定量的食盐,再用有机溶剂提取。

(三)分馏法

此法是利用混合物中各成分的沸点的不同而进行分离的方法。适用于液体混合物的分离。分馏法可分常压分馏、减压分馏、分子蒸馏等。可根据混合物中各成分沸点情况及对热稳定性等因素选用。

(四)膜分离法

利用天然或人工合成的高分子膜,以外加压力或化学位差为推动力,对混合物溶液中的化学成分进行分离、分级、提纯和富集。反渗透、超滤、微滤、电渗析为四大已开发应用的膜分离技术。其中反渗透、超滤、微滤相当于过滤技术。溶剂、小分子能透过膜,而大分子被膜截留。不同膜过滤被截留的分子大小有区别。如运用超滤,选用适当规格的膜可实现对中药提取液中多糖类、多肽类、蛋白质类的截留分离。

(五)升华法

固体物质加热直接变成气体,遇冷又凝结为固体的现象为升华。某些中药含有升华性的物质,如某些小分子生物碱、香豆素等,均可用升华法进行纯化。但是,在加热升华过程中,往往伴有热分解现象,产率较低,且不适宜大规模生产。

(六)结晶法

化合物由非晶形经过结晶操作形成有晶形的过程称为结晶。初析出的结晶往往不纯,进行再次结晶的过程称为重结晶。结晶法是纯化物质最后阶段常采用的方法,其目的是进一步分离纯化,是利用混合物中各成分在溶剂中的溶解度不同达到分离的方法。中药的一些亲水性成分,如多糖、皂苷等虽往往没有固定的结晶形态,常为无定形粉末,但也需通过结晶操作进行纯化,以利于结构测定。

结晶法的关键是选择适宜的结晶溶剂。对溶剂的要求一般包括对被溶解成分的溶解度随温度不同应有显著差别;与被结晶的成分不应产生化学反应;沸点适中等。常用于结晶的溶剂有甲醇、乙醇、丙酮、乙酸乙酯、乙酸、吡啶等。当用单一溶剂不能达到结晶时,可用两种或两种以上溶剂组成的混合溶剂进行结晶操作。

(七)色谱分离法

色谱分离法是中药化学成分分离中最常应用的分离法,其最大的优点在于分离效能高、快速简便。通过选用不同分离原理、不同操作方式、不同色谱材料或将各种色谱组合应用,可达到对各类型中药成分的分离和精制,亦可用于化合物的鉴定。

1. 吸附色谱

吸附色谱是利用吸附剂对被分离化合物分子的吸附能力的差异,而实现分离的一类色谱。常用的吸附剂包括硅胶、氧化铝、活性炭、聚酰胺等。硅胶吸附色谱的应用较广泛,中药各类化学成分大多均可用其进行分离;氧化铝吸附色谱的应用范围有一定限制,主要用于碱性或中性亲脂性成分的分离,如生物碱、甾、萜类等成分;活性炭主要用于分离水溶性物质如氨基酸、糖类及某些苷类;聚酰胺色谱以氢键作用为主,主要用于酚类、醌类如黄酮类、蒽醌类及鞣质类等成分的分离。

2. 凝胶过滤色谱(排阻色谱、分子筛色谱)

凝胶过滤色谱原理主要是分子筛作用,根据凝胶的孔径和被分离化合物分子的大小而达到分离目的。凝胶是具有多孔隙网状结构的固体物质,被分离物质的分子大小不同,它们能够进入到凝胶内部的能力不同,当混合物溶液通过凝胶柱时,比凝胶孔隙小的分子可以自由进入凝胶内部,而比凝胶孔隙大的分子不能进入凝胶内部,只能通过凝胶颗粒间隙。因此移动速率有差异,分子大的物质不被迟滞(排阻),保留时间则较短,分子小的物质由于向孔隙沟扩散,移动被滞留,保留时间则较长,而达到分离(图 2-1)。

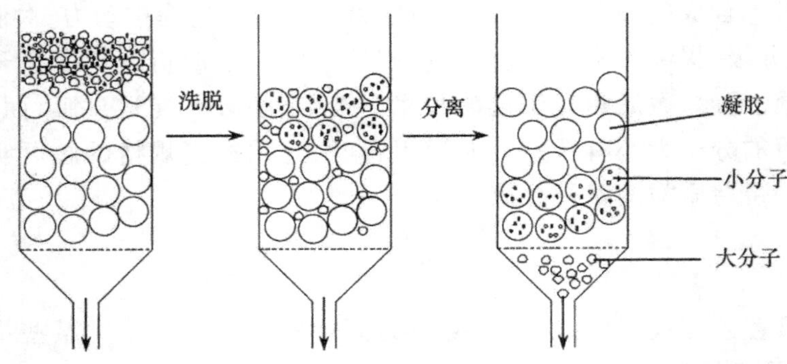

图 2-1 凝胶过滤色谱示意图

商品凝胶的种类很多,常用的是葡聚糖凝胶,羟丙基葡聚糖凝胶。

葡聚糖凝胶(sephadex G)是由葡聚糖(右旋糖酐)和甘油基通过醚桥(—O—CH_2—CHOH—CH_2O—)相交联而成的多孔性网状结构,亲水性,在水中溶胀。凝胶颗粒网孔大小取决于所用交联剂的数量及反应条件。加入交联剂越多(即交链度高),网孔越紧密,孔径越小,吸水膨胀也越小;交链度低则网孔稀疏,吸水后膨胀大。商品型号即按交联度大小分类并以吸水量(干凝胶每 1g 吸水量×10)表示,如 sephadex G-75,含义是此干凝胶吸水量为 7.5ml/g,sephadex G-100 的吸水量为 10ml/g。sephadex G 只适于水中应用,不同规格适合分离不同相对分子质量的物质。有关性能见表 2-1。

表 2-1 sephadex G 的性质

型号	吸水量(ml/g)	床体积(ml/g)	分离范围(相对分子质量)		最少溶胀时间(小时)	
			蛋白质	多糖	室温	沸水浴
G-10	1.0±0.1	2~3	<700	<700	3	1
G-15	1.5±0.2	2.5~3.5	<1500	<1500	3	1
G-25	2.5±0.2	4~6	1000~1500	100~5000	6	2
G-50	5.0±0.3	9~11	1500~30 000	500~10 000	6	2
G-75	7.5±0.5	12~15	3000~70 000	1000~50 000	24	3
G-100	10.0±1.0	15~20	4000~150 000	1000~100 000	48	5
G-150	15.0±1.5	20~30	5000~400 000	1000~150 000	72	5
G-200	20.0±2.0	30~40	5000~800 000	1000~200 000	72	5

羟丙基葡聚糖凝胶(sephadex LH-20)既有亲水性又有亲脂性,它是在 sephadex G-25 的羟基上引入羟丙基而成醚状结合态。与 sephadex G 比较,sephadex LH-20 分子中羟基总数不变,但碳原子所占比例相对增加,因此不仅可在水中应用,也可在极性有机溶剂或它们与水组成的混合溶剂中膨胀使用,扩大了使用范围。亲水性凝胶尚有聚丙烯酰胺凝胶(sephacrylose,商品名 bio-gel P)、琼脂糖凝胶(sepharose,商品名 bio-gel A)等,都适用于分离水溶性大分子化合物。

3. 离子交换色谱

离子交换色谱主要基于混合物中各成分解离度差异进行分离。离子交换剂有离子交换树脂、离子交换纤维素和离子交换凝胶三种。离子交换树脂对交换化合物的能力强弱,主要取决于化合物解离度的大小,带电荷的多少等因素。化合物解离度大(酸性、碱性强)易交换在树脂上,相对来说难洗脱。因此,当两种不同解离度的化合物被交换在树脂上,解离度小的化合物先于解离度大的化合物洗脱,由此实现分离。

离子交换纤维素和离子交换凝胶是在纤维素或葡聚糖等大分子的羟基上,通过化学反应引入能释放离子的基团所形成,如二乙基氨乙基纤维素(DEAE-cellulose)和羧甲基纤维素(CM-cellulose)、二乙基氨乙基葡聚糖凝胶(DEAE-sephadex)、羧甲基葡聚糖凝胶(CM-sephadex)等。它们既有离子交换性质,又有分子筛的作用,对水溶性成分的分离十分有效。主要用于分离纯化如蛋白质、多糖、生物碱和其他水溶性成分等。

4. 大孔树脂色谱

大孔树脂是一类没有可解离基团,具有多孔结构,不溶于水的固体高分子物质。它可以通过物理吸附有选择地吸附有机物质而达到分离的目的。是继离子交换树脂之后发展起来的一类新型分离材料。一般来说,大孔树脂的色谱行为具有反相的性质。被分离物质的极性越大,其 R_f 值越大,反之 R_f 值越小。对洗脱剂而言,极性大的溶剂洗脱能力弱,而极性小的溶剂则洗脱能力强,故大孔树脂在水中的吸附性强。实际工作中,常先将欲分离的混合物的水溶液通过大孔树脂柱后,依次用水、浓度由低到高的含水甲(乙)醇溶液、甲(乙)醇洗脱,可将混合物分离成若干组分。近年来,大孔吸附树脂色谱被引进应用于中药有效成分或有效部位的分离富集。它具有选择性好、机械强度高、再生处理方便、吸附速度快等特点。根据骨架材料是否带功能基团,大孔吸附树脂可分为非极性、中等极性与极性三类。由于大孔吸附树脂的孔度、孔径、比表面积及构成类型不同而具有许多型号,其性质各异,在应用时需根据具体情况进行选择。常用的大孔吸附树脂有 Amberlite 系列(美国),Diaion 系列(日本),GDX 系列(天津试剂二厂),SIP 系列(上海医药工业研究所),南开大学化工厂生产的多种型号的产品如 AB-8、X-5、NKA-9 等。

5. 分配色谱

利用被分离成分在固定相和流动相之间的分配系数的不同而达到分离。按照固定相与流动相的极性差别,分配色谱法有正相与反相色谱法之分。在正相分配色谱法中,流动相的极性小于固定相极性。常用的固定相有氰基与氨基键合相,主要用于分离极性及中等极性的分子型物质。在反相分配色谱法中,流动相的极性大于固定相极性。常用的固定相有十八烷基硅烷(ODS,octadecane silica)或 C_8 键合相。流动相常用甲醇-水或乙腈-水。主要用于分离非极性及中等极性的各类分子型化合物。反相色谱法是应用最广的色谱法,因为键合相表面的功能团不会流失,流动相的极性可以在很大的范围调整,再加之由它派生的反相离子对色谱法和离子抑制色谱法,可以分离有机酸、碱、盐等离子型化合物。

随着科学技术的飞速发展,色谱分离技术亦日益成熟和更加快速。如制备型薄层色谱技术和制备型加压液相柱色谱技术。加压液相色谱多用反相色谱柱，所用载体是颗粒直径小、机械强度及比表面积均大的球形硅胶微粒，有薄壳型、表面多孔型硅球及全多孔硅胶微球，其上并键合不同极性的有机化合物以适应不同类型分离工作，因而柱效大大提高。如 zorbax 系列高效液相填充柱的型号及分离方式(表 2-2)。

表 2-2 HPLC 用 zorbax 系列柱

柱子名称	键合和固定相组成	适用分离方式
zorbax ODS	十八烷基组 $—C_{18}H_{37}$	反相
zorbax C_8	辛基组 $—C_8H_{17}$	反相
zorbax NH_2	氨基组 $—NH_2$	正相、反相、离子交换
zorbax CN	氰基丙基组 $—C_3H_7CN$	正相、反相
zorbax TMS	三甲基硅组 $—Si(CH_3)_3$	反相
zorbax SAX	季铵组 $—N^+R_3$	阴离子交换
zorbax SiL	氧化硅 —SiOH	吸附
zorbax SCX-300	磺酸基组 $—SO_3H$	阳离子交换

其他系列填充柱也有类似型号，如 lichrosob RP-18，μ-bondapak C_{18}等均为键合$—C_{18}H_{37}$的填充剂。

加压液相色谱根据所用压力大小不同，可分为高效液相色谱(HPLC，>20atm*)、中压液相色谱(MPLC，5～20atm)、低压液相色谱(LPLC，<5atm)和快速色谱(flash chromatography，约 2atm)等。其分离效能和分离速度都远高于经典柱色谱。已成为中药化学成分分离的常规技术手段。

第 3 节 中药有效成分化学结构的研究方法

从中药中经过提取、分离、精制得到的有效成分，必须鉴定或测定其化学结构，才可能为深入探讨有效成分的生物活性、构效关系、体内代谢以及进行结构改造、人工合成等研究提供必要的依据。

在进行有效成分的结构研究之前，必须对该成分的纯度进行检验，以确证其为单体化学成分，这是鉴定或测定化学结构的前提。一般常用各种色谱法如薄层色谱(TLC)、纸色谱(PC)、气相色谱(GC)或高效液相色谱(HPLC)等方法对其进行纯度检验。此外，固体物质还可通过测定其熔点，考察其熔距的大小作为纯度的参考。液体物质还可通过测定沸点、沸程、折光率及比重等判断其纯度。对已知物来说，无论是固体还是液体物质，如其比旋度与文献数据相同，则表明其已是或接近纯品。

一般样品用两种以上溶剂系统或色谱条件进行检测，均显示单一的斑点或谱峰，结晶样品的熔距为 0.5～1.0℃，液体样品的沸程在 5℃ 以内，即认为是较纯的单体化学成分，可用于化合物的鉴定和结构测定。

在进行提取、分离、精制过程中可获得对该化合物的部分理化性质(如酸碱性、极性、色谱行为及显色反应等)的认识，联系文献中有关其原植物或亲缘植物成分的记述，进行综合分析，逐渐缩小范围，有针对性的查对文献，得出一定结论。

通过一定的依据判断其可能为已知化合物时，在有对照品的情况下，如果样品与对照品的熔点

* $1atm = 1.01325 \times 10^5 Pa$，后同。

相同，混合熔点不降低，色谱中的 R_f 值相同，IR 谱相同，则可判定样品与对照品为同一化合物。

若无对照品，则应多做些数据，或制备衍生物与文献数据核对。如果欲鉴定的化合物为文献未记载的物质时，应测定该化合物及衍生物的各种波谱并进行必要的化学反应以确定其化学结构。

一、中药有效成分的理化鉴定

1. 物理常数的测定

物理常数的测定包括熔点、沸点、比旋度、折光率和比重等的测定。固体纯物质的熔点，其熔距应在 0.5～1.0℃ 的范围内，如熔距过大，则可能存在杂质，应进一步精制或另用不同的溶剂进行重结晶，直至熔点恒定为止。液体物质可测定其沸点。液体纯物质应有恒定的沸点，除高沸点物质外，其沸程不应超过 5℃ 的范围。此外，液体纯物质还应有恒定的折光率及比重。比旋度也是物质的一种物理常数。中药的有效成分多为光学活性物质，故无论是已知还是未知物，在鉴定化学结构时皆应测其比旋度。

2. 分子式的确定

目前最常用的是质谱法（mass spectrometry，MS）。高分辨质谱法（high resolution mass spectrometry，HR-MS）不仅可给出化合物的精确相对分子质量，还可以直接给出化合物的分子式。也可通过质谱中出现的同位素峰的强度推定化合物的分子式。有时化合物的分子离子峰因不稳定，难以用 HR-MS 测出，为确定一个化合物的分子式，需要进行元素定性分析，检查含有哪几种元素，并测定各元素在化合物中所占的百分含量，从而求出化合物的实验式。得到一个化合物的实验式后，还要进一步用场解吸质谱、快原子轰击质谱或制备衍生物再测定其质谱等方法测定它的相对分子质量，以求得化合物的分子式。关于相对分子质量的测定，以往有很多方法，如混合熔点降低法、衍生物推导法、酸碱测定法等。但这些方法样品用量大，而且准确性差，故现已基本不用。

3. 化合物的结构骨架与功能团的确定

在决定了一个化合物的分子式后，就需要进行分子结构骨架和功能团的确定。首先计算出化合物的不饱和度，推测出结构中可能含有的双键数或环数。用化学法推定分子结构骨架主要依靠后面各章中所述的各类中药化学成分的呈色反应，在用呈色反应进行分子骨架和功能团检识时最好将未知样品试验、空白试验及典型样品试验平行进行，以资对照。当根据产生沉淀判断结果时，要注意液体试样量如过多，会使沉淀现象不明显或沉淀溶解，掩蔽阳性结果；样品分子中含有两种以上功能团时，可能干扰检识反应。因此，根据一种检识反应的结果尚不足以肯定或否定该功能团的存在，最好做两种以上的试验，以求得正确的判断。用经典化学方法确定分子骨架或功能团，有时还要利用其他化学反应如降解反应、氧化反应及还原反应等，甚至通过化学合成加以验证。

二、中药有效成分的波谱测定

目前，波谱分析等近代技术已成为确定中药有效成分化学结构的主要手段，尤其是最近发展起来的超导磁共振技术的普及和各种二维磁共振谱及质谱新技术的开发利用，使其进一步具备了灵敏度高、选择性强、用量少及快速、简便的优点，大大加快了确定化合物结构的速度和提高了准确性。这里仅对红外光谱(IR)、紫外光谱(UV)、磁共振光谱(NMR)和质谱(MS)等波谱分析方法在中药有效成分结构鉴定中的应用作简要的介绍。

1. IR 光谱

用红外光谱法测定结构时,化合物用量只需 5～10μg,测定范围在波数4000～500cm^{-1}间,其中 1600cm^{-1}以上为化合物的特征基团区,1000～500cm^{-1}为指纹区。如果被测定物是已知物,只要和已知对照品做一张共红外光谱图,如果两者红外光谱完全一致,则可推测是同一物质。如无对照品,也可检索有关红外光谱数据图谱文献。红外光谱对未知结构化合物的鉴定,主要用于功能基的确认,芳环取代类型的判断等。

2. UV 光谱

UV 光谱的测定仅需要少量的纯样品,这对于中药有效成分的研究是非常有利的。

UV 光谱在中药有效成分的研究中具有多方面的用途。如与对照品或标准图谱对照,可用于化合物的初步鉴定;根据 Beer-Lambert 定律可对中药有效成分进行含量测定,以及根据中药有效成分的紫外吸收光谱可推定其分子的部分结构等。

一般来说,UV 光谱主要可提供分子中的共轭体系的结构信息,可据此判断共轭体系中取代基的位置、种类和数目。由于 UV 光谱只能给出分子中部分结构的信息,而不能给出整个分子的结构信息,所以单独以 UV 光谱不能决定分子结构,必须与 IR 光谱、NMR 谱、MS 谱以及其他理化方法结合才能得到可靠的结论。尽管 UV 光谱在中药有效成分的结构确定中提供的信息较少,但对某些具有共轭体系类型的中药有效成分,如蒽醌类、黄酮类以及强心苷类等成分的结构确定却有重要的实际应用价值。

3. NMR 谱

NMR 谱是化合物分子在磁场中受电磁波的辐射,有磁距的原子核吸收一定的能量产生能级的跃迁,即发生磁共振,以吸收峰的频率对吸收强度作图所得之图谱。它能提供分子中有关氢及碳原子的类型、数目、互相连接方式、周围化学环境,以及构型、构象的结构信息。近年随着超导核磁的普及,各种同核(如^{1}H-^{1}H、^{13}C-^{13}C)及异核(如^{1}H-^{13}C)二维相关谱的测试与解析技术等的开发应用日新月异,不断得到发展和完善,从而大大加快了结构测定工作的步伐。目前,相对分子质量在 1000 以下、几个毫克的微量物质甚至单用 NMR 测定技术也可确定它们的分子结构。因此,在进行中药有效成分的结构测定时,NMR 谱与其他光谱相比,其作用最为重要。

(1) ^{1}H-NMR 谱:^{1}H-NMR 谱的化学位移(δ)范围在 0～20。正常^{1}H-NMR 谱技术,能提供的结构信息参数,主要是化学位移(δ)、偶合常数(J)及质子数。^{1}H 核因周围化学环境不同,其外围电子云密度及绕核旋转产生的磁屏蔽效应不同,不同类型的^{1}H 核共振信号出现在不同区域,据此可以识别。偶合常数是磁不等同的两个或两组氢核,在一定距离内因相互自旋偶合干扰使信号发生裂分,其形状有二重峰(d)、三重峰(t)、四重峰(q)及多重峰(m)等。裂分间的距离为偶合常数(J)。各种不同环境下^{1}H 核相邻结构具有一定的偶合常数值。除了正常^{1}H-NMR 谱技术外,还有一些帮助结构分析的辅助技术,如选择性去偶、重氢交换、加入反应试剂、双照射等。

(2) ^{13}C-NMR 谱:^{13}C-NMR 谱的化学位移范围为 0～250,比^{1}H-NMR 谱大得多,是中药化学有效成分结构测定中最重要手段之一。^{13}C-NMR 谱提供的结构信息是分子中各种不同类型及化学环境的碳核化学位移,异核偶合常数(J_{CH})及弛豫时间(T_1),其中利用最多的是化学位移(δc)。常见的^{13}C-NMR 测定技术如下：

1) 质子宽带去偶：也称质子噪音去偶或全氢去偶。此时 H 的偶合影响全部被消除，从而简化了图谱。在分子中没有对称因素和不含 F、P 等元素时，每个碳原子都会给出一个单峰，互不重叠。虽无法区别碳上连接 H 的数，但对判断^{13}C 信号的化学位移十分方便。因照射 H 后产生 NOE 现象，连有 H 的 C 信号强度增加。季碳信号因不连有 H，表现为较弱的峰。

2) 偏共振去偶：在偏共振去偶谱中，每个连接质子的碳有残余裂分，故在所得图谱中次甲基(—CH)碳核呈双峰，亚甲基(—CH_2)呈三重峰，甲基(—CH_3)呈四重峰，季碳为单峰，强度最低。由此可获得碳所连接的质子数、偶合情况等信息。但此法常因各信号的裂分峰相互重叠，对结构比较复杂的中药有效成分，有些信号难于全部识别或解析，远不及下述的 INEPT 和 DEPT 法易于解析。实际上，后两种方法已基本完全取代了偏共振去偶技术。

3) 低灵敏核极化转移增强法(insensitive nucleic enhanced by polarization transfer，INEPT)：用调节弛豫时间(Δ)来调节 CH、CH_2、CH_3 信号的强度，从而有效地识别 CH、CH_2、CH_3。季碳在 INEPT 谱中无信号。当 $\Delta = 1/4(J_{CH})$时，CH、CH_2、CH_3 皆为正峰；当 $\Delta = 2/4(J_{CH})$时，只有正的 CH 峰；当 $\Delta = 3/4(J_{CH})$时，CH、CH_3 为正峰，CH_2 为负峰。由此可以区分 CH、CH_2 和 CH_3 信号。再与质子宽带去偶谱对照，还可以确定季碳信号。

4) 无畸变极化转移增强法(distortionless enhancement by polarization transfer，DEPT)：是 INEPT 的一种改进方法。在 DEPT 法中，通过改变照射^{1}H 的脉冲宽度(θ)，使为 45°、90°和 135°变化并测定^{13}C-NMR 谱。所得结果与 INEPT 谱类似。即当 $\theta = 45°$时，所有的 CH、CH_2、CH_3 均显正信号；当 $\theta = 90°$时，仅显示 CH 正信号；当 $\theta = 135°$时，CH 和 CH_3 为正信号，而 CH_2 为负信号。季碳同样无信号出现。

图 2-2、2-3、2-4 分别为 β-紫罗兰酮质子宽带去偶谱，偏共振去偶谱及 DEPT 谱。

4．MS

随着现代分析技术的飞速发展，近年来，新的离子源不断出现，使质谱在确定化合物相对分子质量、元素组成和由裂解碎片检测功能团、辨认化合物类型、推导碳骨架等方面发挥着重要作用。根据所采用离子源的不同将所得的质谱分为：

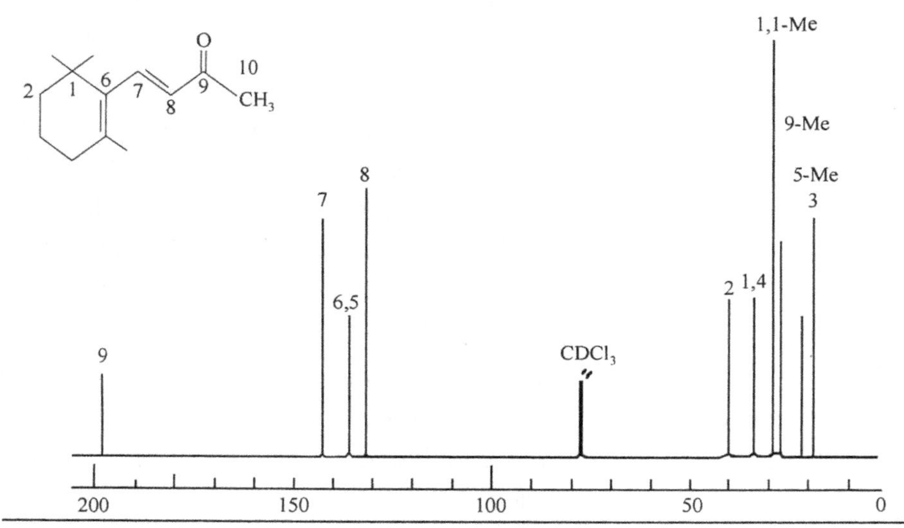

图 2-2　β-紫罗兰酮质子宽带去偶谱

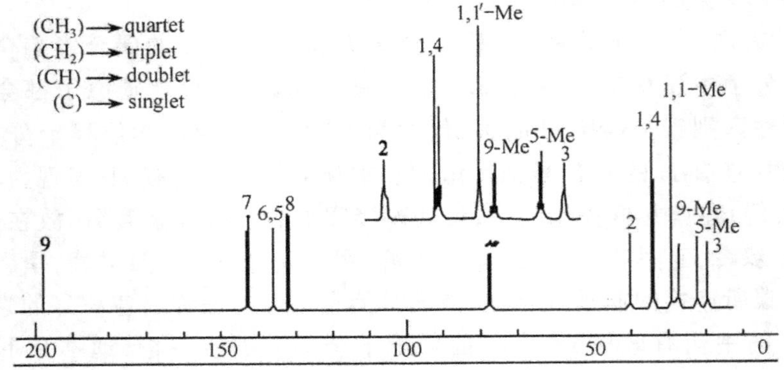

图 2-3 β-紫罗兰酮偏共振去偶谱

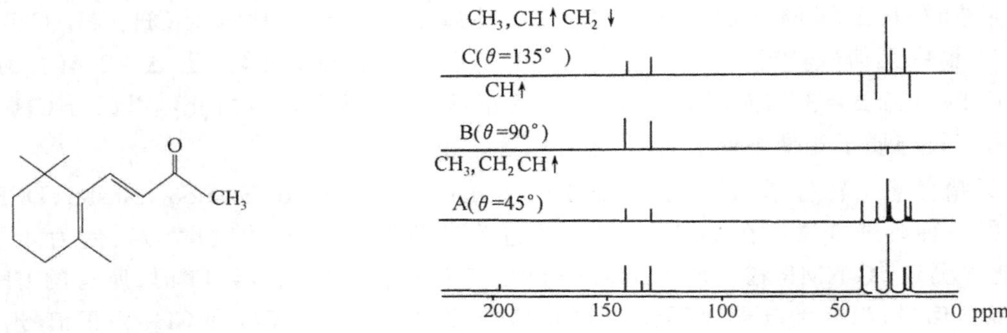

图 2-4 β-紫罗兰酮 DEPT 谱

(1) 电子轰击质谱(electron impact mass spectrometry,EI-MS):样品汽化后,在电子轰击条件下,大多数分子电离后生成缺一个电子的分子离子,并可以继续发生键的断裂形成"碎片"离子。这对推测化合物结构十分有用。但当样品相对分子质量较大或对热稳定性差时,常常得不到分子离子,因而不能测定这些样品的相对分子质量。

(2) 化学电离质谱(chemical ionization mass spectrometry,CI-MS):利用化学电离源,即使是不稳定的化合物,也能得到较强的准分子离子峰,即 $M \pm 1$ 峰,从而有利于确定其相对分子质量。但此法的缺点是碎片离子峰较少,可提供的有关结构方面信息少。

(3) 场解吸质谱(field desorption mass spectrometry,FD-MS):FD-MS 特别适用于难气化和热稳定性差的固体样品分析,如有机酸、甾体类、糖苷类、生物碱、氨基酸、肽和核苷酸等。此法的特点是增加了分子离子峰的丰度,碎片离子峰相对减少。因此用于极性物质的测定,可得到明显的分子离子峰或$[M+1]^+$峰,但碎片离子峰较少,对提供结构信息受到一些局限。为提高灵敏度可加入微量带阳离子 K^+、Na^+ 等碱金属化合物于样品中,可产生明显的准分子离子峰、$[M+Na]^+$、$[M+K]^+$ 和碎片离子峰。

(4) 快原子轰击质谱(fast atom bombardment mass spectrometry,FAB-MS)和液体二次离子质谱(liquid secondary ion mass spectrometry,LSI-MS)。

此方法常用于大分子极性化合物特别是对于糖苷类化合物的研究。除得到分子离子峰外,还可得到糖和苷元的结构碎片峰,从而弥补了 FD-MS 的不足。

(5) 此外,还有基质辅助激光解吸电离质谱(matrix-assisted laser desorption mass spectro-

metry,MALDI-MS)、电喷雾电离质谱(electrospray ionization mass spectrometry,ESI-MS)、串联质谱(tenden mass spectrometry,MS-MS)等。

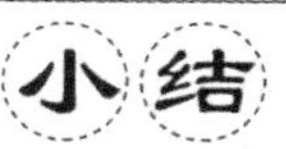

中药化学成分的提取方法有溶剂提取法、水蒸气蒸馏法、超临界流体萃取法等,其中溶剂提取法是实际工作中提取有效成分常用的方法。中药有效成分分离精制的方法有:溶剂法、沉淀法、分馏法、膜分离法、升华法、结晶法、色谱分离法等。在实际工作中要结合有效成分自身性质选择合适的提取分离方法。红外光谱(IR)、紫外光谱(UV)、磁共振光谱(NMR)和质谱(MS)等波谱分析方法是确定中药有效成分化学结构的主要手段。

目标检测

一、选择题

1. 不属于亲脂性有机溶剂的是
   A. 氯仿　B. 苯　C. 正丁醇　D. 丙酮　E. 乙醚
2. 与水互溶的溶剂是
   A. 丙酮　B. 醋酸乙酯　C. 正丁醇　D. 氯仿　E. 石油醚
3. 溶剂极性由小到大的是
   A. 石油醚、乙醚、醋酸乙酯　B. 石油醚、丙酮、醋酸乙酯　C. 石油醚、醋酸乙酯、氯仿　D. 氯仿、醋酸乙酯、乙醚　E. 乙醚、醋酸乙酯、氯仿
4. 下列溶剂亲脂性最强的是
   A. 乙醚　B. 氯仿　C. 苯　D. 乙酸乙酯　E. 乙醇
5. 下列溶剂中极性最强的是
   A. 乙醚　B. 乙酸乙酯　C. 氯仿　D. 乙醇　E. 正丁醇

二、问答题

1. 中药有效成分的提取方法有几种?采用这些方法提取的依据是什么?
2. 色谱法的基本原理是什么?

第3章

糖和苷类化合物

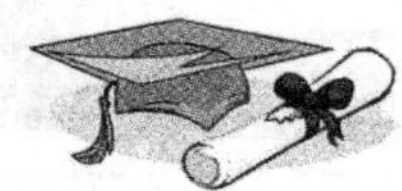

学习目标

1. 掌握糖类化合物的概念
2. 对糖类进行分类并能够写出常见的单糖结构
3. 掌握苷类化合物的概念
4. 掌握苷类化合物的结构与分类
5. 熟悉苷类化合物的溶解性
6. 会以适当的检识反应鉴定并区别糖类和苷类。
7. 掌握苷类化合物的酸水解规律
8. 熟悉苷类化合物的碱水解、酶解和氧化开裂反应
9. 熟悉糖和苷类的提取与分离
10. 了解苷类化合物的结构研究方法

生命活动的必需营养成分——糖类化合物

无论在植物界还是在动物界，都存在有糖类化合物。近年来许多研究成果表明，糖类是生物体内除蛋白质和核酸以外的又一类重要的生物信息分子，是基因信息的延续。近年来，由于分子生物学特别是细胞生物学的高速发展，糖的诸多生物学功能被逐步揭示和认识。低聚糖不仅以游离状态参与生命过程，而且往往以糖缀合物(糖链与其他生物大分子共价相连的化合物，如糖蛋白、糖脂)的形式参与许多重要的生命活动。糖蛋白、糖脂是细胞膜的重要组成部分，它们作为生命信息的携带者和传递者，调节细胞的生长、分化、代谢及免疫反应等。新兴的糖原生物学(Glycobiology)对寡糖功能的研究，为免疫学、分子药理学、肿瘤学等提供了精确的微观描述，为从分子和分子集合体水平上认识和控制复杂的生命现象、人类疾病、研制新的糖类药物等提供了科学依据，也得到国际上的高度重视，成为科学研究最热门的课题之一。

链接

第1节　糖类化合物

一、概　　述

糖和它的衍生物广泛存在于自然界。糖类与核酸类、蛋白质及脂肪一起组成了生命活动所必需的四大类营养成分。在植物体中，糖占构成有机体物质的85%～90%；在人和动物体中，糖以多聚体的形式存在于肝和肌肉中，以糖缀合物形式存在于ATP、核酸、糖蛋白、糖脂中；在中药中，糖多以苷及多糖的形式存在，是绝大多数中药的药效物质基础。

从化学结构上看，糖类(saccharides)化合物是多羟基醛或多羟基酮以及它们的缩聚物和衍生物。

二、糖类的结构与分类

糖类化合物根据能否被水解及相对分子质量的大小分为3类，即单糖类(mono saccharides)、低聚糖类(oligosaccharides)和多糖类(polysaccharides)。下面分别叙述。

(一) 单糖

单糖是不能被水解的、糖类化合物的最小单位，广泛存在于自然界，有游离状态也有结合状态，根据其碳原子的数目分为戊糖(五碳糖)、己糖(六碳糖)和庚糖(七碳糖)等，其中以己糖最常见。中药中常见的单糖有*D*-木糖、*L*-阿拉伯糖、*L*-鼠李糖、*D*-葡萄糖、*L*-半乳糖、*D*-果糖、*L*-山梨糖等。*D*-景天庚糖多见于景天属植物中。还有一些特殊的单糖，如2,6-去氧糖常见于强心苷成分中，如*D*-洋地黄毒糖、*L*-夹竹桃糖、*D*-加拿大麻糖等。在某些动物甲壳中的甲壳素还有α-氨基糖等。下面列出一些常见糖的Fischer式结构。

五碳醛糖：

CHO　CHO　CHO

CH_2OH　CH_2OH　CH_2OH

D-木糖 (*D*-xylose)　*L*-阿拉伯糖 (*L*-arabinose)　*D*-核糖 (*D*-ribose)

甲基五碳醛糖：

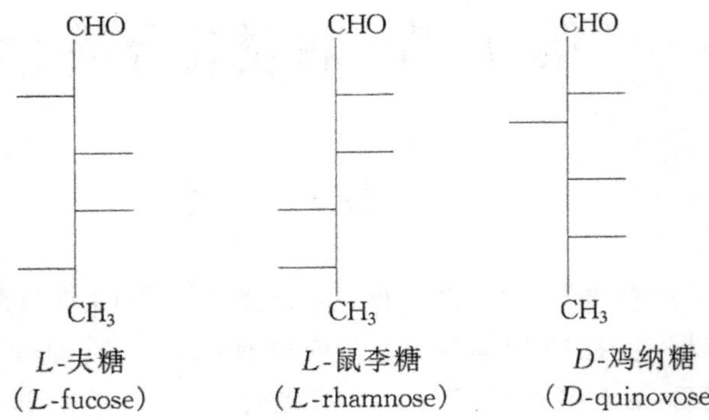

L-夫糖 (*L*-fucose)　*L*-鼠李糖 (*L*-rhamnose)　*D*-鸡纳糖 (*D*-quinovose)

六碳醛糖：

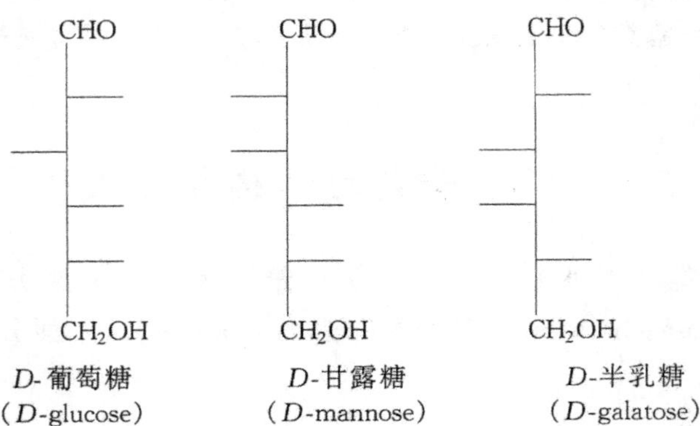

D-葡萄糖 (*D*-glucose)　*D*-甘露糖 (*D*-mannose)　*D*-半乳糖 (*D*-galatose)

六碳酮糖：

CH$_2$OH　C=O　CH$_2$OH

CH$_2$OH　C=O　CH$_2$OH

D-果糖 (*D*-fructose)　*L*-山梨糖 (*L*-sorbose)

六碳糖醛酸：

CHO　COOH

CHO　COOH

D-葡萄糖醛酸 (*D*-glucuronic acid)　*D*-半乳糖醛酸 (*D*-galacturonic acid)

七碳糖：

CH_2OH

C=O

CH_2OH

D-景天庚酮糖

（*D*-sedohptulose）

有些特殊的糖，如 2,6-去氧糖：

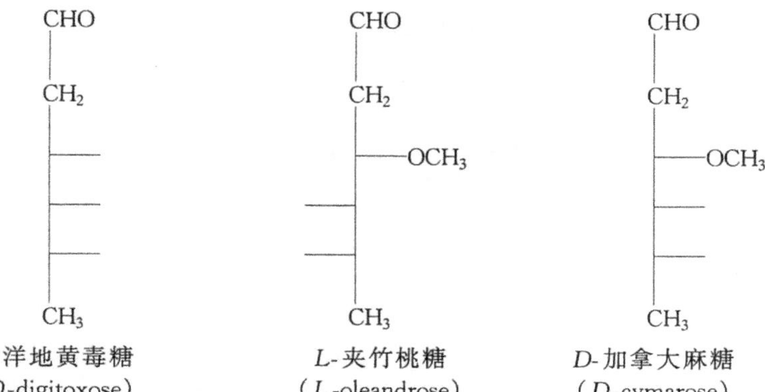

D-洋地黄毒糖（*D*-digitoxose）　*L*-夹竹桃糖（*L*-oleandrose）　*D*-加拿大麻糖（*D*-cymarose）

α-氨基糖：

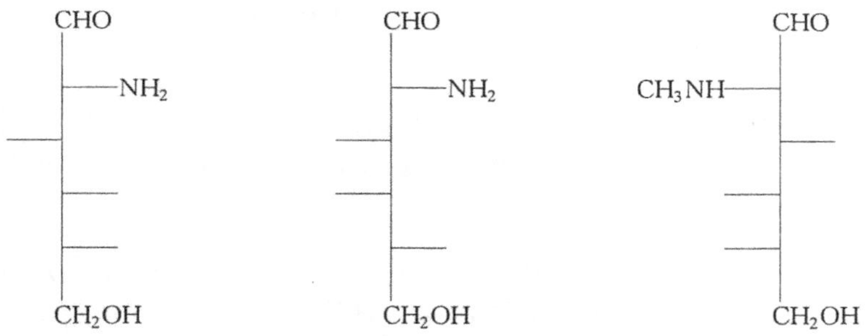

2-氨基-2-去氧-*D*-葡萄糖　2-氨基-2-去氧-*D*-半乳糖　2-甲氨基-2-去氧-*L*-葡萄糖

分支碳链的单糖：

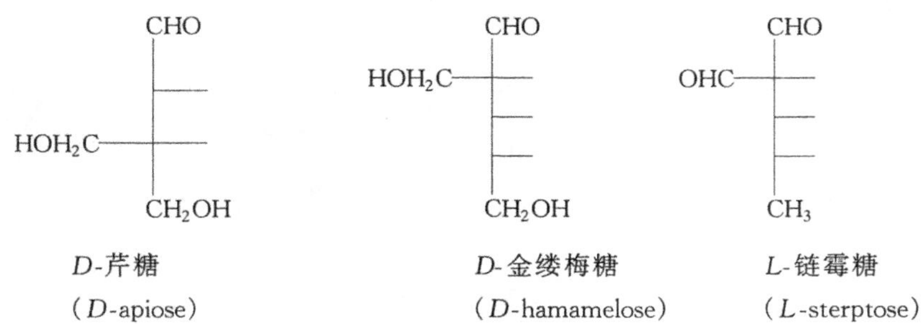

D-芹糖（*D*-apiose）　*D*-金缕梅糖（*D*-hamamelose）　*L*-链霉糖（*L*-sterptose）

糖醇：

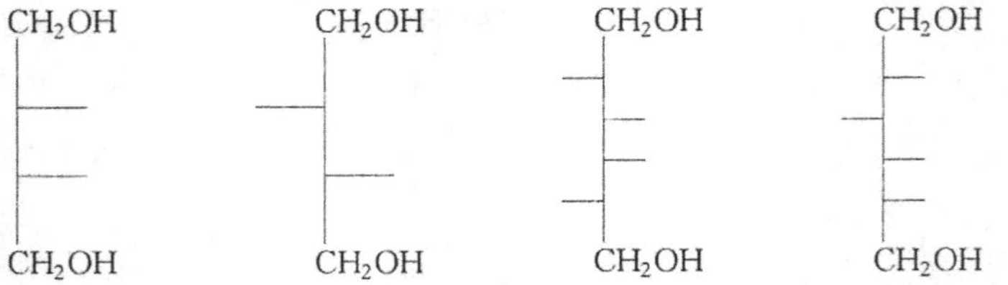

CH_2OH CH_2OH CH_2OH CH_2OH

CH_2OH CH_2OH CH_2OH CH_2OH

赤糖醇 (erythritol)　异赤醇 (threitol)　卫矛醇 (evonymitol)　山梨醇 (sorbitol)

单糖在水溶液中形成半缩醛环状结构，即成呋喃糖和吡喃糖。新形成的一个不对称碳原子称为端基碳原子。以 *D*-葡萄糖为例，说明 Fischer 式与 Haworth 式之间的转变。以上所述各类单糖都可有类似的 Fischer 式与 Haworth 式之间的转变。

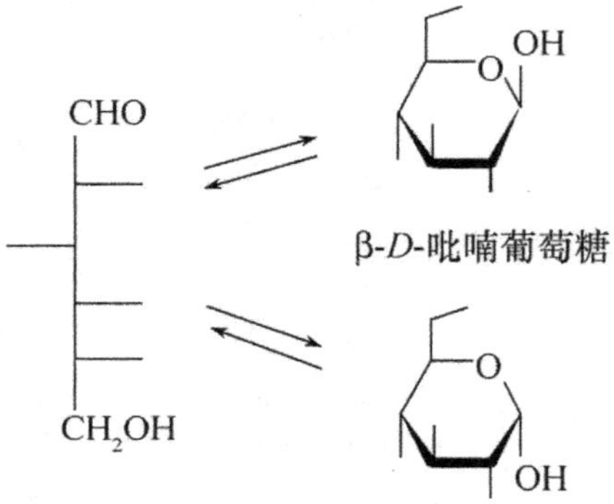

CHO

CH_2OH

OH O

β-*D*-吡喃葡萄糖

O OH

α-*D*-吡喃葡萄糖

糖的绝对构型：习惯上将单糖 Fischer 式中的倒数第二个碳原子的构型定为整个糖的绝对构型，其羟基向右的为 D 型，向左的为 L 型。Haworth 式中只要看 C_5（五碳糖的 C_4）上取代基向上的为 D 型，向下的为 L 型。

糖的相对构型：端基碳原子的相对构型 α 或 β，指的是 C_1 与 C_5（或 C_4）间的相对关系。Haworth 式中只要看 C_1-OH 与 C_5（或 C_4）上取代基在环同侧的为 β 型，异侧的为 α 型。D、L 糖都如此。因而 β-*D*-糖和 α-*L*-糖的端基碳原子的绝对构型是一样的。

六碳吡喃糖：

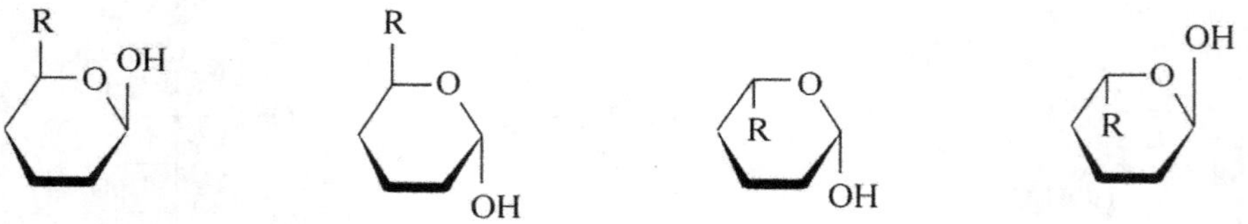

R O OH　R O OH　O R OH　OH O R

β-*D*-糖　α-*D*-糖　β-*L*-糖　α-*L*-糖

五碳呋喃糖：

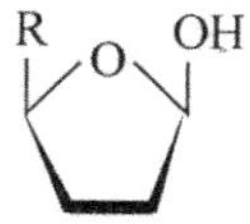

β-*D*-糖 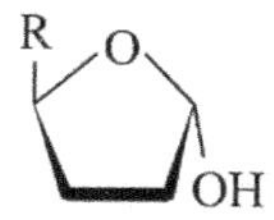　α-*D*-糖 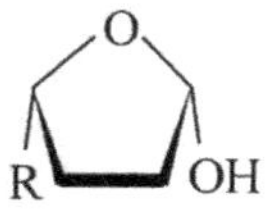　β-*L*-糖 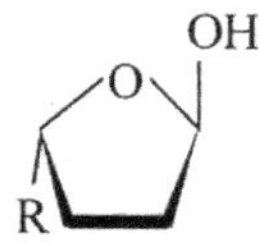　α-*L*-糖

(二) 低聚糖

由 2～9 个单糖分子通过糖苷键聚合而成的直糖链或支糖链的聚糖称为低聚糖。根据单糖个数分为二糖、三糖、四糖等。还可根据有无游离的半缩醛羟基分为还原糖和非还原糖。如芸香糖(*L*-鼠李糖 1α-6*D*-葡萄糖)、新橙皮糖(*L*-鼠李糖 1α-2*D*-葡萄糖)、樱草糖(*D*-木糖 1β-6*D*-葡萄糖)。若两个单糖都以半缩醛羟基脱水缩合，形成的二糖则无还原性，如海藻糖(*D*-葡萄糖 1α-1α*D*-葡萄糖)、蔗糖(*D*-葡萄糖 1α-2β-*D*-果糖)都是非还原糖。

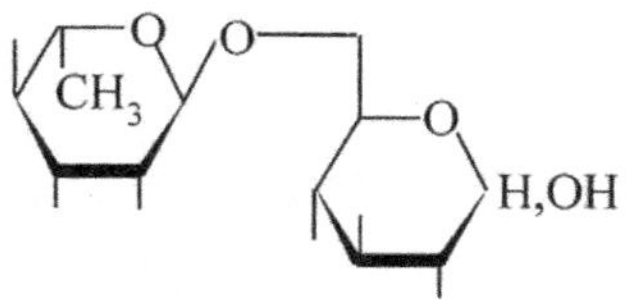

芸香糖
(rutinose)

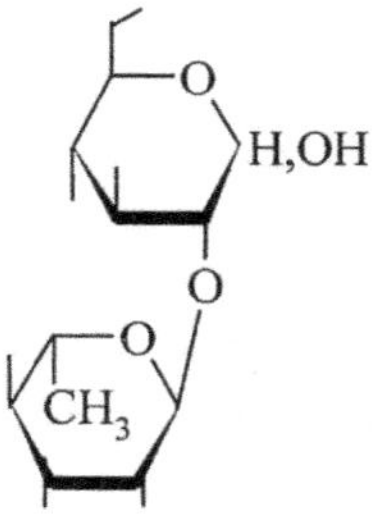

新橙皮糖
(neohesperidose)

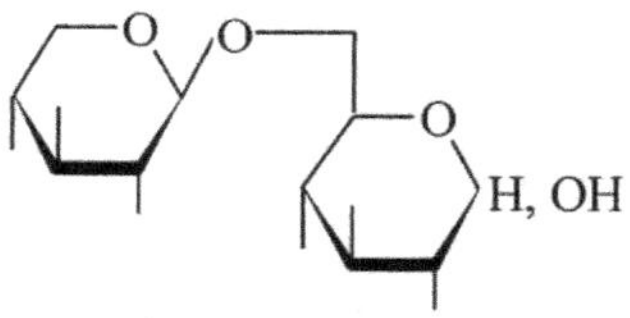

樱草糖
(primrerose)

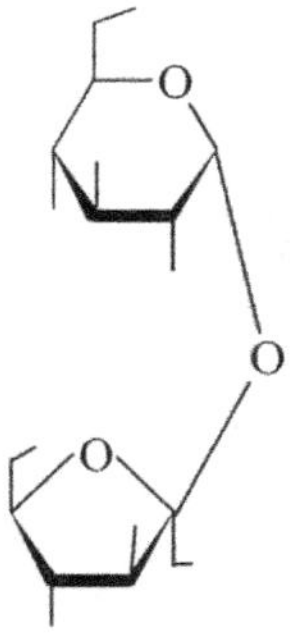

蔗糖
(sucrose)

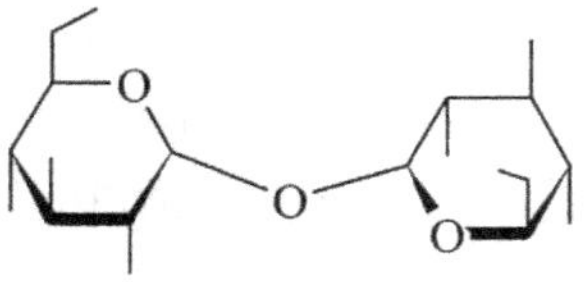

海藻糖
(trehalose)

自然界存在的三糖、四糖、五糖大多是以蔗糖为基本结构再接上其他单糖而成的非还原性糖，如棉子糖(*D*-半乳糖 1α-6*D*-葡萄糖 1α-2β*D*-果糖)、水苏糖(*D*-半乳糖 1α-6*D*-半乳糖 1α-6*D*-葡萄糖 1α-2β*D*-果糖)、毛蕊糖(*D*-半乳糖 1α-6*D*-半乳糖 1α-6*D*-半乳糖 1α-6*D*-葡萄糖 1α-2β*D*-果糖)。

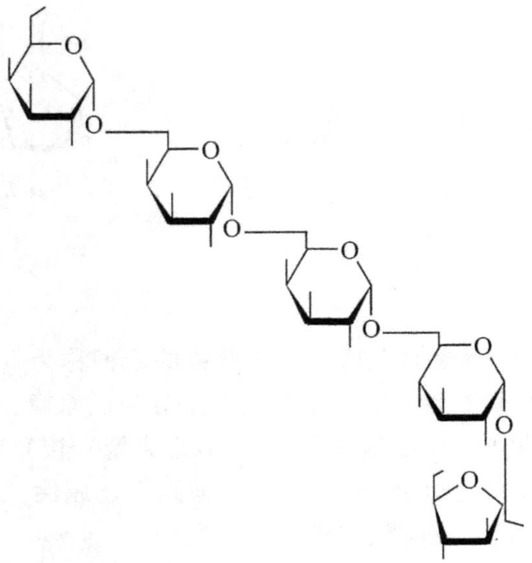

双糖：蔗糖(sucrose)

三糖：棉子糖(raffinose)

四糖：水苏糖(stachyose)

五糖：毛蕊糖(verbascose)

(三) 多聚糖

多聚糖又称多糖，是由10个以上的单糖分子通过糖苷键聚合而成，相对分子质量较大，一般由几百个甚至几万个单糖分子组成，已失去一般单糖的性质，一般无甜味，也无还原性。多糖大致分为两类，一类为水不溶物，在动、植物体内主要起支持组织的作用，如植物中的半纤维素和纤维素，动物甲壳中的甲壳素等，分子呈直糖链型。另一类为水溶物，如动、植物体内储藏的营养物质：淀粉、菊糖、黏液质、果胶、树胶等。再如植物体内的初生代谢产物：人参多糖、黄芪多糖、刺五加多糖、昆布多糖等。有直糖链分子，但多为支糖链分子。由一种单糖组成的多糖为均多糖(homosaccharide)，由两种以上单糖组成的为杂多糖(heterosaccharide)。

1. 植物多糖

纤维素(cellulose)：由3000～5000分子的*D*-葡萄糖通过1β→4苷键以反向连接聚合而成的直链葡聚糖，分子结构直线状，不易被稀酸或碱水解。高等动物体内没有可水解它的酶存在，故纤维素不能被人类或食肉动物消化利用。纤维素的衍生物可用于多种制剂中，如羧甲基纤维素钠可作为医药品的混悬剂、黏合剂，食品的糊料。

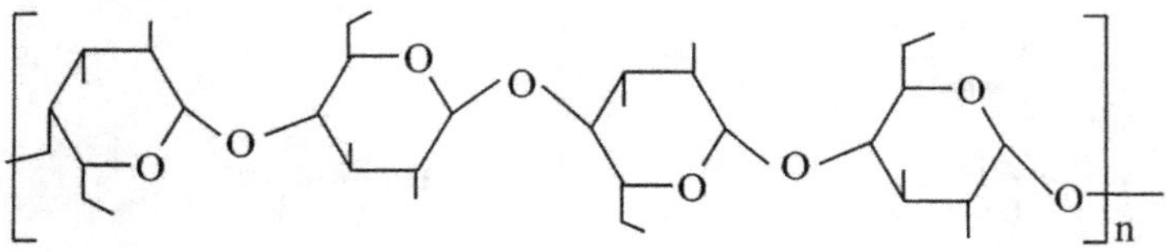

纤维素

淀粉(starch)：广泛存在于植物体，尤其是禾本科植物的果实及其他一些植物的根、茎及种子中。淀粉是葡萄糖的高聚物，约由73%以上的胶淀粉(支链淀粉)和27%以下的糖淀粉(直链淀粉)组成。糖淀粉是1α→4连接的*D*-葡聚糖，聚合度为300～350；胶淀粉聚合度3000左右，也是1α→4葡聚糖，但有1α→6的分支链，平均支链长为25个葡萄糖单位。淀粉可溶于热水，胶淀粉还可溶于冷水，可受淀粉酶的作用水解成糊精，再成麦芽糖，最后成葡萄糖。胶淀粉除 1α→4 麦芽糖外，还可得到 1α→6 的异麦芽糖。淀粉分子具有螺旋状结构，每一螺环由六个葡萄糖组成。遇碘呈色，是碘分子和离子排列进入螺环通道中形成的有色包结化合物。所呈色调与聚合度有关，糖淀粉遇碘呈蓝色，胶淀粉遇碘呈紫红色。淀粉在中药制剂中常用作赋形剂，在工业上常用作生产葡萄糖的原料。

其他葡聚糖：褐藻类昆布属（*Laminaria*）植物中的昆布多糖（laminaran）是由聚合度 20 的 1β→3 葡聚糖，末端接一甘露醇组成。地衣类冰岛衣属（*Cetraria*）植物中的地衣多糖（lichenan）是聚合度 180～200 的葡聚糖，其中 2/3 为 1β→4，1/3 为 1β→3 结合。黄芪（Radix astragali）中的黄芪多糖（astragalus polysaccharide）AG-1 为 1α→4 和 1α→6 葡聚糖，两者糖基组成比例为 5∶2。这些葡聚糖因有强的肿瘤抑制作用而引人注目。

黏液质（mucilage）：是植物种子、果实、根、茎和海藻中存在的一类黏多糖。如车前（*Plantago major*）种子中的车前子胶（plantosan），由 *D*-木糖 1β→4 连接成主链，C_2 上连接由 *D*-木糖、*L*-阿拉伯糖、*D*-半乳糖、*D*-半乳糖醛酸、*L*-鼠李糖组成的支链。褐藻酸（alginic acid）是从海洋药物昆布（*Thallus laminariae*）或海藻（Sargassum）中提取的多糖，是 1→4 结合的 α-*L*-古洛糖醛酸残基和 1→4 结合的 β-*D*-甘露糖醛酸残基以不规则的方式排列组成的多聚体，*L*-古洛糖醛酸是 α-结合的 1C 构象，*D*-甘露糖醛酸是 β-结合的 1C 构象。国内已制成褐藻酸钠注射液，国外称 Alginon、Glyco-Algin 等，用以增加血容和维持血压。

2. 菌类多糖

猪苓多糖（polyporus polysaccharide）：是从多孔菌科真菌猪苓［*Polyporus umbellatus* (Pers.) Fr.］中提得，以 1β→3、1β→4、1β→6 键结合的葡聚糖，支链在 C_3 和 C_6 位上。药理实验证明，能显著提高荷瘤小鼠腹腔巨噬细胞的吞噬活力，促进抗体形成，是良好的免疫调节剂，具有抗肿瘤转移和调节机体细胞免疫功能的作用。此外，对慢性肝炎也有较好的疗效。

茯苓聚糖（pachyman）：从多孔菌科真菌茯苓［*Poria cocos* (Schw.) Wolf］中提得。为具有 1β→6 吡喃葡萄糖为支链的 1β→3 葡聚糖。茯苓聚糖本身无抗肿瘤活性，若切断其所含的 1β→6吡喃葡萄糖支链，成为单纯的 1β→3 葡聚糖（称为茯苓次聚糖 pachymaran）则对小鼠肉瘤 S_{180}的抑制率达 96.88%。

灵芝多糖：从多孔菌科真菌赤芝［*Ganoderma lucidum* (leyss.ex Fr.) karst］中提得 20 多种多糖。有葡聚糖（1β→6，1β→3 等）、杂多糖（1β→6，1β→3 阿拉伯半乳聚糖等）及肽多糖。就抗肿瘤活性而言，灵芝多糖间并无差异，但多糖的三维螺旋结构遭破坏则影响其活性。

3. 动物多糖

肝素（heparin）：是一种含有硫酸酯的黏多糖，它的组分是氨基葡萄糖、艾杜糖醛酸和葡萄糖，其中以艾杜糖醛酸为主，其次是葡萄糖醛酸。分子结构可用一个四糖重复单位表示，在 4 个糖单位中，有 2 个氨基葡萄糖含 4 个硫酸基，硫酸基在氨基葡萄糖的 2 位氨基和 6 位羟基上，分别成磺酰胺和酯。艾杜糖醛酸的 2 位羟基成硫酸酯。肝素的含硫量在 9%～12.9%之间。氨基葡萄糖基是 α-型的，糖醛酸基是 β-型的。分子呈螺旋形纤维状。肝素广泛分布于哺乳动物的内脏、肌肉和血液里，作为天然抗凝血物质受到世界各国的重视，国外用于预防血栓疾病，已形成了一种肝素疗法。

透明质酸（hyaluronic acid）：是由 *D*-葡萄糖醛酸 1β→4 和乙酰 *D*-葡萄糖胺 1β→3 连接而成的直链多糖。透明质酸广泛存在于动物的各种组织中，在哺乳动物体内，以玻璃体、脐带和关节滑液中含量最高，鸡冠的含量与滑液相似。透明质酸可用于视网膜脱离手术，并作为天然保湿因子，广泛用于化妆品之中。

广泛存在于中药中的有效成分——苷类化合物

糖+苷元=苷　无论在植物界还是在动物界，都存在有糖类化合物，而糖可以和各种类型的天然成分（非糖部分）结合成苷。1830年Roubiquet等学者提纯了苦杏仁苷，为苷类化学的开始。本书介绍的各类中药成分除生物碱有很少部分与糖成苷外，所有类型的中药成分均可以苷的形式存在于中药中，并绝大多数有较强的生理活性。如番泻苷A、B、C、D是大黄致泻的成分；七叶苷是秦皮治疗痢疾的物质基础；黄芩苷是黄芩清热解毒的有效成分；梓醇是地黄降血糖的有效成分；甘草皂苷有抑制艾滋病病毒的作用；人参皂苷是人参大补元气的主要有效成分。

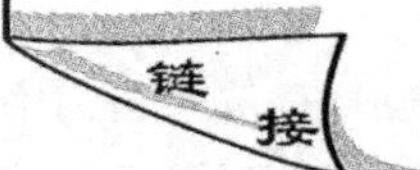

硫酸软骨素（chondroitin sulfate）：是从动物的软骨组织中得到的酸性黏多糖。有A、B、C、D、E、F、H等多种。药用硫酸软骨素（商品名康得灵）主要是软骨素A，由*D*-葡萄糖醛酸1β→4和乙酰*D*-半乳糖胺1β→3相间连接而成直链分子，在半乳糖胺C_4-OH上有硫酸酯化。硫酸软骨素A能增强脂肪酶的活性，使乳糜微粒中的甘油三酯分解成脂肪酸，使血液中乳糜微粒减少而澄清，还具有抗凝和抗血栓形成的作用。

甲壳素（chitin）：是组成甲壳类昆虫外壳的多糖，其构造和稳定性和纤维素类似。由*N*-乙酰葡萄糖胺以1β→4反向连接成直线状结构。水中不溶，对稀酸和碱都稳定。甲壳素经浓碱处理，可得脱乙酰甲壳素（chitosan）。甲壳素及脱乙酰甲壳素应用非常广泛，可制成透析膜、超滤膜，用作药物的载体具有缓释，持效的优点，还可用于人造皮肤，人造血管、手术缝合线等。

第2节　苷类化合物

一、概　　述

苷类化合物是由糖或糖的衍生物与非糖类化合物（称苷元或配基），通过糖的端基碳原子连接而成的化合物，例如天麻中的天麻苷（gastrodin）。

OH　+ HO—⟨苯环⟩—CH_2OH　$\xrightarrow{-H_2O}$　—O—⟨苯环⟩—CH_2OH

糖　　苷键（苷键原子）　　苷元

β-*D*-葡萄糖　　对羟甲基苯酚　　天麻苷(gastrodin)

所以，可简单地为苷类写个公式为：糖+苷元→苷类。

由于糖有 α 及 β 两种异构体，因此形成的苷也可相应地分为 α-苷与 β-苷。自然界存在的苷，*D*-糖形成的常是 β-苷，*L*-糖形成的常是 α-苷。

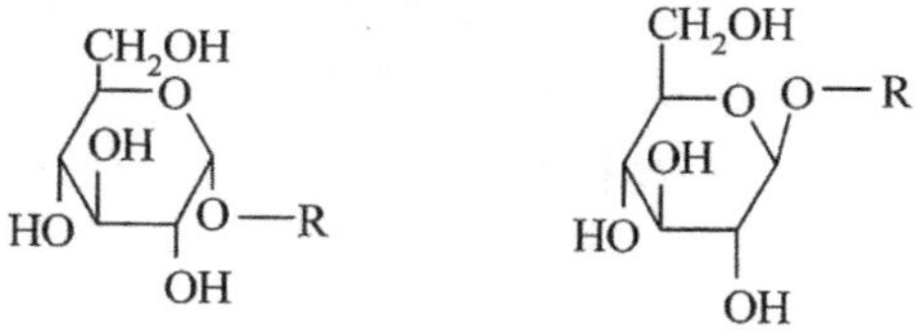

α-*D*-葡萄糖苷　β-*D*-葡萄糖苷

自然界存在的苷大多有较强的生理活性，如强心苷有强心作用，黄酮苷有抗菌、止咳平喘、扩冠作用……；植物体中的苷大多与相应的酶共存，存在于植物体中的苷称为原生苷，由酶酶解掉部分糖的苷称为次生苷。由于苷和酶共存于同一器官的不同细胞中，当细胞壁破裂，有水份存在时，苷与酶接触，就有被酶解的可能。在多数情况下，多种结构相似的苷类或游离苷元，共同存在于同一种植物体内，通常以果实、树皮和根部的含苷量较高。

二、苷的结构与分类

苷结构的共性部分在糖，而苷元的结构包罗万象，性质也各异。

苷的分类有多种方式，如按苷元的类型分，可分为香豆素苷、黄酮苷、蒽醌苷、木脂素苷等（以下各章即按此种分类分别讲述）。

按苷在植物体内的存在状态分为原生苷与次生苷。

按连接糖基的数目可分为单糖苷、二糖苷、三糖苷等。

按连接糖链的数目可分为单糖链苷、双糖链苷等。

按苷键原子不同可将苷分为 O-苷、S-苷、N-苷和 C-苷。其中以 O-苷最为常见。

（一）O-苷

氧苷以苷元不同又可分为醇苷、酚苷、氰苷、酯苷、吲哚苷等。

1．醇苷

通过苷元的醇-OH 与糖的端基碳上的半缩醛-OH 脱水而成的苷。

如红景天苷存在于景天科红景天全草中，红景天苷为拟胆碱剂，糖基接在醇羟基上。

毛茛科植物中的毛茛苷是原白头翁素（proanemonin）的 β-*D*-葡萄糖苷，苷元原白头翁素有杀虫抗菌活性，但不稳定。

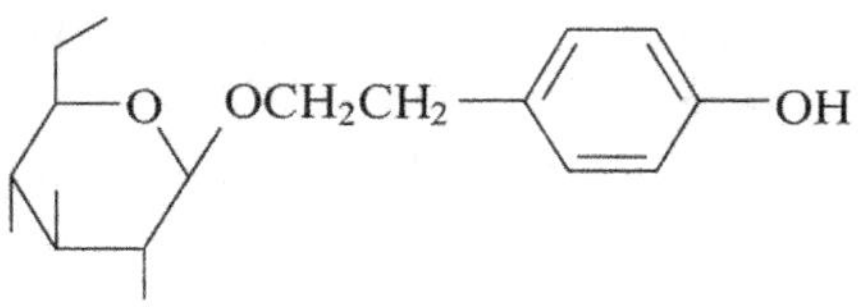

红景天苷
(rhpdioloside)

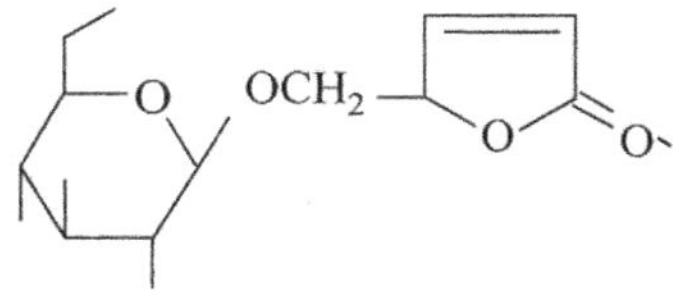

毛茛苷
(ranunculin)

2. 酚苷

通过苷元的酚-OH与糖的端基碳上的半缩醛-OH脱水缩合成的苷，中药有效成分中很多都是酚苷。如下面各章中要讲到的蒽醌苷、香豆素苷、黄酮苷等都属于酚苷。前述天麻苷也属于酚苷，具有镇静作用；熊果中的熊果苷具有尿道消毒功效；丹皮中的牡丹酚苷，其苷元丹皮酚(paeonol)具有抗菌、镇痛、镇静等作用，在徐长卿中含量可达1%；虎杖中所含的白藜芦醇葡萄糖苷(虎杖苷 piceid)有降血脂的作用。

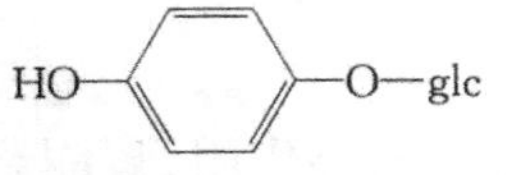

熊果苷
(arbutin)

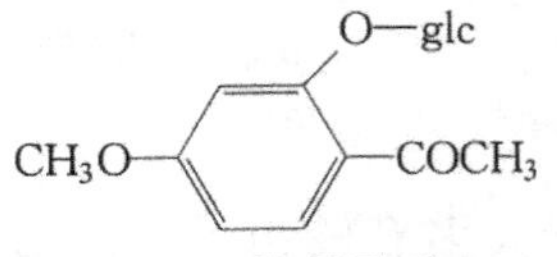

牡丹酚苷
(paeonolide)

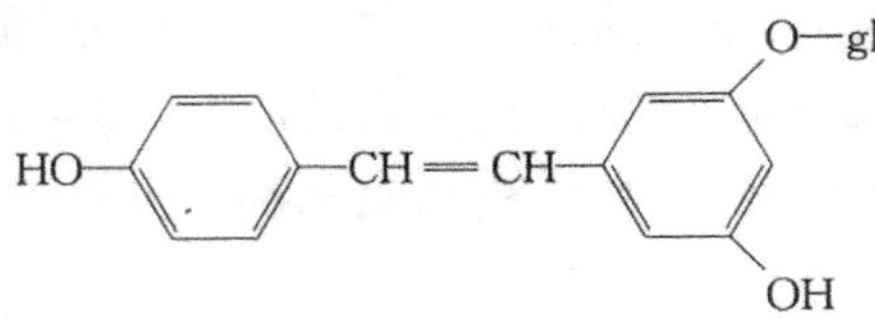

白藜芦醇葡萄糖苷
(虎杖苷 piceid)

氢化胡桃醌苷存在于胡桃未成熟假果皮中，其苷元易氧化成胡桃醌(juglon)，具抗癌作用。

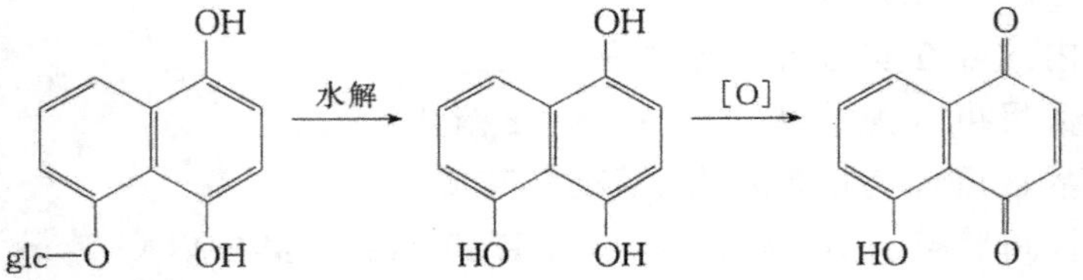

氢化胡桃醌苷
(hydrojuglon)

3. 酯苷

苷元以羧基和糖的端基碳上的半缩醛-OH脱水缩合而成的苷。故具有酯的性质，易为碱水解。如山慈姑苷A有抗真菌活性，此苷不稳定，放置日久易产生酰基重排反应，苷元由C_1-OH转至C_6-OH上，同时失去抗真菌活性，若水解，苷元立即环合成山慈姑内酯A。

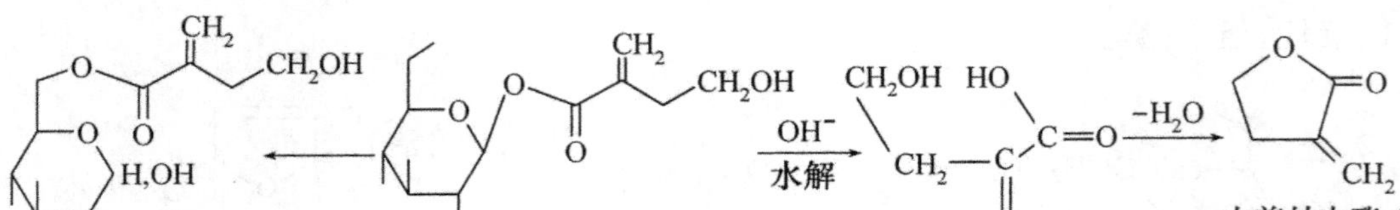

山慈姑苷A
(tuliposideA)

山慈姑内酯A
(tulipalin A)
+
glc

4. 氰苷

氰苷主要是指一类 α-羟腈的苷。现已发现五十多种，分布十分广泛，其特点是易水解，尤其是有稀酸和酶催化时水解更快，生成的苷元 α-羟腈很不稳定，立即分解为醛(或酮)和氢氰酸。

氰苷的基本结构：

苦杏仁苷(amygdalin)在酸、碱、酶的作用下：

苦杏仁苷 (amygdalin)
稀酸溶液 → 2glc + HO—CH(CN)—Ph 杏仁腈
不稳定 → OHC—Ph + HCN 苯甲醛 氢氰酸
浓酸 HCl → 2glc + HO—CH(COOH)—Ph 杏仁酸 + NH_4Cl
OH^- → COO⁻ 衍生物 + NH_3
稀酸溶液 → glc + OHC(COOH)H—Ph
苦杏仁苷酶 → 野樱苷 + glc
樱叶酶 → glc+HO—CH(CN)—Ph → H—C(=O)—Ph + HCN

苦杏仁苷存在于蔷薇科多种植物的种子中，如桃、杏、李、梅、枇杷等。由于苦杏仁苷可产生 HCN，对呼吸中枢起镇静作用，故少量服用可起镇咳作用，但大剂量可中毒，引起组织窒息。

苦杏仁苷早在 1845 年就开始试用于治疗癌症，新近国外亦屡见报道。美国科学新闻报道说：美国国立癌症研究所正对 200 名用其他方法治疗均无效的癌症患者用苦杏仁苷进行临床试验治疗，但作用机制说法不一。

注意由于氰苷的水解产物 HCN 毒性较大，故含氰苷的中药或制剂要严格控制用药量。

5. 吲哚苷

苷元具吲哚母核，以苷元吲哚醇中的羟基与糖结合成苷。

例如:靛苷

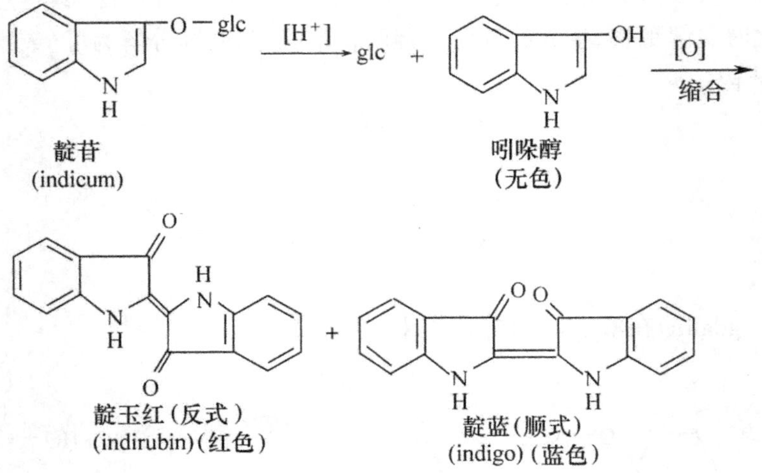

靛苷
(indicum)

吲哚醇
(无色)

靛玉红(反式)
(indirubin)(红色)

靛蓝(顺式)
(indigo)(蓝色)

靛苷为中药大青叶(*Folium isatidis*)的主成分(1%)。靛蓝与靛玉红为青黛(*Indigo naturalis*,为大青叶水提,石灰处理加工所得的干燥粉末或团块)的主成分,其中靛兰含5%~8%,靛玉红含0.1%,用青黛与靛玉红治疗白血病均有较好疗效。

(二) S-苷

糖的端基碳上的半缩醛-OH与苷元上巯基缩合而成的苷称为硫苷。硫苷水解后的苷元并不含有巯基,而多为异硫氰酸的酯类,一般都有特殊的气味。自然界中含硫苷不多,主要存在于十字花科植物中,并大多以钾盐形式存在。如白芥子中的白芥子苷,黑芥子中的黑芥子苷。水解后生成挥发性芥子油,有刺激和抑菌作用。

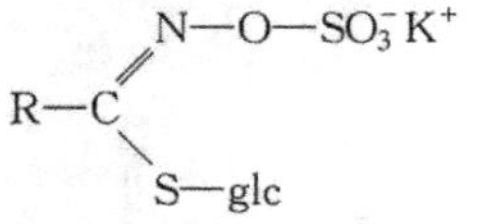

芥子苷通式

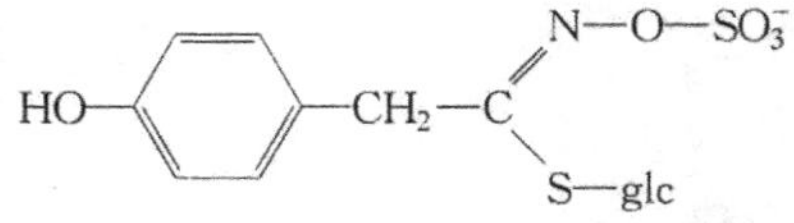

白芥子苷
(sinalbin)

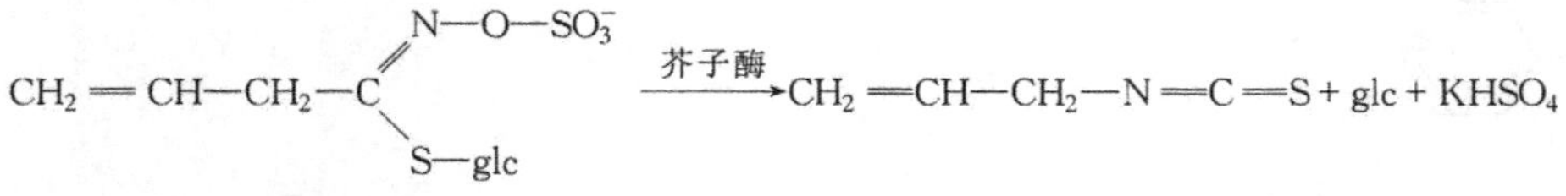

$$CH_2=CH-CH_2-C(=N-O-SO_3^-)-S-glc \xrightarrow{\text{芥子酶}} CH_2=CH-CH_2-N=C=S+glc+KHSO_4$$

黑芥子苷
(sinigrin)

异硫氰酸丙烯酯(芥子油)

(三) N-苷

糖上的端基碳与苷元上氮原子相连的苷称为氮苷,氮苷在生物化学领域中是十分重要的物质,如核苷类是核酸的重要组成部分,它们都是一些氮苷,如腺苷(adenosine)、鸟苷(guanosine)、胞苷(cytidine)、尿苷(uridine)等。另外,中药巴豆中也含有一种氮苷——巴豆苷(crotonside),是与腺苷相似的氮苷。巴豆苷水解后产生的苷元——巴豆毒素具大毒,主要是抑制蛋白质的合成,家兔皮下注射的致死量为50~80mg/kg。

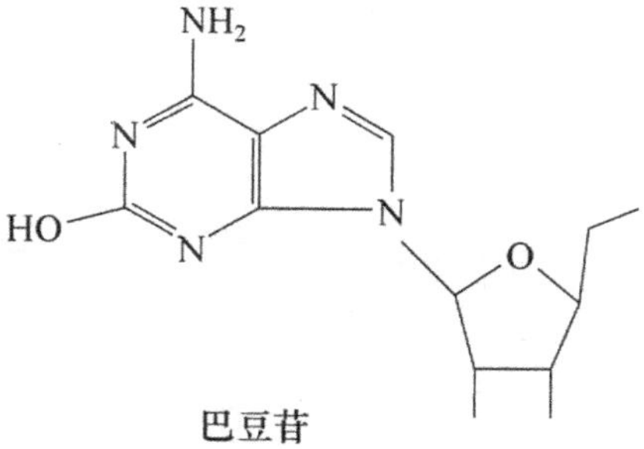

巴豆苷
(crotonside)

(四) C-苷

这是一类糖基直接连在苷元碳原子上的苷类。

组成碳苷的苷元多为黄酮类、蒽醌类化合物，它的形成是由于苷元酚-OH 所活化的邻或对位氢，即苷元的活泼氢与糖的端基—OH 脱水缩合而成，因此在碳苷分子中，糖总是连在有间二酚或间三酚结构的环上。

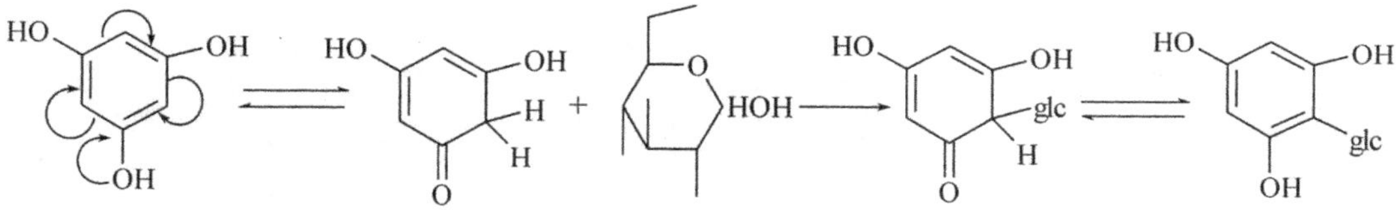

碳苷类具有水溶性小，难于水解的共同特点。

如牡荆素是存在于马鞭草科和桑科植物中的黄酮碳苷类化合物，也是多种山楂的主要成分之一，具有抗癌作用，还有降压、抗炎、解痉作用。

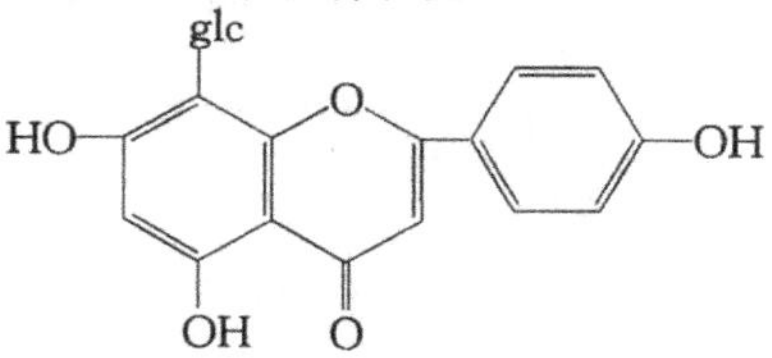

牡荆素
(vitexin)

芦荟苷系芦荟(aloe)的致泻有效成分之一，是最早从中药中获得的碳苷。

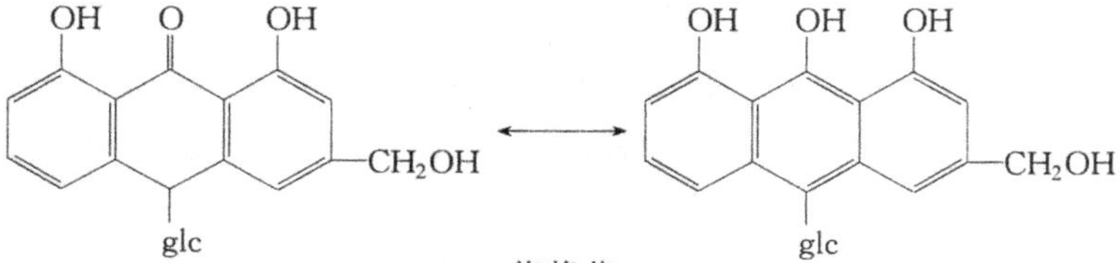

芦荟苷
(homonataloin)

三、苷类的一般通性

苷类的共同点是都具有糖作为组成部分，所以具有一些相似的通性，不过由于苷元部分的结构彼此间差别很大,能显著地影响苷类的性质。我们这里主要讨论苷类的一些共性,不同的苷类下面各个章节还要具体讨论。

(一) 性状

色——苷类成分多为无色,但如含有特殊的苷元,发色团、助色团较多,则能使苷显色,如蒽醌苷多为黄色,黄酮中的花色苷则呈红、蓝、紫色。

形——小分子连糖基少的苷为结晶态,大分子连糖基多的苷则多为固体粉末。苷连接糖基越多,越难结晶,并有吸湿性。

味——苷类有很甜的,有无味的,也有极苦的,这种苦甜味虽与苷元有关,而与糖的结构却也不无关系。如新橙皮苷味极苦,稀释度达 $10^{-5} \sim 10^{-4}$时尚有苦味,而橙皮苷却为无味,但当将两者碱化后(双氢黄酮 → 查耳酮),并氢化,新橙皮苷产物却成为甜味的,比糖精甜 20 倍,而橙皮苷产物则仍无味。

新橙皮苷(neohesperidin):橙皮素-7-O-新橙皮糖苷(glc $\xrightarrow{2-1}$rha)

橙皮苷(hesperidin):橙皮素-7-O-芸香糖苷(glc $\xrightarrow{6-1}$rha)

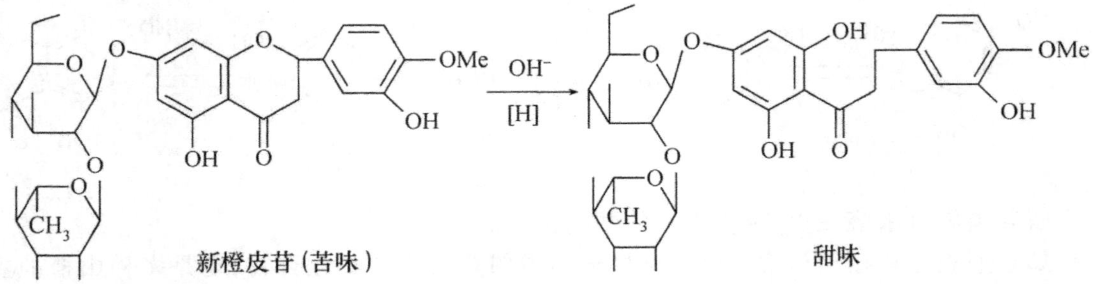

新橙皮苷(苦味) $\xrightarrow[\text{[H]}]{OH^-}$ 甜味

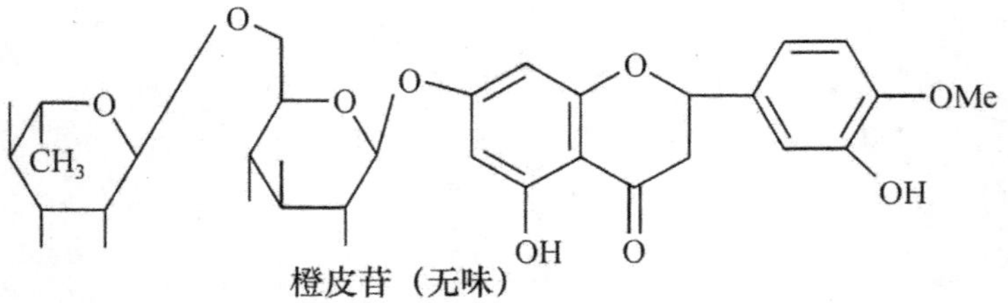

橙皮苷(无味)

(二) 溶解性

由于苷类的结构中含有糖,故大多数的苷具有一定的水溶性,且可溶于极性较大的有机溶剂如甲醇、乙醇、正丁醇中,而难溶于亲脂性有机溶剂如石油醚、苯、氯仿中。

苷类的溶解度随着苷元的结构及所连糖的数目不同而有所差别,苷元上极性基团少或糖基数目少的苷类脂溶性增大,甚至于能溶于含水的 Et_2O、EtOAc 和含醇 $CHCl_3$ 中,反之,苷元上极性基团多,糖基数目多,则水溶性增大,脂溶性减小。

相同数目糖基的苷中,2-羟基糖苷要比 2,6-去氧糖苷水溶性大,即糖上的-OH 数越多,水溶性越大。

C-苷无论在水中,还是在其他的有机溶剂中,溶解度均较小。

（三）旋光性

苷类都有旋光性，这是由苷类连接的糖所决定的（即使苷元无旋光性），并且天然苷类多呈左旋，但水解后由于生成的糖往往是右旋的，故常使混合物呈右旋。

苷类一般无还原性，但水解后产生的单糖往往有还原性。

这两种特性常用作苷的鉴定、检识。

（四）苷的检识反应

苷结构中糖的部分表现出与糖相同的性质，常用糠醛形成反应（如 Molish 反应、邻苯二甲酸苯胺反应等）、氧化亚铜反应等鉴别。苷元部分根据苷元化学结构不同，可用不同显色反应鉴别，如蒽醌遇碱呈红色，黄酮遇碱呈黄色。

1．糠醛形成反应

凡苷、糖都有此反应，苷或多糖在浓硫酸作用下，先水解成单糖，再脱水形成糠醛衍生物，利用糠醛衍生物和多元酚类或芳香胺类缩合而成有色物质。

水提取液往往含有大量的单糖、低聚糖、多糖等，难以直接检识苷类，可用正丁醇萃取，因正丁醇提取物一般不含有单糖、低聚糖、多糖等，正丁醇萃取液蒸去溶剂后进行糠醛形成反应，如呈阳性则表明含有苷类。

此外，应注意的是碳苷和糖醛酸的糠醛形成反应往往呈阴性。

1）α-萘酚-浓硫酸试剂（Molish 试剂）反应：是利用苷、多糖及糖在浓硫酸作用下经水解、脱水，再与 α-萘酚缩合成紫红色物质。

2）苯胺盐类试剂反应：一些常用层析显色剂如邻苯二甲酸-苯胺、二苯胺等试剂与糖类的反应都是根据糖在强酸作用下形成糠醛衍生物，然后与苯胺盐类试剂反应生成缩合物而显色。如与苯胺反应可生成棕色缩合物。

2．氧化反应

样品与菲林试剂或多伦试剂反应呈阳性，说明存在还原糖，而非还原糖和苷类则呈阴性反应。将反应液滤液酸水解后再进行菲林反应或多伦反应，如果为阳性反应，说明存在苷类或多糖类。

1）碱性酒石酸酮试剂（Fehling 试剂）反应：凡是含有还原糖的结构均有此反应。糖分子的游离酮基（或醛基）可被氧化成羧基，使高价铜离子（Cu^{2+}）还原为低价铜离子（Cu^{+}），因而产生红色沉淀（氧化亚铜 Cu_2O）。

$$\text{R-CHO} + 2\text{Cu(OH)}_2 \longrightarrow \text{R-COOH} + \text{Cu}_2\text{O}\downarrow + 2\text{H}_2\text{O}$$

2）氨性硝酸银试剂（Toller 氏试剂）反应：该反应机理与氧化亚铜反应相同，也可用于纸层析的显色。

$$\text{R-CHO} + 2\text{Ag(NH}_3)_2\text{OH} \longrightarrow \text{R-COONH}_4 + 2\text{Ag}\downarrow + \text{H}_2\text{O} + 3\text{NH}_3$$

四、苷键的裂解反应

苷键的裂解反应是研究苷类和多糖结构的重要反应。要了解苷类的化学结构必须了解苷元结构、糖的组成，苷元与糖以及糖与糖之间的连接方式，为此必须使用某种方法使苷键切断，切断苷键的常用方法有酸水解、碱水解、酶解、氧化开裂法等。

(一) 酸催化水解反应

苷键属于缩醛结构,易为稀酸催化水解。常用的酸有盐酸、硫酸、甲酸、乙酸等,反应一般在水或稀醇溶液中进行。

反应机理(以氧苷中的葡萄糖苷为例):

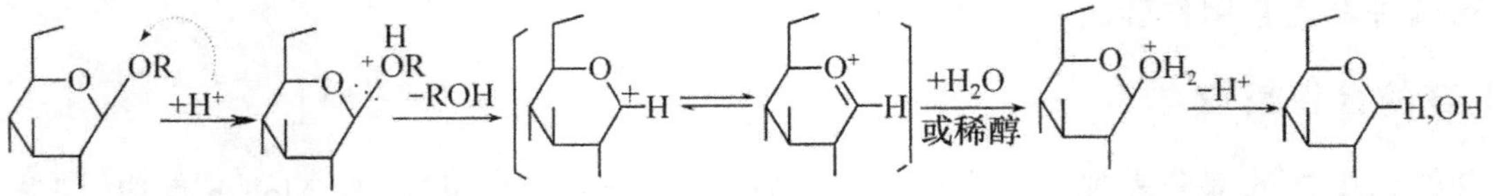

酸水解反应是苷原子先质子化,质子化后使得苷键键力松弛,然后断键,苷元与糖断开,糖生成阳碳离子或半椅型的中间体,然后在水中溶剂化,掉一个氢质子,成为糖,这样就把糖与苷元分开了。

从反应机理可以看出,酸水解难易关键在于苷键原子的质子化,即苷键原子接受 H^+ 质子的难易程度如何。苷键原子周围的电子云密度越高,空间位阻越小,H^+ 越易进攻,苷键原子越易质子化,水解反应也就越易。相反,苷键原子周围的电子云密度低,质子化就难,水解反应也就困难了。总之,越有利于苷键原子质子化的越易水解。

由此,苷键酸水解的难易,有如下的规律:

(1) 按苷键原子的不同,酸水解的易难程度为:

N-苷>O-苷>S-苷>C-苷

N 上电子云最丰富,易接受质子,故最易水解。而 C 上无未用电子对,不能质子化,很难水解,除非用剧烈条件。如长时间在酸中加热 C-葡萄糖苷,才能在水解液中检出少量水解的葡萄糖。

(2) 按苷上糖的种类不同,酸水解易难程度为:

1) 呋喃糖苷>吡喃糖苷,水解速率大 50~100 倍。因为五元环张力大于六元环。五元呋喃环的平面性使各取代基处于重叠位置,形成水解中间体可使张力减小,故有利于水解,六元环处于椅式结构较稳定,因而较难水解。在天然糖苷中,果糖、核糖都为呋喃糖,葡萄糖、半乳糖、甘露糖一般为吡喃糖。

2) 酮糖苷>醛糖苷,因为酮糖大多为呋喃糖结构。

3) 五碳糖苷>甲基五碳糖苷>六碳糖苷>糖醛酸苷,由于立体障碍(空间位阻),C_5 上取代基越大越难水解。

4) 2,6-去氧糖苷>2-去氧糖苷>6-去氧糖苷>2-羟基糖苷>2-氨基糖苷

因为:①苷键原子邻近吸电子基的诱导效应,使苷键原子上电子云密度降低;②—NH_2、—OH对质子的竞争性吸引,使苷键原子接受 H^+ 质子的几率减少,质子化困难。

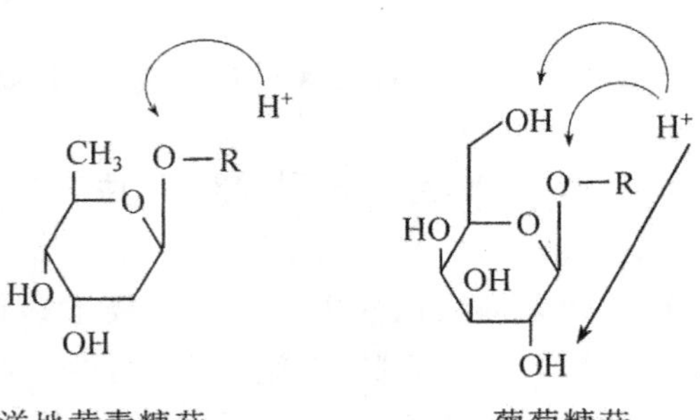

洋地黄毒糖苷　　葡萄糖苷

但当—OH、—NH_2 乙酰化后，水解又变得容易了，6-去氧糖苷比同样的羟基己糖水解速率快五倍，2,6-去氧糖苷 0.02～0.05mol/L HCl 就可水解。

(3) 按苷元的种类不同，酸水解易难程度为：

1) 芳香苷＞脂肪苷，芳香苷如蒽醌苷、香豆素苷甚至不用酸，只加热也能水解出苷元，而脂肪苷如萜苷、甾苷等，酸水解条件就要求强烈些了。

2) 苷元为小基团：苷键为 e 键＞a 键，因为 e 键暴露在外，苷键原子易质子化；苷元为大基团：苷键为 a 键＞e 键，因为苷元大，处于 a 键不稳定促使水解。

3) 前述 N-苷最易水解，但当 N 处于苷元中酰胺 N 或嘧啶 N 位置时，N-苷也难水解。

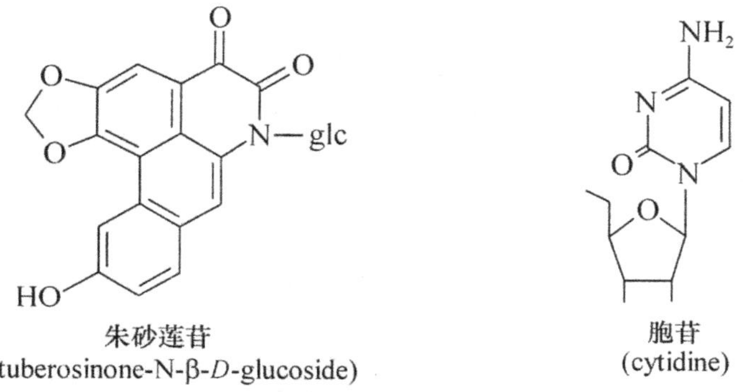

朱砂莲苷 (tuberosinone-N-β-*D*-glucoside)　　胞苷 (cytidine)

(二) 碱催化水解反应

从苷键的局部构造来看，本是缩醛型的醚键，对碱性试剂应相当稳定，但有些苷如酚苷、烯醇苷、β-吸电子基取代的苷，由于苷键具有酯的性质，遇碱就能够水解，当然，酯苷就更易为碱所水解了。

(三) 酶催化水解反应

由于酸、碱催化水解总的来说比较剧烈，糖和苷元部分均有可能发生进一步的变化，使产物复杂化，而且无法区别苷键的构型。与此相反，酶水解的特点是：专属性高，条件温和。因此，用酶水解苷键可以得知苷键的构型，并可保持苷元和糖的结构不变，还可保留部分苷键得到次级苷或低聚糖，以便获知苷元和糖、糖和糖之间的连接方式。

麦芽糖酶(maltase)：专使 α-葡萄糖苷键水解。

苦杏仁苷酶(emulsin)：使 β-葡萄糖苷水解及其他的六碳醛糖的 β-苷键水解。后经研究得知，苦杏仁苷酶实为一种混合酶。

纤维素酶(cellulase)：专使 β-葡萄糖苷水解。转化糖酶(invertase)(β-果糖苷酶)：专水解 β-果糖苷键。因而对蔗糖、龙胆三糖和棉子糖或由其组成苷，用此酶水解时，只能去掉 1 分子果糖而保留其他结构。

芥子苷酶(myrosinase)：专使芥子苷键(S-苷键)水解。但在不同的 pH 条件下，得到的水解产物是不同的，这与其他的酶有所不同。在 pH 7 或弱酸条件下，酶解生成异硫氰酸脂，在 pH 3～4 的酸性条件下，酶解成腈和硫磺。

需要强调的是含苷的中药中往往含有水解相应苷的酶，因此，在中药的采收、加工、储藏和提取分离过程中,必须注意中药中内存的酶对所含苷的影响。

(四) 氧化裂解反应

Smith 降解法是常用的氧化开裂法,在波谱法用来测定中药成分结构之前,Smith 降解法是最常用于糖、苷、多元醇的鉴定和结构研究的化学方法。

(1) Smith 降解法的特点:①高选择性;②作用缓和。

(2) 氧化开裂对象:以邻二醇、α-氨基醇作用较快,而糖苷中主要仅限于醇-OH。

注意:若苷元具有邻二醇、邻三醇或 α-氨基醇的结构,则一般不用此法裂解苷键,否则苷元要受到破坏。

(3) 反应历程:

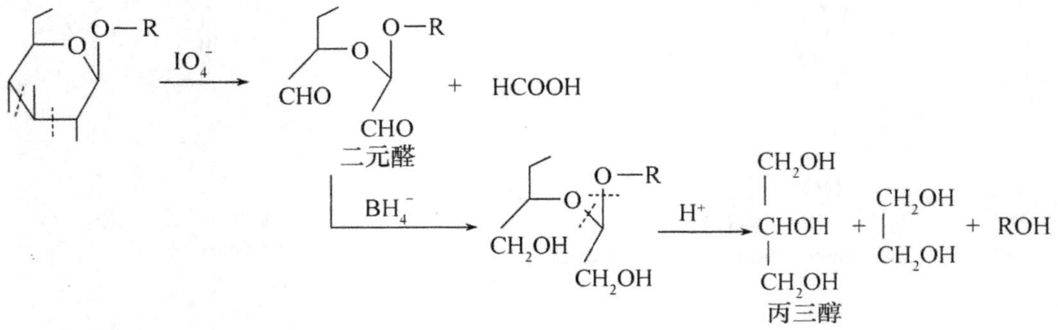

此法先用过碘酸将糖基中具邻羟结构的基团,氧化开裂为二元醛;然后用四氢硼钠将醛还原成醇,再加酸调节 pH 2 左右,室温放置让其水解,由于这种醇的中间体具有真正的缩醛结构,比糖的环状缩醛更易被稀酸催化水解。

(4) 应用:

1) 研究 C-苷的结构:前面已讲述 C-苷用酸、碱都难以水解,若加剧水解条件,如加温,增加酸度,也都会使苷元破坏,而用 Smith 降解法裂解苷键,不仅可以得到连有一个醛基的完整的苷元,而且可以从裂解产物中判断糖基的类型。一般六碳醛糖的 C 苷经 Smith 降解,得丙三醇,如葡萄糖、甘露糖、半乳糖;甲基五碳醛糖的 C 苷经 Smith 降解,得丙二醇-1,2,如鼠李糖、夫糖、鸡纳糖;五碳吡喃糖的 C 苷经 Smith 降解,得乙二醇,如阿拉伯糖、木糖、核糖。

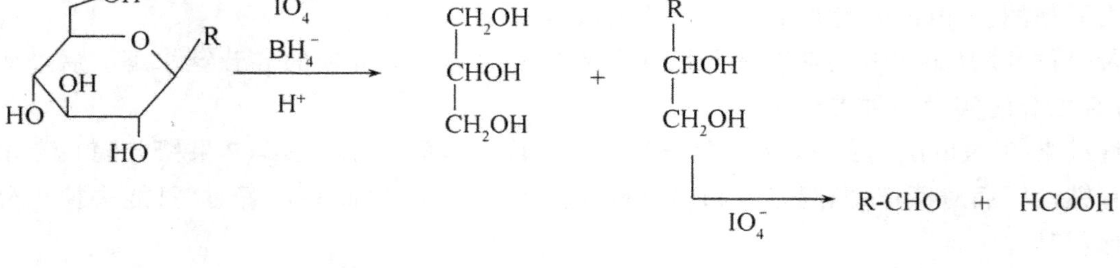

2) 得到真正的苷元:Smith 降解法常用在皂苷的研究中,以获得真正的皂苷元。如人参、远志、柴胡等皂苷,用 Smith 降解法得到了真正的苷元,以人参皂苷 Rb_1(gensenoside Rb_1)为例,只有用 Smith 降解法才可得到保持原来构型的苷元 20-S-原人参二醇(20-S- protopanaxadiol)。

3）使糖链部分断裂，得到所需多糖：如多孔菌科茯苓多糖（β-pachyman），含量可高达75%，主链为β(1→3)葡聚糖，支链为β(1→6)葡聚糖。切断支链成β(1→3)葡聚糖，即具有抗肿瘤活性，称为茯苓次聚糖（pachymaran），用Smith降解法即可获得茯苓次聚糖。

第3节　糖和苷的提取与分离

一、糖和苷的提取

（一）糖的提取

中药中存在的糖类，除游离状态单糖外，大多呈结合状态，以低聚糖、多糖、苷类等形式存在。若要提取糖类，则根据它们对醇和水的溶解度不同而采用不同方法提取。一般可分为3类：

第一类：易溶于冷水及乙醇者，包括单糖类，如葡萄糖、果糖、半乳糖、阿拉伯糖、鼠李糖等；二糖类如蔗糖、麦芽糖等；三糖类如棉子糖、龙胆糖等；四糖类如水苏糖等；以及多元醇类，如卫矛醇、甘露醇等。植物材料磨碎先经乙醚或石油醚脱脂，拌加碳酸钙后，以50%乙醇溶液温浸，浸液合并，浓缩至干。以甲醇或乙醇温浸，去不溶物如无机盐，蛋白质等。醇液经活性炭脱色，浓缩，冷却，滴加乙醚，或置于硫酸干燥器中放置，以待结晶析出。如仍未析出，试用种晶法，观察能否得结晶。结晶用纸色谱法检定是否为单体。否则尚需参照后述的各种分离方法再行分离。

第二类：易溶于冷水而不溶于乙醇者，主要为果胶及阿拉伯聚糖等类似胶样物质。常以钙或镁盐的形式存在植物中。经乙醚，乙醇处理过，已提去第一类糖类的材料用水浸取，水浸液低温浓缩，加少量盐酸，注加乙醇促使沉淀。沉淀复溶于水，再加少量盐酸及乙醇沉淀之。如此反复进行至不含无机盐为止。或用透析法纯化。亦可直接在水溶液中加酒精沉淀多糖胶质。

第三类：易溶于热水，难溶于冷水，而不溶于乙醇者，包括黏液质，树胶、木聚糖，菊淀粉、肝糖原等。上述冷水浸过的材料，用温水浸数次，浸出液加微量醋酸至呈酸性，除去大部分蛋白质沉淀，滤液再以盐酸酸化后，加碘化汞钾，或以硫酸酸化后，加磷钨酸使剩余蛋白质完全沉淀。但需注意磷钨酸亦能沉淀肝糖原。

（二）苷的提取

苷的种类较多，性质差异亦大，需根据欲提苷的性质来考虑。提取苷还需明确目的，即是提取原生苷、次生苷还是苷元。因为苷类与能水解它的酶常共存于同一植物体中，经磨碎或水浸泡能促使酶与苷接触，酶解后得到的就不是原生苷而是次生苷或苷元了。因此，提取时需注意：

（1）提取原生苷时，要控制酶的活性，防止酶解。酶是一种蛋白质，使蛋白质变性或抑制的措施有：

1）新鲜植物采集后采取快速低温干燥法。

2）用70%乙醇溶液、甲醇或沸水提取（前者沉淀酶，为可逆反应，后者使酶变性）。

3）提取时加入$(NH_4)_2SO_4$或$CaCO_3$或新鲜植物采集后即与饱和的$(NH_4)_2SO_4$水液混合研磨，使酶沉淀。

（2）提取次生苷，要利用酶的活性，促使苷酶解。

可在潮湿状态下，30～40℃保温数天（酶在此温度下活性较强），使原生苷变为次生苷，此法医药工业、制酒工业上俗称为发酵。

（3）提取苷元，使苷键裂解时，特别要注意保持苷元的完整。若酸水解、碱水解要破坏苷元，可采用乙酰解、酶解、氧化开裂法等。

另外，难水解的苷类在用酸水解时，还可用二相水解法，即在酸水液中加入与水不相混溶的有机溶剂（如苯、氯仿等），利用苷与苷元极性的不同，使水解后的苷元，一旦生成立即溶于有机相中，这就避免了苷元与酸长时间的加热接触，保持了苷元结构不变。

提取苷类常用系统溶剂提取法（图 3-1）：

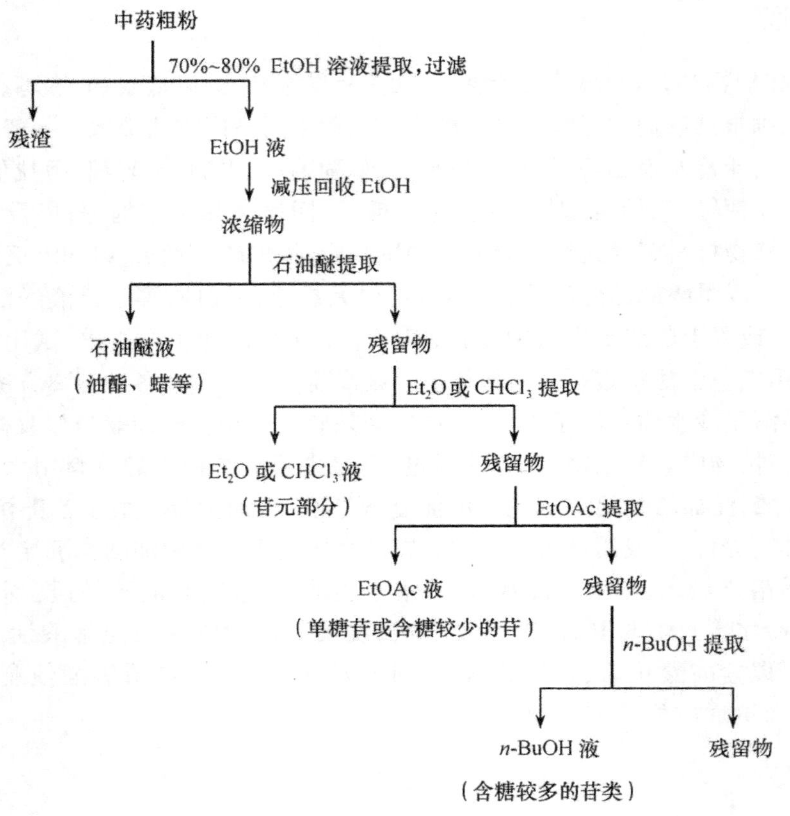

图 3-1　系统溶剂提取法提取苷类

各类苷由于苷元结构不同，还有着各自的提取分离方法，这在以后各章中再加以介绍。

二、糖和苷的分离与精制

1．糖的分离与精制

（1）除蛋白：用水或稀碱提取的糖常含有蛋白质，常用的除蛋白质的方法有 Sevag 法（氯仿-正丁醇 4:1）、三氟三氯乙烷法、三氯乙酸法等。前两种多用于微生物多糖，后者多用于植物多糖。

（2）脱色：常用的方法有离子交换法、氧化法、金属络合物法、吸附法（纤维素、硅藻土、高岭土、活性炭等）。DEAE-纤维素是目前最常用的脱色方法，通过离子交换柱不仅达到脱色目的，而且可以进行多糖的分离。H_2O_2 是一种氧化脱色剂，浓度不宜过高，宜在低温下进行，否则引起多糖的降解。对于同时含有游离蛋白质和色素的多糖，可通过加入费林试剂生成金属络合物的方法同时除去蛋白和色素。

(3) 分离和纯化：

1) 分级沉淀法：大多数多糖类的分离是将其水提液适当减压浓缩至小体积后(1/5～1/10)，加入2～4倍量的乙醇，此时多糖类可沉淀析出，大多数杂质类成分残留在溶液中，借以得到纯化。一般沉淀多糖时，加入2倍或3倍量的乙醇(甲醇、丙酮也常应用)，即可沉淀出大部分多糖。根据实际情况，也可分次加入1～4倍量的乙醇，令其部分沉淀分别滤集，结合PC、TLC、或药理实验进行检测有效部位，再配合其他方法进一步分离纯化。

2) 超速离心法：利用超速离心法分离多糖。因多糖在超速离心的条件下，由于分子大小的不同，其沉淀速率不同而得以分离。

3) 透析、超滤法：利用一定规格的透析膜或超滤膜，除去夹杂在多糖中的中、小分子化合物，并可按分子大小将多糖分级。这是多糖类分离纯化的一种常用方法。

4) 分子筛色谱法：凝胶过滤可分离大小和形状不同的分子，葡聚糖凝胶(商品名 sephadex G)，琼脂糖凝胶(商品名 sepharose，bio-gel A)，聚丙烯酰胺凝胶(商品名 Bio-gelp)都广泛用于糖类及其衍生物的纯化。低聚糖和苷类一般用孔隙小的凝胶分离，如 sephadex G-25，G-50 等，而多糖纯化时可以先用孔隙小的凝胶除去无机盐和小分子化合物，如用 sephadex G-15，G-25，分离时则用大孔隙的，如 sephadex G-200 用于各种植物中直链和支链多糖的分离。在分离中大分子的糖比小分子先洗下。

5) 纤维素柱色谱法：由于纸色谱法分离糖类极为成功，用纤维素作柱色谱能起相同的作用，色谱性质与纸色谱相似，溶剂系统有用水、丙酮、水饱和的正丁醇、异丙醇，或醋酸乙酯-醋酸-水(9:2:2)等。根据纸色谱分离糖类极为方便和有效的事实，将纤维素改性，使离子交换和纤维素色谱结合起来制成一系列离子交换纤维素，用于分离糖类效果良好。常见的阳离子交换纤维素有 CM-cellulose，P-cellulose、SE-cellulose、SM-cellulose；阴离子交换纤维素有 DEAE-cellulose，ECTEOLA-cellulose，PAB-cellulose，TEAE-cellulose 等。

2. 苷的分离与精制

苷类提取以后，需要进一步除去混存的杂质，再进行混合苷的分离。下面介绍苷类分离精制的常用方法。

(1) 溶剂法：提取液经浓缩所得的提取物，用合适的溶剂溶出苷类成分，不溶或少溶出杂质。例如对于一些难溶于冷水的苷类，先用乙醇提取后，浓缩提取液，加沸水搅拌或加水煮沸，趁热过滤，除去不溶性杂质，滤液放冷后，比较纯的苷就可能沉淀或结晶出来。

某些酸性苷类虽可溶于水，却难溶于酸性水而能溶于碱性水，故用碱水提取后，再于提取液中加入酸，苷类即可析出沉淀。如蒽醌苷、黄酮苷等均可采用此法精制。

(2) 大孔吸附树脂法：大孔吸附树脂近年来广泛应用于中药化学成分的分离和精制，成为分离有机化合物，尤其是水溶性化合物的有效手段，在中药化学成分的提纯等方面均显示了独特的作用，在苷类成分的分离纯化中也得到了广泛的应用。

大孔吸附树脂具有吸附容量大，选择性好，吸附速度快，易于解吸附，机械强度高，再生处理简便等优点，特别适合于从水溶液中分离低极性或非极性的化合物。在苷类成分的提取液中，亲水性强的植物成分如糖类、鞣质等常与苷类同时被提出，利用弱极性大孔吸附树脂吸附后，很容易用水将糖等成分洗脱下来，然后再用不同浓度的乙醇洗下被大孔树脂吸附的苷类，达到纯化目的。大孔树脂对苷的提取液中除去糖和其他水溶性杂质是一个有效的方法，尤其在皂苷的分离纯化中更为常用。

(3) 柱色谱分离法：苷类混合物的最后分离只有依靠柱色谱分离才能获得苷的单体，利用不同结构的苷在极性、分配系数、或相对分子质量大小等方面的特性，可以采用吸附柱色谱、分配柱色谱，凝胶柱色谱或其他色谱方法而进行分离。

吸附柱色谱：常用于极性较低的苷类或苷元，吸附剂常用氧化铝或硅胶。

分配柱色谱：极性较大的苷类采用分配柱色谱法分离效果更好，常利用硅胶或纤维素作支持剂，以水饱和的溶剂系统作为流动相。

反相柱色谱：对于采用正相色谱难以分离的成分(如皂苷或某些亲水性苷类)，往往能达到理想的分离效果。常用的固定相为Rp-18、Rp-8或Rp-2等，以含水醇或乙腈的混合物为流动相，其中Rp-18的吸附力最强，需用含水比例较小的溶剂系统洗脱(如 $MeOH:H_2O=9:1$ 或 $8:2$)。

凝胶色谱：根据相对分子质量大小不同而分离，多以葡聚糖凝胶 sephadex G 或 sephadex LH-20 作吸附剂，后者是在葡聚糖凝胶分子中引入亲脂性的羟丙基基团，因具有一定程度的亲脂性，可适合于某些亲脂性苷类成分的分离。如黄酮苷的分离中，采用 sephadex LH-20 作吸附剂，以甲醇洗脱时，黄酮的三糖苷先被洗下，二糖苷其次，单糖苷最后被洗下。

聚酰胺柱色谱：根据苷元的酚羟基或芳香化程度不同而采用聚酰胺柱色谱分离。例如蒽醌苷、黄酮苷，可与苷元分子中的酚羟基、羧基或羰基形成氢键缔合而产生吸附作用，其吸附能力取决于酚羟基的数目及芳香化程度。

对于组成复杂的苷类混合物的分离，采用一种柱色谱往往不能获得理想的分离，此时常需要多次反复上柱分离，或者使用不同的吸附柱及分离手段(如离心薄层色谱、高效液相色谱等)相互配合，才能最终达到理想的分离。

第4节 糖和苷的结构研究

苷类是由糖与苷元组成，苷类的结构研究主要就是研究这种苷类的苷元是哪种类型，结构怎样；糖是什么糖；苷键的构型怎样，糖与糖之间、糖与苷元之间是如何连接的，连接的位置和顺序是什么。下面就苷类的结构研究讲一下如何着手，一般程序是什么。

一、物理常数的测定

固体——熔点(mp)，旋光度。

液体——沸点(bp)，旋光度，折光率。

二、分子式测定

过去是用元素分析的方法测定分子中C、H、O等元素的含量，据此计算出各元素的原子比，拟定实验式，再根据相对分子质量和实验式确定分子式。

目前测定苷的相对分子质量、分子式大多采用质谱法，但电子轰击法(EI)常不能得到分子离子峰,而是苷元的碎片离子峰,而采用化学电离质谱(CI-MS)、场解吸质谱(FD-MS)、快原子轰击电离质谱(FAB-MS)、液态二次离子峰(LSI-MS),电喷雾电离质谱(WSI-MS)等方法获得分子离子峰,从而得知苷的相对分子质量、分子式。近年来,基体辅助激光解吸-电离质谱(MALDI-MS)、基体辅助激光解吸-飞行时间质谱(MALDI-TOFMS)、傅立叶变换离子回旋共振质谱[MALDI-FTICR MS^n($n>2$)]、源后解离质谱(MALDI /PSD-MS)等新方法的出现,更使质谱在相对分子质量、分子式测定的灵敏度、准确性和对复杂体系分析能力方面,特别在多糖、糖蛋白 、糖肽等大分子方面,较以前的技术有了显著的改善,大大拓宽了质谱技术在苷类、糖类分子结构解析中的应用。

三、苷元和组成糖的测定

阐明苷的结构,第一步常常是将苷用合适的酸或酶水解,使苷成为苷元和各种单糖,再分别对苷元和糖进行结构测定。

1. 苷元的结构鉴定 各类苷元结构大不相同,需要通过专属性较强的化学反应先确定其基本母核或结构类型,再按其类型分别进行研究,方法将在以后各有关章节中逐一介绍。

2. 组成糖的种类的确定 组成苷的糖的种类常常用 TLC 或 PC 或 GC,通过与标准糖的对照来确定。

(1) 糖的薄层色谱鉴定:

1) 硅胶薄层:糖是多羟基化合物,极性强,易吸附在硅胶薄层上,需要用极性大的展开剂,吸附力大小与分子中所含羟基的数目和糖的相对分子质量有关。一般顺序为:

三糖>二糖>己糖>戊糖,醛糖酸>醛糖>酮糖>去氧糖

糖的极性强,在硅胶薄层上所能承载样品量较少,往往 R_f 值较小,为了使糖在薄层上 R_f 值增大,可将硅胶薄层用无机盐的水溶液代替水调制硅胶薄层,常用 0.3mol/L 磷酸氢二钠溶液或 0.02mol/L 乙酸钠溶液,0.02mol/L 硼酸盐缓冲液(pH 8)等。如用硼酸盐缓冲液调制的薄层,使硼酸与糖分子中羟基起络合作用,改善分离效果,增加 R_f 值。

糖的显色剂种类较多,硅胶薄层上常用的有:茴香胺-邻苯二甲酸试剂:喷后于 100℃ 烤 10 分钟显色,如己糖显绿色,戊糖显红紫色,糖醛酸显棕色,6-去氧己糖显黄绿色。α-萘酚-硫酸试剂:喷雾后于 105℃ 烤 3～6 分钟,多数糖显蓝色,鼠李糖显橙色。

纸层或纤维素薄层可用 0.1mol/L 硝酸银-5mol/L 氨水(1:1)溶液,喷后烘 5～10 分钟,显褐色斑点,或用苯胺邻苯二甲酸盐试剂。

2) 纤维素色谱与纸色谱相似,是一种分配色谱,色谱条件与纸色谱相同。

3) 苷含量甚微时对糖的鉴定:可将样品在薄层上直接水解,进行糖的鉴定。将苷的乙醇溶液,在硅胶薄层(20cm×20cm)的一角,每边各距 2cm 处点样。另在展开缸中加入 1cm 厚度的浓盐酸,并在 100℃ 加热 30 分钟,使缸内充满盐酸蒸汽。将点好样的薄层板,迅速放入缸内玻璃架上,然后继续加热 20 分钟,使苷在盐酸蒸气中水解。取出薄层,在空气中放置,挥尽盐酸,然后采用不同的展开剂,展开鉴定水解生成的糖。如先用氯仿-甲醇-水(16:9:2)展开,展开后俟溶剂挥干,转 90℃ 方向,再用乙酸乙酯-甲醇-乙酸-水(12:3:3:2)展开,用糖的显色剂显色。若为混合苷,则先将混合苷分离后,再在薄层上用盐酸蒸气将苷水解,鉴定水解生成的糖。

(2) 糖的纸色谱检识:常用的展开剂有水饱和的苯酚、正丁醇:醋酸:水(4:1:5,上层)、正

丁醇:苯:吡啶:水(5:1:3:3)等。用上行法展开一般 R_f 值较小,不易鉴定,可连续展开 2~3 次或改用下行法进行。

纸色谱的显色剂与薄层色谱相仿,注意有些显色剂中含有硫酸的,不能用于纸色谱。

(3) 糖的气相色谱检识:由于气相色谱灵敏度高,又可同时进行分离和定性定量,所以在糖的鉴定上也用得很普遍。一般是通过制备成三甲基硅醚来增加挥发性;形成端基异构体的醛糖可先将其用 $NaBH_4$ 还原成多元醇,然后制成乙酰化物或三氟乙酸化物。在糖链的结构研究中,部分甲基化的糖以及 Smith 裂解获得的产物也常制备成挥发性衍生物,然后进行气相鉴定。

3. 组成糖的数目的确定

组成苷的糖的数目可将层析板显色后用光密度扫描法测定各单糖斑点的含量,算出各单糖的分子比,以推测组成苷的糖的数目。

近年来各种波谱技术的进展给测定组成苷的糖的数目带来了很大的方便。例如,利用质谱测定苷和苷元的相对分子质量,然后计算其差值,并由此求出糖的数目。利用氢谱,根据出现的糖端基质子的信号数目来确定苷中糖分子的数目;或是将苷制成全乙酰化或全甲基化衍生物,根据在氢谱中出现的乙酰氧基或甲氧基信号的数目,推测出所含糖的数目。常见的是利用碳谱,根据出现的糖端基碳信号的数目(一般位于 δ 90~112 处),或者根据苷分子总的碳信号数目与苷元碳信号数目的差值,推断出糖的数目。此外利用二维 ^1H-^1H 相关谱和 ^1H-^{13}C 相关谱,也是确定苷中糖的数目的有效方法。

四、苷元与糖、糖与糖之间连接位置的确定

1. 化学方法

常用甲基化-甲醇解法,主要用于判断糖与糖之间连接位置。一般先将分子中所有羟基甲基化,常用箱守法(MeI + DMSO + NaH);然后将甲醚化的糖苷用 6%~9% HCl/MeOH 液甲醇解,将水解的甲醚化单糖进行 TLC 或 GLC 鉴定,通过与标准品对照,获知甲醇解的终产物。根据甲醚化单糖中羟基的位置,可对糖与糖之间连接的位置作出判断:全甲醚化的糖一定是连接在糖链最末端的糖;糖上未甲基化的羟基即是连接其他糖的位置,并说明该糖基不是单糖链。如:

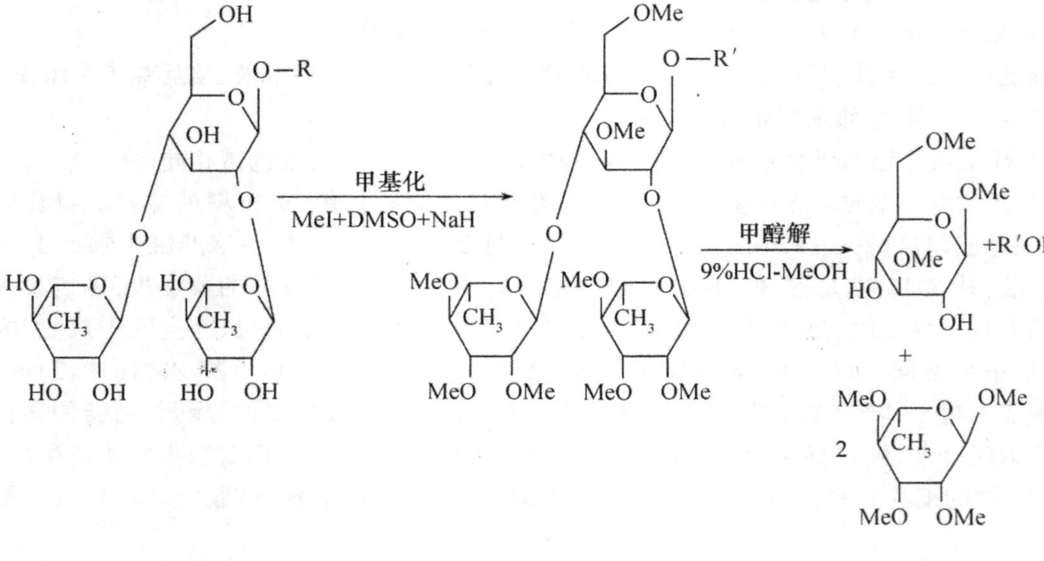

甲基化
MeI+DMSO+NaH

甲醇解
9%HCl-MeOH

+R′OH

+

2

经鉴定，得知最终产物除甲基化的苷元外，还有 1 分子 3,6-二甲氧基吡喃葡萄糖甲苷，2 分子 2,3,4-三甲氧基-吡喃鼠李糖甲苷。由此可推断该苷有 1 分子葡萄糖、2 分子鼠李糖组成单糖链，连接在苷元上；葡萄糖的 C_2 位，C_4 位各连有 1 分子糖；2 分子鼠李糖均在糖链末端，分别连在葡萄糖的 C_2 位，C_4 位上；且得知葡萄糖的 C_1 连接苷元，而不是其他糖，因为鼠李糖没有未甲基化的羟基。

2. NMR 法

常用苷化位移规律（glycosylation shift，GS）确定糖与糖之间、糖与苷元之间的连接位置。即将苷的^{13}CNMR 化学位移数据与相应单糖的化学位移数据进行比较，若某糖有取代，则取代碳向低场位移 4～7ppm，而相邻两碳向高场位移 1～4ppm。根据此规律，常可方便地判断出糖与糖之间的连接位置。

苷化位移规律用于确定苷元与糖之间的连接位置，是将苷与相应的苷元进行^{13}CNMR 化学位移数据的比较，苷元醇羟基糖苷化，则连糖基的碳原子向低场位移 4～10ppm，相邻碳向高场位移 0.9～4.6ppm。而苷元酚羟基糖苷化，则连糖基碳原子向高场位移，相邻碳向低场位移。

五、糖与糖之间连接顺序的确定

1. 部分水解法

早期推断糖与糖之间的连接顺序常采用缓和酸水解、酶水解、乙酰解或 Smith 降解等方法，裂解部分苷键，得次级苷或低聚糖，经鉴定后有时可说明糖的组合顺序。

例如缓和酸水解多采用低浓度的无机强酸或中强度的有机酸（如草酸）进行水解，可使苷中易水解的糖部分水解，从而获知糖的连接顺序。

O　O　O—R　CH_3　O　HOAc　O　O—R　+　O　OH　CH_3　H

在水解液中检出鼠李糖，因而可确定鼠李糖连接在末端。

另外，如前所述，从甲基化-甲醇解法也可得知糖的连接顺序。

2. 质谱法

主要利用质谱中归属于有关糖基的碎片离子峰或各种分子离子脱糖基的碎片离子峰，可对糖的连接顺序做出判断。在 EI-MS 中，由于苷类是非挥发性的，常制备成全乙酰化物、全甲基化物或全三甲基硅醚化物等进行测定。在它们的 MS 谱中，常出现各种特征性的糖基离子峰，全乙酰化的单糖及低聚糖的特征性碎片离子峰，这些特征峰的存在均可提示该糖处于糖链的末端位置。

3. 磁共振法

在^{13}CNMR 谱中，可利用碳原子的自旋-弛豫时间（T_1）的大小来推测糖的连接顺序。一般来说，苷中组成糖的 NT_1 随糖链距离的增加而增大，因此，末端糖的 NT_1 要比处于中心位置糖的 NT_1 要大，由分子末端向中心，糖分子的 NT_1 逐步减小。

六、苷键构型的确定

糖与糖之间,糖与苷元之间的苷键均属于缩醛键,因而也都存在端基碳原子的构型问题,目前确定苷键构型的方法主要有以下几种:

(1) 酶水解法:如麦芽糖酶能水解 α-葡萄糖苷键;苦杏仁苷酶能水解 β-葡萄糖苷及有关六碳醛糖苷;转化糖酶能水解 β-果糖苷键等。

(2) Klyne 经验公式法(分子旋光差法):

$$\text{Klyne 公式}:\Delta[M]_D=[M]_D^{苷}-[M]_D^{苷元}$$

即分子比旋度的差值=未知苷键构型苷的分子比旋度-该苷水解苷元的分子比旋度

将此差值与组成该苷的单糖的一对甲苷的分子比旋度进行比较,数值上相接近的一个便是与之有相同苷键构型的一个。如与 α-甲苷的数值相近,可认为其苷键为 α-苷键,与 β-甲苷的数值相近,则可认为其苷键为 β-苷键。糖的甲苷的分子比旋度数值一般可从表上查得。

(3) ^{1}H-NMR 法:利用^{1}H-NMR 谱中组成苷的端基质子的偶合常数判断苷键的构型,是目前常用且较准确的方法。

当糖与苷元相连时,糖上端基 H 与其他 H 比较,常位于较低场,一般 δ4~5ppm。在糖的优势构象中,凡是 H-2 为 a 键的糖,如木糖,葡萄糖,半乳糖等,当与苷元形成 β-苷键时,其 H-1 为 a 键,故 H-1 与 H-2 为 aa 键偶合,两个 H 之间夹角为 180°,所以 J 值较大,$J_{aa}=6\sim9$Hz,并呈现 1 个二重峰。当与苷元形成 α-苷键时,其 H-1 为 e 键,故 H-1 与 H-2 为 ae 键偶合,两个 H 之间夹角为 60°,所以 J 值较小,$J_{ae}=2\sim3.5$Hz。故从^{1}HNMR 的 J 值可确定 H-2 为 a 键糖的苷键构型。如葡萄糖苷:

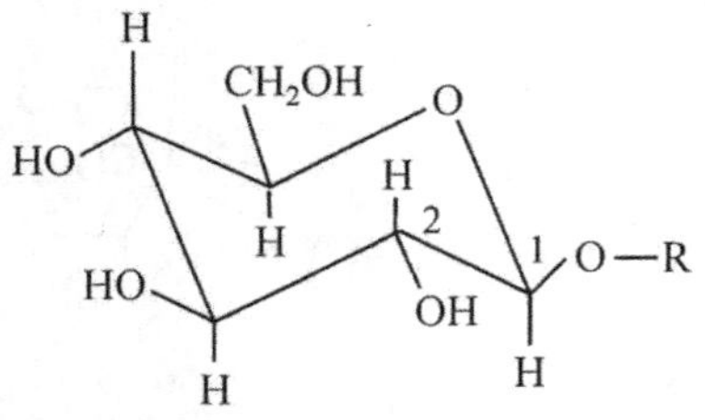

β-苷
(葡萄糖)

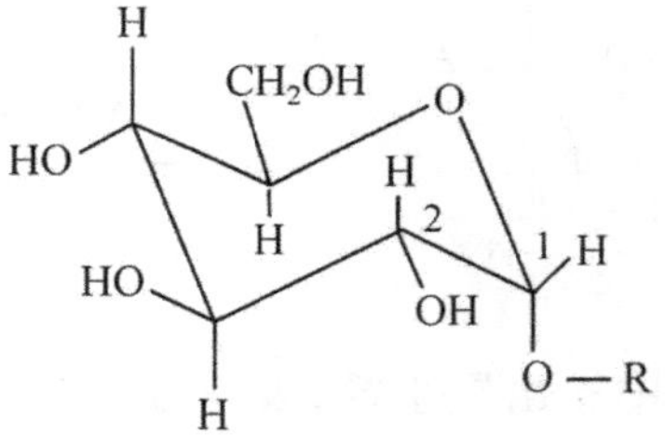

α-苷
(葡萄糖)

β-苷:H_1a 键与 H_2a 键为 aa 偶合,两个 H 之间夹角 180°,$J_{aa}=6\sim9$Hz。

α-苷: H_1e 键与 H_2a 键为 ae 偶合,两个 H 之间夹角 60°,$J_{ae}=2\sim3.5$Hz。

七、多糖的结构研究

本节主要介绍苷的结构研究,对多糖的结构研究仅做一简介。

多糖的结构研究首先是经提取、分离,纯化得不同的多糖组分,纯度鉴定为均一多糖后,进行各组分的理化性质如溶解度、旋光、黏度、相对分子质量等的测定,然后进行平面的和立体的化学研究以及结构改造和修饰的研究。多糖结构研究的方法简介见图 3-2。

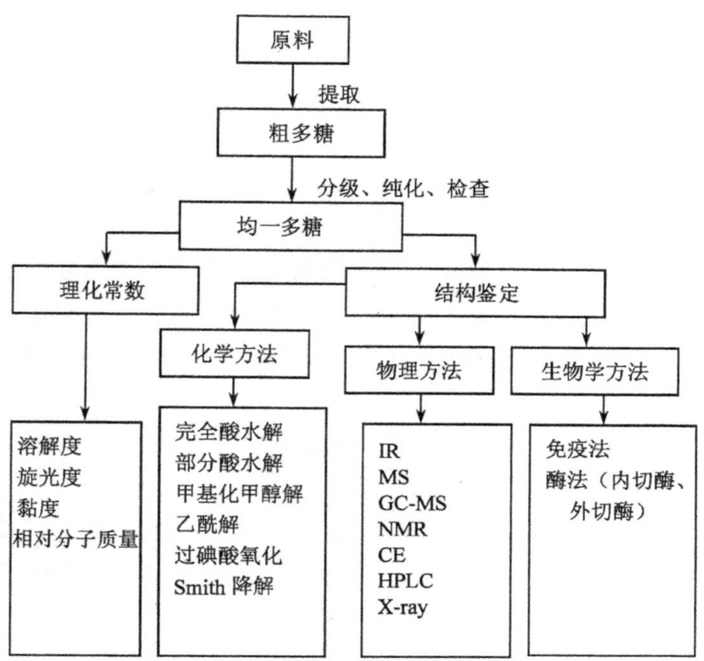

图 3-2　多糖结构研究常用方法

实例:紫花松果菊苷 A(echipuroside A)的研究

紫花松果菊苷是菊科松果属植物松果菊 *Echinacea purpurea*（L.）Moench 地上部分提得的水溶性成分。松果菊被广泛用于治疗各种炎症和感染。

提取分离流程(图 3-3):

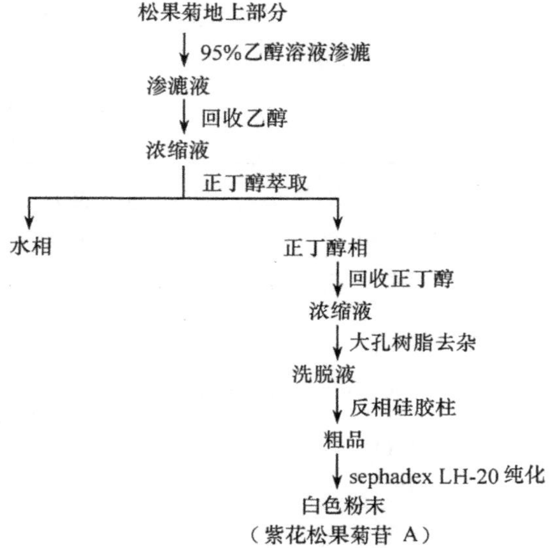

图 3-3　紫花松果菊苷 A 提取分离流程

结构鉴定：

mp：108～110℃

IRνcm^{-1}：3393(OH)，1614，1516(苯环)

TLC：酸水解与标准品对照检出 glc 和 rha

NFAB-MS(*m/z*)：准分子离子峰 445[M－1]$^-$，299[M－rha]$^-$ 和 137[M－rha－glc]$^-$ 碎片峰。

^{1}HNMR：3 组质子信号，一组为芳氢：1,4-取代的苯环质子信号 7.06 和 6.68(各 2H，d，J＝8.4Hz)；一组为糖上信号：4.73(1H，brs，rha 1-H)，4.27(1H，d，J＝7.8Hz，glc 1-H)，1.24(3H，d，J＝6.0Hz，rha-CH_3)，δ 3～4 糖上其他质子信号；另一组信号：3.96(2H，q，J＝10.5，6.9Hz，CH_2O)，2.83(2H，t，J＝6.9Hz，CH_2)。

以上数据表明该化合物为一苷类化合物，苷元为对位取代的苯乙醇类化合物，糖为 α-L-rha 和 β-D-glc。

分析该化合物的^{13}CNMR，HMQC 和 HMBC 谱，并和类似化合物对照将数据进行归属(表 3-1)。HMBC 谱显示 rha 1-H 和 glc 6-C 相关，glc 1-H 和上述氢信号 3.96 连接的碳(δ 72.2)相关。

表 3-1 NMR data (CD_3OD)

No.	^{13}C	HMQC	^{1}H	No.	^{13}C	HMQC	^{1}H
1	130.7			3'	78.0		
2	130.9		7.06(d,8.4)	4'	71.6		
3	116.1		6.68(d,8.4)	5'	76.8		
4	156.8			6'	68.1	CH_2	3.98(m)
5	116.1		6.68(d,8.4)				3.62(m)
6	130.9		7.06(d,8.4)	1"	102.2	4.73(brs)	
7	36.4	CH_2	2.83(t,6.9)	2"	72.3		
8	72.2	CH_2	3.96(m),	3"	72.2		
			3.69(m)	4"	74.0		
C-1'	104.5		4.27(d,7.8)	5"	69.8		
2'	75.1			6"	18.1		1.24(d,6.0)

2D-NOESY 谱显示 rha 1-H 只与 rha 2-H 产生相关峰。综上所述该成分的苷元为对羟基苯乙醇，glc 与苯乙醇的 8 位(CH_2O)成苷，glc 的 6 位又连有 rha。所以确定该成分的结构为 2-(4-羟基苯基)乙基-O-α-*L* 鼠李糖基(1→6)-β-D 葡萄糖苷，命名为紫花松果菊苷 A(echipuroside A)。

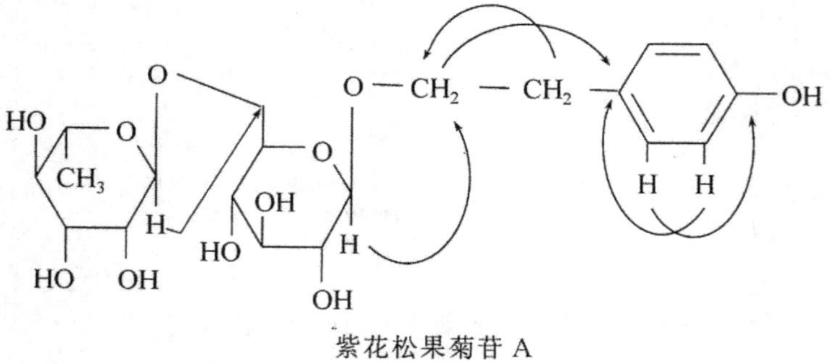

紫花松果菊苷 A

(echipuroside A)

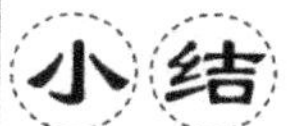

糖类化合物是多羟基醛或多羟基酮以及它们的缩聚物和衍生物。糖类化合物可分为三类，即单糖类、低聚糖类和多糖类。

苷类化合物是由糖与苷元通过糖的端基碳原子连接而成的化合物，按苷键原子不同可将苷分为 O-苷、S-苷、N-苷和 C-苷。苷类化合物可溶于水、甲醇、乙醇、正丁醇中，而难溶于亲脂性有机溶剂如石油醚、苯、氯仿中。常用糠醛形成反应等鉴别苷与糖类。

苷键的裂解反应有酸水解、碱水解、酶解、氧化开裂法等，常用的酸水解难易关键在于苷键原子的质子化，即苷键原子接受 H^+ 质子的难易程度如何。

苷的提取需明确目的，即是提取原生苷、次生苷还是苷元。苷的分离主要有溶剂法、大孔吸附树脂法、各种柱色谱分离法。糖的分离与精制主要有三步：除蛋白、脱色、分离和纯化。

苷的结构中糖的鉴定常用 TLC 或 PC 或 GC；苷元与糖、糖与糖之间连接位置的确定有化学方法（甲基化-甲醇解法）、NMR 法（苷化位移规律）；确定苷键构型的方法主要有：酶水解法、Klyne 经验公式法与 ^{1}H-NMR 法。

目标检测

一、名词解释

1．单糖　2．多糖　3．杂多糖　4．苷类　5．Molish 反应

二、填空题

1．糖的绝对构型，在哈沃斯（Haworth）式中，只要看六碳吡喃糖的 C_5（五碳呋喃糖的 C_4）上取代基的取向，向上的为________型，向下的为________型。

2．苷中的苷元与糖之间的化学键称为________，苷元上形成苷键以连接糖的原子，称为________。

3．确定苷键构型的方法主要有三种：________、________和________。

三、选择题

1．在提取原生苷时，首先要设法破坏或抑制酶的活性，为保持原生苷的完整性，常用的提取溶剂是

A．乙醇　　B．酸性乙醇

C．水　　D．酸水

E．碱水

2．苷类性质叙述的错误项为

A．苷有一定亲水性　　B．多呈左旋光性

C．多具还原性　　D．可被酶、酸水解

E. 除酯苷、酚苷外，一般苷键对碱液是稳定的

3. 可用于糖类 PC 检查的显色剂是

A. α-萘酚-浓硫酸　　B. 茴香醛-浓硫酸

C. 苯胺-邻苯二甲酸　　D. 间苯二酚-硫酸试剂

E. 酚-硫酸试剂

四、问答题

1. 在 Haworth 式中，糖的绝对构型可分为几种？如何表示？
2. 苷键构型可分为几种？如何表示？
3. 糖可分为几类？各类的含义是什么？
4. 简述苷类化合物、苷元、苷键、苷键原子的定义。
5. 根据苷键原子的不同，可将苷类化合物分为几类？各类的含义是什么？

第4章

醌类化合物

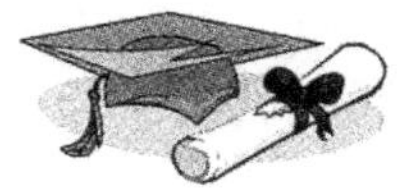

学习目标

1. 了解醌类化合物的分布和生理活性
2. 熟悉醌类化合物的分类
3. 掌握醌类化合物的理化性质和检识方法
4. 掌握醌类化合物的提取、分离

醌类化合物是广泛存在于自然界的一类特殊化合物。如植物大黄中所含的大黄素，茜草中所含的茜草素，地衣类和菌类的代谢产物中所含的某些成分。后经研究发现，这类化合物的结构中都普遍存在着醌式结构，故称为醌类化合物。

醌类化合物与医学关系非常密切，生物活性是多方面的。如大黄中游离的羟基蒽醌类化合物具有抗菌作用；茜草中的茜草素类成分具有止血作用；丹参中丹参醌类具有扩冠状动脉的作用，用于治疗冠状动脉心脏病(冠心病)、心肌梗死等。

神奇的丹参

动植物间联系是微妙的。如丹参为唇形科植物的干燥根及根茎。其主要有效成分有丹参醌Ⅰ、丹参醌$Ⅱ_A$、丹参新醌甲、丹参新醌乙等，均属于醌类化合物。由于这些成分有改善外周循环，提高肌体的耐缺氧能力，有扩张冠状动脉与外周血管，增加冠脉流量，改善心肌收缩力的作用，故可用于冠心病、心肌梗死，拯救人类的生命于危难之中。

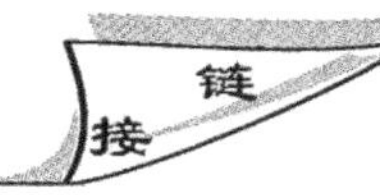

第1节 概 述

醌类化合物是中药中的一类具有醌式结构的化学成分，主要分为苯醌、萘醌、菲醌和蒽醌四种类型。在中药中以蒽醌及其衍生物尤为重要。

醌类在植物中的分布非常广泛。如蓼科大黄、何首乌(*Polygonum multiflirum*)、虎杖

(*Polygonum cuspidatum*),茜草科的茜草(*Rubia cordifolia*),豆科的决明子(*Cassia tora*)、番泻叶(*Cassia senna*),鼠李科的鼠李(*Rhamnus dahurica*),百合科的芦荟(*Aloe vera*),唇形科的丹参(*Salvia mitiorrhiza*),紫草科的紫草(*Lithospermum erythrorhizon*)等,均含有醌类化合物。醌类在一些低等植物,如地衣类和菌类的代谢产物中也有存在。

醌类化合物多数存在于植物的根、皮、叶及心材中,也可存在于茎、种子和果实中。

醌类化合物的生物活性是多方面的。如番泻叶中的番泻苷类化合物具有较强的致泻作用;大黄中游离的羟基蒽醌类化合物具有抗菌作用,尤其是对金黄色葡萄球菌具有较强的抑制作用;茜草中的茜草素类成分具有止血作用;紫草中的一些萘醌类色素具有抗菌、抗病毒及止血作用;丹参中丹参醌类具有扩张冠状动脉的作用,因此对治疗冠心病、心肌梗死有效;还有一些醌类化合物具有驱绦虫、解痉、利尿、利胆、镇咳、平喘等作用。

第 2 节 醌类化合物的结构与分类

一、苯 醌 类

苯醌类(benz oquinones)化合物分为邻苯醌和对苯醌两大类。邻苯醌结构不稳定,故天然存在的苯醌化合物多数为对苯醌的衍生物。

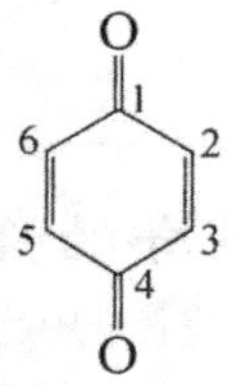

对苯醌

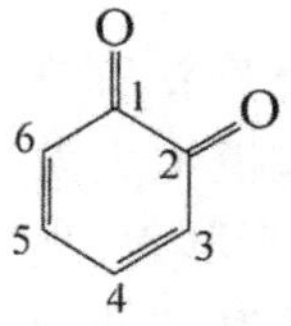

邻苯醌

天然苯醌类化合物多为黄色或橙色的结晶体,如中药凤眼草(*Ailanthus altissima*)果实中的2,6-二甲氧基对苯醌,及白花酸藤果(*Embelia ribes*)和木桂花(*Embelia oblongifolia*)果实中的信筒子醌(embelin),此外还有辅酶Q类。

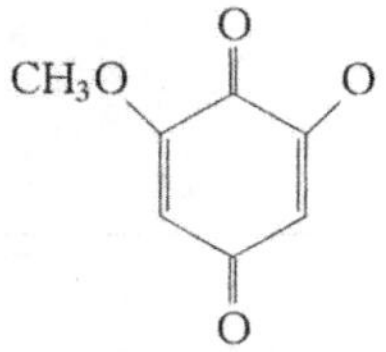

2,6-二甲氧基苯醌

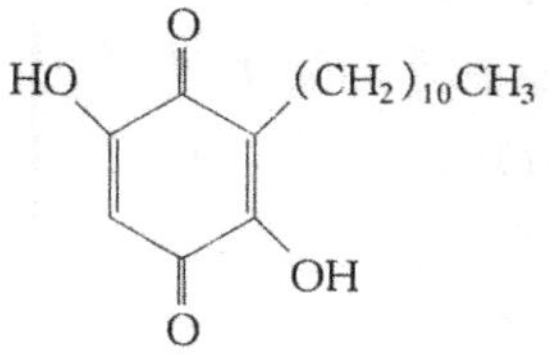

信筒子醌

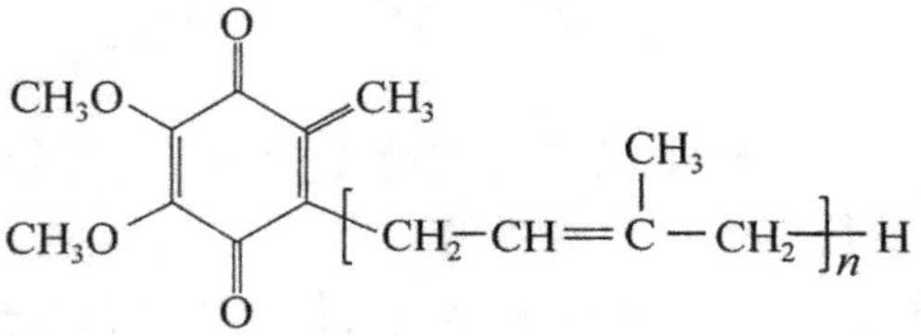

辅酶 Q_{10}($n=10$)

二、萘　醌　类

萘醌类(naphthoquinones)化合物分为α(1,4)、β(1,2)及amphi(2,6)三种类型。但天然存在的大多为α-萘醌类衍生物,它们多为橙色或橙红色结晶,少数呈紫色。

α-(1,4)萘醌　　β-(1,2)萘醌　　amphi-(2,6)萘醌

例具有α-萘醌基本母核的胡桃醌(juglon)具有抗菌、抗癌及中枢神经镇静作用;蓝雪醌(plumbagin)具有抗菌、止咳及祛痰作用;拉帕醌(lapachol)具有抗癌作用。

胡桃醌　　蓝雪醌　　拉帕醌

中药紫草中也含有多种萘醌色素,且多数是以结合成酯的形式存在。

三、菲　醌　类

天然菲醌(phenanthraquinone)分为邻醌及对醌两种类型,例如从中药丹参根中得到的多种菲醌衍生物,均属于邻菲醌类和对菲醌类化合物。

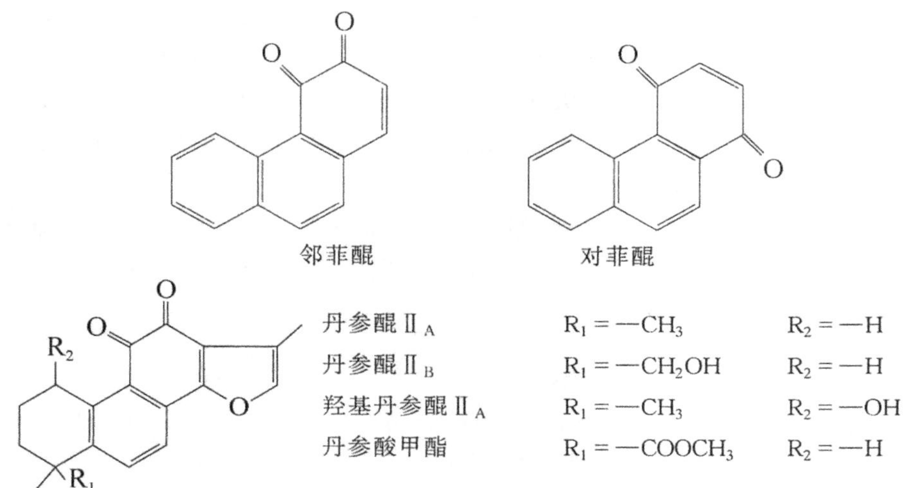

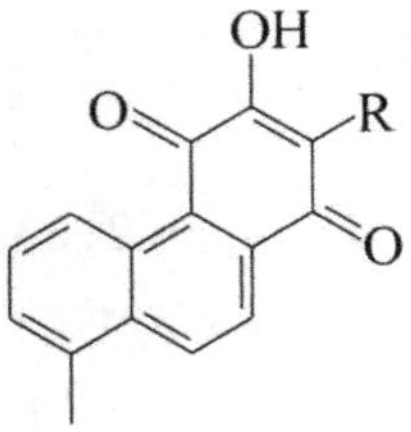

丹参新醌甲 $R = -CH(CH_3)CH_2OH$

丹参新醌乙 $R = -CH(CH_3)CH_3$

丹参新醌丙 $R = -CH_3$

四、蒽 醌 类

蒽醌类(anthraquinones)成分按母核的结构分为单蒽核及双蒽核两大类。

(一) 单蒽核类

1. 蒽醌及其苷类

天然蒽醌以9,10-蒽醌最为常见,由于整个分子形成一共轭体系,C_9、C_{10}又处于最高氧化水平,比较稳定。蒽醌的结构如下:

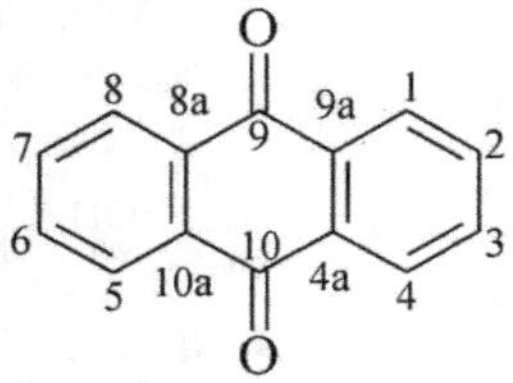

1,4,5,8位为α位

2,3,6,7位为β位

9,10位为meso位,又叫中位

天然存在的蒽醌类化合物在蒽醌母核上常被羟基、羟甲基、甲基、甲氧基和羧基取代。它们以游离形式或与糖结合成苷的形式存在于植物体内。蒽醌苷大多为氧苷,但有的化合物为碳苷,如芦荟苷。

根据羟基在蒽醌母核上的分布情况,可将羟基蒽醌衍生物分为两种类型。

(1) 大黄素型:羟基分布在两侧的苯环上,多数化合物呈黄色。例如大黄中的主要蒽醌成分多属于这一类型。

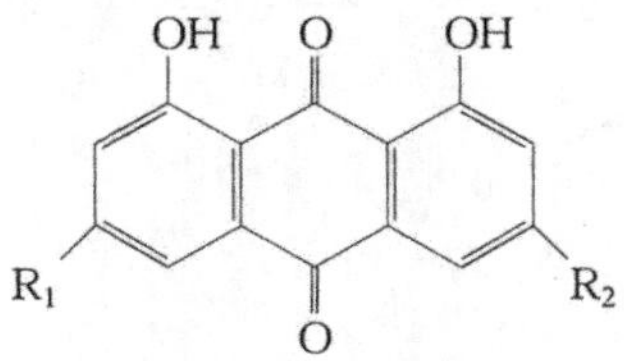

大黄酚(chrysophanol)	$R_1 = H$	$R_2 = CH_3$
大黄素(emodin)	$R_1 = OH$	$R_2 = CH_3$
大黄素甲醚(physcion)	$R_1 = OCH_3$	$R_2 = CH_3$
芦荟大黄素(aloe emodin)	$R_1 = H$	$R_2 = CH_2OH$
大黄酸(rhein)	$R_1 = H$	$R_2 = COOH$

大黄中的羟基蒽醌衍生物多与葡萄糖、鼠李糖结合成苷类,一般有单糖苷和双糖苷两类。

(2) 茜草素型:羟基分布在一侧的苯环上,化合物颜色较深,多为橙黄色至橙红色。例如茜草中的茜草素等化合物即属此型。

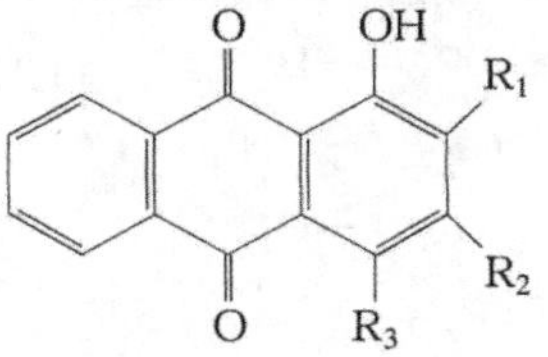

茜草素(alizarin)	$R_1 = OH$	$R_2 = H$	$R_3 = H$
羟基茜草素(purpurin)	$R_1 = OH$	$R_2 = H$	$R_3 = OH$
伪羟基茜草素(pseudopurpurin)	$R_1 = OH$	$R_2 = COOH$	$R_3 = OH$

茜草中除含有游离蒽醌外，还含有木糖和葡萄糖的蒽醌苷类化合物，已分离得到的有单糖苷和双糖苷 。

2．蒽酚或蒽酮衍生物

蒽醌在酸性环境中被还原，可生成蒽酚及其互变异构体——蒽酮。

Sn. HCl 还原

蒽醌　　蒽酚　　蒽酮

蒽酚(或蒽酮)的羟基衍生物常以游离状态或结合状态与相应的羟基蒽醌共存于植物中。蒽酚(或蒽酮)衍生物一般存在于新鲜植物中。新鲜大黄经两年以上储存则检识不到蒽酚。如果蒽酚衍生物的 meso 位羟基与糖缩合成苷，则性质比较稳定，只有经过水解除去糖才能易于被氧化转变成蒽醌衍生物。

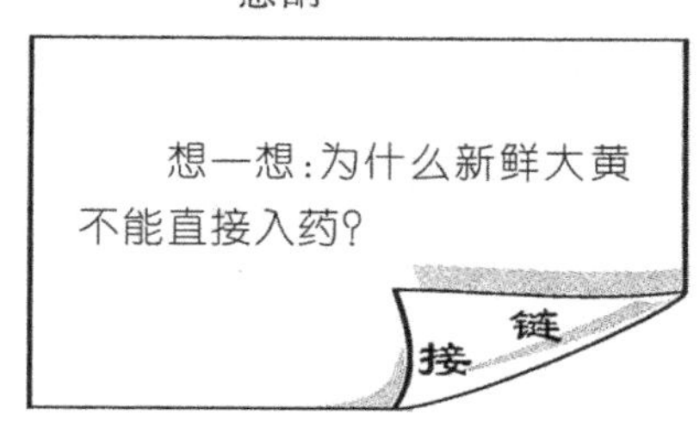

(二) 双蒽核类

二蒽酮类:二蒽酮类成分可以看成是 2 分子蒽酮脱去 1 分子氢，通过碳碳键结合而成的化合物。其结合方式多为 C_{10}—C_{10}，也有其他位置连结。例如大黄及番泻叶中致泻的主要有效成分番泻苷 A、B、C、D 等皆为二蒽酮衍生物。

此外，双蒽核型还包括二蒽醌类，去氢二蒽酮类等。

第 3 节　醌类化合物的理化性质

一、物 理 性 质

1．性状

醌类化合物母核上随着酚羟基等助色团的引入而呈一定的颜色。取代的助色团越多，颜色越深，有黄、橙、棕红色以至紫红色等。天然存在的醌类成分因分子中多有取代故为有色结晶。苯醌和萘醌多以游离态存在，而蒽醌一般结合成苷存在于植物体中，因极性较大难以得到结晶。

2．升华性及挥发性

游离的醌类化合物一般具有升华性。小分子的苯醌类及萘醌类还具有挥发性，能随水蒸气蒸馏，利用此性质可对其进行分离和纯化。

3．溶解度

游离醌类极性较小，一般溶于甲醇、乙醇、丙酮、乙酸乙酯、氯仿、乙醚、苯等有机溶剂，几乎不溶于水。与糖结合成苷后极性显著增大，易溶于甲醇、乙醇中，在热水中也可溶解，但冷水中溶解度较小，几乎不溶于苯、乙醚、氯仿等极性较小的有机溶剂中。蒽醌的碳苷在水中的溶解度都很小，亦难溶于有机溶剂，但易溶于吡啶中。

有些醌类成分不稳定，应注意避光。

二、化学性质

1．酸碱性

醌类化合物多具有酚羟基，故具有一定的酸性。在碱性水溶液中成盐溶解，加酸酸化后游离又可析出。

醌类化合物因分子中羧基的有无及酚羟基的数目及位置不同，酸性强弱表现出显著差异。一般来说，含有羧基的醌类化合物的酸性强于不含羧基者；酚羟基数目增多，酸性增强；β-羟基醌类化合物的酸性强于α-羟基醌类化合物。例如2-羟基苯醌或在萘醌的醌核上有羟基时，为插烯酸的结构，故表现出与羧基相似的酸性，可溶于碳酸氢钠水溶液中，而α-位上的羟基因与C=O基形成氢键缔合，表现出更弱的酸性，只能用氢氧化钠水溶液才能溶解。

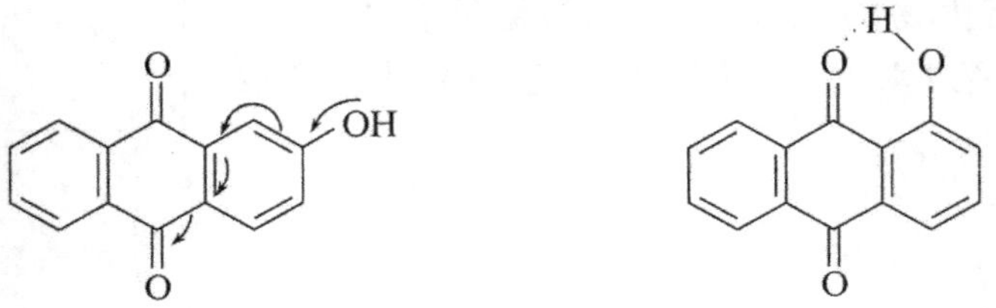

β-羟基蒽醌　　α-羟基蒽醌

根据醌类酸性强弱的差别，可用pH梯度萃取法进行这类化合物的分离工作。以游离蒽醌类衍生物为例，酸性强弱按下列顺序排列：含—COOH＞含两个或两个以上β-OH＞含一个β-OH＞含两个或两个以上α-OH＞含一个α-OH。故可从有机溶剂中依次用5%碳酸氢钠溶液、5%碳酸钠溶液、1%氢氧化钠溶液及5%氢氧化钠水溶液进行梯度萃取，达到分离的目的。

由于羰基上氧原子的存在，蒽醌类成分也具有微弱的碱性，能溶于浓硫酸中成锌盐再转成阳碳离子，同时伴有颜色的显著改变，如大黄酚为暗黄色，溶于浓硫酸中转为红色，大黄素由橙红变为红色，其他羟基蒽醌在浓硫酸中一般呈红至红紫色。

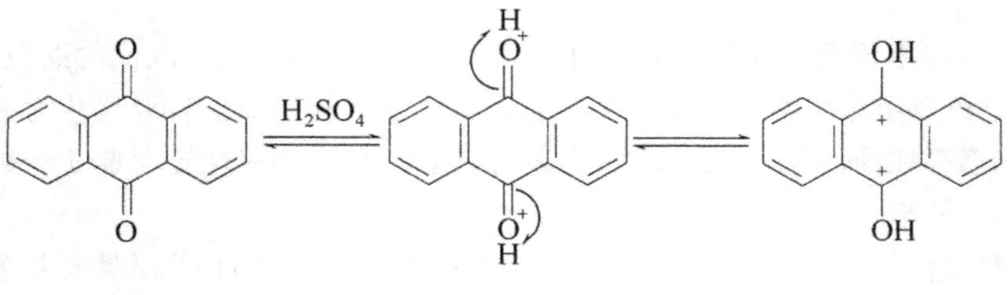

H_2SO_4

2．颜色反应

醌类的颜色反应主要基于其氧化还原性质以及分子中的酚羟基性质。

(1) Feigl反应：醌类衍生物（包括苯醌、萘醌、菲醌及蒽醌）在碱性条件下经加热能迅速与醛类及邻二硝基苯反应生成紫色化合物。其反应机制如下：

$$\text{对苯醌} + 2HCHO + 2OH^- \longrightarrow \text{对苯二酚} + 2HCOO^-$$

$$\text{对苯二酚} + \text{邻二硝基苯} \xrightarrow{OH^-} \text{对苯醌} + \text{(邻二硝基苯还原产物)}$$

紫色

在此反应中，醌类在反应前后无变化，只是起到传递电子的媒介作用。醌类成分含量越高，反应速度也就越快。试验时可取醌类化合物的水或苯溶液 1 滴，加入 25% 碳酸钠水溶液、4% 甲醛及 5% 邻二硝基苯的苯溶液各 1 滴，混合后置水浴上加热，在 1～4 分钟内产生显著的紫色。

(2) 无色亚甲蓝显色试验：无色亚甲蓝溶液(leucomethylene blue)为苯醌类及萘醌类的专用显色剂。无色亚甲蓝溶液的配制方法为将亚甲蓝 100mg 溶于乙醇 100ml 中，再加入冰乙酸 1ml 及锌粉 1g，缓缓振摇至蓝色消失后备用。此反应可在 PC 或 TLC 上进行，样品在 PC 或 TLC 上呈蓝色斑点，可借此与蒽醌类化合物相区别。

(3) Bornträger 反应：羟基醌类在碱性溶液中发生颜色改变，会使颜色加深。多呈橙、红、紫红及蓝色。例如羟基蒽醌类化合物遇碱显红～紫红色，其机理如下：

$$\alpha\text{-羟基蒽醌} \xrightarrow{OH^-} \underbrace{\text{(酚氧负离子)} \rightleftharpoons \text{(互变结构)}}_{\text{红色}}$$

$$\beta\text{-羟基蒽醌} \xrightarrow{OH^-} \underbrace{\text{(酚氧负离子)} \rightleftharpoons \text{(互变结构)}}_{\text{红色}}$$

显然，该显色反应与形成共轭体系的酚羟基和羰基有关。因此羟基蒽醌以及具有游离酚羟基的蒽醌苷均可呈色，但蒽酚、蒽酮、二蒽酮类化合物则需氧化形成羟基蒽醌类化合物后才能呈色。

用本反应检查中药中是否含有蒽醌类成分时，可取样品粉末约 0.1g，加 10% 硫酸水溶液 5ml，置水浴上加热 2～10 分钟，趁热过滤，滤液冷却后加乙醚 2ml 振摇，静置后分取醚层溶液，加入 5% 氢氧化钠水溶液 1ml，振摇。如有羟基蒽醌存在，醚层则由黄色褪为无色，而水层显红色。

(4) Kesting-Craven 反应：此反应常被称为与活性亚甲基试剂的反应。苯醌及萘醌类化合物当其醌环上有未被取代的位置时，可在碱性条件下与一些含有活性次甲基试剂(如乙酰乙酸酯、丙二酸酯、丙二腈等）的醇溶液反应，生成蓝绿色或蓝紫色。以萘醌与丙二酸酯的反应为例，反应时丙二酸酯先与醌核生成产物①，再进一步经电子转位生成产物②而显色。

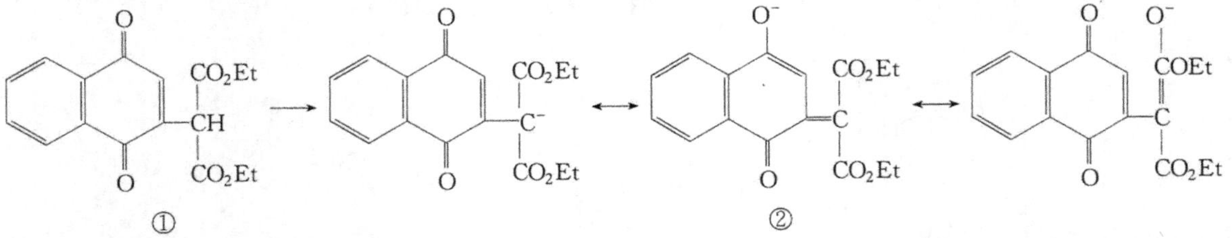

萘醌的苯环上如有羟基取代，此反应即减慢反应速度或不反应。蒽醌类化合物因醌环两侧有苯环，不能发生该反应，故可加以区别。

(5) 与金属离子的反应：在蒽醌类化合物中，如果有 α-酚羟基或邻二酚羟基结构时，则可与 Pb^{2+}、Mg^{2+} 等金属离子形成络合物。以醋酸镁为例，生成物可能具有下列结构：

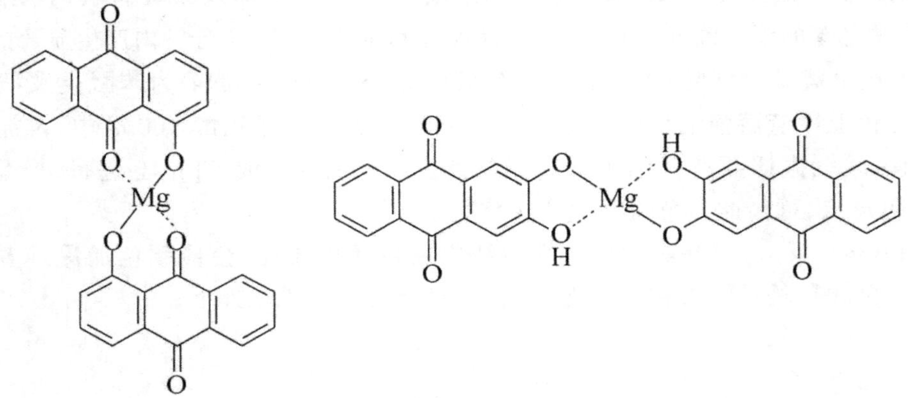

当蒽醌化合物具有不同的结构时，与醋酸镁形成的络合物也具有不同的颜色，如橙黄、橙红、紫红、紫、蓝色等。

(6) 对亚硝基二甲苯胺反应：9 位或 10 位未取代的羟基蒽酮类化合物，尤其是 1,8-二羟基衍生物，其羰基对位的亚甲基上的氢很活泼，可与 0.1% 对亚硝基二甲苯胺吡啶溶液反应缩合而产生各种颜色。

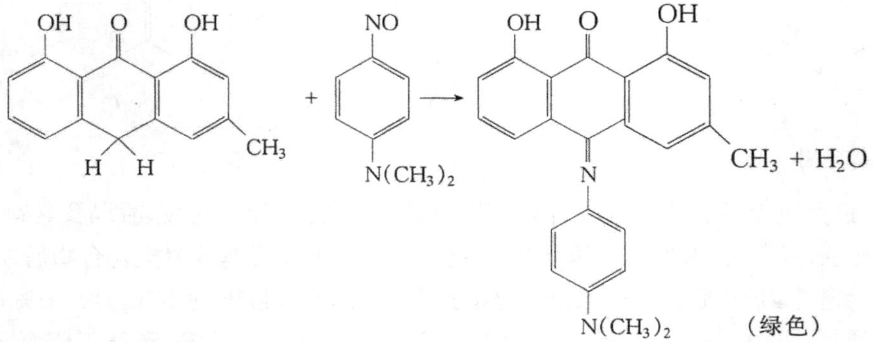

（绿色）

缩合物的颜色可以是紫色、绿色、蓝色及灰色等，随分子结构而不同，1,8-二羟基者均呈绿色。此反应可用作蒽酮化合物的定性检查，通常用纸色谱，以吡啶-水-苯(1:3:1)的水层为展开剂，以对亚硝基二甲苯胺的乙醇液作显色剂，在滤纸上发生颜色变化，如大黄酚蒽酮-9 在滤纸上开始呈蓝色立即变绿，芦荟大黄素蒽酮-9 在滤纸上开始呈绿色很快变蓝。本反应可作为蒽酮类化合物的定性鉴别反应，不受蒽醌类、黄酮类、香豆素类、糖类及酚类化合物的干扰。

第 4 节　醌类化合物的提取分离

一、醌类化合物的提取

（1）有机溶剂提取法：一般游离醌类的极性较小，可用极性较小的有机溶剂提取。苷类极性较苷元大，故可用甲醇、乙醇和水提取。实际工作中，一般常选甲醇或乙醇作为提取溶剂，可以把不同类型、不同存在状态、性质各异的醌类成分都提取出来，所得的总醌类提取物可进一步纯化与分离。

（2）碱提酸沉法：用于提取具有游离酚羟基的醌类化合物。酚羟基与碱成盐而溶于碱水溶液中，酸化后酚羟基游离而沉淀析出。

（3）水蒸气蒸馏法：适用于相对分子质量小的具有挥发性的苯醌及萘醌类化合物。

二、醌类化合物的分离

（一）蒽醌苷类与游离蒽醌的分离

蒽醌苷类与游离蒽醌衍生物的极性差别较大，故在有机溶剂中的溶解度不同。如苷类在氯仿中不溶，而游离者则溶于氯仿，可据此进行分离。但应当注意一般羟基蒽醌类衍生物及其相应的苷类在植物体内多通过酚羟基或羧基结合成镁、钾、钠、钙盐形式存在，为充分提取出蒽醌类衍生物，必须预先加酸酸化使之全部游离后再进行提取。同理在用氯仿等极性较小的有机溶剂从水溶液中萃取游离蒽醌衍生物时也必须使之处于游离状态，才能达到分离苷或游离蒽醌的目的。

（二）游离蒽醌的分离

（1）pH 梯度萃取法：采用 pH 梯度萃取法是分离游离蒽醌的常用方法。其流程如图 4-1。

（2）色谱法：色谱法是系统分离羟基蒽醌类化合物的有效手段，当药材中含有一系列结构相近的蒽醌衍生物时，常需经过色谱法才能得到满意的分离。

分离游离羟基蒽醌衍生物时常用的吸附剂主要是硅胶，一般不用氧化铝，尤其不用碱性氧化铝，以避免与酸性的蒽醌类成分发生不可逆吸附而难以洗脱。另外，游离羟基蒽醌衍生物含有酚羟基，故有时也可采用聚酰胺色谱法。

（三）蒽醌苷类的分离

蒽醌苷类因其分子中含有糖，故极性较大，水溶性较强，分离和纯化都比较困难，主要应用色谱方法。在进行色谱分离之前，往往采用溶剂法处理粗提物，除去大部分杂质，制得较纯的总苷后再进行色谱分离。

（1）溶剂法：在用溶剂法纯化总蒽醌苷提取物时，一般常用乙酸乙酯、正丁醇等极性较大的有机溶剂，将蒽醌苷类从水溶液中提取出来，使其与水溶性杂质相互分离。

（2）色谱法：色谱法是分离蒽醌苷类化合物最有效的方法，过去主要应用硅胶柱色谱。近年来葡聚糖凝胶柱色谱和反相硅胶柱色谱得到普遍应用，使极性较大的蒽醌苷类化合物得到有效分离。

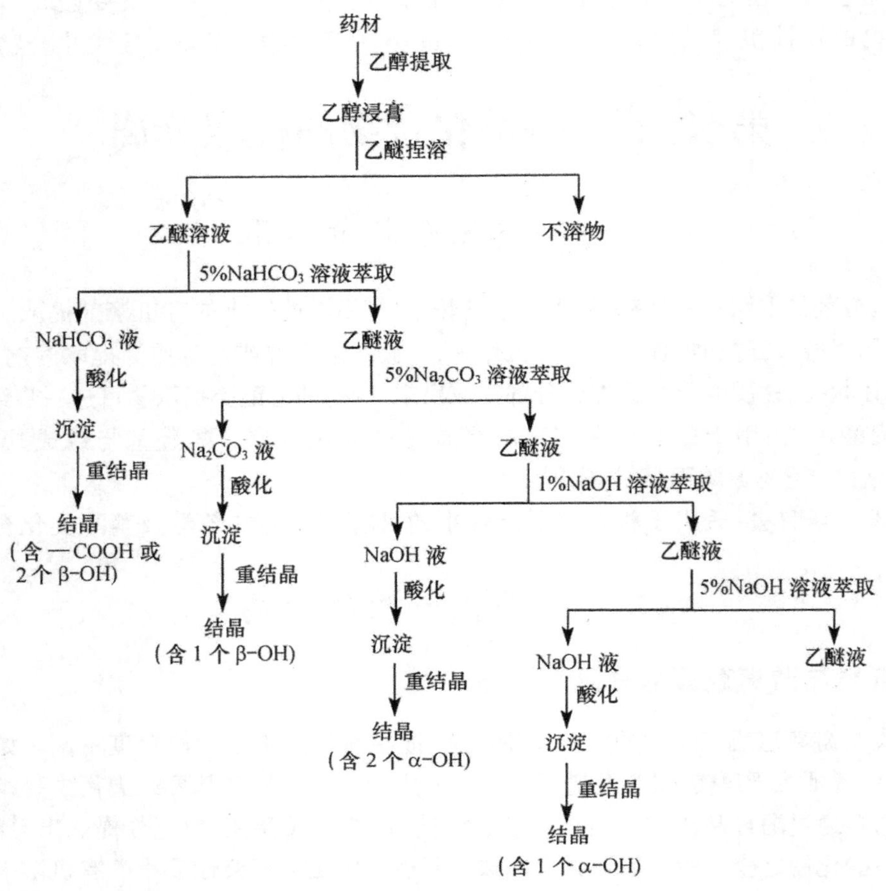

图 4-1 pH 梯度萃取法分离游离蒽醌流程

应用葡聚糖凝胶柱色谱分离蒽醌苷类成分主要依据分子大小的不同，例如大黄蒽醌苷类的分离：将大黄的 70％甲醇提取液加到 sephadex LH-20 凝胶柱上，并用 70％甲醇溶液洗脱，分段收集，依次先后得到二蒽酮苷（番泻苷 B、A、D、C）、蒽醌二葡萄糖苷、蒽醌单糖苷、游离苷元。

第 5 节 醌类化合物的检识

一、理 化 检 识

醌类化合物理化检识，一般利用 Feigl 反应、无色亚甲蓝显色反应和 Kesting-Craven 反应来鉴定苯醌、萘醌。利用 Bornträger 反应初步确定羟基蒽醌化合物；利用对亚硝基二甲苯胺反应鉴定蒽酮类化合物。检识反应可在试管中进行，也可在 PC 或 TLC 上进行。

二、色 谱 检 识

1．薄层色谱

吸附剂多采用硅胶、聚酰胺，展开剂多采用混合溶剂如：苯-甲醇（9∶1）、庚烷-苯-氯仿

(1∶1∶1)等,对蒽醌苷采用极性较大的溶剂系统。

蒽醌类及其苷在可见光下多显黄色,在紫外光下则显黄棕、红、橙色等荧光,若用氨熏或以 10%氢氧化钾甲醇溶液、3%氢氧化钠或碳酸钠溶液喷之,颜色加深或变色。亦可用 0.5%醋酸镁甲醇溶液,喷后 90℃加温 5 分钟,再观察颜色。

2. 纸色谱

羟基蒽类的纸色谱一般在中性溶剂系统中进行,可用水、乙醇、丙酮等与石油醚、苯混合使达饱和,分层后取极性小的有机溶剂层进行展开,常用展开剂如石油醚以甲醇饱和、正丁醇以浓氨水溶液饱和等。显色剂一般用 0.5%醋酸镁甲醇液,根据羟基的不同位置可显不同颜色的斑点,也可用 1%～2%氢氧化钠或氢氧化钾溶液喷雾,显红色斑点。

蒽苷类具有较强亲水性,采用含水量较大的溶剂系统展开,才能得到满意结果。常用展开剂如苯-丙酮-水(4∶1∶2)、苯-吡啶-水(5∶1∶10)、氯仿-甲醇-水(2∶1∶1 下层)等。

第 6 节 含醌类化合物的中药实例

一、丹 参

中药丹参为唇形科丹参(*Salvia miltiorrhiza*)的干燥根及根茎,其味苦,性微寒,具有活血化瘀、养血安神、调经止痛、凉血消痈等功效。现代药理研究也表明丹参具有改善外周循环、提高机体的耐缺氧能力,具有扩张冠状动脉与外周血管,增加冠脉血流量,改善心肌收缩力的作用,临床上用以治疗冠心病。另外还具有抗菌、抗肿瘤、镇静、镇痛和保肝等作用。

1. 化学成分

丹参的主要化学成分为脂溶性成分和水溶性成分两大类,脂溶性成分为菲醌衍生物,有丹参醌Ⅰ、丹参醌Ⅱ$_A$、丹参醌Ⅱ$_B$、羟基丹参醌、丹参酸甲酯、隐丹参醌、次甲基丹参醌、二氢丹参醌、丹参新醌甲、乙、丙等。水溶性成分主要为丹参素[D-(+)-β-(3,4-dihydroxyphenyl)-lactic acid]、原儿茶醛(protocatechuic aldehyde)和原儿茶酸(protocatechuic acid)等。

2. 理化性质

丹参醌Ⅱ$_A$为红色小片状结晶,丹参醌Ⅱ$_B$为紫色针状结晶,隐丹参醌为橙色针状结晶,丹参新醌甲为橙黄色粉末,丹参新醌乙为橙红色针状结晶,丹参新醌丙为红色针状结晶。丹参醌类化合物不溶于水,溶于有机溶剂。此类化合物多数呈中性,但丹参新醌甲、乙、丙因其醌环上含有羟基,显示较强的酸性,可溶于碳酸氢钠水溶液。

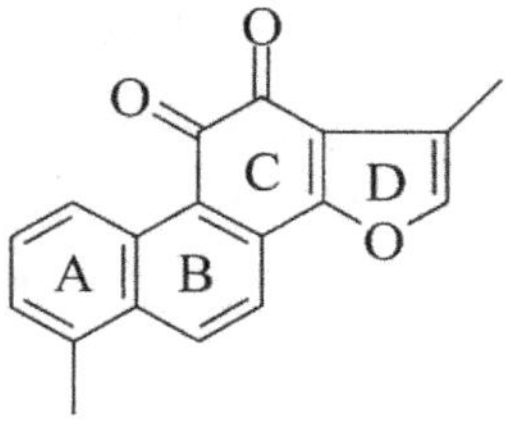

丹参醌Ⅰ

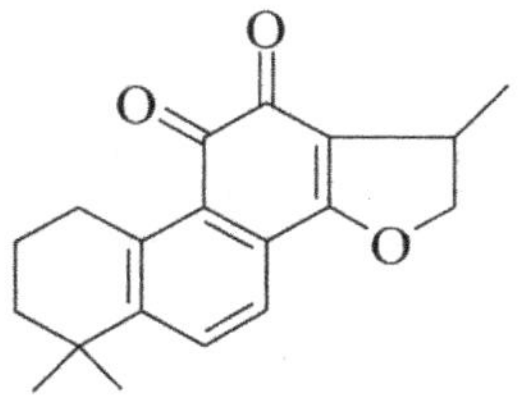

隐丹参醌

二氢丹参醌Ⅰ

次甲基丹参醌

3．提取分离

丹参醌Ⅱ$_A$的提取分离流程如下(图 4-2)：

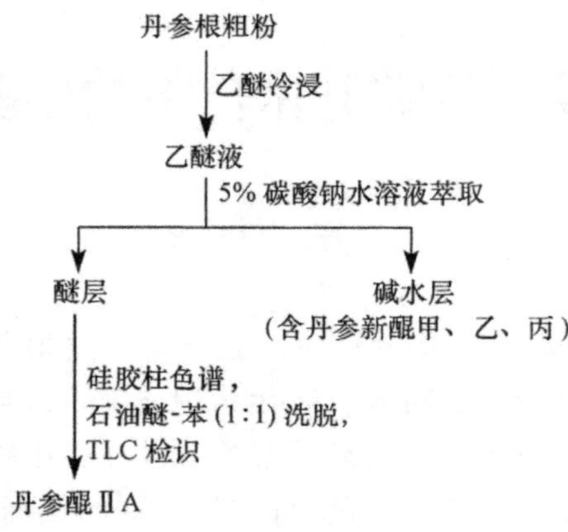

图 4-2 丹参醌Ⅱ$_A$提取分离流程

在上述流程中除可用乙醚冷浸外，还可直接用 95% 的乙醇回流提取，然后回收乙醇，浓缩物用乙醚、氯仿或苯溶解，再用碳酸钠水溶液萃取纯化后，进一步用柱色谱分离。另外，为了提高丹参醌Ⅱ$_A$的收得率，可采用下列方法：加原料 5 倍量的 95% 乙醇溶液浸泡 1 小时，同时通气强化提取 10 分钟，然后回流 30 分钟，此法既能提高收得率又可缩短提取时间。

二、大 黄

大黄为常用中药之一，系蓼科多年生草本植物掌叶大黄(*Rheum palmatum*)、唐古特大黄(*R. tanguticum*)或药用大黄(*R. officinale*)的干燥根及根茎。大黄味苦，性寒，具有化积、致泻、泻火凉血、活血化瘀、利胆退黄等功效。现代药理研究证明：大黄具有泻下作用，产生泻下的有效成分为番泻苷类，游离蒽醌类的泻下作用较弱；具有抗菌作用，其中以芦荟大黄素、大黄素及大黄酸作用较强，它们对多数革兰阳性菌均有抑制作用；此外，还具有抗肿瘤、利胆保肝、利尿、止血作用等。

1．化学成分

大黄的化学成分从 19 世纪初开始研究，化学结构已被阐明的至少已有 136 种以上，但其主要成分为蒽醌类化合物，总含量约 2% ～5%，其中游离的羟基蒽醌类化合物仅占 1/10～

1/5，主要为大黄酚、大黄素、芦荟大黄素、大黄素甲醚和大黄酸等，这是 5 种较为重要的成分。而大多数羟基蒽醌类化合物是以苷的形式存在，如大黄酚葡萄糖苷、大黄素葡萄糖苷、大黄酸葡萄糖苷、芦荟大黄素葡萄糖苷、一些双葡萄糖链苷及少量的番泻苷 A、B、C、D。大黄中除了上述成分外，还含有鞣质、脂肪酸及少量的土大黄苷(rhaponticin)和土大黄苷元。土大黄苷及其苷元在结构上为二苯乙烯的衍生物，属于芪苷，也存在于其他大黄属植物的根茎中。一般认为在大黄中土大黄苷的含量越高则质量越差，在不少国家的药典中规定大黄中不得检出这一成分。检出的方法有多种，如纸色谱法，薄层色谱法等。

R—O　　　　　OH

—CH═CH—　　OCH_3

HO

土大黄苷元　R = H
土大黄苷　　R = glc

2. 理化性质

大黄酚为长方形或单斜形结晶(乙醚或苯)，能升华。几乎不溶于水，难溶于石油醚，略溶于冷乙醇，溶于苯、氯仿、乙醚、冰醋酸及丙酮中，易溶于沸乙醇、氢氧化钠水溶液。大黄素为橙色针状结晶(乙醇)，几乎不溶于水，溶于碳酸钠水溶液、氨水、氢氧化钠水溶液、乙醇、甲醇、丙酮，乙醚中溶解度为 0.14%，氯仿中为 0.078%。大黄素甲醚为金黄色针晶，几乎不溶于水、碳酸钠水溶液，微溶于乙酸乙酯、甲醇、乙醚，溶于苯、吡啶、氯仿、氢氧化钠水溶液。芦荟大黄素为橙色针状结晶(甲苯)，略溶于乙醇、苯、氯仿、乙醚和石油醚，溶于碱水溶液和吡啶，易溶于热乙醇、丙酮、甲醇、稀氢氧化钠水溶液。

3. 提取分离

从大黄中提取分离游离羟基蒽醌时，可先用 20% 硫酸和苯的混合液，在水浴上回流水解并使游离蒽醌转入有机溶剂中，然后采用不同 pH 的碱液进行分离，流程如下(图 4-3)：

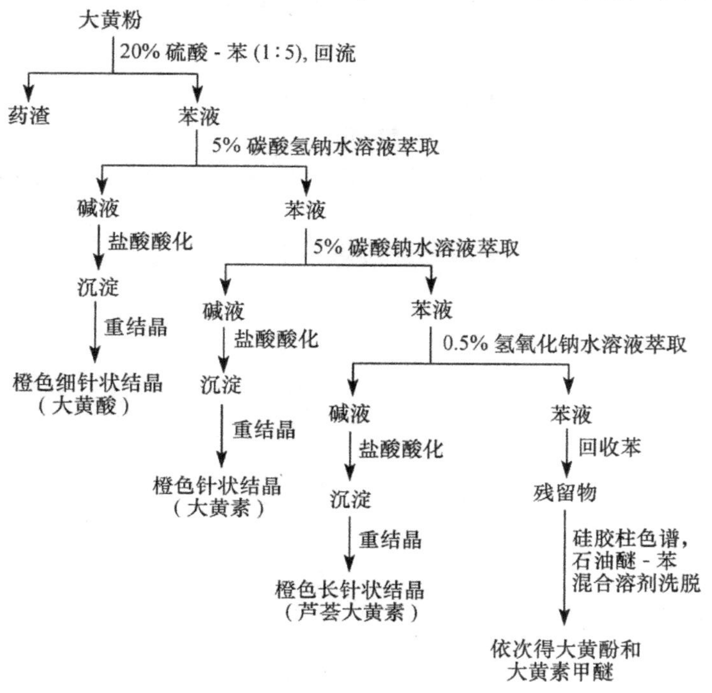

图 4-3　大黄中游离羟基蒽醌提取分离流程

在上述流程中除可使用苯-硫酸外，还可使用氯仿-硫酸或直接用乙醇、氯仿或苯提取，然后再用 pH 梯度法进一步分离。

另外，用硅胶柱色谱分离大黄酚与大黄素甲醚时，也可用石油醚-乙酸乙酯作洗脱剂进行分离，或将大黄酚和大黄素甲醚的混合物上纤维素柱，用水饱和的石油醚作洗脱剂，亦可得到较好的分离效果。

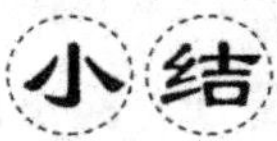

醌类化合物是中药中一类具有醌式结构的化学成分。包括苯醌、萘醌、菲醌和蒽醌四种类型。如中药大黄中所含的大黄素、大黄酚；茜草中所含的茜草素、羟基茜草素等。由于醌样结构存在共轭键，所以一般含羟基醌类化合物有颜色，并具有酸性。利用 Feigl 反应，活性亚甲基试剂反应，无色亚甲蓝显色反应，碱液呈色反应，乙酸镁反应，对亚硝基二甲苯胺反应可鉴别醌类化合物。根据醌类化合物的溶解度，酸性大小、极性大小的不同可将醌类化合物进行提取、分离。

目标检测

一、比较下列各组化合物的酸性强弱

1. 大黄酚、大黄素、大黄酸
2. 1,5-二羟基蒽醌、2,6-二羟基蒽醌、1,2-二羟基蒽醌

二、问答题

1. 写出苯醌、萘醌、菲醌及蒽醌类化合物的基本结构。
2. 鉴别蒽醌类化合物的显色反应有哪些？
3. 大黄酚、大黄素、大黄素甲醚、芦荟大黄素和大黄酸的混合物，以硅胶为吸附剂，苯为展开剂时，其 R_f 值大小顺序如何？
4. 如何用 pH 梯度萃取法分离游离蒽醌类成分？

第 5 章

苯丙素类化合物

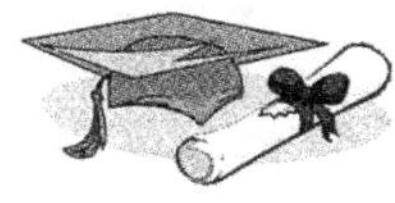

学 习 目 标

1. 了解苯丙素类化合物的分类
2. 熟悉简单苯丙素类、香豆素类和木脂素类的结构和分类
3. 了解苯丙素类化合物在植物中的分布和生理活性
4. 掌握香豆素类和木脂素类的理化性质和检识方法
5. 熟悉香豆素类的提取分离方法

第 1 节 简单苯丙素类

苯丙素类化合物(phenylpropanoids)是指基本母核具有一个或几个 $C_6—C_3$ 单元的天然有机成分,是一类广泛存在于中药中的天然产物,具有多方面的生理活性。一般而言,苯丙素类化合物主要包括简单苯丙素类(simple phenylpropanoids)、香豆素类(coumarins)和木脂素类(lignans)。

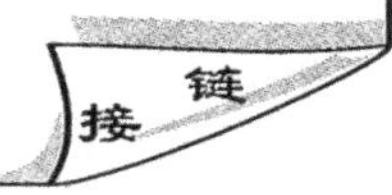

一、结构与分类

简单苯丙素类是中药中常见的芳香族化合物,结构上属苯丙烷衍生物,依 C_3 侧链的结构变化,可分为苯丙烯、苯丙醇、苯丙醛、苯丙酸等小类。

(一) 苯丙烯类

丁香挥发油的主要成分丁香酚(eugenol),八角茴香挥发油的主要成分茴香脑(anethole),石菖蒲挥发油的主要成分 α-细辛醚(α-asarone)、β-细辛醚(β-asarone)等,均属于苯丙烯类化合物,这类化合物多具有挥发性,主要存在于挥发油中。

H_3CO / HO　丁香酚　　H_3CO　茴香醚　　H_3CO / OCH_3 / OCH_3　α-细辛醚　　H_3CO / OCH_3 / OCH_3　β-细辛醚

(二) 苯丙醇类

松柏醇(coniferol)是植物中常见的苯丙醇类化合物,分布广泛,植物体木质化部分即有大量由多分子松柏醇聚合而成的木质素。紫丁香酚苷(syringinoside)是从刺五加中得到的苯丙醇苷,属苯丙醇类化合物。

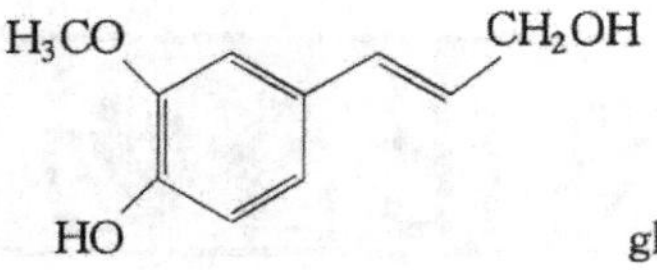

松柏醇 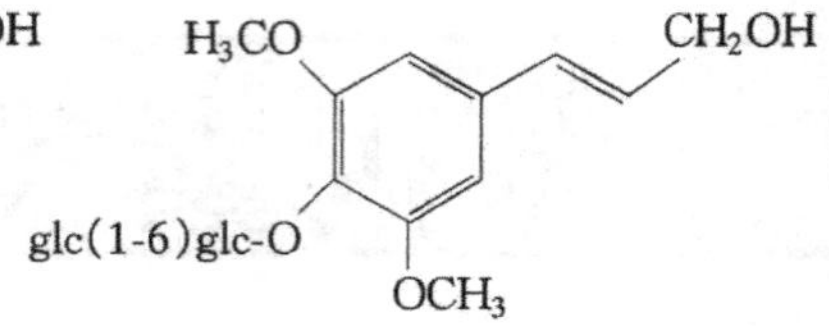　紫丁香酚苷 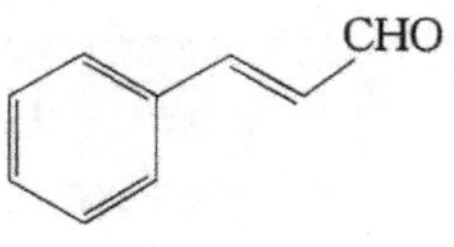　桂皮醛

(三) 苯丙醛类

中药桂皮、桂枝的主要成分之一为桂皮醛(cinnamaldehyde),属苯丙醛类。中药方剂麻黄汤含桂枝、麻黄等,桂皮醛是其有效成分之一。

(四) 苯丙酸类

苯丙酸衍生物及其酯类,是重要的简单苯丙素类化合物,也是一些重要中药的有效成分。桂皮酸存在于肉桂中,咖啡酸(caffeic acid)存在于蒲公英中,阿魏酸(ferulic acid)是当归的主要成分,丹参素(danshensu)是丹参活血化瘀的水溶性成分,均属苯丙酸类。

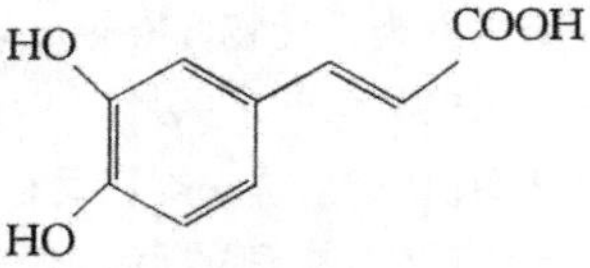

咖啡酸 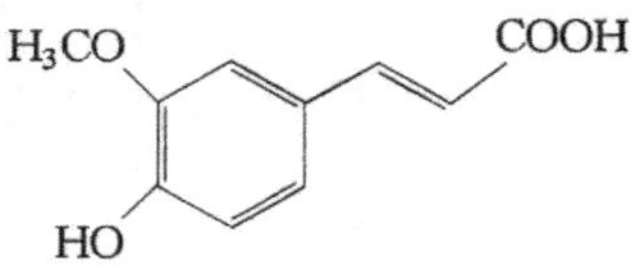　阿魏酸 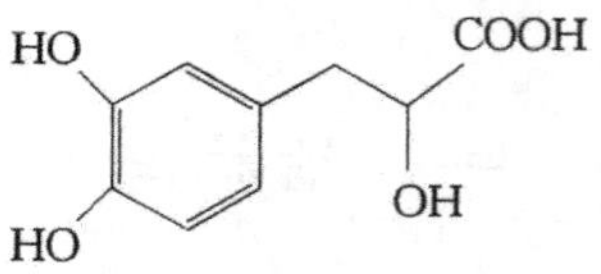　丹参素

苯丙酸类衍生物可与糖或多元醇结合,以苷或酯的形式存在于植物中,且多具较强的生理活性,如茵陈的利胆成分绿原酸(chlorogenic acid),金银花的抗菌成分 3, 4-二咖啡酰基奎宁酸(3, 4-dicaffeoyl quinic acid),沙参苷 I(shashenoside I),荷包花苷 A(calceolarioside A)等。此外,简单苯丙酸衍生物还可经过分子间缩合形成多聚体,如丹参的水溶性成分迷迭香酸(rosmarinic acid)。

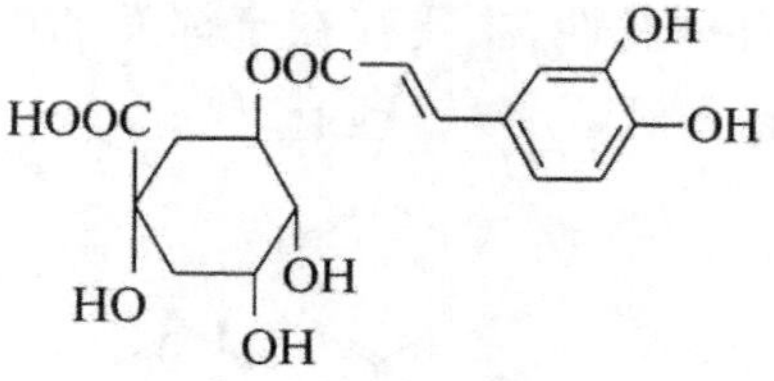

绿原酸 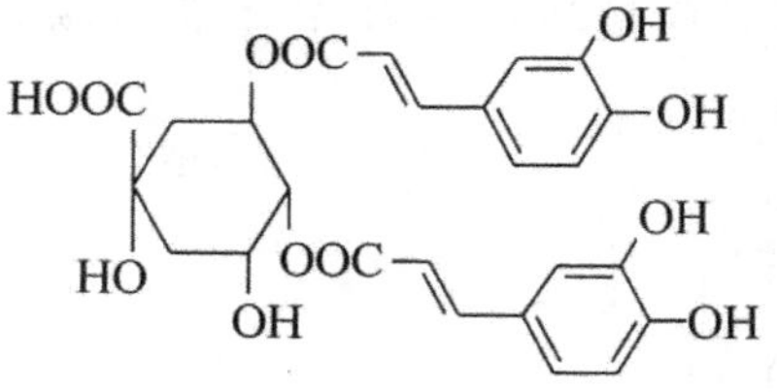　3,4- 二咖啡酰基奎宁酸 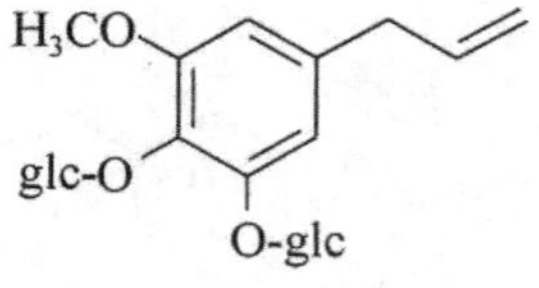　沙参苷 I

荷包花苷 A　　　　迷迭香酸

二、提取与分离

简单苯丙素类成分依其极性大小和溶解性的不同，一般用有机溶剂或水提取，按照中药化学成分分离的一般方法分离，如溶剂分配、硅胶柱色谱等。其中苯丙烯、苯丙醛及苯丙酸的简单酯类衍生物多具有挥发性，是挥发油的重要组成部分，可用水蒸气蒸馏法提取。苯丙酸衍生物多是水溶性酚性成分，可用水或稀醇等提取。

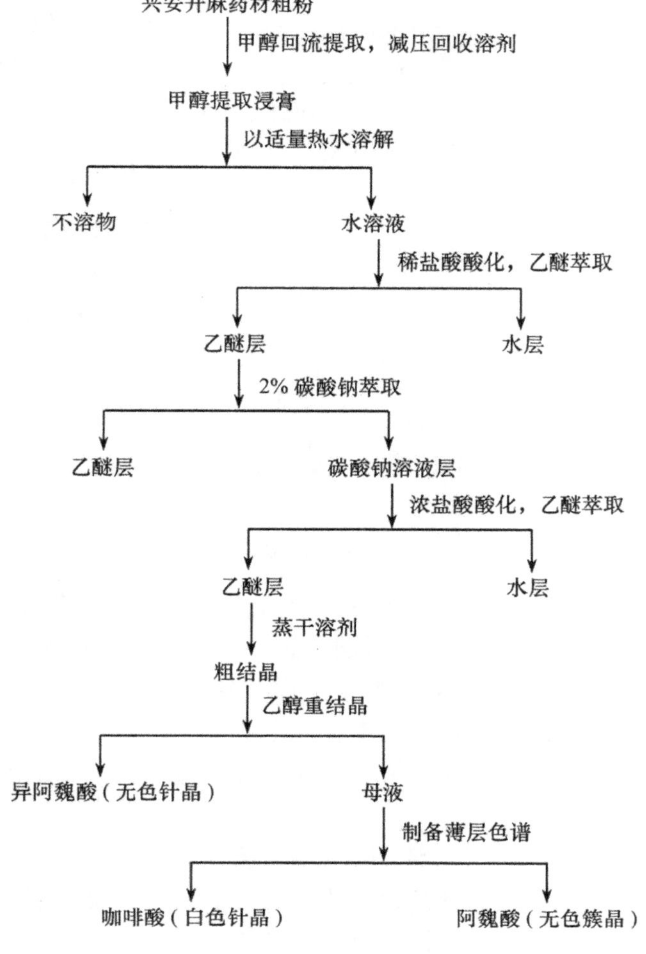

图 5-1　兴安升麻简单苯丙素类成分提取分离流程

升麻是发表透疹、清热解毒、升举阳气的中药，常用于风热头痛、口疮、麻疹、子宫脱垂等症。兴安升麻（*Cimicifuga dahurica*）是中药材北升麻的主要来源，含有咖啡酸、阿魏酸、异阿魏酸等简单苯丙素类成分，其提取分离流程见图 5-1。

第 2 节　香豆素类

毒性反应，新药发现的重要启迪

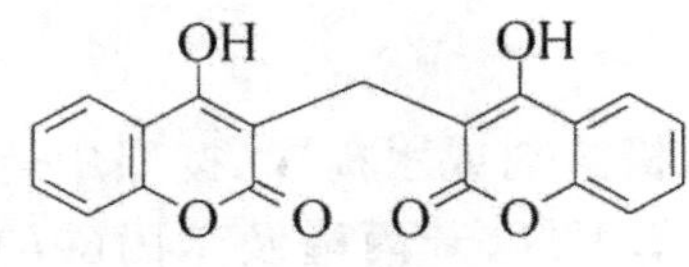

在寒冷的冬天，牲口需要用干牧草圈养，而牛吃了腐败的甜苜蓿干草后时会发生内脏出血导致死亡的情况，现象之后的本质是什么呢？在 20 世纪初，Link 等研究者揭示了其中的奥秘：腐败的甜苜蓿草中含有的苜蓿草酚（dicoumarol）能抑制凝血酶原的产生，是具有强而持久抗凝血活性的香豆素化合物。牛吃了腐败的苜蓿干草后，体内（如消化道等）微小的出血创口，将会因为凝血功能的破坏而流血不止，最终导致牛失血死亡。人类所患心肌梗死等心、脑血管疾病，其发生与发展和血液黏稠度增加、血小板聚集活性增强等因素有关，研究的结果也使苜蓿草酚成为一个后来在临床上曾经广泛应用的抗凝血剂。

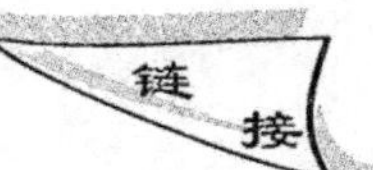

香豆素类（coumarins）成分是一类具有苯骈 α-吡喃酮母核的天然产物的总称，在结构上可以看成是顺式邻羟基桂皮酸脱水而形成的内酯化合物，自 1812 年从植物 *Daphne alpina* 中首次得到香豆素类化合物 daphnin，到目前（2004 年）已经发现天然香豆素约 2000 余个，是一类重要的中药化学成分。

在目前得到的天然香豆素成分中，除了香豆素等极少数化合物外，均在 7 位连接含氧功能团，因此，7-羟基香豆素（umbelliferone，伞形花内酯）可认为是香豆素类化合物的基本母核。

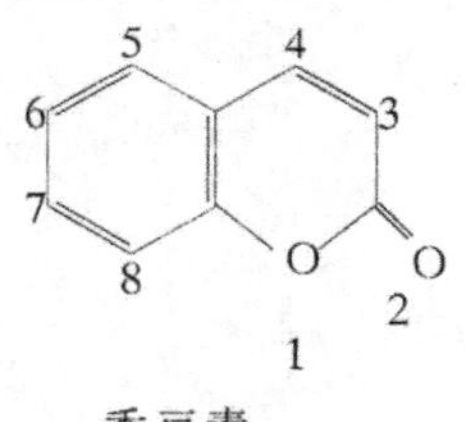

香豆素

HO　O　O

伞形花内酯

glc-O　O　O
OH

daphnin

香豆素类广泛分布于高等植物，亦有少数来自微生物（如黄曲真菌、假蜜环菌等）及动物。富含香豆素类成分的植物类群有伞形科、芸香科、菊科、豆科、瑞香科等。中药独活、白芷、前胡、蛇床子、九里香、茵陈、补骨脂、秦皮等都含有香豆素类成分。香豆素类成分可分布于植物的花、叶、茎、皮、果（种子）、根等各个部位，通常以根、果（种子）、皮、幼嫩的枝叶中含量较高。同科属植物中的香豆素类成分常具有类似的结构特点，往往是一族或几族混合物共存于同一植物中。

香豆素类成分具有多方面的生物活性，是一类重要的中药活性成分。秦皮中七叶内酯（aesculetin）和七叶苷（aesculin）是治疗痢疾的有效成分。茵陈中滨蒿内酯（scoparone）、假蜜环菌中亮菌甲素（armillarisin A）具有解痉、利胆作用。蛇床子中蛇床子素（osthol）可用于杀虫止痒。补骨脂中呋喃香豆素类具有光敏活性，用于治疗白斑病。胡桐中香豆素（+）calanolide A

是 HIV-1 逆转录酶抑制剂，美国 FDA 已批准作为抗艾滋病药进入临床试验。

一、结构与分类

香豆素类化合物的基本母核为苯骈 α-吡喃酮，大多香豆素类成分只在苯环一侧有取代，也有部分香豆素类成分在 α-吡喃酮环上有取代。在苯环一侧常见的功能团有羟基、甲氧基、糖基、异戊烯氧基及其衍生物等；在 6、8 位也常见异戊烯基及其衍生物取代，并可进一步和 7 位氧原子环合形成呋喃环或吡喃环。在 α-吡喃酮环一侧，3、4 位均可能有取代，常见的取代基团是小分子烷基、苯基、羟基、甲氧基等。

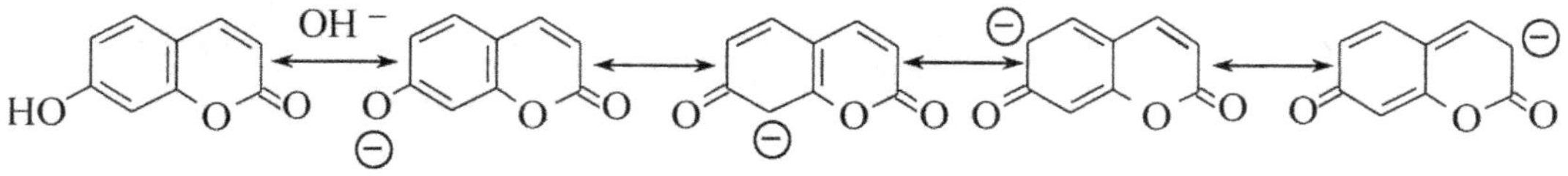

香豆素类成分的结构分类，主要依据在 α-吡喃酮环上有无取代，7 位羟基是否和 6、8 位取代异戊烯基缩合形成呋喃环、吡喃环来进行，通常将香豆素类化合物大致分为四类。

（一）简单香豆素类

简单香豆素类(simple coumarins)是只在苯环一侧有取代，且 7 位羟基未与 6(或 8)位取代基形成呋喃环或吡喃环的香豆素类。广泛存在于伞形科植物中的伞形花内酯，秦皮中的七叶内酯和七叶苷，茵陈中的滨蒿内酯，蛇床子中的蛇床子素，独活中的当归内酯(angelicon)，瑞香中的瑞香内酯(daphnetin)等均属简单香豆素类。

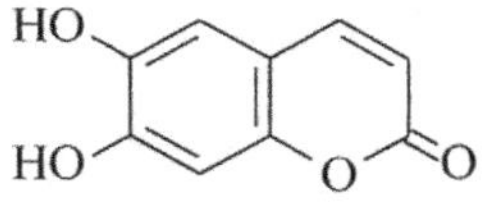

七叶内酯 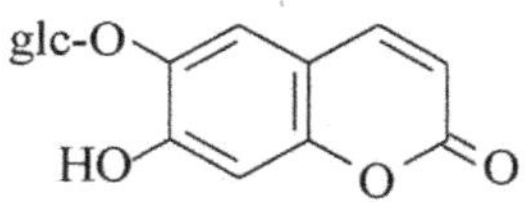　七叶苷 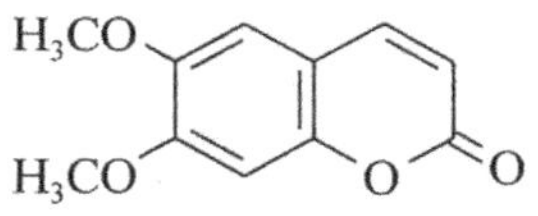　滨蒿内酯

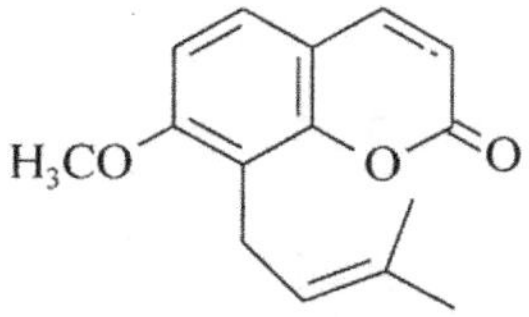

蛇床子素 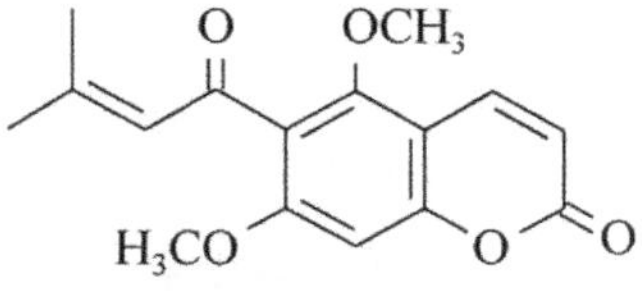　当归内酯 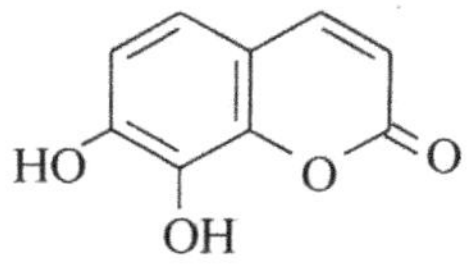　瑞香内酯

（二）呋喃香豆素类

香豆素类成分如 7 位羟基和 6(或 8)位取代异戊烯基缩合形成呋喃环，即属呋喃香豆素类(furanocoumarins)。如 6 位异戊烯基与 7 位羟基形成呋喃环，则呋喃环与苯环、α-吡喃酮环处在一条直线上，称为线型呋喃香豆素。如 8 位异戊烯基与 7 位羟基形成呋喃环，则呋喃环与苯环、α-吡喃酮环处在一条折线上，称为角型呋喃香豆素。如呋喃环外侧被氢化，称为二氢呋喃香豆素。

存在于补骨脂中的补骨脂素(psoralen),牛尾独活中的佛手柑内酯(bergapten),白芷中的欧芹属乙素(imperatorin)均属线型呋喃香豆素类。紫花前胡中的紫花前胡苷(nodakenin)及其苷元(nodakenetin),云前胡中的石防风素(deltoin)均属线型二氢呋喃香豆素类。

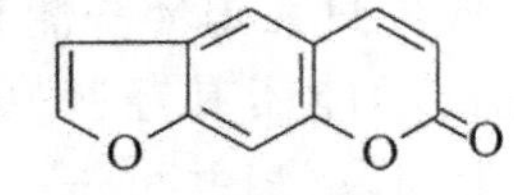

补骨脂素 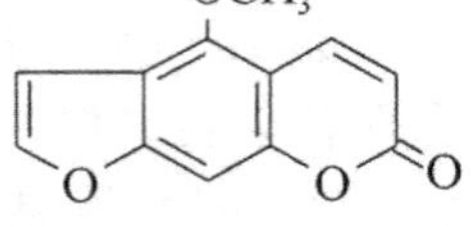　　佛手柑内脂 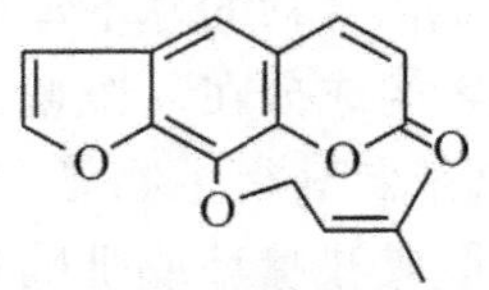　　欧芹属乙素

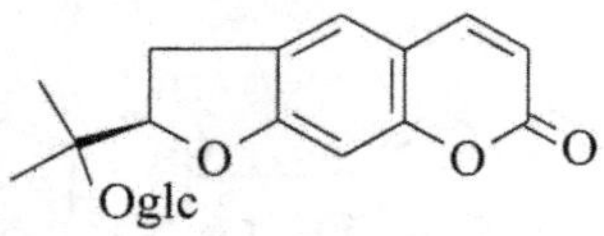

紫花前胡苷 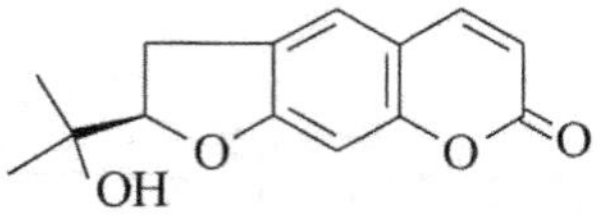　　紫花前胡苷元 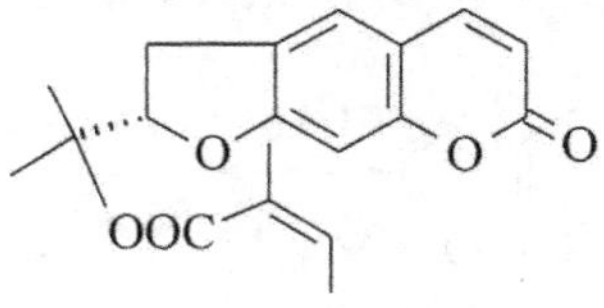　　石防风素

存在于当归中的当归素(angelin),牛尾独活中的虎耳草素(pimpinellin)、异佛手柑内酯(isobergapten)均属角型呋喃香豆素类。独活中的哥伦比亚内酯(columbianadin),旱前胡中的旱前胡甲素、乙素(daucoidin A,B)均属角型二氢呋喃香豆素类。

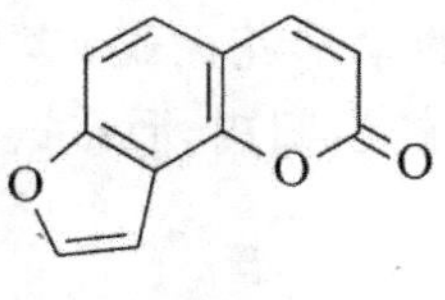

当归素 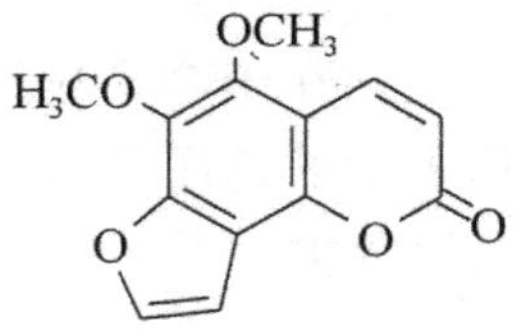　　虎耳草素 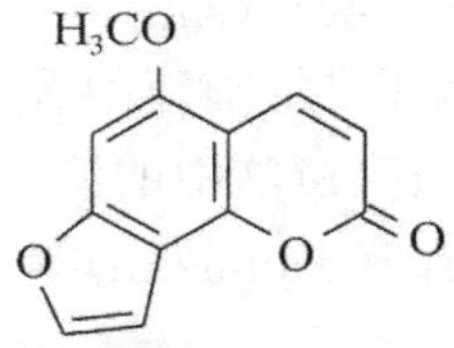　　异佛手柑内酯

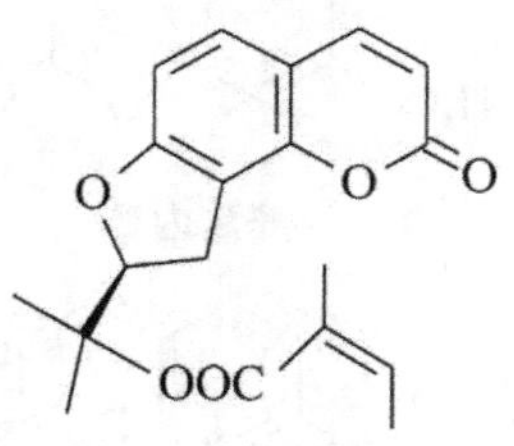

哥伦比亚内酯 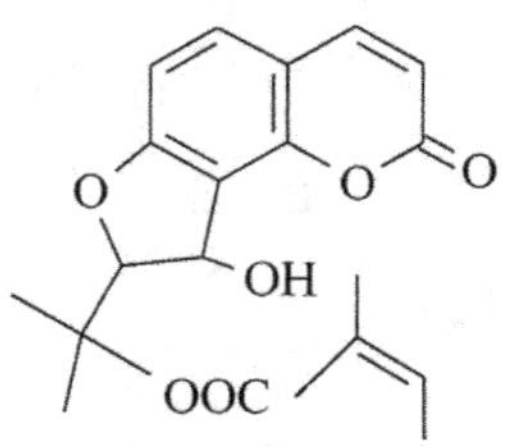　　旱前胡甲素 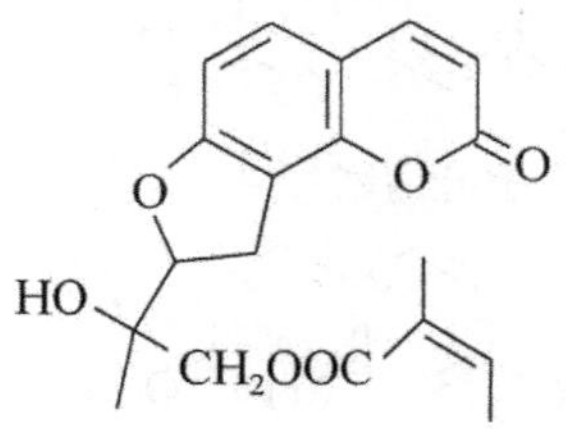　　旱前胡乙素

(三) 吡喃香豆素类

与呋喃香豆素类相似,7位羟基和6(或8)位取代异戊烯基缩合形成吡喃环,即属吡喃香豆素类(pyranocoumarins)。6位异戊烯基与7位羟基形成吡喃环者,称为线型吡喃香豆素;8位异戊烯基与7位羟基形成吡喃环者,称为角型吡喃香豆素。吡喃环被氢化,称为二氢吡喃香豆素。

从紫花前胡中得到一系列具有抗血小板聚集活性的线型吡喃香豆素,如紫花前胡素(decursidin)、紫花前胡醇(decursidinol)、紫花前胡香豆素Ⅰ(pd-c-Ⅰ)。白花前胡中的角型二氢吡喃香豆素成分多具有抗血小板聚集，扩张冠状动脉等活性，如北美芹素（pteryxin）、白花前胡丙素［（＋）praeruptorin A］、白花前胡苷Ⅱ（praeroside Ⅱ）。

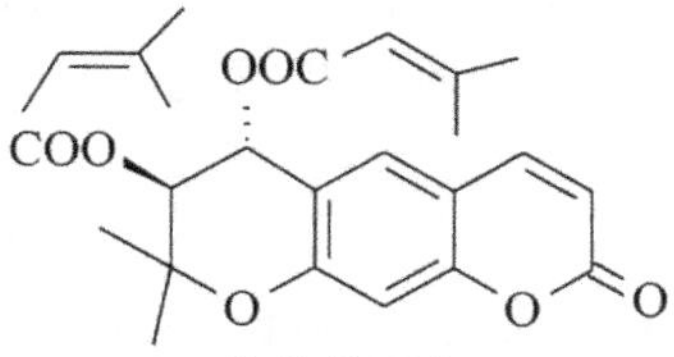

紫花前胡素 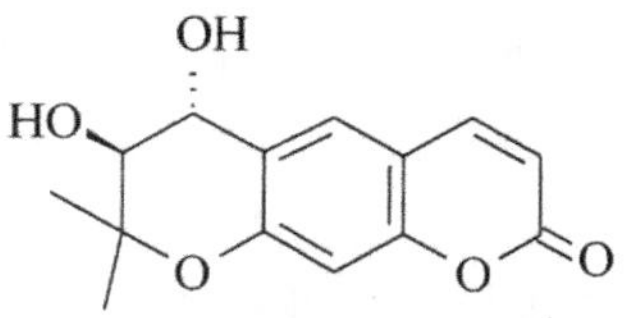　紫花前胡醇 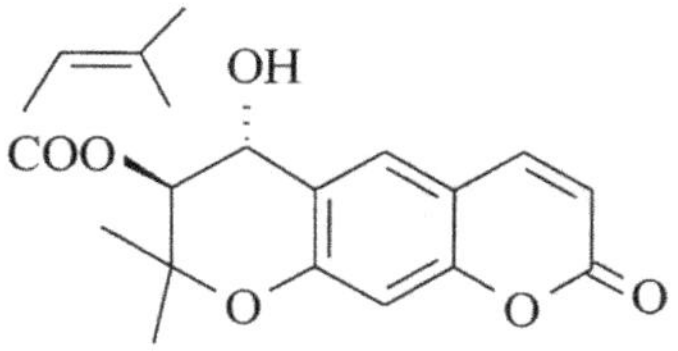　紫花前胡香豆素Ⅰ

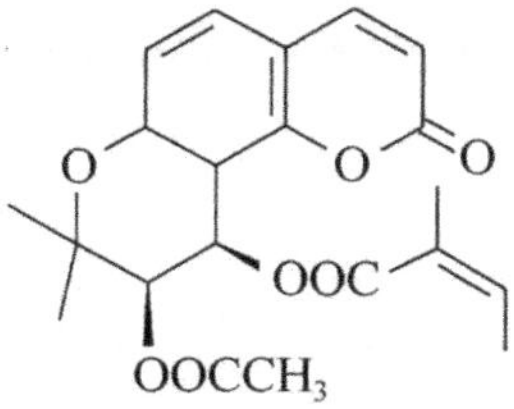

北美芹素 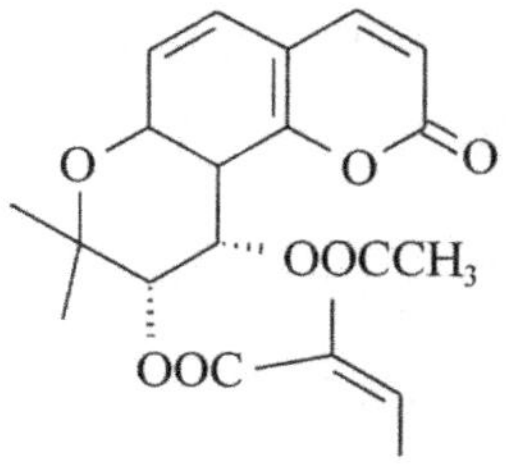　白花前胡丙素 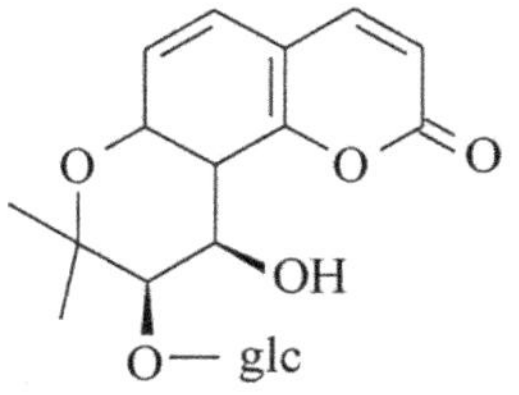　白花前胡苷Ⅱ

（四）其他香豆素类

天然发现的香豆素类成分，有的化合物结构不能归属于上述三个类型，主要包括在 α-吡喃酮环上有取代的香豆素类，如从胡桐中得到的（＋）calanolide A 在 4 位是烷基取代，具有显著的抗 HIV-1 逆转录酶作用；香豆素二聚体、三聚体类，如从续随子中得到的双七叶内酯（bisaesculetin）是香豆素二聚体；异香豆素类，如从茵陈中得到的茵陈内酯（capillarin）是异香豆素类成分。

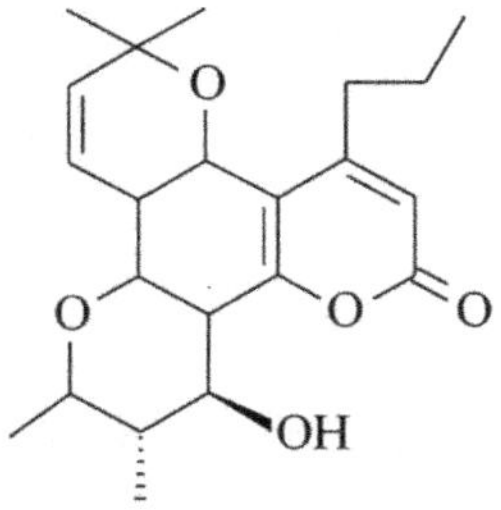

(+)calanolide A 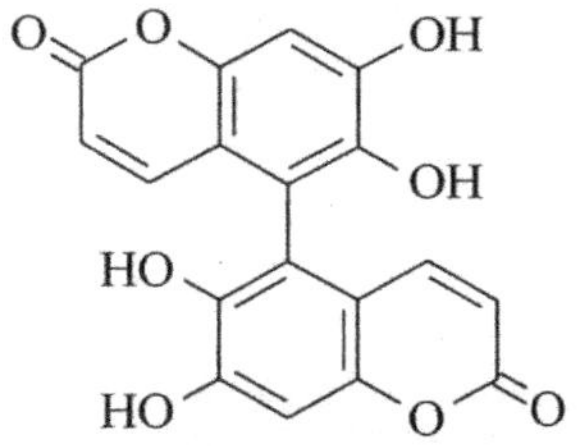　双七叶内酯 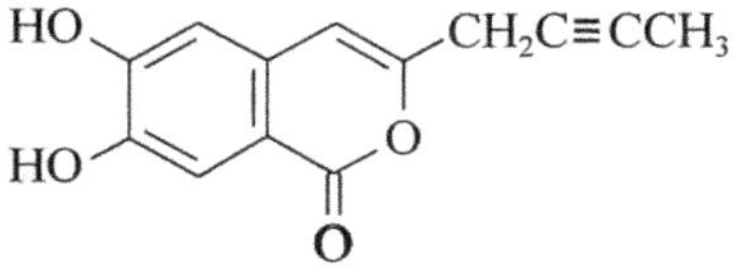　茵陈内酯

二、理化性质

（一）性状及荧光

游离香豆素类多为结晶性物质，有比较敏锐的熔点，但也有很多香豆素类呈玻璃态或油状。相对分子质量小的游离香豆素多具有芳香气味与挥发性。香豆素苷类一般呈粉末或晶体状。在紫外光（365nm）照射下，香豆素类成分多显现蓝色或紫色荧光。

（二）溶解性

游离香豆素类成分易溶于氯仿、乙酸乙酯、丙酮、甲醇等有机溶剂，也能部分溶于沸水，但不溶于冷水。香豆素苷类成分易溶甲醇、乙醇，可溶于水，难溶于低极性有机溶剂。

（三）内酯环的碱水解

香豆素类分子中具内酯结构，碱性条件下可水解开环，生成顺式邻羟基桂皮酸的盐。顺式邻羟基桂皮酸盐的溶液经酸化至中性或酸性即闭环恢复为内酯结构。但如果与碱液长时间加热，开环产物顺式邻羟基桂皮酸衍生物则发生双键构型的异构化，转变为反式邻羟基桂皮酸衍生物，此时，再经酸化也不能环合为内酯。

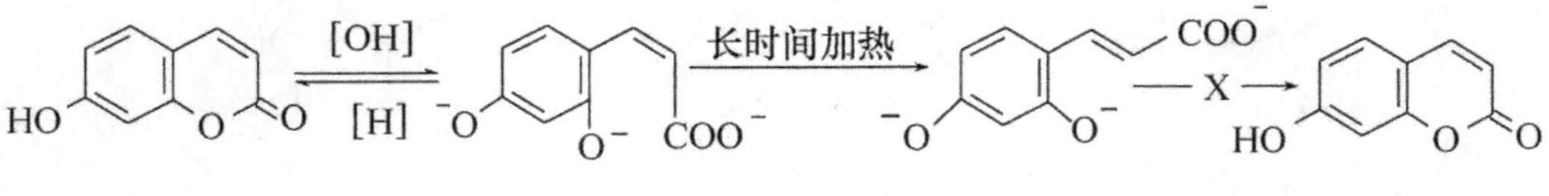

[OH] [H] 长时间加热 X

由于香豆素类化合物结构中往往还含有其他的酯基，因此，在内酯环发生碱水解的同时，其他酯基也会水解，尤其是取代侧链上的酯基如处在苄基碳上则极易水解。

（四）与酸的反应

香豆素类化合物分子中若在酚羟基的邻位有异戊烯基等不饱和侧链，在酸性条件下能环合形成含氧的杂环结构呋喃环或吡喃环。如分子中存在醚键，酸性条件下能水解，尤其是烯醇醚和烯丙醚。在酸性条件下，具有邻二醇结构的香豆素类成分还会发生重排。

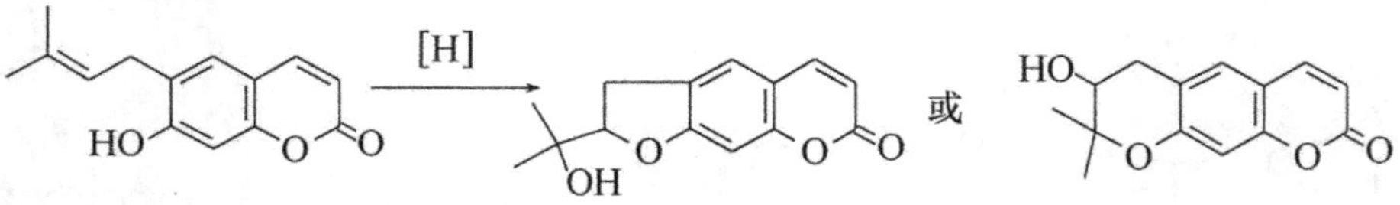

[H] 或

（五）显色反应

(1) 异羟肟酸铁反应：香豆素类成分具有内酯结构，在碱性条件下开环，与盐酸羟胺缩合生成异羟肟酸，在酸性条件下再与 Fe^{3+} 络合而显红色。

(2) 酚羟基反应：香豆素类成分常具有酚羟基取代，可与三氯化铁溶液反应产生绿色至墨绿色沉淀。若取代酚羟基的邻、对位无取代，可与重氮化试剂反应显红色至紫红色。

(3) Gibb's 反应：香豆素类成分在碱性条件(pH 9～10)下内酯环水解生成酚羟基，如果其对位(6 位)无取代，与 2,6-二氯苯醌氯亚胺(Gibb 试剂)反应而显蓝色。利用此反应可判断香豆素分子中 C_6 位是否有取代基存在。

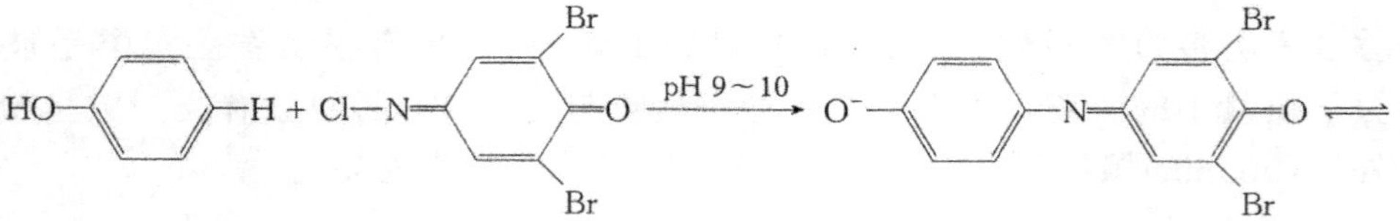

pH 9～10

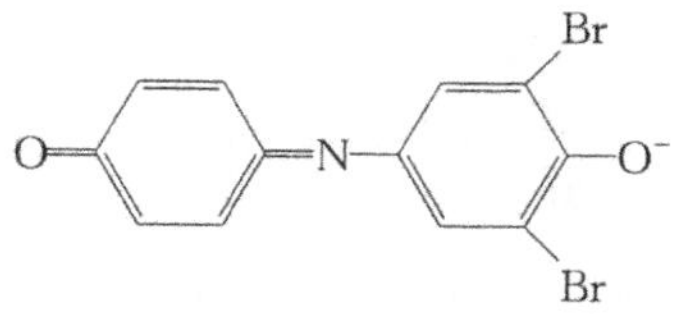

蓝色

(4) Emerson 反应：与 Gibb 反应类似，香豆素类成分如在 6 位无取代，内酯环在碱性条件下开环后与 Emerson 试剂(4-氨基安替比林和铁氰化钾)反应生成红色。此反应可用于判断 C_6 位有无取代基存在。

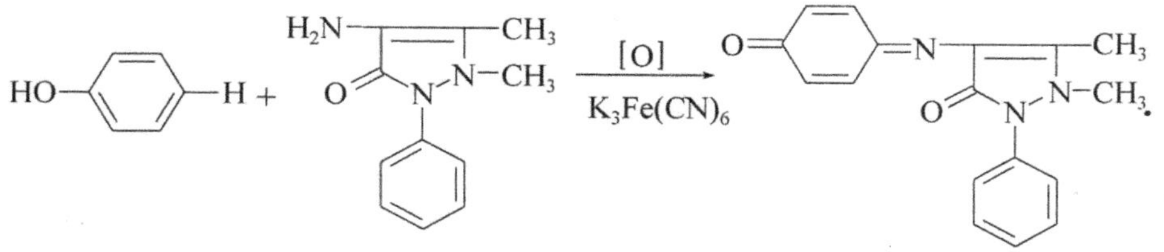

$$\xrightarrow[K_3Fe(CN)_6]{[O]}$$

三、提取与分离

(一) 香豆素类的提取

(1) 溶剂提取法：香豆素类成分多以亲脂性的游离形式存在于植物中，可以用一般的有机溶剂，如甲醇、乙醇、丙酮、乙醚等提取。其提取方法可采用乙醚等溶剂先提取脂溶性成分，再用甲醇(乙醇)或水提取大极性部分。也可先用甲醇(乙醇)或水提取，再用溶剂或大孔吸附树脂法划分为脂溶性部位和水溶性部位。

如从前胡中提取香豆素类成分，可先用乙醇回流提取，回收溶剂得醇浸膏。醇浸膏分散在水中，先以乙酸乙酯萃取得到脂溶性部分，再以正丁醇萃取得到香豆素苷类。

(2) 碱溶酸沉法：用溶剂法提取香豆素类成分，常有大量中性杂质存在，可利用香豆素类具有内酯结构，能溶于稀碱液而和其他中性成分分离，碱溶液酸化后内酯环合，香豆素类成分即可游离析出，也可用乙醚等有机溶剂萃取得到。

(3) 水蒸气蒸馏法：小分子的香豆素类成分因具有挥发性，可采用水蒸气蒸馏法提取。

(二) 香豆素类的分离

中药中的香豆素类成分往往是结构类似、极性相近的一种或几种小类型的香豆素类化合物共同存在，用常规的溶剂法、结晶法难以相互分离，一般应用色谱法进行分离纯化。常用的色谱分离方法是柱色谱。

柱色谱分离一般采用硅胶为吸附剂，洗脱剂可先用薄层色谱试验筛选，常用的洗脱系统可用环己烷(石油醚)-乙酸乙酯、环己烷(石油醚)-丙酮、氯仿-丙酮等。氧化铝一般不用于香豆素类成分的柱色谱分离。香豆素苷类的分离可用反相硅胶(Rp-18、Rp-8 等)柱色谱，常用的洗脱系统可用水-甲醇、甲醇-氯仿。此外，葡聚糖凝胶 sephadex LH-20 柱色谱等也可用于香豆素类成分的分离。

近年来，制备液相色谱用于分离香豆素类成分已经较为普遍，尤其是对极性很小的多酯基香豆素类、极性较强的香豆素苷类分离效果好。对小极性香豆素类，一般用正相色谱（Si-60等）或反相色谱，而对香豆素苷类，一般用反相色谱（Rp-18、Rp-8 等）。如独活中用常规柱色谱难以分离的独活醇-C（angelol-C）、独活醇-L（angelol-L）、独活醇-J（angelol-J）等化合物，可用正相色谱（shim-pack PREP-SIL，氯仿-甲醇＝50∶1 洗脱），结合反相色谱（Rp-18，甲醇-水＝6∶4 洗脱）而相互分离。

因为香豆素类成分在薄层色谱上很容易以荧光定位斑点，故制备薄层色谱也可用于香豆素类成分的分离，极性小的香豆素类可用环己烷（石油醚）-乙酸乙酯系统，极性较大的香豆素类可用氯仿-甲醇系统。

四、检　　识

（一）理化检识

1. 荧光

香豆素类化合物在紫外光（365nm）照射下一般显蓝色或紫色的荧光，可用于检识。7-羟基香豆素类往往有较强的蓝色荧光，加碱后其荧光更强，颜色变为绿色；羟基香豆素醚化，或导入非羟基取代基往往使荧光强度减弱、色调变紫；多烷氧基取代的呋喃香豆素类一般呈黄绿色或褐色荧光。

2. 显色反应

香豆素类物质分子中具有内酯结构，往往还具有酚羟基，通过这些基团的显色反应，能为检识与鉴别香豆素类成分提供参考。常用异羟肟酸铁反应检识香豆素内酯环的存在与否，利用与三氯化铁溶液的反应判断酚羟基的有无。Gibb 反应和 Emerson 反应可用来检查 C_6 位是否有取代基。

（二）色谱检识

香豆素类成分一般用薄层色谱检识，常用硅胶作为吸附剂，游离香豆素类可用环己烷（石油醚）-乙酸乙酯（5∶1～1∶1）、氯仿-丙酮（9∶1～5∶1）等溶剂系统展开。香豆素苷类可依极性选用不同比例的氯仿-甲醇作展开剂。在紫外光（365nm）下观察，香豆素类成分在色谱上多显蓝色、紫色荧光斑点，或喷异羟肟酸铁试剂显色。此外，纸色谱、聚酰胺色谱也可用于香豆素类化合物的检识。

五、含香豆素的中药实例——秦皮

秦皮具有清热燥湿、明目、止泻等功效，用于痢疾、泄泻、赤白带下、目赤肿痛等症。来源为木犀科植物苦枥白蜡树（*Fraxinus rhynchophylla*）、白蜡树（*F. chinensis*）、宿柱白蜡树（*F. stylosa*）的干燥枝皮及干皮，主产吉林、辽宁及河南等地。其主要的化学成分是香豆素类，其中苦枥白蜡树皮含有七叶内酯、七叶苷；白蜡树树皮含有七叶内酯、秦皮素；宿柱白蜡树含有七叶内酯、七叶苷、秦皮素等，香豆素类成分是中药秦皮的主要药效物质。

七叶内酯：黄色针晶（稀醇），*mp*268～270℃。易溶于甲醇、乙醇，可溶于丙酮，不溶于乙醚和水。七叶苷，浅黄色针晶（水），*mp*204～206℃。易溶于甲醇、乙醇和乙酸，可溶于沸水。从

苦枥白蜡树皮中提取分离七叶内酯和七叶苷的方法如下(图 5-2):

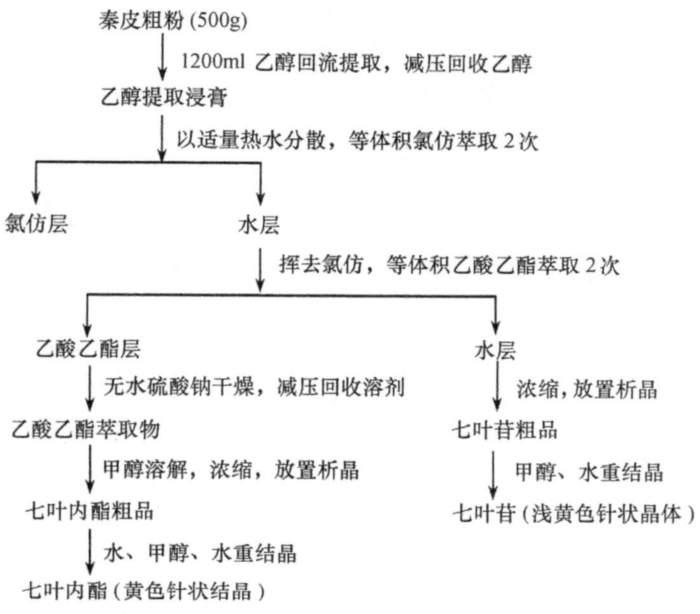

图 5-2　七叶内酯和七叶苷提取分离流程

第 3 节　木脂素类

木脂素类(lignans)是一类由两分子苯丙素衍生物聚合而成的天然化合物,主要存在于植物的木部和树脂中,多数呈游离状态,少数与糖结合成苷。木脂素类在自然界中分布较广,如国内外已对二十余种五味子属植物进行了研究,鉴定出 150 多种木脂素成分;从胡椒属植物中分出近 30 种木脂素化合物。木脂素类化合物具有多方面生物活性,如五味子科木脂素成分五味子酯甲、乙、丙和丁(schisantherin A、B、C、D)能保护肝脏和降低血清 GPT 水平;从愈创木树脂中分得的二氢愈创木脂酸(dihydroguaiaretic acid ,DGA)是一个具有广泛生物活性的化合物,尤其是对合成白三烯的脂肪氧化酶和环氧化酶具有抑制作用;小檗科鬼臼属八角莲所含的鬼臼毒素类木脂素则具有很强的抑制癌细胞增殖作用。

一、结构与分类

组成木脂素的单体有四种:桂皮酸(cinnamic acid),偶有桂皮醛(cinnamaldehyde);桂皮醇(cinnamyl alcohol);丙烯苯(propenyl benzene)和烯丙苯(allyl benzene)。前两种单体的侧链 γ-碳原子是氧化型的,而后两种单体的 γ-碳原子是非氧化型的。

由于组成木脂素的 C_6—C_3 单体缩合位置不同及其侧链 γ-碳原子上的含氧基团相互脱水缩合等反应,形成了不同类型的木脂素。最早 Haworth 把 C_6—C_3 单元侧链通过 β-碳聚合而成的化合物称为木脂素类,后来 Gottlich 把新发现的由其他位置连接生成的化合物称为新木脂素(neolignan)类。近年来出现的另一种分类法是将由 γ-氧化型苯丙素生成的木脂素称为木脂素类，而由 γ-非氧化型苯丙素生成的木脂素称为新木脂素类，但按这一分类方法，原定义中有些化合物如奥托肉豆蔻脂素(otobain)应归属于新木脂素类。

本章按化学结构分类法，将木脂素分成下列几类：

(1) 简单木脂素(simple lignans)：简单木脂素由两分子苯丙素仅通过 β 位碳原子(C_8—$C_{8'}$)连接而成。此类化合物也是其他一些类型木脂素的生源前体。

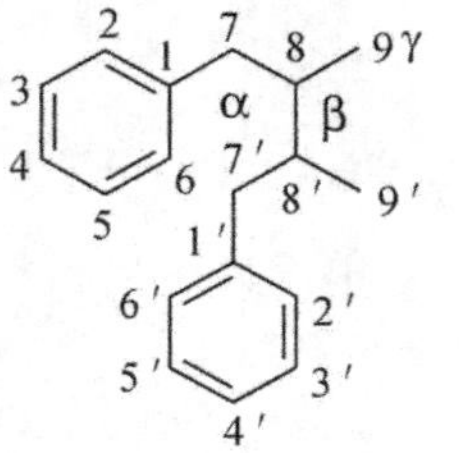

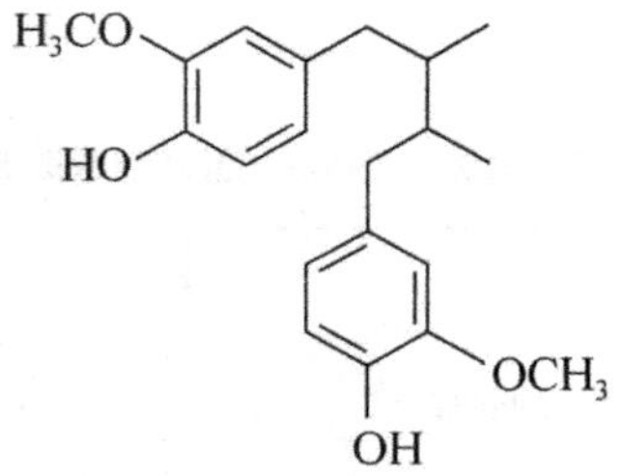

二氢愈创木脂酸

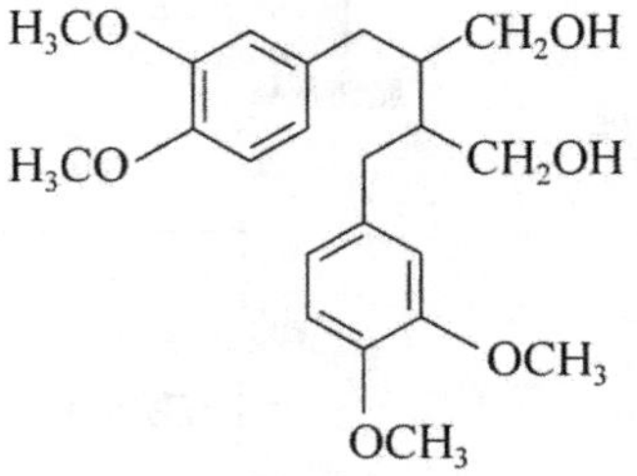

叶下珠脂素

二氢愈创木脂酸、叶下珠脂素(phyllanthin)是分别从愈创木树脂及珠子草(phyllanthus-niruri)中分得的简单木脂素类化合物。

(2) 单环氧木脂素(monoepoxylignans)：单环氧木脂素结构特征是在简单木脂素基础上，还存在 7-O-7′或 9-O-9′或 7-O-9′等四氢呋喃结构。

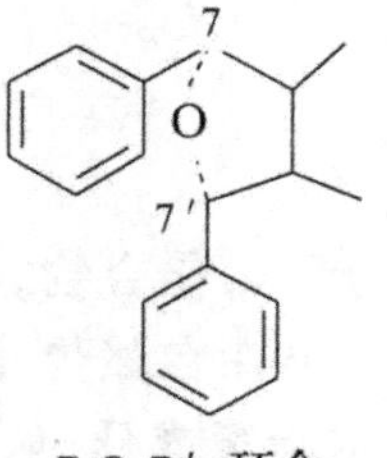

7-O-7′-环合

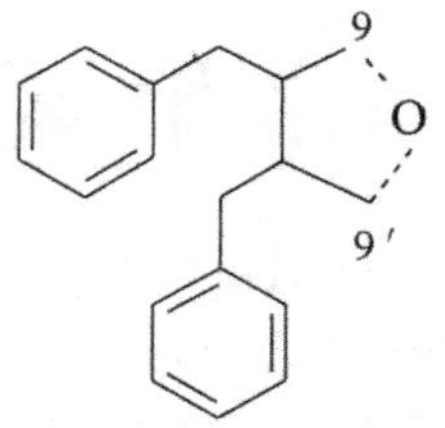

9-O-9′-环合

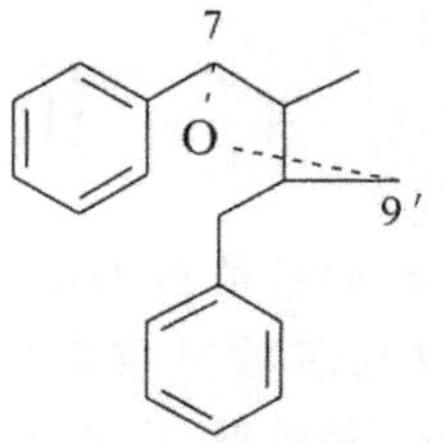

7-O-9′-环合

如恩施脂素(enshizhisu)是从翼梗五味子(*Schisandra henryi*)中分离得到的 7，7′位环氧；毕澄茄脂素(cubebin)是从毕澄茄(*Piper cubeba*)果实中分得的 9，9′位环氧的单环氧木脂素类。而从中药祖师麻的原植物之一陕甘瑞香(*Daphne tangatica*)中分得的落叶松脂素(lari-ciresinol)则为 7，9′位环氧的单环氧木脂素。愈创木树脂中的愈创木酯酸(guaiaconic acid)也是一种有呋喃环结构的单环氧木脂素。

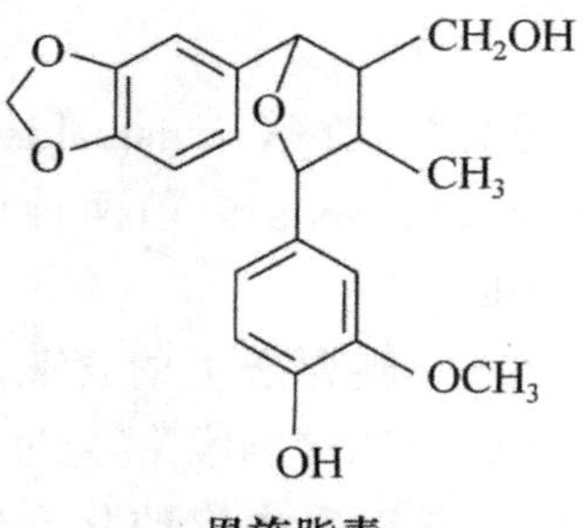

恩施脂素

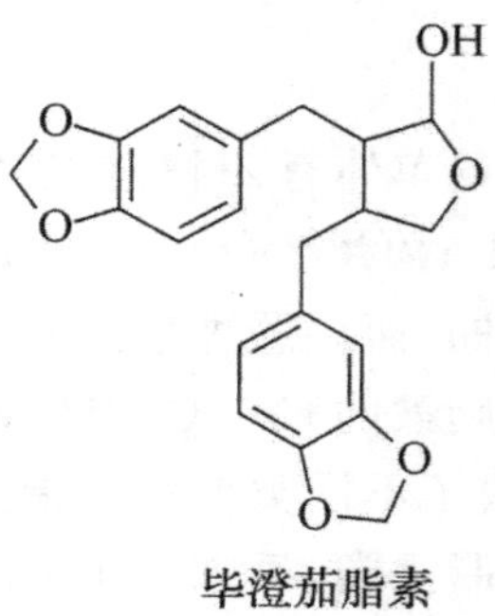

毕澄茄脂素

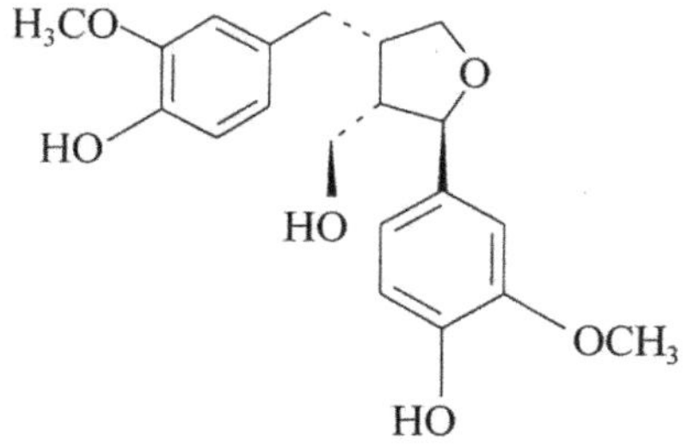

1-落叶松脂素 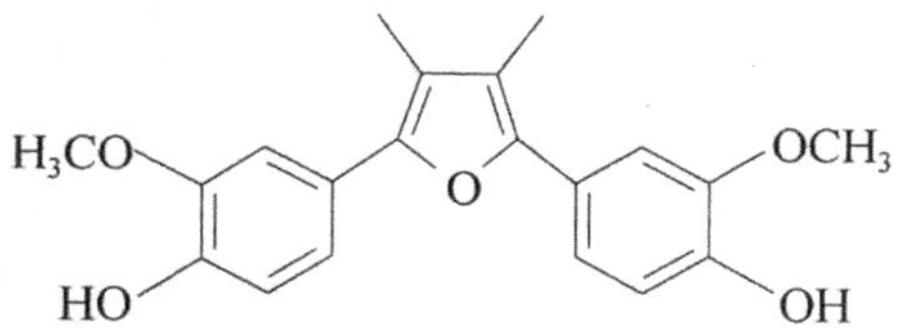　　愈创木酯酸

(3) 木脂内酯(lignanolides):木脂内酯的结构特征是在简单木脂素基础上,9、9′位环氧,C_9为 C═O 基。木脂内酯常与其单去氢或双去氢化合物共存于同一植物中。

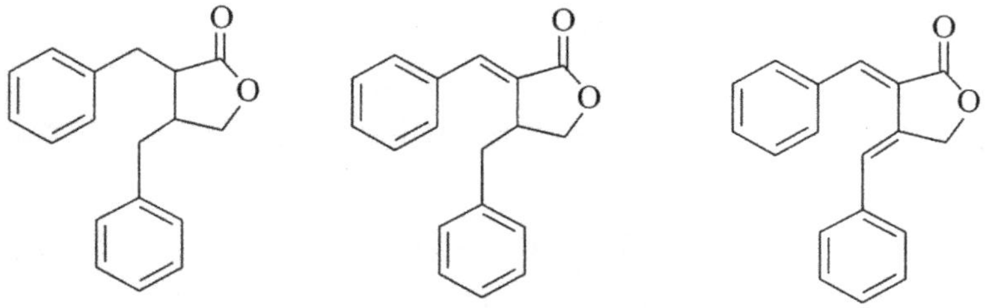

牛蒡子(*Arctium lappa*)的主要成分牛蒡子苷(arctiin)和牛蒡子苷元(arctigenin)属于木脂内酯。得自桧柏(*Juniperus Sabina*)心材中的台湾脂素 B(taiwanin B,又称桧脂素 salvinin)和台湾脂素 A(taiwanin A)都是侧链去氢的木脂内酯。

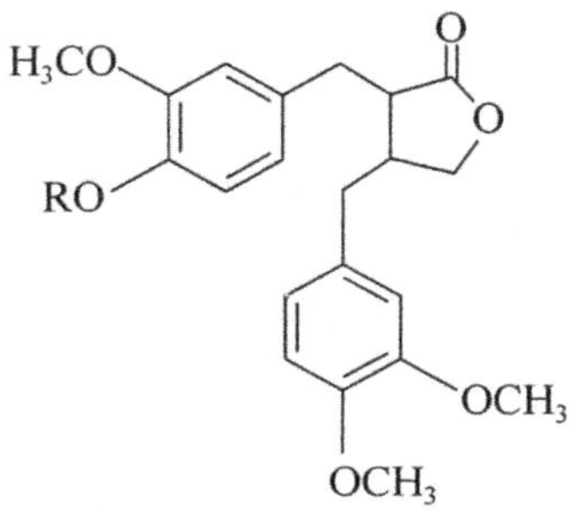

R=H　牛蒡子苷元　R=glc　牛蒡子苷 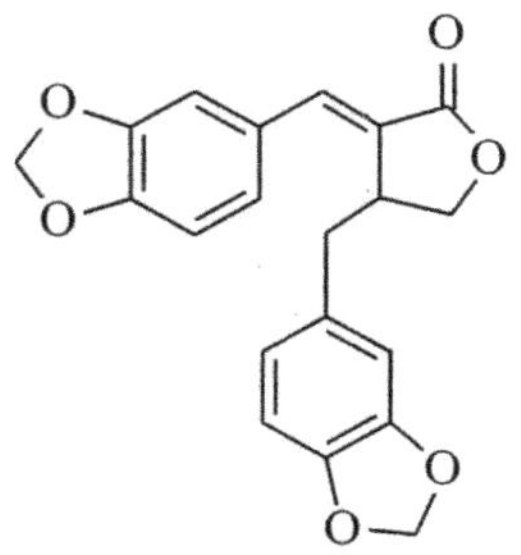　　台湾脂素 B 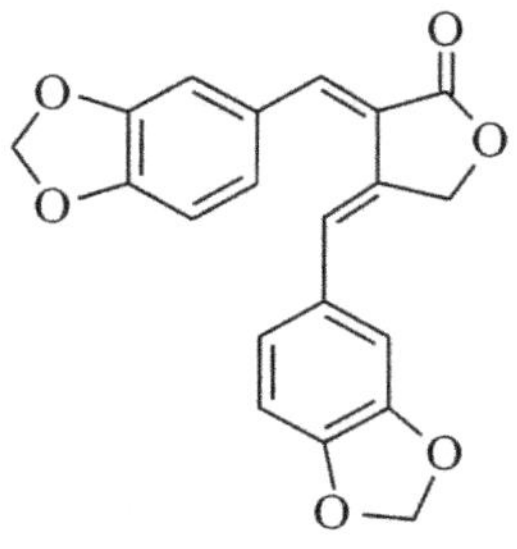　　台湾脂素 A

(4) 环木脂素(cyclolignans):在简单木脂素基础上,通过一个苯丙素单位中苯环的 6 位与另一个苯丙素单位的 7 位环合而成的环木脂素。此类又可进一步分成苯代四氢萘、苯代二氢萘及苯代萘等结构类型,自然界中以苯代四氢萘型居多。如从中国紫杉(*Taxus cuspidata*)中分得的异紫杉脂素(isotaxiresinol)和从鬼臼属植物中分得的去氧鬼臼毒脂素葡萄糖酯苷都具有苯代四氢萘的结构,来自奥托肉豆蔻(*Myristica otoba*)果实中的奥托肉豆蔻烯脂素(otoboene)具有苯代二氢萘的基本结构。

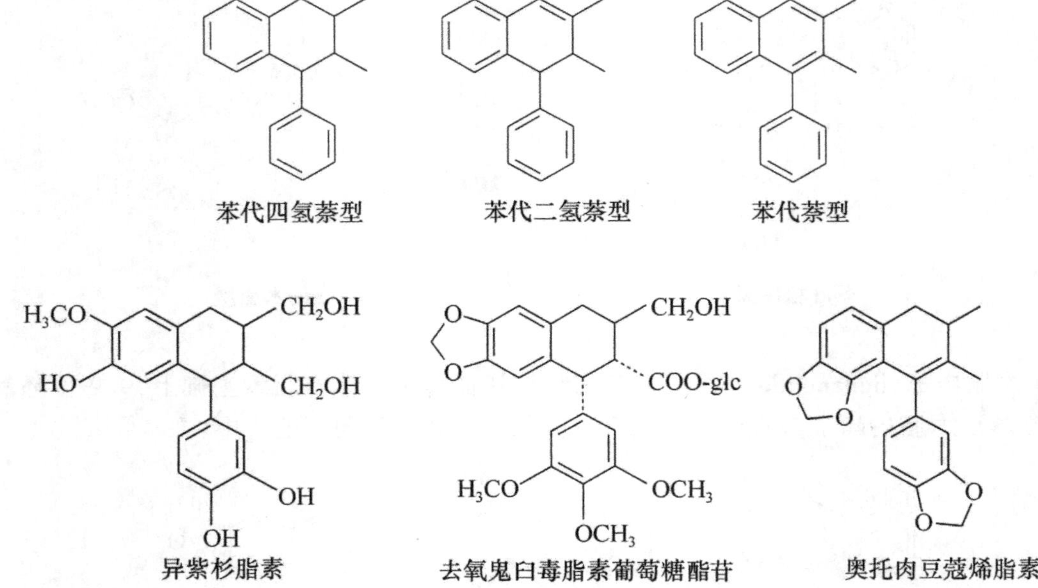

苯代四氢萘型　　苯代二氢萘型　　苯代萘型

异紫杉脂素　　去氧鬼臼毒脂素葡萄糖酯苷　　奥托肉豆蔻烯脂素

(5) 环木脂内酯(cyclolignolides):环木脂内酯是环木脂素 C_9-$C_{9'}$间环合成的内酯环。按其内酯环上羰基的取向可分为上向和下向两种类型。对于苯代萘内酯型环木脂内酯,上向的称 4-苯代-2, 3-萘内酯,下向的称为 1-苯代-2, 3-萘内酯。如 *l*-鬼臼毒脂素(*l*-podophyllotoxin)及其葡萄糖苷属 1-苯代-2, 3-萘内酯;赛菊芋脂素(helioxanthin)属 4-苯代-2, 3-萘内酯。

4-苯代-2,3-萘内酯　　1-苯代-2,3-萘内酯

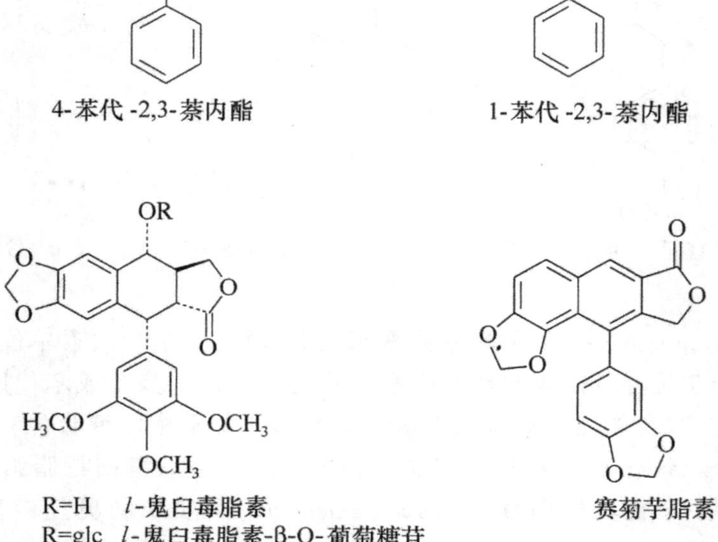

R=H　*l*-鬼臼毒脂素
R=glc　*l*-鬼臼毒脂素-β-O-葡萄糖苷

赛菊芋脂素

(6) 双环氧木脂素(bisepoxylignans):这是由两分子苯丙素侧链相互连接形成两个环氧(即具有双骈四氢呋喃环)结构的一类木脂素,存在许多光学异构体。常见的有以下 4 种光学异构体。

对映体　Ar为芳香基　对映体

从连翘中分得的连翘脂素(phillygenol)及连翘苷(phillyrin),刺五加中的丁香脂素(syringaresinol),细辛中的 *l*-细辛脂素(*l*-asarinin)都是双环氧木脂素。

连翘脂素 R=H
连翘苷 R=glc

丁香脂素　*l*-细辛脂素

(7) 联苯环辛烯型木脂素(dibenzocyclooctene lignans):这类木脂素的结构中既有联苯的结构,又有联苯与侧链环合成的八元环状结构。至今已发现 60 多个化合物,其主要来源是五味子属植物。如五味子醇(schizandrol),五味子素(schizandrin)。研究表明五味子的降转氨酶作用与其中所含有的联苯环辛烯型木脂素有关,且其含量与降 GPT 作用成正比。

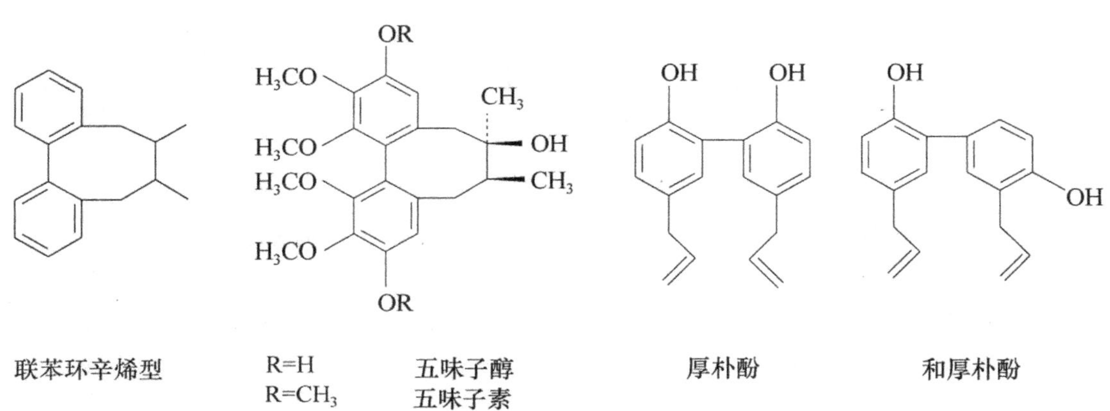

联苯环辛烯型　R=H 五味子醇　R=CH_3 五味子素　厚朴酚　和厚朴酚

(8) 联苯型木脂素(biphenylene lignans):这类木脂素中两个苯环通过3-3′直接相连而成，其侧链为未氧化型。从中药厚朴树皮中分到的厚朴酚(magnolol)及日本厚朴树皮中的和厚朴酚(honokiol)是典型的联苯型木脂素。

(9) 其他类:近年来,从中药及天然药物中分离得到一些化学结构不属于以上8种类型结构的木脂素,本书统称为其他木脂素。如得自澳大利亚植物 *Eupomatia laurica* 树皮中的 eupomatene 是苯环与侧链连接后形成呋喃氧环的一类木脂素。樟科植物中分得的 burchellin 与 eupomatenoids 相似,只是呋喃环的形成位置不同。

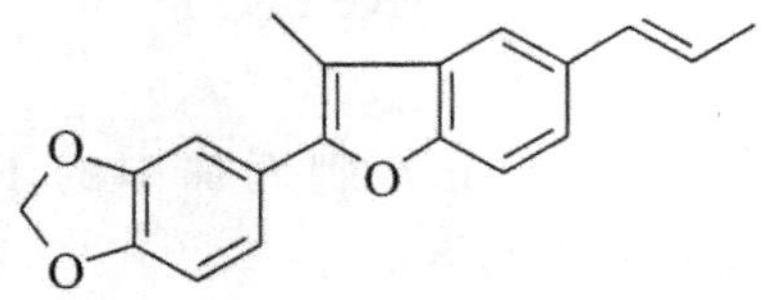

eupomatene 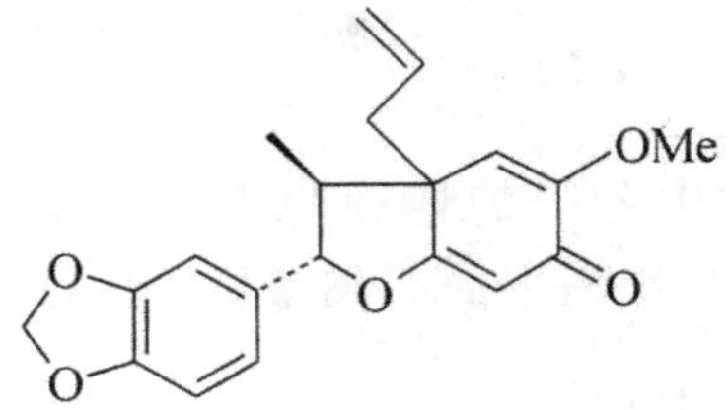　　burchellin

具有保肝作用的水飞蓟素(silymarin)既具有木脂素结构,又具有黄酮结构,作为保肝药物,临床上用以治疗急性、慢性肝炎和肝硬化。

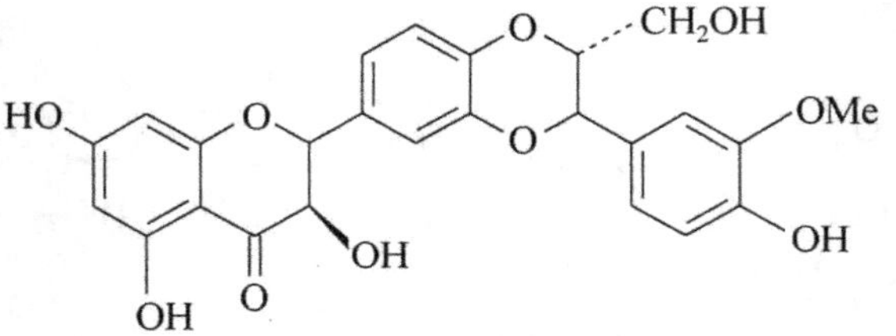

水飞蓟素

牛蒡根中的拉帕酚 A(lappaol A)、拉帕酚 B(lappaol B)都是由3分子 $C_6—C_3$ 单体缩合而成,有人建议将这种三聚物的木脂素作为倍半木脂素(sesquilignans)。

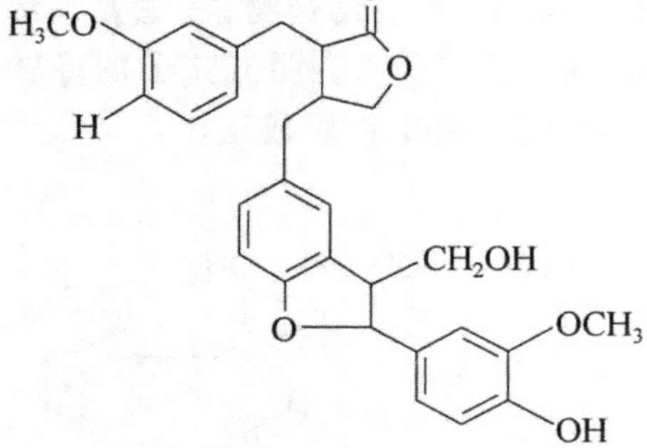

拉帕酚A 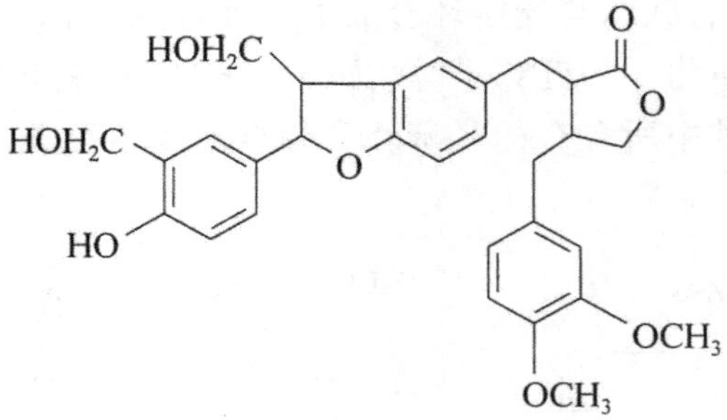　　拉帕酚B

三白草属植物(*Saururus cernuus*)的毒性成分 saucerneol、manassantin A 和 manassantin B 属于四氢呋喃型的三聚和四聚木脂素。

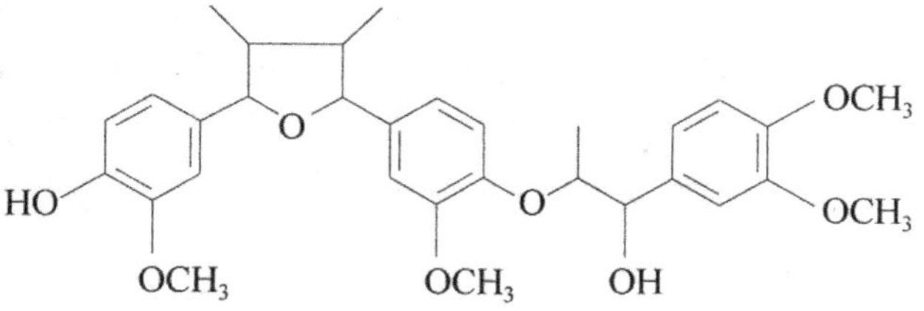

saucerneol

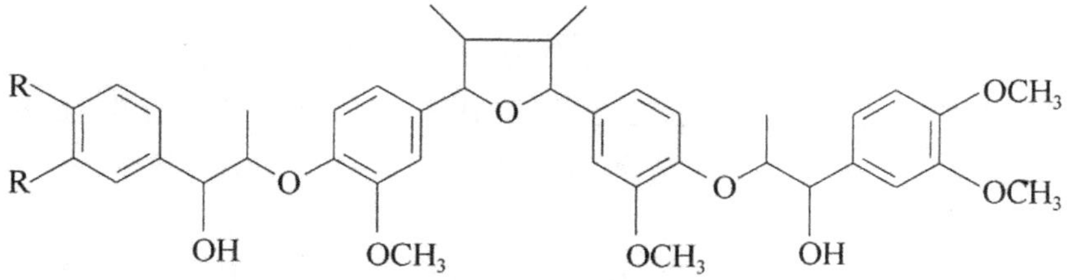

$R=OCH_3$　manassantin A
$R=OCH_2O$　manassantin B

二、理 化 性 质

（1）性状及溶解度：多数木脂素化合物是无色结晶，一般无挥发性，少数具升华性，如二氢愈创木脂酸。游离木脂素多具有亲脂性，一般难溶于水，易溶于苯、乙醚、氯仿及乙醇等有机溶剂，具有酚羟基的木脂素类可溶于碱性水溶液中。木脂素苷类水溶性增大。

（2）光学活性与异构化作用：木脂素常有多个手性碳原子或手性中心，大部分具有光学活性，遇酸易异构化。

此外，双环氧木脂素类常具有对称结构，在酸的作用下，呋喃环上的氧原子与苄基碳原子之间的键易于开裂，在重新闭环时构型即发生了变化。

由于木脂素生理活性常与手性碳的构型有关，因此在提取分离过程中应注意操作条件，尽量避免与酸、碱接触，以防止其构型的改变。

三、提取与分离

（1）溶剂法：游离的木脂素亲脂性较强，能溶于乙醚等低极性溶剂，在石油醚和苯中溶解度比较小。木脂素苷类极性较大，可按苷类的提取方法提取，如用甲醇或乙醇提取。一般常将药材先用乙醇或丙酮提取，提取液浓缩成浸膏后，用石油醚、乙醚、乙酸乙酯等依次萃取，可得到极性大小不同的部位。木脂素在植物体内常与大量的树脂状物共存，在用溶剂处理过程中容易树脂化，这是在提取分离过程中需要注意解决的问题。

（2）碱溶酸沉法：某些具有酚羟基或内酯环结构的木脂素可用碱水溶解，碱水液加酸酸化后，木脂素游离又沉淀析出，从而达到与其他组分分离目的。但应注意避免产生异构化而使木脂素类化合物失去生物活性。

(3) 色谱法:木脂素的进一步分离还需要依靠色谱分离法。常用吸附剂为硅胶和中性氧化铝,洗脱剂可根据被分离物质的极性,选用石油醚-乙醚、氯仿-甲醇等溶剂洗脱。

随着新技术的发展,最近有学者用超临界 CO_2 萃取法提取分离五味子中的木脂素成分,超临界 CO_2 萃取法与传统的提取分离法相比,没有有机溶剂残留,而且大大简化了工艺。

四、检　识

(1) 理化检识:木脂素分子中常有一些功能基如酚羟基、亚甲二氧基及内酯结构等,可利用这些功能基的性质和反应进行木脂素的检识,如用三氯化铁反应检查酚羟基的有无。如下所述,因木脂素类化合物常含有亚甲二氧基,故也可用 Labat 反应来检查亚甲二氧基的存在与否等。

在 Labat 反应中,具有亚甲二氧基的木脂素加浓硫酸后,再加没食子酸,可产生蓝绿色。如以变色酸代替没食子酸,并保持温度在 70～80℃ 20 分钟,可产生蓝紫色,此反应称为 Ecgrine 反应,其反应机理与 Labat 反应相同 。但总的来说,木脂素没有特征性的理化检识反应。

(2) 色谱检识:木脂素类成分一般具有较强的亲脂性,常用硅胶薄层色谱,展开剂一般以亲脂性的溶剂如苯、氯仿、氯仿-甲醇(9∶1)、氯仿-二氯甲烷(1∶1)、氯仿-乙酸乙酯(9∶1)和乙酸乙酯-甲醇(95∶5)等系统。

常用的显色剂有:①1%茴香醛浓硫酸试剂,110℃加热 5 分钟。②5%或 10%磷钼酸乙醇溶液,120℃加热至斑点明显出现。③10%硫酸乙醇溶液,110℃加热 5 分钟。④三氯化锑试剂,100℃加热 10 分钟,在紫外光下观察。⑤碘蒸汽,熏后观察应呈黄棕色或置紫外灯下观察荧光。

五、含木脂素的中药实例——五味子

常用中药五味子系木兰科植物五味子[*Schisandra chinensis* (Turcz.) Baill.]的干燥成熟果实,习称北五味子。性温,味酸、甘,归肺、心、肾经。具有收敛固涩,益气生津,补肾宁心之功效。用于久嗽虚喘,梦遗滑精,遗尿尿频,久泻不止,自汗,盗汗,津伤口渴,短气脉虚,内热消渴,心悸失眠等症。

五味子果实及种子中含多种联苯环辛烯型木脂素成分,以及挥发油、三萜类、甾醇及游离脂肪酸类等成分。此外,五味子中木脂素的研究自 20 世纪 60 年代初期开始,从中分离出五味子素(又称五味子醇 A,schisandrin,wuweizichun A,schisandrol A)、去氧五味子素(deoxyschisandrin)、γ-五味子素(γ-schisandrin)、五味子醇(schisadrol)、伪 γ-五味子素(pseudo-γ-schisandrin)等联苯环辛烯型木脂素成分。以后又陆续分得五味子酚(schisanhenol),五味子脂素 A(又称戈米辛 A,gomisin A),五味子脂素 B(又称五味子酯乙、华中五味子酯 B、戈米辛 B,schisantherin B,gomisin B),五味子脂素 C(又称五味子酯甲、华中五味子酯 A、戈米辛 C,schisantherin A,gomisin C),五味子脂素 D、E、F、G、H、J、K、N、O、P、Q、R(gomisin D、E、F、G、H、J、K、N、O、P、Q、R),当归酰五味子脂素 H(angeloylgomisin H),巴豆酰五味子脂素 H(tigloylgomisin H),苯甲酰五味子脂素 H(benzoylgomisin H)等一系列木脂素化合物。

R=H　五味子酚
R=CH_3　去氧五味子素

γ-五味子素

R=H　戈米辛 H
R=　当归酰五味子脂素 H
R=　巴豆酰五味子脂素 H
R=COPh　苯甲酰五味子脂素 H

$R_1 = R_2 = CH_3$　五味子醇甲
$R_1 - R_2 = CH_2$　五味子醇乙

20 世纪 70 年代初，我国医药工作者在临床研究中发现五味子能明显降低肝炎患者血清谷丙转氨酶(SGPT)水平，引发了研究热潮。大量证据表明，其所含的联苯环辛烯类木脂素对肝功能的保护作用是其作为抗氧剂、抗癌剂、滋补强壮剂和抗衰老剂的药理学基础，并由此开发出治疗肝炎药物联苯双酯。五味子不仅在治疗与氧游离基损害和与代谢紊乱相关的疾病，如放射伤害、炎症、缺血再灌注损伤、应激损伤和运动医学等方面有重要作用，而且其所含的木脂素还是很多合成药物的潜在资源。

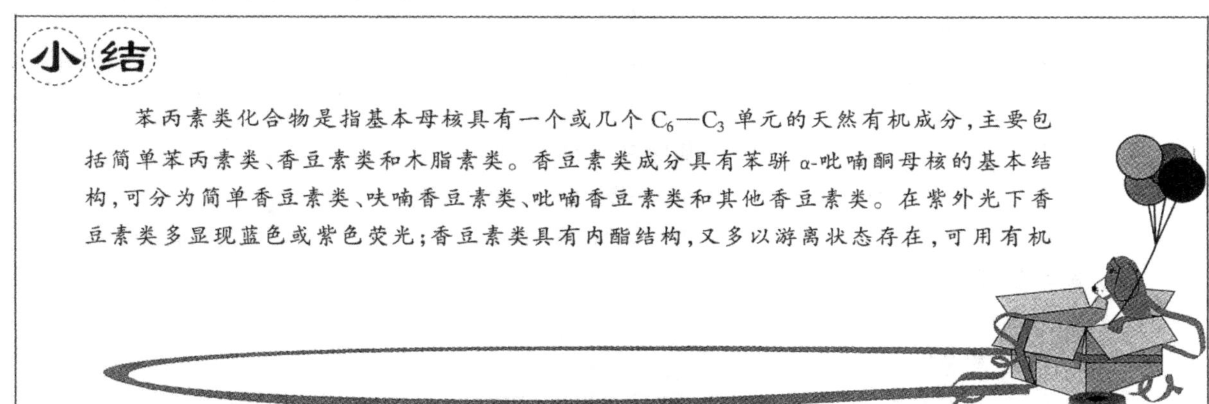

小结

苯丙素类化合物是指基本母核具有一个或几个 $C_6—C_3$ 单元的天然有机成分，主要包括简单苯丙素类、香豆素类和木脂素类。香豆素类成分具有苯骈 α-吡喃酮母核的基本结构，可分为简单香豆素类、呋喃香豆素类、吡喃香豆素类和其他香豆素类。在紫外光下香豆素类多显现蓝色或紫色荧光；香豆素类具有内酯结构，又多以游离状态存在，可用有机溶剂法或碱溶酸沉的传统方法提取。香豆素类检识的主要反应是异羟肟酸铁反应，香豆素类成分具有内酯结构，在碱性条件下开环，与盐酸羟胺缩合，生成异羟肟酸，在酸性条件下再与 Fe^{3+} 络合而显红色。木脂素是一类由两分子苯丙素衍生物聚合而成的天然化合物，主要存在于植物的木部和树脂中，多数呈游离状态，少数与糖结合成苷。组成木脂素的单体有四种：桂皮酸，偶有桂皮醛；桂皮醇；丙烯苯和烯丙苯。

目标检测

一、填空题

1. 天然香豆素类化合物一般在________具有羟基，因此，________可以认为是天然香豆素化合物的基本母体。
2. 天然香豆素可分为________类、________类、________类、________类。
3. 香豆素因具有内酯结构，可溶于碱液中，因此可以用________法提取，小分子香豆素因具有________，可用水蒸气蒸馏法提取。
4. 香豆素类具有________结构，可以发生异羟肟酸铁反应而显________色。
5. 秦皮的主要化学成分是________和________，具有________等作用。

二、选择题

1. 可与异羟肟酸铁反应生成紫红色的是
   A. 羟基蒽醌类　　B. 查耳酮类
   C. 香豆素类　　D. 二氢黄酮类
2. 香豆素类化合物在365nm紫外光照射下一般显示荧光的颜色是
   A. 红棕色　　B. 蓝紫色
   C. 亮黄色　　D. 草绿色
3. 中药丹参活血化瘀的主要成分是
   A. 菲醌类　　B. 酚酸类
   C. 香豆素类　　D. 生物碱
4. 判断香豆素6位是否有取代基团可用的反应是
   A. 异羟肟酸铁反应　　B. Gibb's 反应
   C. 三氯化铁反应　　D. 盐酸-镁粉反应

三、名词解释

1. 香豆素类化合物
2. 苯丙素类化合物
3. 简单香豆素类

第6章

黄酮类化合物

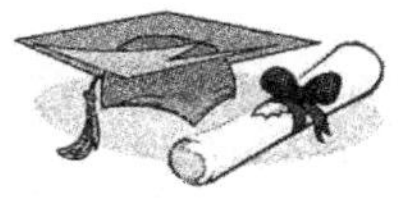

学习目标

1. 掌握黄酮类化合物的基本母核,常见类型的结构特点
2. 掌握黄酮类化合物的颜色、旋光性、溶解性、酸性与结构之间的关系,了解其碱性
3. 掌握黄酮类化合物常用的显色反应,会利用显色反应对不同结构的黄酮类化合物进行检识
4. 掌握黄酮类化合物的提取、分离方法,会设计提取分离流程
5. 掌握黄酮类化合物不同色谱检识方法(纸色谱、硅胶薄层色谱、聚酰胺薄层色谱),会利用色谱法对黄酮类化合物进行检识
6. 掌握紫外光谱,熟悉质谱,了解氢磁共振、碳磁共振在黄酮类化合物结构测定中的应用
7. 了解黄酮类化合物的分布和生物活性

第1节 概 述

一、黄酮类化合物的概念

黄酮类化合物经典的概念主要是指基本母核为2-苯基色原酮的一系列化合物。现泛指两个苯环(A与B环)通过中央三碳原子相互联结而成的一系列化合物,其基本碳架为:

色原酮　　2-苯基色原酮　　C_6-C_3-C_6

黄酮类化合物是广泛存在于自然界的一大类化合物。因其大多呈黄色或淡黄色，且分子中多含有酮基，故称为黄酮。黄酮类化合物分子中多具有碱性氧原子，能与矿酸成𬭩盐，过去也曾称之为黄碱素类化合物。第一个黄酮类化合物——白杨素于 1814 年发现，19 世纪末叶德国人 von Gerichten，von Koslaneeki 和英国人 G.Perius 开始研究黄酮类的化学，但进展较慢。至 1975 年，由于采用了色谱、光谱等技术，黄酮类化合物的研究进展较大。据统计，1951 年黄酮类化合物(除黄酮苷)仅有 104 种，至 1974 年已有 1674 种(其中苷 902 个，苷元 772 个)，到 1993 年黄酮类化合物总数超过 4000 个。黄酮类化合物多具黄色，曾作为染料应用，为天然色素家族增添了更多的色彩。由于黄酮类化合物在自然界分布的广泛性和生物活性的多样性，使之成为最重要的中药有效成分类型之一，在医药学上有着广泛的应用。

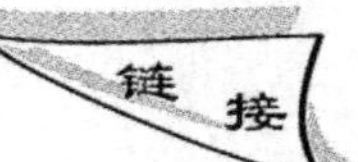

二、黄酮类化合物的分布和存在形式

黄酮类化合物分布广泛，多存在于高等植物中，主要分布于被子植物中，如唇形科、玄参科、菊科、芸香科、豆科等。在裸子植物中也有存在，如双黄酮类多局限分布于裸子植物。在菌类、藻类、地衣类低等植物中较少见。自然界中最常见的黄酮类化合物有黄酮醇、黄酮等。

黄酮类化合物在植物体内大部分以与糖结合成苷的形式存在，除常见的 O-苷外，还有少数的 C-苷，如牡荆素、葛根素等；还有一部分以游离形式存在。

三、黄酮类化合物的生物活性

黄酮类化合物是一类重要的中药有效成分，具有多方面的生物活性，主要的活性如下。

(1) 心血管系统：如葛根总黄酮及葛根素、银杏叶总黄酮等具有扩张冠状血管作用，临床用于治疗冠心病；芦丁、橙皮苷等具有降低毛细血管脆性和异常通透性作用，可用作毛细血管性出血的止血药及治疗高血压、动脉硬化的辅助药。

(2) 消化系统：水飞蓟素等有肝保护作用，临床用于治疗急、慢性肝炎，肝硬化及多种中毒性肝损伤等疾病。异甘草素及大豆素等具有类似罂粟碱解除平滑肌痉挛的作用。

(3) 呼吸系统：杜鹃素、槲皮素具止咳祛痰作用，用于治疗支气管炎。

(4) 雌性激素样作用：染料木素、金雀花异黄素、大豆素等异黄酮类具有雌性激素样作用，可能与其和雌性激素己烯雌酚的化学结构相似有关。

(5) 抗菌、抗病毒、抗肿瘤作用：如木犀草素、槲皮素有抗菌和抗病毒作用，牡荆素、桑色素等具有抗肿瘤作用。

第 2 节　黄酮类化合物的结构与分类

根据黄酮类化合物 A 环和 B 环中间的三碳链的氧化程度、三碳链是否构成环状结构、3 位是否有羟基取代以及 B 环(苯基)连接的位置(2 或 3 位)等特点,将黄酮类化合物分为以下主要类型。

一、黄　酮　类

黄酮类是以 2-苯基色原酮为基本母核,且 3 位无含氧基团取代的一类化合物。天然黄酮 A 环的 5,7 位几乎同时有羟基,B 环的 4′位常有羟基或甲氧基,3′位有时也有羟基或甲氧基。常见化合物有芹菜素、木犀草素等。

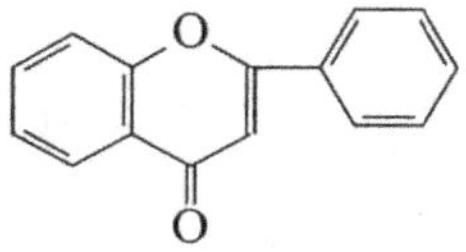

黄酮类

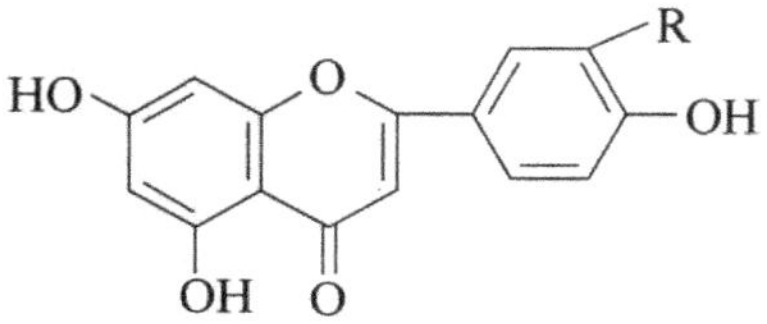

芹菜素 R=H
木犀草素 R=OH

二、黄 酮 醇 类

黄酮醇类的结构特点是在黄酮基本母核的 3 位连有羟基或其他含氧基团。常见的黄酮醇及其苷类有山柰酚、槲皮素、芦丁等。

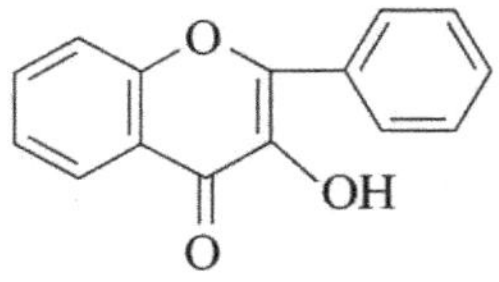

黄酮醇

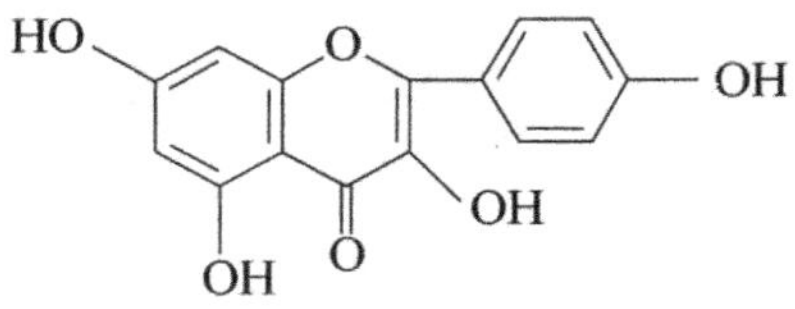

山柰酚

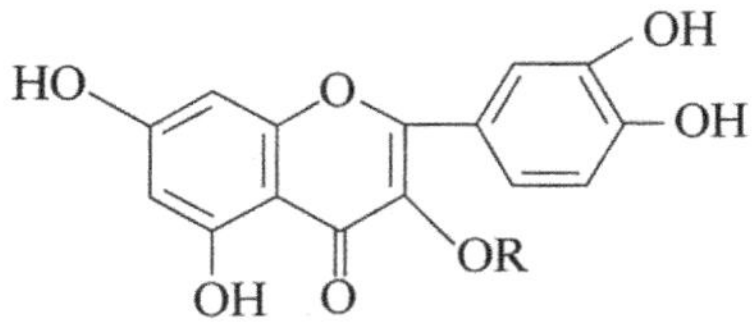

槲皮素 R=H
芦丁 R= 芸香糖基

三、二氢黄酮类

二氢黄酮类的结构特点是黄酮基本母核的 2、3 位双键被氢化。如陈皮中的橙皮素和橙皮苷。

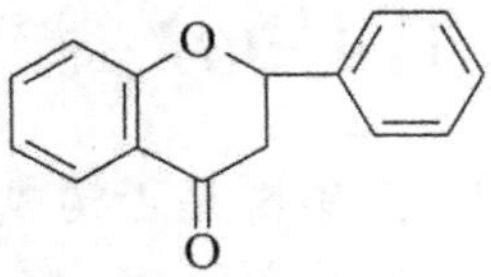

二氢黄酮

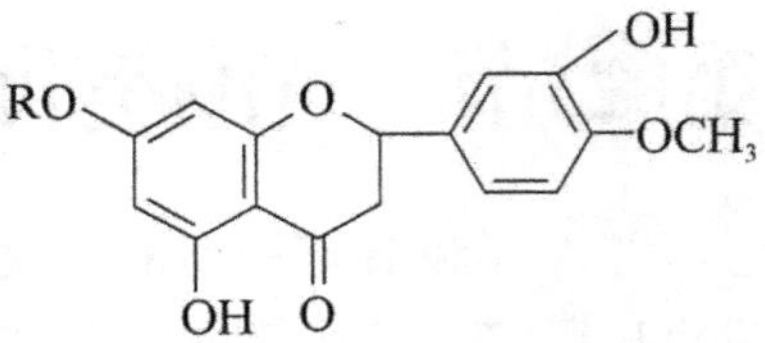

橙皮素 R=H
橙皮苷 R=芸香糖基

四、二氢黄酮醇类

二氢黄酮醇类的特点是黄酮醇类的2、3位双键被氢化，常与相应的黄酮醇共存于同一植物体中。如满山红叶中的二氢槲皮素和槲皮素共存。

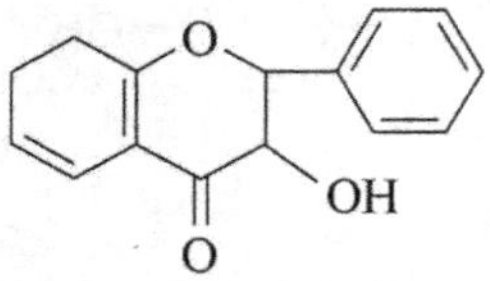

二氢黄酮醇

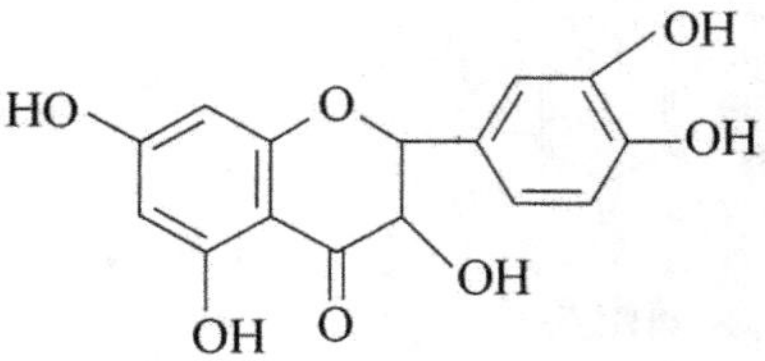

二氢槲皮素

五、异黄酮类

异黄酮类的母核为3-苯基色原酮，即B环连接在C环的3位上。如豆科植物葛根中所含的大豆素、葛根素等。

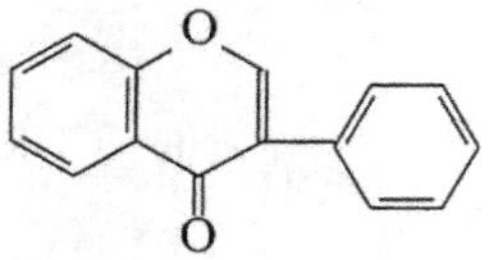

异黄酮

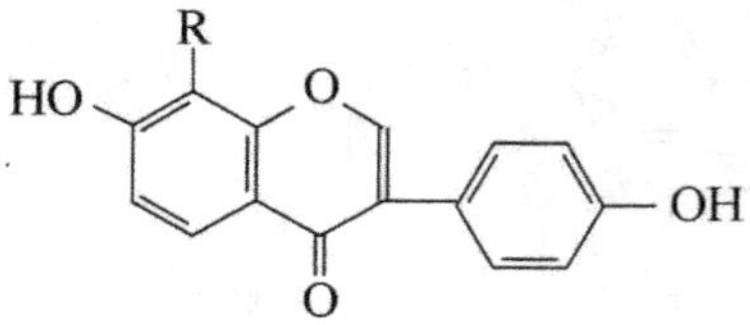

大豆素 R=H
葛根素 R=glc

六、二氢异黄酮类

二氢异黄酮类为异黄酮的2、3位双键被氢化而成。如中药广豆根中的紫檀素属于二氢异黄酮的衍生物。

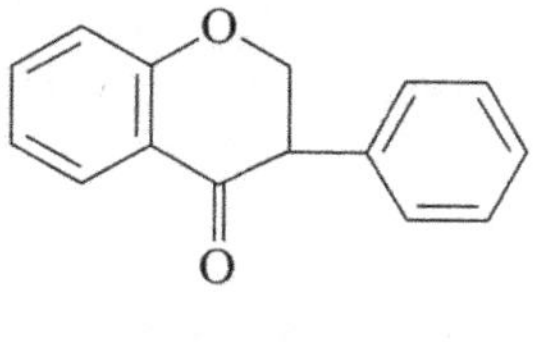

二氢异黄酮

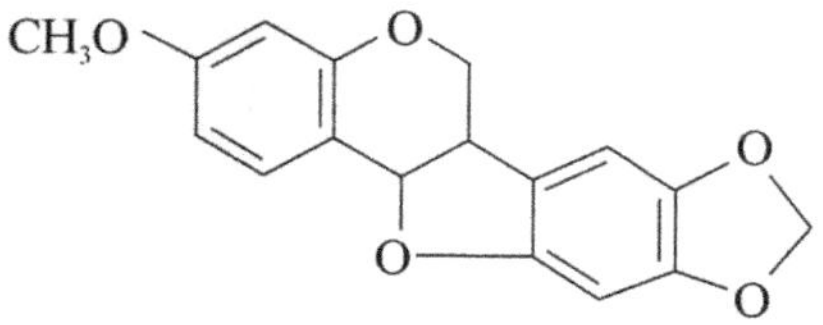

紫檀素

七、查耳酮类

查耳酮为二氢黄酮 C 环的 1、2 位键断裂生成的开环衍生物，即三碳链不构成环，2′-OH 查耳酮为二氢黄酮的异构体，在酸的作用下查耳酮可转为无色的二氢黄酮，碱化后又转为深黄色的 2′-羟基查耳酮。它的母核碳原子编号与其他黄酮类不同。

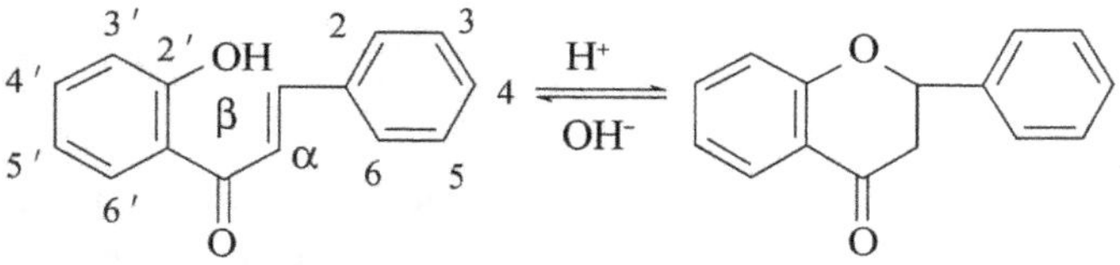

2′-羟基查耳酮　二氢黄酮

八、二氢查耳酮类

二氢查耳酮类为查耳酮 α,β 位双键氢化而成。如蔷薇科梨属植物根皮和苹果种仁中含有的梨根苷。

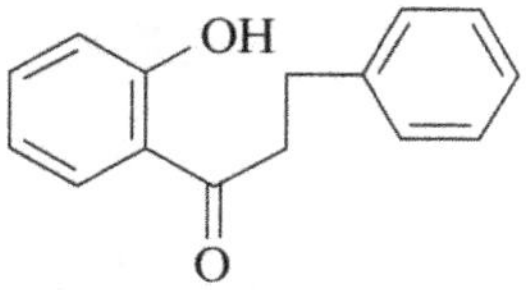

二氢查耳酮

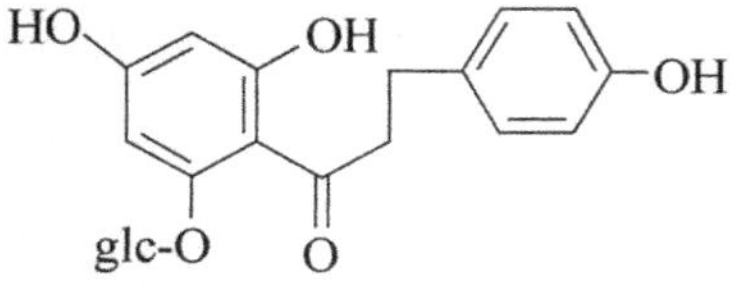

梨根苷

九、橙酮类(噢哢类)

橙酮类结构特点是 C 环为含氧五元环，它的母核碳原子编号也与其他黄酮类不同。如黄花波斯菊花中含有的硫磺菊素。

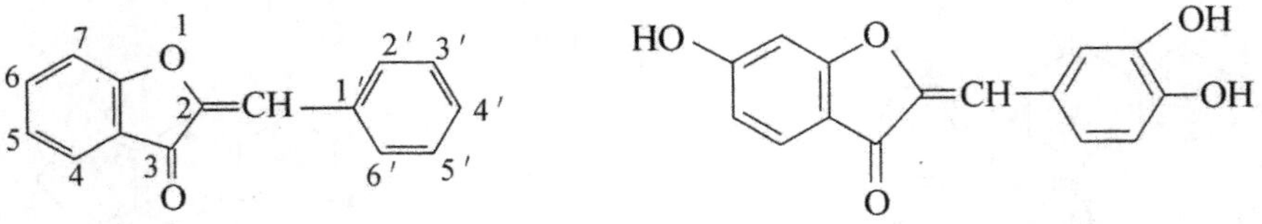

橙酮 硫磺菊素

十、花色素类

花色素类的结构特点是黄酮基本母核的C环无羰基，1位氧原子以鎓盐形式存在，是使植物花、果、叶、茎等呈现蓝、紫、红等颜色的色素，在中药中多以苷的形式存在，如矢车菊苷元、飞燕草苷元和天竺葵苷元及其苷。

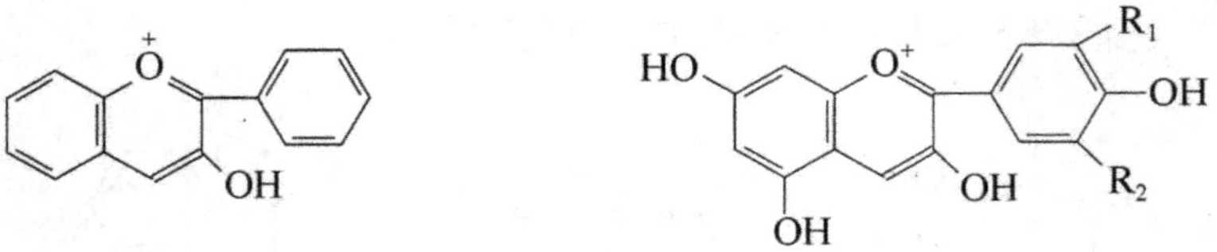

花色素

矢车菊苷元 R_1=OH R_2=H
飞燕草苷元 R_1=R_2=OH
天竺葵苷元 R_1=R_2=H

十一、黄烷醇类

黄烷醇类为花色素的1,2位和3,4位双键被氢化而成。在植物体内常作为缩合鞣质的前体，通过聚合而形成鞣质。根据C环的3,4位羟基取代情况分为：

1. 黄烷-3-醇类

它又称为儿茶素类。如儿茶中的主要成分(+)-儿茶素和(-)-表儿茶素。

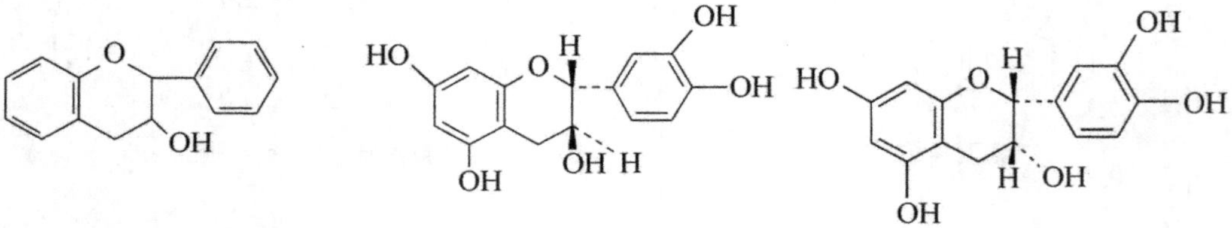

黄烷-3-醇 (-)表儿茶素 (+)儿茶素

2. 黄烷-3,4-二醇类

它又称为无色花色素类，如无色矢车菊素、无色飞燕草素和无色天竺葵素等。

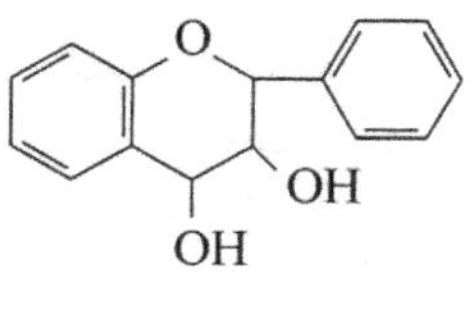

黄烷-3，4-二醇

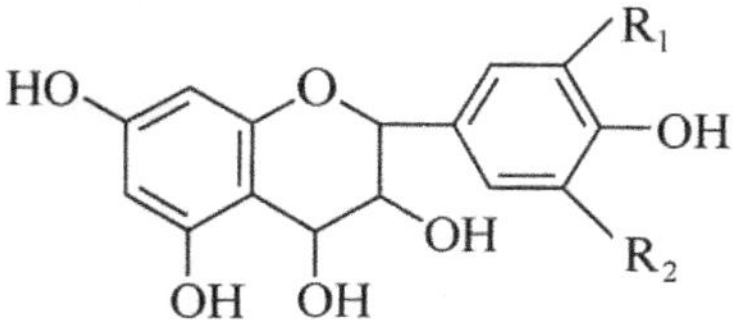

无色矢车菊素　R_1=OH　R_2=H
无色飞燕草素　R_1=R_2=OH
无色天竺葵素　R_1=R_2=H

此外，黄酮类化合物还有双黄酮类、𠮿酮类、高异黄酮类等。

第 3 节　黄酮类化合物的理化性质

一、性　　状

1. 形态

黄酮类化合物的苷元多为结晶性固体，苷类多为无定形粉末。

2. 颜色

黄酮类化合物大多呈黄色，其颜色主要与分子中是否存在交叉共轭体系（指两双键互不共轭，均与第三双键共轭）有关，此外助色团（—OH、—OCH_3 等）的种类、数目以及取代位置对颜色也有一定影响。例如黄酮结构中色原酮部分本身无色，但 2 位引入苯环后，即形成交叉共轭体系（如下结构所示），并通过电子转移、重排，使共轭链延长，故显现出颜色。

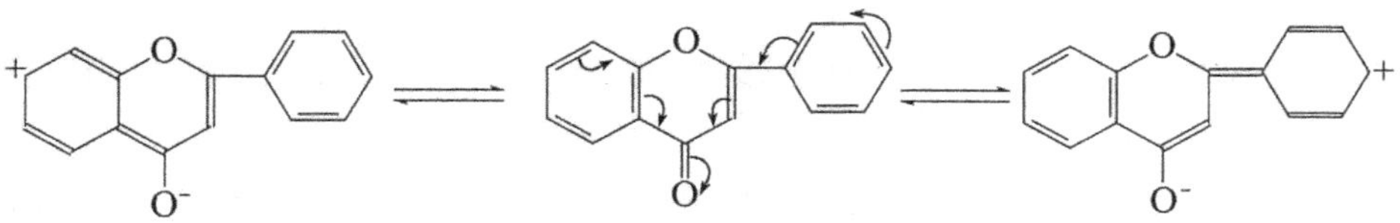

(1) 黄酮、黄酮醇及其苷类多显灰黄～黄色，查耳酮为黄～橙黄色，因分子中存在交叉共轭体系。如在 7 位或 4′位引入—OH 及—OCH_3 等助色团后，促进电子移位、重排而使化合物颜色加深。但若引入在分子中其他位置，则影响较小。

(2) 二氢黄酮、二氢黄酮醇及黄烷醇因 2，3 位双键被氢化，交叉共轭体系中断，几乎为无色；异黄酮因 B 环接在 3 位，缺少完整的交叉共轭体系，仅显微黄色。

(3) 花色素颜色随 pH 不同而改变，一般 pH＜7 时显红色，pH 为 8.5 时显紫色，pH＞8.5 时显蓝色。例如矢车菊苷：

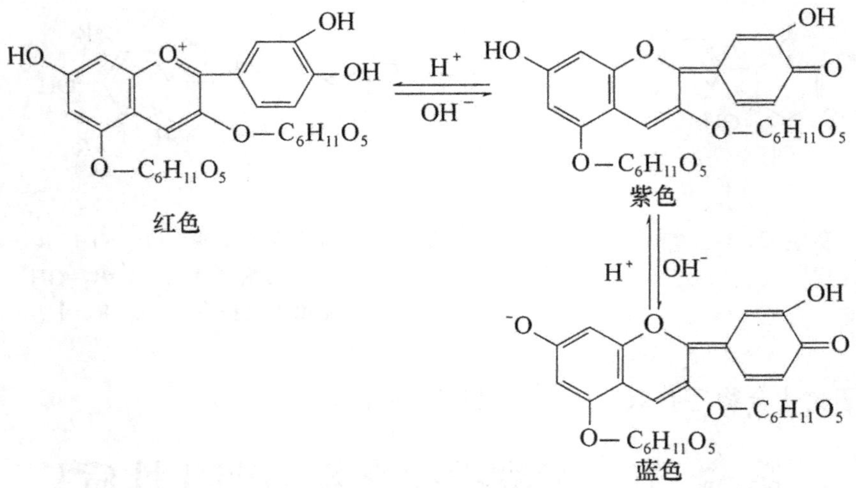

红色 紫色 蓝色

二、旋　光　性

(1) 游离黄酮类化合物:二氢黄酮、二氢黄酮醇、黄烷醇、二氢异黄酮等类型,由于分子内含有不对称碳原子(2 位或 2,3 位),具有旋光性。其余类型的游离黄酮类化合物无旋光性。

(2) 黄酮苷类:由于结构中含有糖部分,均有旋光性,且多为左旋。

三、溶　解　性

1. 游离黄酮类化合物

一般难溶或不溶于水,易溶于甲醇、乙醇、乙酸乙酯、氯仿、乙醚等有机溶剂及稀碱水溶液中。

(1) 黄酮、黄酮醇、查耳酮等,为平面型分子,因分子与分子间排列紧密,分子间引力较大,故难溶于水。

(2) 二氢黄酮、二氢黄酮醇等,系非平面型分子,分子中的 C 环为近似于半椅式的结构(如下所示),分子与分子间排列不紧密,分子间引力降低,有利于水分子进入,故在水中溶解度稍大。异黄酮类的 B 环受 4 位羰基的立体阻碍,也不是平面型分子,故亲水性比平面型分子增加。

(3) 花色素类虽具有平面型结构,但因以离子形式存在,具有盐的通性,故亲水性较强,水溶性较大。

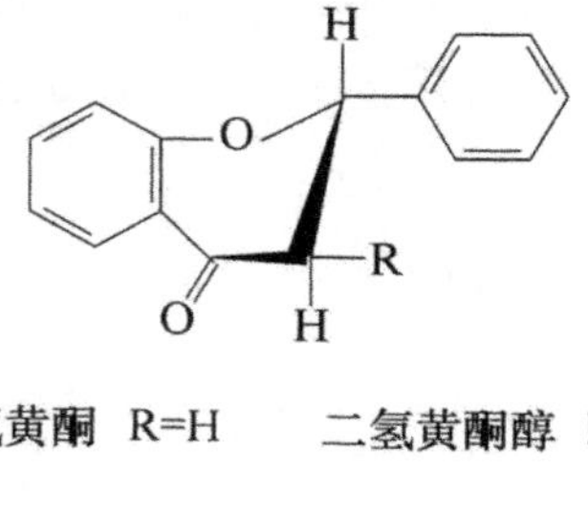

二氢黄酮 R=H　　二氢黄酮醇 R=OH

黄酮类化合物分子中引入的羟基增多，则水溶性增大，脂溶性降低；而羟基被甲基化后，则脂溶性增加。例如川陈皮素(5,6,7,8,3′,4′－六甲氧基黄酮)可溶于石油醚。

2. 黄酮苷类

一般易溶于水、甲醇、乙醇等强极性溶剂中，但难溶或不溶于苯、氯仿、乙醚等亲脂性有机溶剂中。分子中糖基的数目和结合位置对其溶解度亦有一定影响，一般多糖苷比单糖苷水溶性大，3-羟基苷的水溶性比相应的7-羟基苷大，例如槲皮素-3-O-葡萄糖苷水溶性大于槲皮素-7-O-葡萄糖苷，可能是因为C_3-O-糖基与C_4羰基的立体障碍使分子平面性较差。

四、酸 碱 性

(一) 酸性

黄酮类化合物因分子中多具有酚羟基，故显酸性，可溶于碱性水溶液、吡啶、甲酰胺及二甲基甲酰胺等中。

黄酮类化合物的酸性强弱与酚羟基数目的多少和位置有关。以黄酮为例其酚羟基酸性由强至弱的顺序是：

7,4′-二OH ＞ 7-或4′-OH ＞ 一般酚羟基 ＞ 5-OH

其中7-和4′-位有酚羟基者，受p-π共轭效应的影响，使酸性增强而溶于5%碳酸氢钠水溶液；7-或4′-位上有酚羟基者溶于5%碳酸钠水溶液；具有一般酚羟基者酸性较弱，溶于0.2%氢氧化钠水溶液；5-位酚羟基者因与4-位羰基形成分子内氢键，酸性最弱，只溶于4%氢氧化钠水溶液。

(二) 碱性

黄酮类化合物分子中γ-吡喃酮环上的1-位氧原子，因有未共用电子对，故表现出微弱的碱性，可与强无机酸，如浓硫酸、盐酸等生成钅羊盐，常表现出特殊的颜色，可用于初步鉴别。例如黄酮、黄酮醇类显黄色至橙色，并有荧光；二氢黄酮类显橙色(冷时)至紫红色(加热时)；查耳酮类显橙红色至洋红色；异黄酮类显黄色；橙酮类显红色至洋红色。但该钅羊盐极不稳定，加水后即分解。

五、显色反应

黄酮类化合物的颜色反应主要是利用分子中的酚羟基及γ-吡喃酮环的性质。

(一) 还原反应

1．盐酸-镁粉反应

演示试验 6-1　将样品溶于甲醇或乙醇 1ml 中，加入少许镁粉振摇，再滴加几滴浓盐酸（必要时微热），1～2 分钟内观察颜色。

多数黄酮、黄酮醇、二氢黄酮及二氢黄酮醇类化合物显红～紫红色。但查耳酮、橙酮、儿茶素类则无该显色反应。异黄酮类除少数例外，也不显色。此为鉴定黄酮类化合物最常用的颜色反应。

需注意花色素类及部分橙酮、查耳酮类等单纯在浓盐酸酸性下也会发生颜色变化，因此须作空白对照实验（即不加镁粉而仅加入浓盐酸），若产生红色，则表明供试液中含有花色素类或某些橙酮或查耳酮类。

2．四氢硼钠还原反应

演示试验 6-2　取样品 1～2mg 溶于甲醇中，加 $NaBH_4$ 10mg，再滴加 1% 盐酸溶液；或在滤纸上进行：先在滤纸上喷 2% $NaBH_4$ 的甲醇溶液，1 分钟后熏浓盐酸蒸汽，观察颜色。

二氢黄酮类或二氢黄酮醇类被还原产生红～紫红色，其他黄酮类均为负反应，故可和其他黄酮类区别。四氢硼钠（$NaBH_4$）是对二氢黄酮类化合物专属性较高的一种还原剂。

(二) 与金属盐类试剂的络合反应

具有 3-羟基、4-羰基，或 5-羟基、4-羰基或邻二酚羟基结构的黄酮类化合物，可与许多金属盐类试剂如铝盐、锆盐、锶盐等反应，生成有色络合物或有色沉淀，有的还产生荧光。

1．三氯化铝反应

演示试验 6-3　此反应可在试管、滤纸或薄层板上进行，将样品乙醇溶液和 1% 三氯化铝乙醇溶液反应，观察颜色。

黄酮类化合物生成的络合物多为黄色，于紫外灯下显鲜黄色荧光，但 4′-羟基黄酮醇或 7，4′-二羟基黄酮醇显天蓝色荧光。

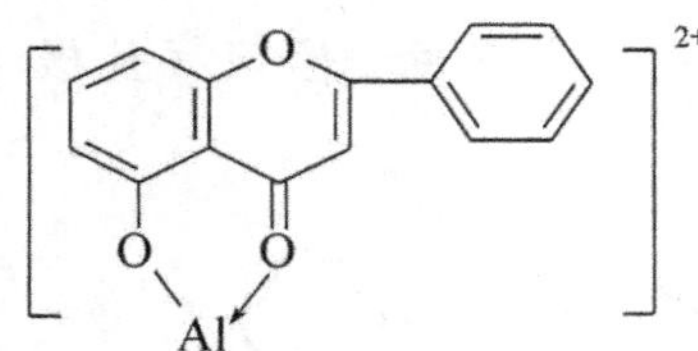

5-羟基黄酮铝络合物　　黄酮醇铝络合物

2．锆盐-枸橼酸反应

演示试验 6-4　取样品 0.5～1mg 用甲醇 10ml 溶解，加 2% 二氯氧锆（$ZrOCl_2$）甲醇溶液 1ml，若出现黄色，说明 3-OH 或 5-OH 与锆盐生成络合物。再加入 2% 枸橼酸甲醇溶液，观察黄色是否减退。

如黄色不减退，示有 3-OH 或 3，5-二 OH；如黄色显著减退，示有 5-OH，但无 3-OH。因为 5-羟基、4-羰基锆络合物不如 3-羟基、4-羰基锆络合物稳定，容易被弱酸分解。该反应可鉴别黄酮类化合物分子中是否有 3-或 5-OH 存在。

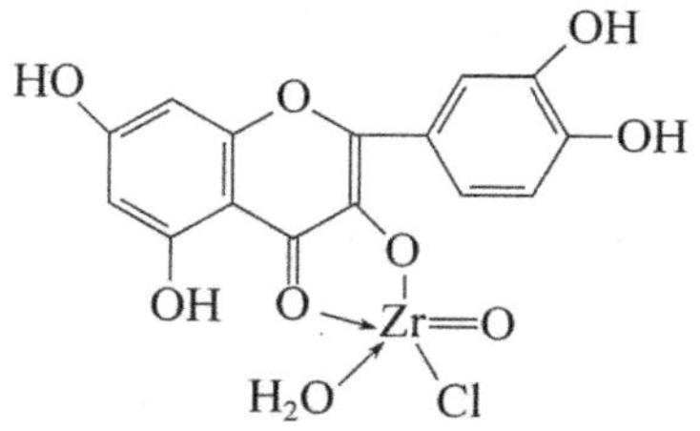

锆络合物

3. 氨性氯化锶反应

演示试验 6-5　取少许样品加入甲醇 1ml 溶解(必要时水浴加热)后,再加 0.01mol /L 氯化锶($SrCl_2$)的甲醇溶液 3 滴和被氨气饱和的甲醇溶液 3 滴,观察反应现象。

黄酮类化合物结构中如含有邻二酚羟基,则产生绿色至棕色乃至黑色沉淀。

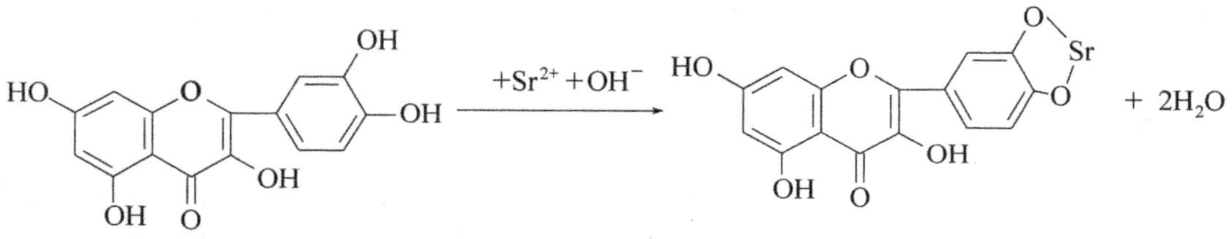

$+Sr^{2+}+OH^-$　　$+ 2H_2O$

4. 三氯化铁反应

演示试验 6-6　样品与三氯化铁水溶液或醇溶液反应,观察现象。

黄酮类化合物结构中如含酚羟基,可呈现紫、绿、蓝等不同颜色。

(三) 硼酸显色反应

演示试验 6-7　样品在无机酸或有机酸存在条件下,与硼酸反应,观察颜色。

黄酮类化合物分子中含有下列结构,如 5-羟基黄酮和 6′-羟基查耳酮可产生亮黄色。可与其他黄酮类区别。

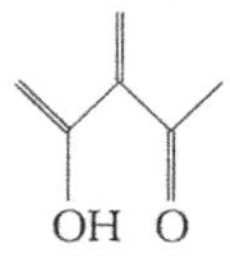

(四) 碱性试剂反应

黄酮类化合物与碱性试剂反应可产生不同颜色,对于鉴别黄酮类化合物的类型和某些结构特征有一定意义。

(1) 黄酮类在冷和热的氢氧化钠水溶液中产生黄～橙色。

(2) 黄酮醇类在碱液中先呈黄色,通入空气后,因 3-羟基易氧化而转变为棕色。

(3) 查耳酮类或橙酮类在碱液中很快产生红或紫红色;二氢黄酮类在冷碱中呈黄～橙色,放置一段时间或加热则呈深红～紫红色,系二氢黄酮类在碱性条件下开环变成查耳酮之故。

也可通过纸斑反应,在可见光或紫外光下观察颜色变化而进行鉴别。用氨蒸汽处理后呈现的颜色变化置空气中随即退去，但经碳酸钠水溶液处理而呈现的颜色不退色。

（五）五氯化锑反应

演示试验 6-8 取样品 5～10mg 溶于无水四氯化碳 5ml 中，加 2% 五氯化锑的四氯化碳溶液 1ml，观察现象。

查耳酮类生成红或紫红色沉淀，而黄酮、二氢黄酮及黄酮醇类显黄色至橙色，可区别查耳酮类与其他黄酮类。

第 4 节 黄酮类化合物的提取与分离

一、黄酮类化合物的提取

黄酮类化合物的提取一般采用溶剂法，主要根据黄酮类化合物的性质及伴存的杂质选择合适的溶剂。

（一）乙醇或甲醇提取法

此法是提取黄酮类化合物最常用的方法，高浓度的醇溶液（如 90%～95%）适于提取游离黄酮，60% 左右浓度的醇溶液适于提取黄酮苷类。提取方法可采用冷浸法、渗漉法和回流法等。

例 1 95% 乙醇溶液或甲醇溶液冷浸法提取葛根总黄酮。

例 2 50% 或 60% 乙醇溶液渗漉法提取橙皮苷。

例 3 70% 乙醇溶液回流法提取银杏叶总黄酮。

（二）热水提取法

热水仅限于提取黄酮苷类。此法成本低、安全，缺点是水溶性杂质较多。提取时要注意加水量、浸泡时间、煎煮时间及煎煮次数等因素。

例 加药材量 20 倍水，浸泡 1.5 小时，煎煮 2 次，每次煎煮 1 小时提取淫羊藿总黄酮（淫羊藿苷及淫羊藿次苷等）。

（三）碱性水或碱性稀醇提取法

1. 提取原理

黄酮类成分大多具有酚羟基，显酸性，因此可用碱性水或碱性稀醇提取，提取液酸化后黄酮类化合物游离，或沉淀析出，或用有机溶剂萃取。

2. 常用碱性溶剂

（1）稀碳酸钠水溶液。

（2）氢氧化钠水溶液：提取能力较强，但杂质较多。将提取液酸化后迅速过滤（如半小时内），先析出的沉淀物多半是杂质，再析出的沉淀物可能是较纯的黄酮类化合物。

（3）氢氧化钙水溶液（石灰水）：能使含多羟基的鞣质，或含羧基的果胶、黏液质等水溶性杂质生成钙盐沉淀留在药材内而不被提出，但提取效果可能不如稀氢氧化钠水溶液，且有些黄酮类化合物能与钙结合成不溶性物质而不被溶出。

（4）5%氢氧化钠稀乙醇溶液（如 50%乙醇溶液）：提取效果较好，但酸化后析出的黄酮类化合物在稀醇中有一定的溶解度，使产品收率降低。

3. 提取注意事项

提取时碱浓度不宜过高，因在强碱下加热可能会破坏黄酮类化合物母核。酸化时酸性不宜过强，以免生成锌盐，使析出的黄酮类化合物重新溶解而降低产品收率。当分子中有邻二酚羟基时，可加硼酸保护。

例　以石灰水为提取溶剂，加硼砂保护的方法提取槐米中的芦丁。

二、黄酮类化合物的分离

黄酮类化合物的分离主要根据其极性差异、酸性强弱、相对分子质量大小和有无特殊结构等，采用适宜的分离方法。

（一）溶剂萃取法

用水或不同浓度的醇提取后，回收溶剂，使成糖浆状或浓水液，再用不同极性的溶剂萃取，可使游离黄酮与黄酮苷分离或使极性较大与极性较小的黄酮分离。如先用乙醚（或氯仿）从水溶液中萃取游离黄酮，再用乙酸乙酯萃取中等极性的游离黄酮和黄酮苷，最后再用正丁醇萃取极性较大的黄酮苷（图 6-1）。

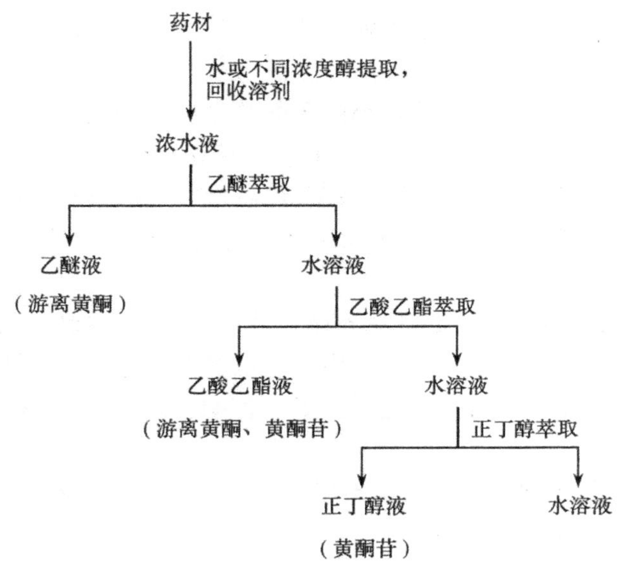

图 6-1　溶剂萃取法分离黄酮类化合物流程

（二）pH 梯度萃取法

pH 梯度萃取法适用于酸性强弱不同的游离黄酮类化合物的分离。分离流程如下（图 6-2）：

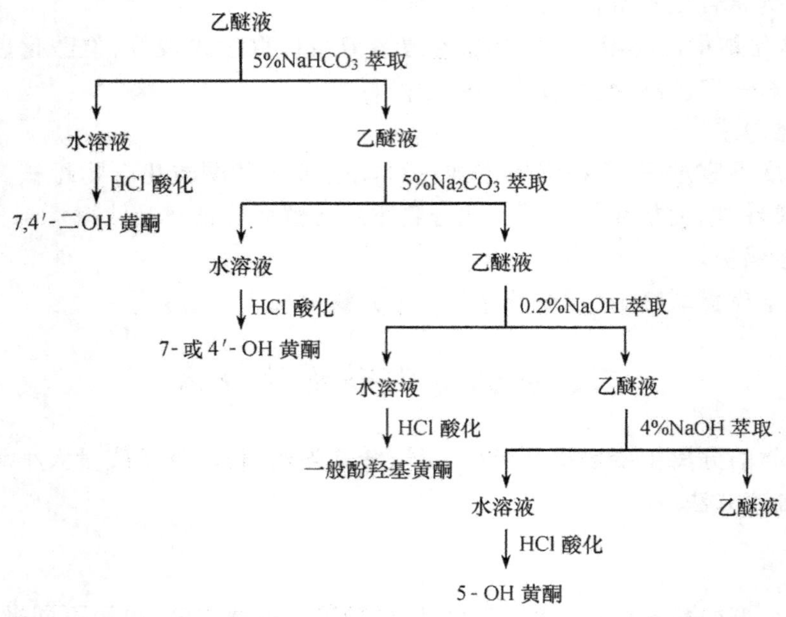

图 6-2 pH 梯度萃取法分离黄酮类化合物流程

(三) 柱色谱法

填充剂有硅胶、聚酰胺、氧化铝、葡聚糖凝胶和纤维素粉等，以硅胶和聚酰胺最常用。

1. 硅胶柱色谱

此法应用较广，主要适宜分离极性较小的黄酮类化合物，如异黄酮、二氢黄酮、二氢黄酮醇及高度甲基化或乙酰化的黄酮及黄酮醇类。加水去活化后也可用于分离极性较大的化合物，如多羟基黄酮醇及黄酮苷类等。分离游离黄酮时，一般以有机溶剂为洗脱剂，如不同比例的氯仿-甲醇等；分离黄酮苷时常用含水的溶剂系统洗脱，如氯仿-甲醇-水等。

2. 聚酰胺柱色谱

聚酰胺对黄酮类化合物通常有较好的分离效果，适合于制备性分离。

其分离原理一般认为是“氢键吸附”，即聚酰胺的吸附作用是通过其酰胺羰基与黄酮类化合物分子上的酚羟基形成氢键缔合而产生的，影响黄酮类化合物与聚酰胺吸附能力强弱的因素如下：

(1) 黄酮类化合物分子中酚羟基数目越多，则吸附力越强，越难以被洗脱。例如聚酰胺对桑色素的吸附力强于山柰酚：

桑色素 > 山柰酚

(2) 如酚羟基数目相同，吸附力强弱与酚羟基位置有关。当酚羟基处于易形成分子内氢键的位置时，则吸附力减小，易被洗脱。故聚酰胺对处于 C_4 羰基邻位的羟基(即 3-或 5-位)的吸附力小于其他位置的羟基；对具有邻二酚羟基的黄酮的吸附力小于间二酚羟基或对二酚羟基黄酮；当羟基与其他基团形成分子内氢键时，吸附力也降低。如对大豆素的吸附力强于卡来可新：

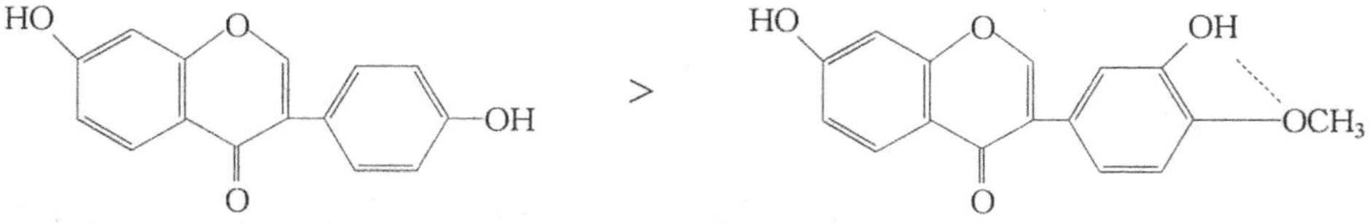

大豆素 > 卡来可新

(3) 分子内芳香化程度越高，共轭双键越多，则吸附力越强，故查耳酮比相应的二氢黄酮吸附力强。例如对橙皮查耳酮的吸附力强于橙皮素：

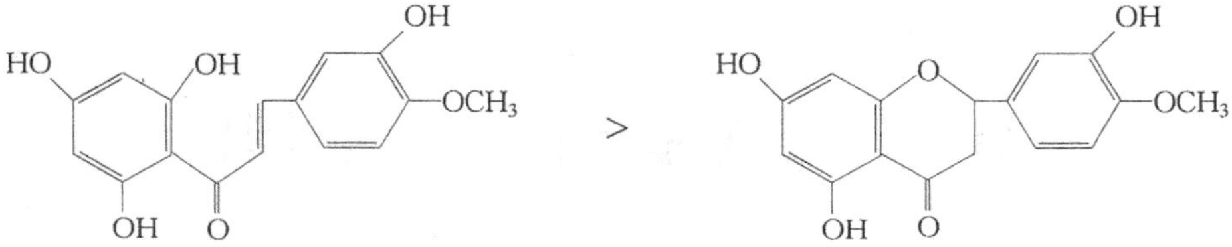

橙皮查耳酮 > 橙皮素

(4) 不同类型的黄酮类化合物被吸附的强弱顺序为：黄酮醇＞黄酮＞二氢黄酮醇＞异黄酮，洗脱顺序则相反。

(5) 黄酮苷元与黄酮苷的分离：若以含水溶剂(如甲醇-水)洗脱，苷比苷元先洗脱；若以有机溶剂(如氯仿-甲醇)洗脱，则苷元比苷先洗脱。后者不符合“氢键吸附”规律。可能是聚酰胺具有“双重色谱”性能，当用极性溶剂(如含水溶剂系统)洗脱时，聚酰胺作为非极性固定相，类似反相分配色谱，苷比相应苷元易洗脱。当用有机溶剂(如氯仿-甲醇)洗脱时，聚酰胺作为极性固定相，类似正相分配色谱，苷元比苷易洗脱。

(6) 洗脱溶剂的影响：聚酰胺与黄酮类化合物在不同溶剂中形成氢键能力的强弱顺序为：水＞有机溶剂＞碱性溶剂，故其洗脱能力由弱至强顺序为：水＜甲醇或乙醇(浓度由低到高)＜丙酮＜稀氢氧化钠水溶液或氨水＜甲酰胺＜二甲基甲酰胺(DMF)＜尿素水溶液。

用聚酰胺柱从粗提物中分离黄酮苷时，可用甲醇-水或乙醇-水混合溶剂洗脱。分离游离黄酮时，可用氯仿-甲醇-丁酮-丙酮或苯-石油醚-丁酮-甲醇等混合溶剂洗脱。

3. 氧化铝柱色谱

氧化铝柱色谱在黄酮类化合物分离中应用很少，因具有 3-羟基或 5-羟基、4-羰基或邻二酚羟基结构的黄酮类化合物能与铝离子络合而被牢固地吸附在氧化铝柱上，难以洗脱。如分子中无上述结构时可用氧化铝柱分离。

4. 葡聚糖凝胶柱色谱

常用 sephadex G 型及 sephadex LH-20 型凝胶分离黄酮类化合物。其分离原理是：分离游离黄酮时，主要依据吸附作用，一般酚羟基数目越多，吸附强度越大，越难洗脱。分离黄酮苷时，主要依据分子筛作用，按相对分子质量由大到小的顺序洗脱，即黄酮苷比苷元先被洗脱。

葡聚糖凝胶柱色谱中常用的洗脱剂有：①碱性水溶液(如 0.1mol/L $NH_3 \cdot H_2O$)，含盐水溶液(0.5mol/L NaCl)等。②醇及含水醇，如甲醇、甲醇-水(不同比例)、叔丁醇-甲醇(3:1)、乙醇等。③其他溶剂:如含水丙酮、甲醇-氯仿等。

例 用 sephadex LH-20 柱色谱分离,以甲醇洗脱,由先至后流出的成分为:山柰酚-3-半乳糖鼠李糖-7-鼠李糖苷(三糖苷)、槲皮素-3-芸香糖苷(双糖苷)、槲皮素-3-鼠李糖苷(单糖苷)、芹菜素(5,7,4′-三 OH)、木犀草素(5,7,3′,4′-四 OH)、槲皮素(3,5,7,3′,4′-五 OH)、杨梅素(3,5,7,3′,4′,5′-六 OH)。

(四) 高效液相色谱法

高效液相色谱法分离黄酮类化合物效果较好,常采用反相柱色谱,以含一定比例的甲酸或乙酸的水-甲醇溶剂系统或水-乙腈溶剂系统为常用的洗脱剂。对于多甲氧基黄酮或黄酮类化合物的乙酰物可用正相色谱,以苯-乙腈或苯-丙酮等溶剂系统为洗脱剂。

例 portisil-10-ODS 反相柱上,用水-乙腈(4∶1)作移动相,分离大豆中的 5,7,4′-三羟基异黄酮、金雀异黄酮和 6,7,4′-三羟基异黄酮。

第 5 节 黄酮类化合物的检识

一、理化检识

(1) 物理检识:主要根据黄酮类化合物的形态、颜色等。

(2) 化学检识:主要利用各种显色反应,如盐酸-镁粉反应、四氢硼钠反应、碱性试剂显色反应和五氯化锑的反应等可用于检识不同类型的黄酮类化合物。

二、色谱检识

(一) 纸色谱

适用于分离各种类型的黄酮化合物,包括游离黄酮和黄酮苷类。混合物的检识常采用双向纸色谱。(指用两种不同类型展开剂,当一种展开剂展开至终端时,取出,挥干,再将色谱纸或薄层板调转 90°,于另一种展开剂中作第二方向展开至终端。)

一般第一向采用醇性展开剂如正丁醇-乙酸-水(4∶1∶5 上层,BAW)等,此为正相分配色谱,化合物的极性小则 R_f 值大。故同一类型苷元的黄酮苷其 R_f 值依次为:苷元>单糖苷>双糖苷。同一类型的游离黄酮类化合物,分子中羟基数目越多则 R_f 值越小;羟基数目越少则 R_f 值越大。

第二向常采用水性展开剂,如 2%~6% 乙酸溶液等,类似于反相分配色谱,化合物极性大则 R_f 值大。故同一类型苷元的黄酮苷其 R_f 值依次为:双糖苷>单糖苷>苷元。不同类型的游离黄酮类化合物中,平面型分子(如黄酮、黄酮醇、查耳酮等)几乎停留在原点不动(R_f<0.02);非平面型分子(如二氢黄酮、二氢黄酮醇、二氢查耳酮等)亲水性稍强,R_f 值较大(0.10~0.30)。

黄酮类化合物的色谱显色方法有:在紫外灯下检识,可看到有色斑点,氨蒸汽处理后颜色变化明显。还可喷以 2% $AlCl_3$ 甲醇溶液(在紫外灯下检查)或 1% $FeCl_3$-1% $K_3Fe(CN)_6$(1∶1)

水溶液等显色剂。

（二）薄层色谱法

一般采用吸附薄层，常用吸附剂有硅胶和聚酰胺。

1. 硅胶薄层色谱

主要用于分离和检识极性较小的黄酮类化合物，如大多数游离黄酮，也可用于分离和检识黄酮苷。

分离检识游离黄酮常用有机溶剂系统展开，如甲苯-甲酸甲酯-甲酸(5:4:1)等。分离检识黄酮苷类则采用极性较大的溶剂系统展开，如分离黄酮 O-苷、黄酮 C-苷和黄酮醇 O-苷类的溶剂系统有正丁醇-乙酸-水(3:1:1)、甲酸-乙酸乙酯-水(9:1:1)、氯仿-甲醇-水(65:45:12)等。

2. 聚酰胺薄层色谱

适宜分离检识含酚羟基的游离黄酮和苷，其色谱行为可参考在柱色谱上的规律。

分离检识游离黄酮常用有机溶剂为展开剂，如氯仿-甲醇(94:6,96:4)等。分离检识黄酮苷常用含水的有机溶剂为展开剂，如甲醇-乙酸-水(90:5:5)、甲醇-水(1:1)等。

第 6 节　黄酮类化合物的结构研究

一、UV 光谱在黄酮类化合物结构研究中的应用

UV 光谱在黄酮类化合物结构研究中具有重要的应用价值，这是因为不同类型黄酮类化合物的结构规律性，能够很特征地在其 UV 光谱中得到体现。此外，在测定 UV 过程中加入一些特殊试剂(又称诊断试剂)与黄酮母核上的一个或几个功能团发生反应，由此测得的 UV 光谱可以大大地增加结构鉴定的信息量。

（一）黄酮类化合物在甲醇溶液中的 UV 光谱特征

在甲醇溶液中，大多数黄酮类化合物的紫外光谱由两个主要吸收带组成。出现在 300～400nm 之间的吸收带称为带Ⅰ，出现在 240～280nm 之间的吸收带称为带Ⅱ。带Ⅰ是由 B 环桂皮酰基系统的电子跃迁引起的吸收，而带Ⅱ是由 A 环苯甲酰基系统的电子跃迁引起的吸收，如下式所示。

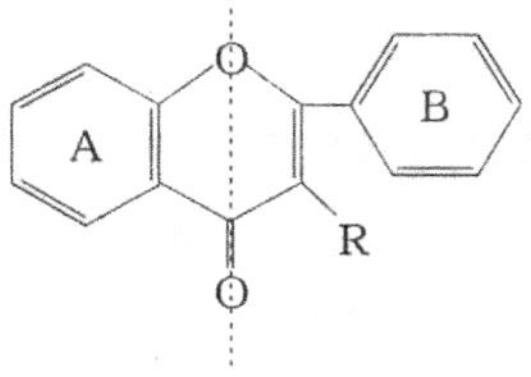

黄酮　R=H
黄酮醇　R=OH

不同类型的黄酮化合物的带Ⅰ或带Ⅱ的峰位、峰形和吸收强度不同，如图 6-3，表 6-1 所示。

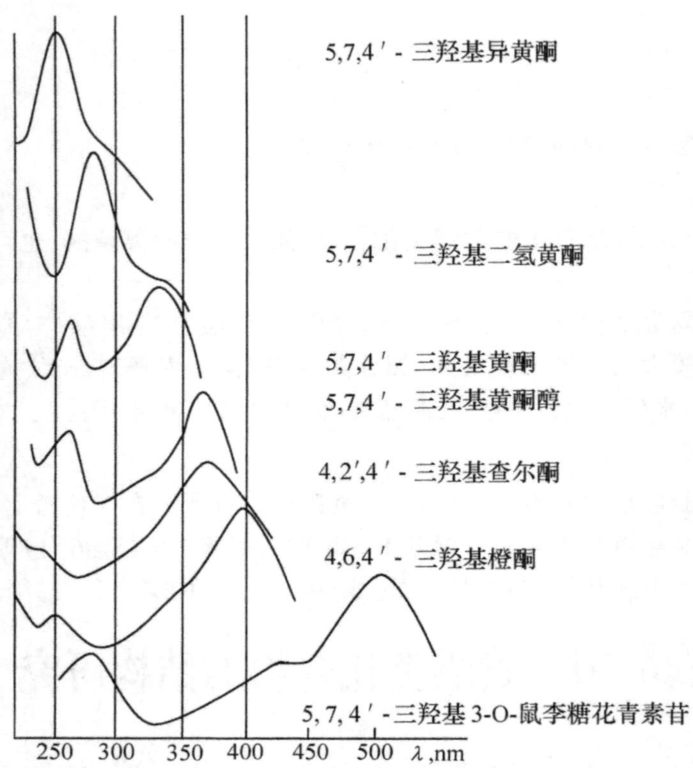

图 6-3 不同类型黄酮类化合物的紫外光谱

表 6-1 黄酮类化合物 UV 光谱吸收范围

黄酮类型	带Ⅱ(nm)	带Ⅰ(nm)
黄酮	250～280	304～350
黄酮醇(3-OH 取代)	250～280	328～357
黄酮醇(3-OH 游离)	250～280	358～385
异黄酮	245～270	310～330(肩峰)
二氢黄酮、二氢黄酮醇	270～295	300～330(肩峰)
查耳酮	220～270(低强度)	340～390
噢哢	230～270(低强度)	370～430
花青素及其苷	270～280	465～560

从图 6-3 可看出，异黄酮和二氢黄酮由于 B 环桂皮酰基共轭系统被破坏，带Ⅰ的吸收峰基本消失，只出现带Ⅱ的吸收峰。黄酮和黄酮醇出现带Ⅰ和带Ⅱ两个主要吸收峰。且两峰图形相似，强度相近。查尔酮和橙酮带Ⅱ吸收峰较弱，带Ⅰ吸收峰强，且吸收波长红移，因此，根据它们的紫外光谱特征可以大致推测黄酮类化合物的结构类型。

黄酮、黄酮醇的 B 环或 A 环上取代基的性质和位置不同将影响带Ⅰ或带Ⅱ的峰位和峰形。例如 7-和 4′-位引入羟基、甲氧基等含氧基团，可引起相应的吸收带红移。又如 3-OH 可使带Ⅰ红移，5-OH 可使带Ⅰ和带Ⅱ均产生红移。一般 B 环上的含氧取代基逐渐增加时，带Ⅰ红移值(nm)也逐渐增加(表 6-2),但不能使带Ⅱ产生位移。

表 6-2　B 环上引入羟基对黄酮类化合物 UV 光谱中带Ⅰ的影响

化合物	羟基位置		带Ⅰ(nm)	
	A 或 C 环	B 环		
3,5,7-三羟基黄酮(高良姜素)	3,5,7	—	359	
3,5,7,4′-四羟基黄酮(山柰酚)	3,5,7	4′	367	红
3,5,7,3′,4′-五羟基黄酮(槲皮素)	3,5,7	3′,4′	370	
3,5,7,3′,4′,5′-六羟基黄酮(杨梅素)	3,5,7	3′,4′,5′	374	移

带Ⅱ的峰位主要受 A 环含氧取代程度的影响,当 A 环上的含氧取代基增加时,使带Ⅱ红移,但对带Ⅰ无影响(5-OH 除外)(表 6-3)。

表 6-3　A 环上引入羟基对黄酮类化合物 UV 光谱中带Ⅱ的影响

化合物	A 环上羟基位置	带Ⅱ(nm)
黄酮	—	250
5-羟基黄酮	5	268
7-羟基黄酮	7	252
5,7-二羟基黄酮	5,7	268
5,6,7-三羟基黄酮(黄芩素)	5,6,7	274
5,7,8-三羟基黄酮(去甲汉黄芩素)	5,7,8	281

(二) 加入诊断试剂的 UV 光谱在黄酮类化合物结构研究中的应用

首先测定黄酮类化合物在甲醇溶液中的 UV 光谱,然后再向甲醇溶液中加入各种诊断试剂,如甲醇钠(NaOMe)、乙酸钠(NaOAc)、乙酸钠/硼酸(NaOAc/H_3BO_3)、三氯化铝($AlCl_3$)及三氯化铝/盐酸($AlCl_3$/HCl)等试剂,使黄酮化合物中的不同酚 OH 解离或形成络合物等,导致光谱发生变化。将上述各种 UV 光谱图进行分析比较,可以得到有关化合物结构的重要信息。

各种诊断试剂对 UV 光谱的影响结果见图 6-4。

1. 诊断试剂对黄酮、黄酮醇类的 UV 光谱影响

(1) 甲醇钠:NaOMe 碱性较强,可使黄酮类化合物母核上所有的酚 OH 解离,导致相应的吸收带红移。

1) 如带Ⅰ红移 40～65nm,强度不变或增加,示有 4′-OH。

2) 如带Ⅰ红移 50～60nm,强度减弱,示有 3-OH,但无 4′-OH。

3) 7-OH 如果游离,一般应在 320～330nm 处有吸收。如果 7-OH 结合成苷,则该吸收即消失。

4) 含有 3,4′-二羟基或 3,3′,4′-三羟基的黄酮类,在 NaOMe 碱性下容易被氧化分解,故吸收带随测定时间的延长而衰退。

(2) 乙酸钠:NaOAc 的碱性比 NaOMe 小,只能使黄酮类化合物母核上酸性较强的酚 OH 解离,导致相应的吸收带红移。

1) 如有 7-OH,则带Ⅱ红移 5～20nm。若同时有 6,8-位含氧取代时,则上述红移幅度下降。

2) 在 4′-OH 黄酮及黄酮醇类化合物中,7-OH 是否被取代,可以通过比较 NaOMe 及

NaOAc 光谱中带Ⅰ的位移情况而判断。如果 7-OH 被取代，则由 NaOAc 引起的带Ⅰ位移距离与 NaOMe 相同或稍大些。

3）如果具有 5,6,7-,5,7,8-或 3,3′,4′-三羟基时，因对 NaOAc 敏感，故加 NaOAc 后得到的光谱图随时间延长而衰退。

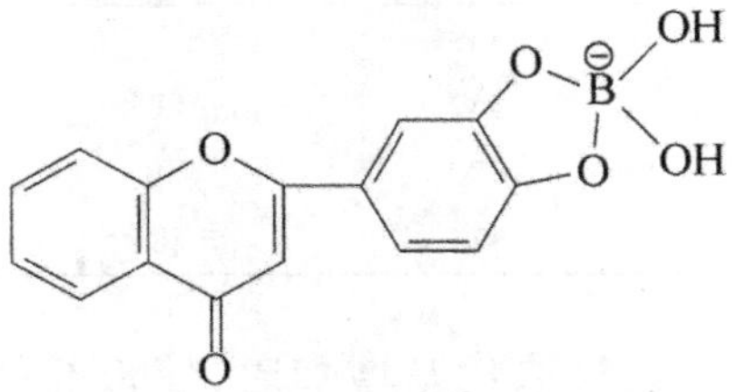

（3）乙酸钠/硼酸：黄酮或黄酮醇类化合物的 A 环或 B 环上如果具有邻二酚 OH 时（5,6-邻二酚 OH 除外），在 NaOAc 碱性下可与 H_3BO_3 络合，使相应的吸收带红移，B 环有邻二酚 OH 时，与 MeOH 光谱比较，带Ⅰ红移 12～30nm，A 环有邻二酚 OH 时，带Ⅱ红移 5～10nm。

（4）三氯化铝及三氯化铝/盐酸：$AlCl_3$ 可与具有 3-羟基、4-羰基或 5-羟基、4-羰基及邻二酚羟基结构的黄酮或黄酮醇类化合物作用生成络合物，使相应的吸收带红移。但邻二酚羟基与 $AlCl_3$ 形成的络合物没有 3-羟基、4-羰基和 5-羟基、4-羰基与 $AlCl_3$ 形成的络合物稳定，当加入 HCl 后即可分解，使相应的吸收带紫移。

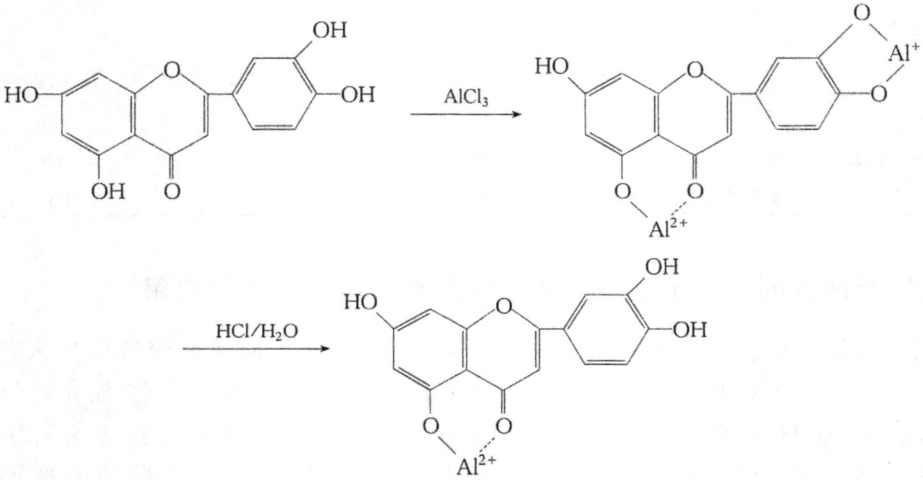

在实际测定中，多在测定样品在 MeOH 中的光谱基础上测定 MeOH + $AlCl_3$ 光谱，然后加入盐酸，测定样品 MeOH + $AlCl_3$/HCl 光谱，再进行比较分析。

1）与 MeOH 光谱比较，黄酮或黄酮醇类当有 5-OH 而无 3-OH 时，加入 $AlCl_3$/HCl 后的光谱带Ⅰ红移 35～55nm。如仅红移 17～20nm，则表示有 6-含氧取代。

2）当有 3-或 3-和 5-OH 时，与 MeOH 光谱比较，加入 $AlCl_3$/HCl 后的光谱中带Ⅰ红移 50～60nm。

3）当 B 环有邻二酚 OH 时，将“样品 + $AlCl_3$”和“样品 + $AlCl_3$/HCl”光谱比较；则后者带Ⅰ较前者紫移约 30～40nm。如果仅紫移 20nm，则 B 环上有邻二酚 OH。当 A 环上有邻二酚 OH 时（不包括 5-OH），也可用同法根据带Ⅱ的位移情况作出鉴别，但没有充分的例子来说明 A 环邻二酚 OH 系统中紫移的范围。

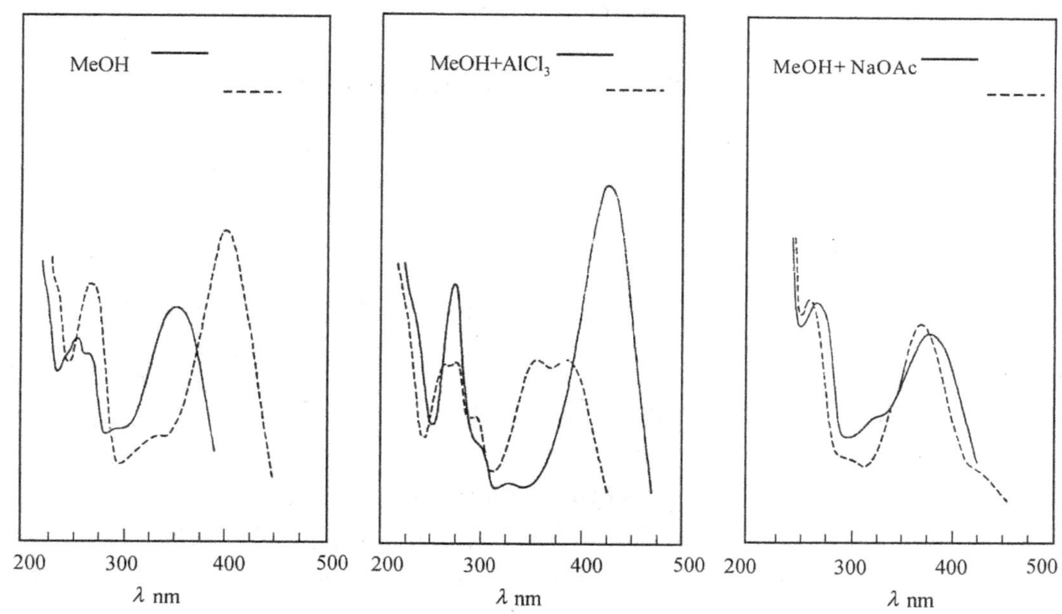

图 6-4　不同诊断试剂对木犀草素 UV 光谱的影响

2. 利用 UV 光谱解析结构示例(图 6-4)

从某中药中分得一黄色结晶，*mp*328～330℃，分子式 $C_{15}H_{10}O_6$，盐酸-镁粉反应阳性，三氯化铁反应阳性，锆-枸橼酸反应黄色退去。该化合物紫外光谱数据如下，试解析其结构。

$UV\lambda_{max}nm$					
MeOH	242sh	253	267	291sh	349
MeONa	266	329sh	401		
$AlCl_3$	274	300sh	328	426	
$AlCl_3$/HCl	266sh	275	294sh	355	385
NaOAc	269	326sh	384		
NaOAc/H_3BO_3	259	301sh	370	430sh	

解析如下：从分子式和化学反应可知该化合物无 3-OH，有 5-OH，为含游离酚 OH 的黄酮苷元类化合物。

从化合物的 UV 光谱(图 6-4)分析：

(1) 将 MeOH 光谱与 MeONa 光谱比较，带 Ⅰ 由 349nm 位移至 401nm，红移 52nm，而且强度增加，示结构中有 4′-OH。

(2) MeONa 光谱在 329nm 处有一吸收峰，表明有游离 7-OH。

(3) 将 MeOH 光谱与 NaOAc 光谱比较，带 Ⅱ 由 253nm 位移至 269，红移 16nm，示结构中存在 7-OH。

(4) 将 MeOH 光谱与 NaOAc/H_3BO_3 光谱比较，带 Ⅰ 由 349nm 位移至 370nm，红移 21nm，示 B 环上有邻二酚 OH。

(5) 将 $AlCl_3$ 光谱与 $AlCl_3$/HCl 光谱比较，带 Ⅰ 由 426nm 位移至 385nm，紫移 41nm，示 B 环上有邻二酚 OH，由于已证实有 4′-OH，故还存在 3′-OH。

(6) 将 MeOH 光谱与 $AlCl_3$/HCl 光谱比较，带Ⅰ由 349 位移至 385nm，红移 36nm，示有 5-OH 而无 3-OH。

综合以上解析：该化合物的结构为 5,7,3′,4′-四羟基黄酮(木犀草素)。

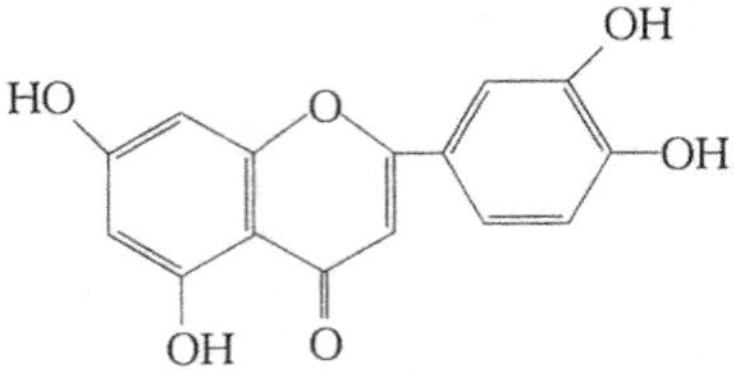

木犀草素

二、^{1}H-NMR 谱在黄酮类化合物结构研究中的应用

^{1}H-NMR 谱是黄酮类化合物结构研究的一种重要方法，具有简便、快速、并可获得大量的结构信息。早期曾将黄酮类化合物制备成三甲基硅醚衍生物，用 CCl_4 为溶剂进行测定。CCl_4 本身不含质子，而且消除了羟基的干扰，测得的光谱易于分析。但此法需要制备衍生物，故目前已基本不被采用。根据黄酮类化合物溶解度的不同，可选用 $CDCl_3$、DMSO-d_6 及 C_5D_5N 等溶剂进行测定，其中 DMSO-d_6 在黄酮苷及游离黄酮的测定中为常用的溶剂。DMSO-d_6 对多数黄酮类化合物可以溶解，不需要制备衍生物，可直接测定 NMR 谱。DMSO-d_6 溶剂信号(δ2.50)很少与黄酮类化合物信号重叠；且可观察到黄酮类各酚羟基的质子信号。但是，DMSO-d_6 的沸点高，样品不易回收。本章介绍的 ^{1}H-NMR 谱仍为三甲基硅衍生物的规律及数据。在 DMSO-d_6 谱中，应注意其各种质子信号的化学位移值也可能超出本书所述范围，但其各种信号的峰形和整个 NMR 谱中的相对位置是基本一致的。

(一) C 环质子

各类黄酮类化合物结构上的主要区别在于 C 环的不同，所以 C 环质子的特征可用于它们结构类型的鉴别。如黄酮类 H-3 常以一个尖锐的单峰出现在 δ6.30 处。它可能会与 A 环孤立芳氢信号混淆，应注意区分。而黄酮醇类不存在 H-3 质子。

(二) A 环质子

1. 5,7-二羟基黄酮类化合物

5,7-二羟基黄酮类化合物 A 环的 H-6 和 H-8 分别以间位偶合的双重峰($J=2.5$Hz)出现在 δ5.70～6.90 之间，且 H-6 的双重峰总是比 H-8 的双重峰位于较高场。当 7-羟基被苷化后，H-6 和 H-8信号向低场位移。

2. 7-羟基黄酮类化合物

7-羟基黄酮类化合物 A 环的 H-5 因与 H-6 的邻偶，表现为一个双峰($J=8.0$Hz)，又因其处于 4-位羰基的负屏蔽区，故化学位移约为 δ8.0 左右。H-6 因与 H-5 的邻偶和 H-8 的间位偶合，表现为双二重峰。H-8 因与 H-6 的间偶，表现为双重峰($J=2.0$Hz)。而且 H-6 和 H-8 的化学位移值在 δ6.30～7.10 之间。

(三) B 环质子

B 环上如有含氧取代时，将对环上其他质子发生影响，如 4′-氧取代黄酮类化合物 B 环的四个质子可以分成H-2′、H-6′和H-3′、H-5′两组，每组质子均表现为双重峰(2H, $J=8.0$Hz)，化学位移位于δ6.50～7.90，比A环质子处于稍低的磁场，且H-2′、H-6′总是比H-3′、H-5′位于稍低磁场。

(四) 糖基上的质子

糖的端基质子与糖的其他质子相比，位于较低磁场，具体峰位与成苷的位置及糖的种类有关，一般出现在δ4.0～6.0之间。而糖基上其他质子出现在δ3.0～4.0左右。糖上的羟基质子在用三甲基硅醚衍生物测定时，羟基峰消失，而用DMSO-d_6直接测定时，则出现羟基吸收峰，一般位于δ4.0～6.0之间，加D_2O后即可消失，与糖的端基质子(H-1″)极易区别。

(五) 其他质子

(1) 酚羟基质子：当用DMSO-d_6为溶剂直接测定时，可出现酚羟基信号。如芹菜素-7-O-β-D-葡萄糖苷的^{1}H-NMR谱中，酚羟基质子信号分别出现在δ12.97(5-OH)，δ10.39(4′-OH)，当加入D_2O后，这些信号即消失。

(2) 甲氧基质子：除少数例外，甲氧基质子一般以单峰出现在δ3.50～4.10处。虽然糖基上的一般质子也在此区域出现吸收峰，但它们均不是单峰，故极易区别。

三、^{13}C-NMR谱在黄酮类化合物结构研究中的应用

^{13}C-NMR谱已广泛应用于黄酮类化合物的结构研究。从中可以鉴定黄酮类化合物结构类型、糖的数目及糖的连接位置等。其中C环的三个碳原子信号则因母核结构不同而各具特征，它的化学位移和裂分情况，能有助于推测黄酮类化合物的骨架类型(表6-4)。

表6-4 黄酮类化合物C环三碳核的化学位移

化合物	C=O	C-2	C-3
黄酮类	176.3～184.0(s)	160.0～165.0(s)	103.0～111.8(d)
黄酮醇类	172.0～177.0(s)	145.0～150.0(s)	136.0～139.0(s)
异黄酮类	174.5～181.0(s)	149.8～155.4(d)	122.3～125.9(s)
二氢黄酮类	189.5～195.5(s)	75.0～80.3(d)	42.8～44.6(t)
二氢黄酮醇类	188.0～197.0(s)	82.7(d)	71.2(d)
查耳酮类	188.6～194.6(s)	136.9～145.4(d)*	116.6～128.1(d)*
橙酮类	182.5～182.7(s)	146.1～147.1(s)	111.6～111.9(d)(=CH—)

* 查耳酮的C-2为C-β，C_3为C-α

四、MS在黄酮类化合物结构研究中的应用

MS在黄酮类化合物结构分析中，可得到大量有用信息。对于黄酮类苷元，最常用的是电子轰击质谱(EI-MS)，可以得到很强的分子离子峰$[M]^+$，且常为基峰，亦无需作成衍生物即可进行测定。对于极性大，难以气化及对热不稳定的黄酮苷类，在EI-MS中往往看不到分子离子峰，基峰仍然是脱去糖基的苷元。黄酮苷类化合物可直接用场解吸质谱(FD-MS)，快原子轰击质谱(FAB-MS)及电喷雾质谱(ESI-MS)进行测定。

黄酮类化合物 EI-MS 中，除分子离子峰$[M]^+$，常可见到$[M-H]^+$，$[M-CH_3]^+$（含有甲氧基者）、$[M-CO]^+$等碎片离子峰出现。对鉴定黄酮类化合物最有用的离子，是含有完整 A 环和 B 环的碎片离子。这些离子分别用 A_1^+、A_2^+...和 B_1^+、B_2^+...等表示。特别是碎片$A_1^{+\cdot}$与相应的碎片$B_1^{+\cdot}$的质荷比之和等于分子离子$[M]^{+\cdot}$的质荷比，在结构鉴定中有重要意义。

黄酮类化合物主要有下列两种基本的裂解方式。

裂解方式Ⅰ(RDA 裂解)

裂解方式Ⅱ

这两种裂解方式是相互竞争、相互制约的。B_2^+、$[B_2-CO]^+$离子强度与$A_1^{+\cdot}$、$B_1^{+\cdot}$离子，以及由$A_1^{+\cdot}$、$B_1^{+\cdot}$进一步裂解产生的一系列离子$[A_1-CO]^+$总强度成反比。

A 环上的取代情况，可根据$A_1^{+\cdot}$碎片的质荷比（m/z）来确定，B 环上的取代情况可根据$B_1^{+\cdot}$碎片来确定，如芹菜素（5、7、4′-三羟基黄酮），$A_1^{+\cdot}$（m/z 152）表明 A 环上存在 2 个 OH，B_1^+（m/z 118）表明 B 环上有一个 OH。由此可推测 A 环和 B 环的结构。一些黄酮类化合物的质谱数据见表 6-5。

表 6-5　一些黄酮类化合物的质谱数据（m/z）

化合物	$A_1^{+\cdot}$	$B_1^{+\cdot}$
黄酮	120	102
5,7-二羟基黄酮	152	102
5,7,4′-三羟基黄酮(芹菜素)	152	118
5,6,7-三羟基黄酮(黄芩素)	168	102
5,7-二羟基,4′-甲氧基黄酮(刺槐素)	152	132

五、结构测定实测

从菊花 *Chrysanthemum morifolium* 中分得芹菜素-7-O-β-*D*-葡萄糖苷。黄色粉末，*mp* 226～228℃，高分辨质谱测得分子式为 $C_{21}H_{20}O_{10}$。盐酸镁粉反应和三氯化铁反应为阳性，Molish 反应阳性，酸水解检出葡萄糖。表明该化合物为黄酮类化合物的葡萄糖苷，并含有酚 OH。其紫外光谱数据如下，^{1}H-NMR、^{13}C-NMR、MS 谱图见图 6-5～图 6-8，根据其理化性质和波谱数据鉴定其结构式。

λ_{max} nm				
MeOH	268	333		
NaOMe	269	301(sh)	386	
$AlCl_3$	276	300	348	386
$AlCl_3$/HCl	277	299	341	382
NaOAc	267	355	387	
NaOAc/H_3BO_3	267	340		

以上数据表明，该结构为黄酮类化合物，具有 5-OH 和 4′-OH，而且 7-OH 被苷化。

IR(KBr)cm^{-1}：3400(OH)，3116(＝CH)，1654(缔合 C＝O)，1609，1589，1499(苯环)，1083(C-O)，984，833，759(取代苯)。^{1}H-NMR 与^{13}C-NMR 的归属见表 6-6。

表 6-6　芹菜素-7-O-β-*D*-葡萄糖苷的^{1}H-NMR 和^{13}C-NMR 数据(DMSO-d_6)

NO.	δC	δH	NO.	δC	δH
2	164.44		1′	121.23	2′、6′质子位于 7.96
3	103.30	6.87 (1H,s)	2′	128.79	(2H, d, J=8.7Hz)
4	182.17		3′	116.19	3′、5′质子位于 6.97
5	161.54		4′	161.31	(2H, d, J=8.7Hz)
6	99.72	6.46 (1H, d, J=2.0Hz)	5′	116.19	
7	163.15		6′	128.79	
8	95.04	6.84 (1H, d, J=2.0Hz)	1″	100.13	5.08 (1H, d, J=7.3Hz)
9	157.13		2″	73.31	3.20～3.76 (6H, m, 糖上其余 6 个质子)
10	105.53		3″	76.65	
5-OH		12.97 (1H, s, 加 D_2O 消失)	4″	69.77	4.63～5.41 (4H, m, 糖上 4 个 OH)质子，加 D_2O 消失
4′-OH		10.39 (1H, s, 加 D_2O 消失)	5″	77.38	
			6″	60.82	

其中^{1}H-NMR 中，5.08(1H，d，J＝7.3Hz)为葡萄糖的端基碳上的 H 质子，苷键为 β-构型。6.46(1H，d，J＝2.0Hz)为 H-6，6.84(1H，d，J＝2.0Hz)为 H-8，示 A 环 7-OH 苷化。而 7.96(2H，d，J＝8.7Hz)为 H-2′和 H-6′，6.97(2H，d，J＝8.7Hz)为 H-3′和 H-5′，示 B 环存在 4′-OH。而^{13}C-NMR 中相应的碳也予以证实。

EI-MS 验证：

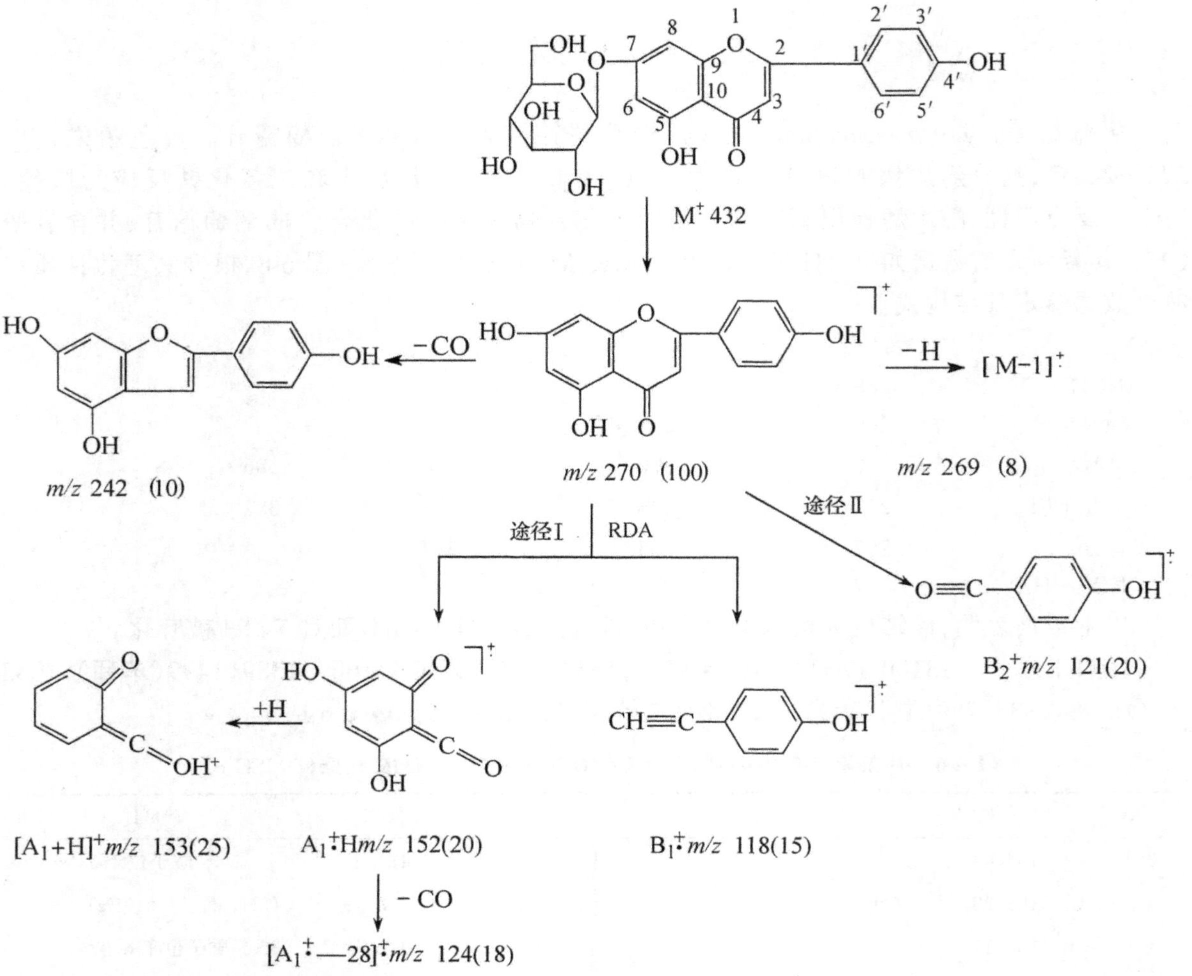

M^{+} 432

−CO

−H

[M−1]$^{+}$

m/z 242 (10)

m/z 270 (100)

m/z 269 (8)

途径Ⅰ RDA

途径Ⅱ

B$_2^+$ m/z 121(20)

+H

[A$_1$+H]$^+$ m/z 153(25)

A$_1^{+\cdot}$H m/z 152(20)

B$_1^{+\cdot}$ m/z 118(15)

−CO

[A$_1^{+\cdot}$—28]$^{+\cdot}$ m/z 124(18)

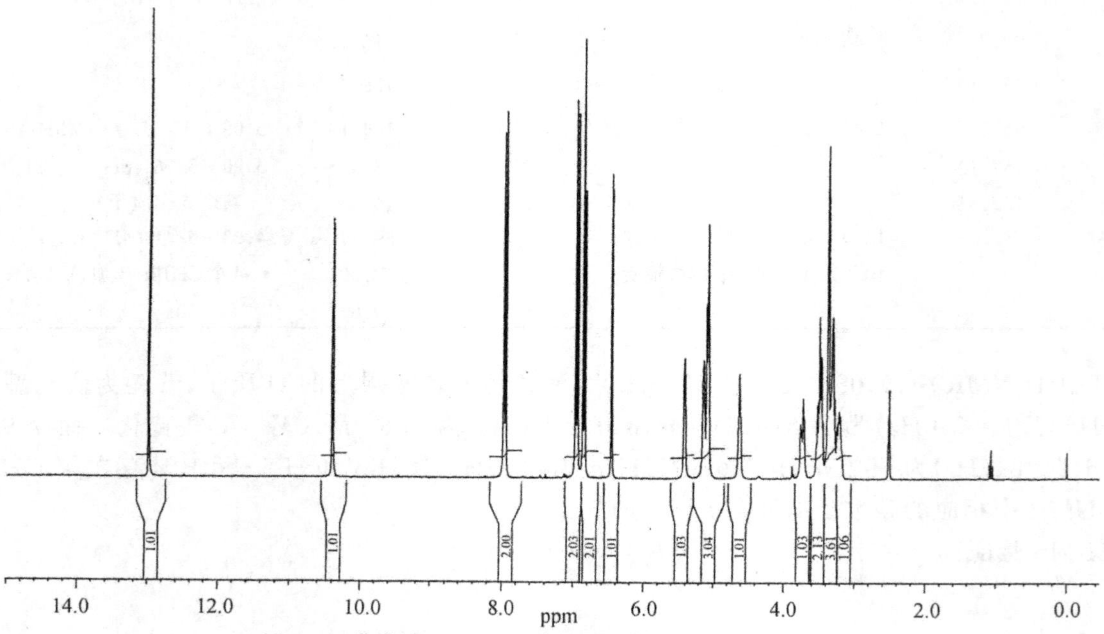

ppm

14.0 12.0 10.0 8.0 6.0 4.0 2.0 0.0

1.01 1.01 2.00 2.03 2.01 1.01 1.03 3.04 1.01 1.03 2.13 3.61 1.06

图 6-5 芹菜素-7-O-β-D-葡萄糖苷^{1}H-NMR 谱（DMSO-d$_6$）

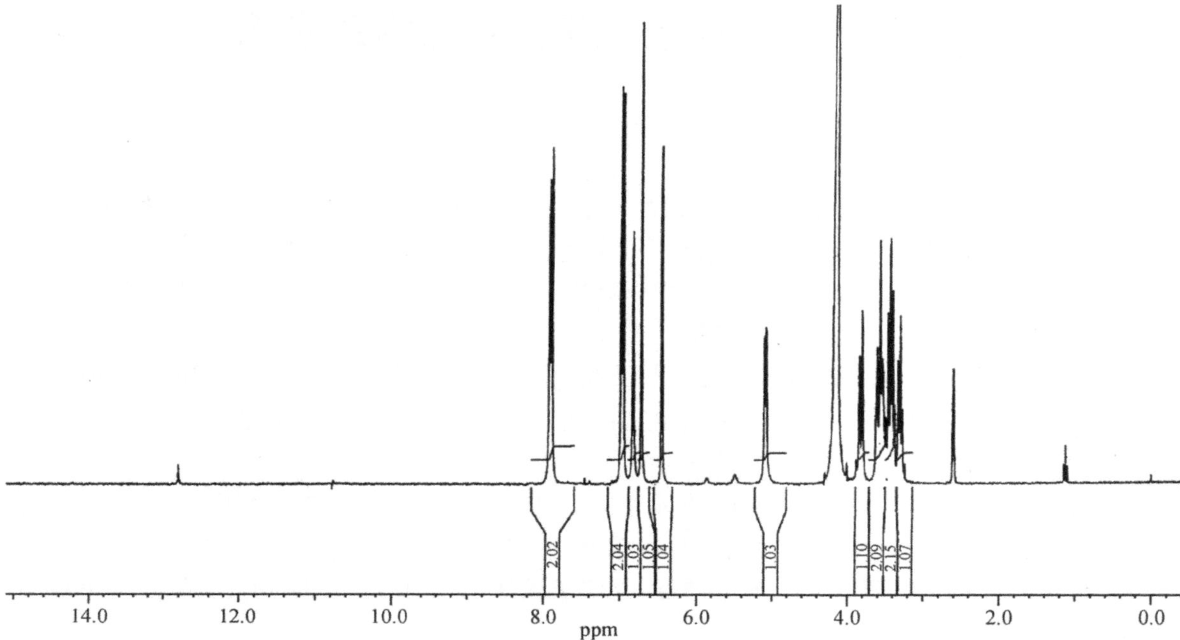

图 6-6　芹菜素-7-O-β-*D*-葡萄糖苷^{1}H-NMR 谱（DMSO-d_6 + D_2O）

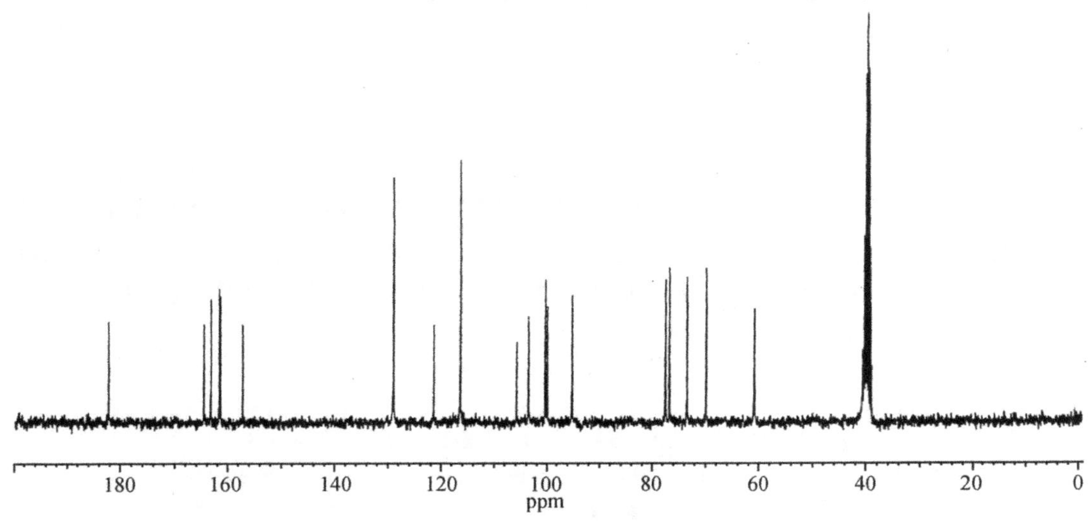

图 6-7　芹菜素-7-O-β-*D*-葡萄糖苷^{13}C-NMR 谱（DMSO-d_6）

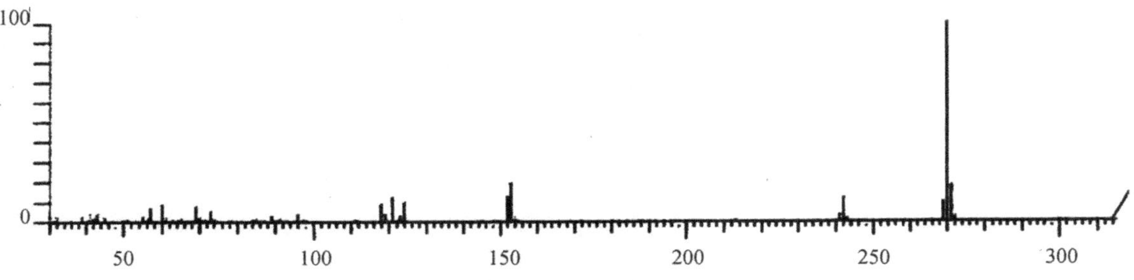

图 6-8　芹菜素-7-O-β-*D*-葡萄糖苷 EI-MS 谱

第 7 节 含黄酮类化合物的中药实例

一、槐　　米

槐米为豆科植物槐(*Sophora japonica*)的花蕾,主要含有芦丁、槲皮素,还含少量皂苷类及多糖、黏液质等。近代研究表明槐米含芦丁可高达23.5%,槐花开放后降至13.0%。芦丁可用于治疗毛细血管脆性引起的出血症,并用作高血压辅助治疗剂。芦丁还可以作为制备槲皮素、羟乙基槲皮素、羟乙基芦丁、二乙胺基乙基芦丁等的原料。

芦丁为浅黄色粉末或极细微淡黄色针状结晶,含3分子结晶水($C_{27}H_{30}O_{16}\cdot 3H_2O$),加热至185℃以上熔融并开始分解。$[\alpha]_D^{23}+13.82$(EtOH)或$-39.43$(吡啶)。UV$\lambda_{max}^{MeOH}$nm:259、266sh、299sh、359。

芦丁的溶解度,在冷水中1:10000,沸水中1:200,沸乙醇中1:60,沸甲醇中1:7,可溶于乙醇、吡啶、甲酰胺、甘油、丙酮、冰醋酸、乙酸乙酯中,不溶于苯、乙醚、氯仿、石油醚。

芦丁分子中具有较多酚羟基,显弱酸性,易溶于碱液中,酸化后又可析出,因此可以用碱溶酸沉的方法提取芦丁。

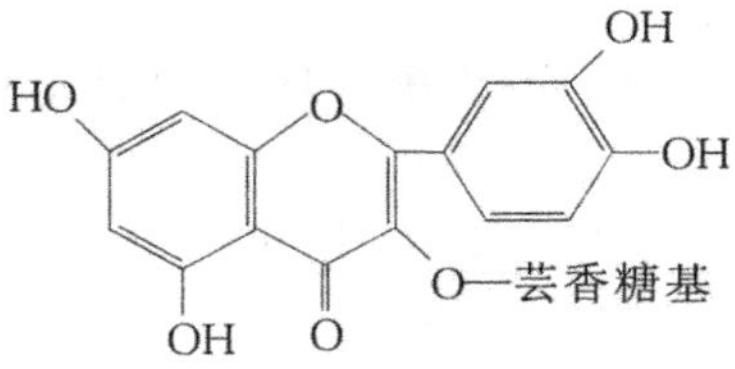

芦丁

芦丁分子中因含有邻二酚羟基,性质不太稳定,暴露在空气中能缓缓氧化变为暗褐色,在碱性条件下更容易被氧化分解。硼酸盐能与邻二酚羟基结合,达到保护的目的,故在碱性溶液中加热提取芦丁时,往往加入少量硼砂。而在实验室内提取芦丁时,常将槐米直接加水煮沸提取即可。

芦丁的工业生产提取方法如下(图6-9):

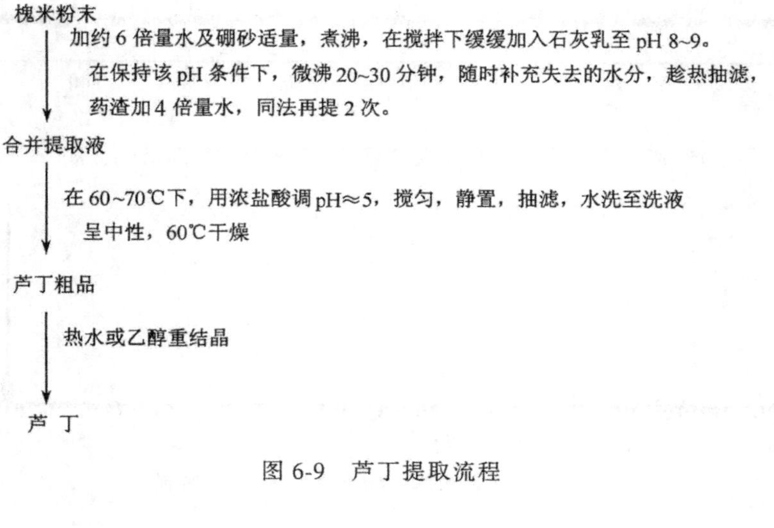

槐米粉末
↓ 加约6倍量水及硼砂适量,煮沸,在搅拌下缓缓加入石灰乳至pH 8~9。在保持该pH条件下,微沸20~30分钟,随时补充失去的水分,趁热抽滤,药渣加4倍量水,同法再提2次。
合并提取液
↓ 在60~70℃下,用浓盐酸调pH≈5,搅匀,静置,抽滤,水洗至洗液呈中性,60℃干燥
芦丁粗品
↓ 热水或乙醇重结晶
芦　丁

图6-9　芦丁提取流程

二、黄　　芩

黄芩（*Scutellaria baicalensis*）的根为常用的清热解毒中药，从其中分离出黄芩苷（含量 4.0%～5.2%）、黄芩素、汉黄芩苷、汉黄芩素、木蝴蝶素 A 及二氢木蝴蝶素 A 等 20 余种黄酮类化合物。其中黄芩苷为主要有效成分，具有抗菌、消炎作用，此外还有降转氨酶的作用。黄芩苷元的磷酸酯钠盐可用于治疗过敏、哮喘等疾病。

黄芩苷　　汉黄芩苷

黄芩苷为淡黄色针晶，*mp* 223℃，$[\alpha]_D^{18}$-144.9（吡啶 + 水），UV λ_{max}^{MeOH} nm：244、278、315。几乎不溶于水，难溶于甲醇、乙醇、丙酮，可溶于含水醇和热乙酸。溶于碱水及氨水初显黄色，不久则变为黑棕色。经水解后生成的苷元黄芩素分子中具有邻三酚羟基，易被氧化转为醌类衍生物而显绿色，这是黄芩因保存或炮制不当变绿色的原因。黄芩变绿后，有效成分受到破坏，质量随之降低。

黄芩苷 —黄芩酶→ 黄芩素（黄色） —[O]→ 绿色

黄芩苷提取分离方法如下（图 6-10）：

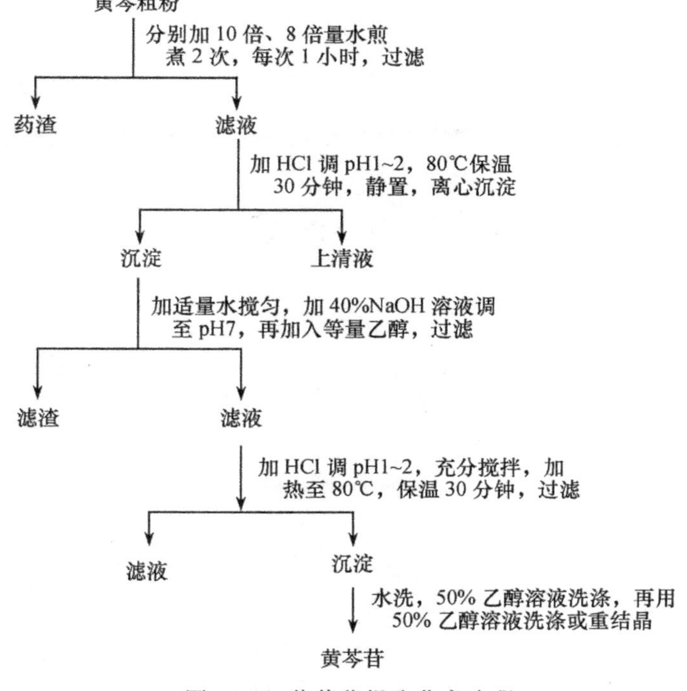

图 6-10　黄芩苷提取分离流程

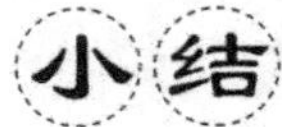

黄酮类化合物是指两个苯环(A与B环)通过中央三碳原子相互联结而成的一系列化合物,基本母核为2-苯基色原酮,主要类型有黄酮、黄酮醇、二氢黄酮、二氢黄酮醇、异黄酮、查耳酮等。其颜色主要与分子中交叉共轭体系有关,黄酮、黄酮醇及其苷类多显灰黄~黄色,查耳酮为黄~橙黄色;二氢黄酮、二氢黄酮醇及黄烷醇几乎为无色,异黄酮仅显微黄色;花色素颜色随pH不同而改变。游离黄酮类化合物一般难溶于水,其中黄酮、黄酮醇、查耳酮等平面型分子难溶于水;二氢黄酮、二氢黄酮醇、异黄酮等非平面型分子水溶度稍大;花色素类为离子型结构,水溶性较大。黄酮苷类一般易溶于水、醇。不同羟基取代的黄酮的酸性强弱为:7,4′-二OH > 7-或4′-OH > 一般酚羟基 > 5-OH,分别溶于5% $NaHCO_3$、5% Na_2CO_3、0.2% NaOH、5% NaOH水溶液。检识母核类型的反应有盐酸-镁粉反应、四氢硼钠反应、碱性试剂反应、五氯化锑反应等,检识取代基的反应有锆盐-枸橼酸反应、氨性氯化锶反应等。提取黄酮类化合物常用乙醇、甲醇提取法,热水适合于提取黄酮苷,碱性水或碱性稀醇适合提取具酸性而难溶于水的黄酮类化合物。溶剂萃取法用于分离溶解性不同的黄酮类化合物如游离黄酮和黄酮苷,pH梯度萃取法用于分离酸性不同的游离黄酮类化合物,硅胶、聚酰胺、葡聚糖凝胶柱色谱分别主要用于分离极性不同、酚羟基或共轭双键不同、分子大小不同的黄酮类化合物。色谱检识中如用纸色谱(醇性展开剂)、硅胶薄层色谱、聚酰胺薄层色谱(有机溶剂展开),其色谱行为相当于正相色谱;如用纸色谱(水性展开剂)、聚酰胺薄层色谱(含水溶剂展开),其色谱行为相当于反相色谱等。

黄酮类化合物的结构测定主要应用波谱方法和必要的化学反应,黄酮类化合物的结构复杂,这里主要介绍UV、^{1}H-NMR、^{13}C-NMR及MS谱在解析黄酮和黄酮醇类化合物中的一些规律。通过学习这些经验和规律,使大家掌握UV、熟悉MS和了解^{1}H-NMR、^{13}C-NMR在黄酮类化合物结构测定中的应用。

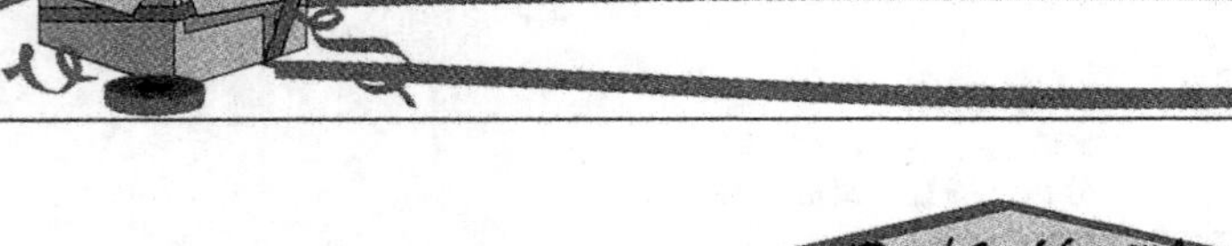

目标检测

一、填空题

1. 黄酮类化合物是泛指________的一系列化合物,其基本母核为________。
2. 黄酮类化合物常用的提取方法有________、________、________等。
3. 葡聚糖凝胶柱色谱分离黄酮苷时的主要原理是________,按照相对分子量________的顺序被洗脱。分离游离黄酮时的主要原理是________,分子中羟基数目越少,则吸附力________,________洗脱。
4. 用双向纸色谱检识黄酮苷和苷元混合物时,第一向通常用________性展开剂,如________,苷的R_f值________于苷元;第二向通常用________性展开剂,如________,苷的R_f值________于苷元。
5. 黄芩中主要有效成分是________,其苷元分子中具有________的结构,易被氧化成

________衍生物而显________色。

6. 槐米中主要有效成分是________，显酸性，故可用________法提取，提取时为了防止邻二酚羟基被氧化可加入________。

二、选择题

1. 酸性最强的化合物是

A. 5-OH 黄酮　B. 8-OH 黄酮
C. 4′-OH 黄酮　D. 4′-OH 二氢黄酮
E. 4′-OH 异黄酮

2. 通常不发生 HCl-Mg 粉反应的是

A. 二氢黄酮　B. 异黄酮
C. 黄酮醇　D. 黄酮
E. 二氢黄酮醇

3. 能将游离黄酮和黄酮苷分离的溶剂是

A. 氯仿　B. 酸水
C. 碱水　D. 乙醇
E. 正丁醇

4. 下列化合物进行聚酰胺柱色谱分离，以浓度递增的含水乙醇洗脱，最先被洗脱的是

A. 7,4′-二 OH 黄酮　B. 4′-OH 黄酮醇
C. 3′,4′-二 OH 黄酮　D. 4′-OH 异黄酮
E. 4′-OH 二氢黄酮醇

5. 水溶性最大的黄酮类化合物是

A. 黄酮　B. 二氢黄酮醇
C. 花色素　D. 查耳酮
E. 异黄酮

三、名词解释

1. 黄酮类化合物　2. 双向色谱

四、写出下列化合物的结构式，并指出其结构类型

1. 木犀草素　2. 黄芩苷　3. 槲皮素　4. 芦丁　5. 橙皮苷

五、简答题

某化合物分子式为 $C_{15}H_{10}O_5$，盐酸-镁粉反应和三氯化铁反应阳性，锆盐-枸橼酸反应黄色不退，紫外光谱数据如下，试解析其结构。

UVλ_{max} nm				
MeOH	258	280(sh)	318	356
NaOMe	275	289(sh)	328	407
$AlCl_3$	256(sh)	271	323	419
$AlCl_3$/HCl	255(sh)	271	323	418
NaOAc	268	285(sh)	327	378
NaOAc/H_3BO_3	259	276(sh)	318	357

第7章

生物碱

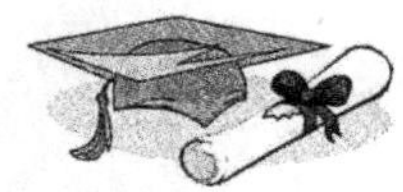

学习目标

1. 掌握生物碱的概念
2. 了解生物碱的分类
3. 掌握生物碱的性状、溶解性、碱性、沉淀反应等性质
4. 掌握生物碱的提取、分离、检识方法
5. 掌握麻黄、黄连、洋金花、苦参中主要生物碱的结构、性质、提取分离、检识方法
6. 熟悉防己中主要生物碱的结构和性质

在中药或天然药物中具有名气的阿片、麻黄、黄连等,均因其所含有的生物碱,而使其分别呈现出镇痛、止咳,抗哮喘,抗菌消炎的生物活性。

生物碱有其独特的化学结构、性质,以及随之而来的独特的提取分离和鉴定方法,在学习生物碱中,我们会了解到许多常用中药的有趣的生物碱类成分。

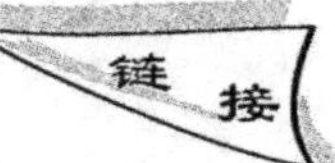

第1节 概 述

生物碱(alkaloids)指来源于生物界(主要是植物界)的一类含氮有机化合物。大多有较复杂的环状结构,氮原子结合在环内;多呈碱性,可与酸成盐;多具有显著的生理活性。

一般来说,生物界除生物体必需的含氮有机化合物,如:氨基酸、氨基糖、肽类、蛋白质、核酸、核苷酸及含氮维生素外,其他含氮有机化合物均可视为生物碱。

生物碱主要分布于植物界,绝大多数存在于高等植物的双子叶植物中,已知存在于50多个科的120多个属中。与中药有关的一些科和典型的中药有,毛茛科黄连、乌头、附子,罂粟科罂粟、延胡索,茄科洋金花、颠茄、莨菪,防己科汉防己、北豆根,小檗科三棵针,豆科苦参、苦豆子等。单子叶植物也有少数科属含生物碱,如石蒜科,百合科、兰科等,百合科中较重要的中药如川贝母、浙贝母等。少数裸子植物如麻黄科、红豆杉科、三尖杉科也存在生物碱。

生物碱在植物体内的分布，对某种植物来说，也可能分布于全株，但多数集中在某一器官。如金鸡纳生物碱主要分布在金鸡纳树皮中，麻黄生物碱在麻黄髓部含量高。生物碱在植物中含量差别也很大，如黄连根茎中含生物碱7%以上，而抗癌成分美登素(maytansine)在卵叶美登木(*Maytanus ovatus*)中，得率仅为千万分之二。

含生物碱的植物中多数是多种生物碱共存。由于同一植物中的生物碱生物合成途径往往相似，因此化学结构也往往类似，同科同属的植物往往有同一母核或结构相同的化合物。

在植物体内，少数碱性极弱的生物碱以游离态存在，如酰胺类生物碱。有一定碱性的生物碱多以有机酸盐形式存在，如柠檬酸盐、草酸盐、酒石酸盐、琥珀酸盐等。少数以无机酸盐形式存在，如盐酸小檗碱、硫酸吗啡等。其他存在形式尚有N-氧化物、生物碱苷等。

生物碱多具有显著而特殊的生物活性。如吗啡、延胡索乙素具有镇痛作用；阿托品具有解痉作用；小檗碱、苦参生物碱、蝙蝠葛碱有抗菌消炎作用；利血平有降血压作用；麻黄碱有止咳平喘作用；奎宁有抗疟作用；苦参碱、氧化苦参碱等有抗心律失常作用；喜树碱、秋水仙碱、长春新碱、三尖杉碱、紫杉醇等有不同程度的抗癌作用等。

第2节　生物碱的分类

分类方法：一是按植物来源分类，如黄连生物碱、麻黄生物碱等，但由于一种中药可能有数种不同类型结构的生物碱，故不能反映其结构；二是按化学结构分类；三是按生源途径分类。本书按化学结构分类介绍生物碱的主要类型。

一、有机胺类

此类指氮原子在环外的生物碱。如麻黄碱(ephedrine)、益母草碱等。

麻黄碱　　益母草碱

二、吡咯烷衍生物类

(1) 简单吡咯烷：

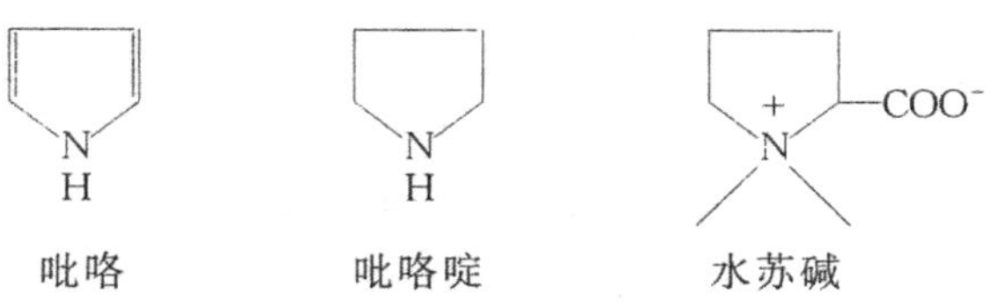

吡咯　　吡咯啶　　水苏碱

(2) 吡咯里西啶类：为两个吡咯烷共用一个氮原子的稠环衍生物。

三、蒎啶衍生物类

(1) 简单蒎啶衍生物：

蒎啶　胡椒碱　槟榔碱　槟榔次碱

(2) 喹喏里西啶类：它为两个蒎啶共用一个氮原子。重点化合物为苦参中的主要生物碱。

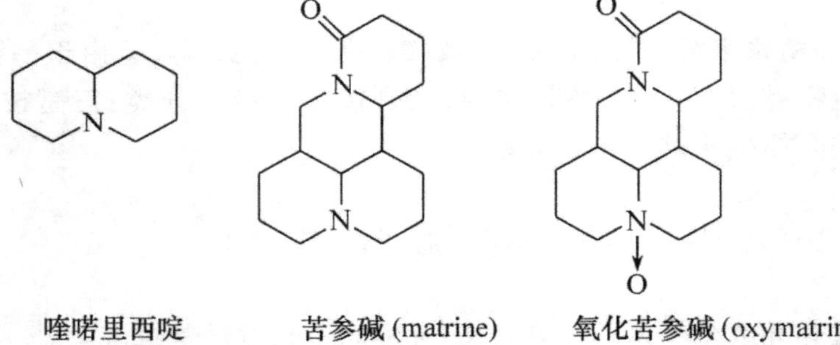

喹喏里西啶　苦参碱 (matrine)　氧化苦参碱 (oxymatrine)

(3) 吲哚里西啶类：它为六元环和五元环共用一个氮原子的稠环衍生物。

吲哚里西啶　一叶秋碱

四、莨菪烷类

为主要存在于茄科洋金花、颠茄、莨菪中的具有莨菪烷母核的一类生物碱。较重要的有莨菪碱、阿托品、东莨菪碱、山莨菪碱及樟柳碱。

莨菪烷　　莨菪碱 (hyoscyamine)　阿托品 (atropine)　　东莨菪碱 (scopolamine)

五、喹啉衍生物类

喹啉　　白鲜碱

六、异喹啉衍生物类

其母核为异喹啉和四氢异喹啉，为分布较广、数目较多的一类生物碱。根据结构又分为20多种。现介绍几种常见类型。

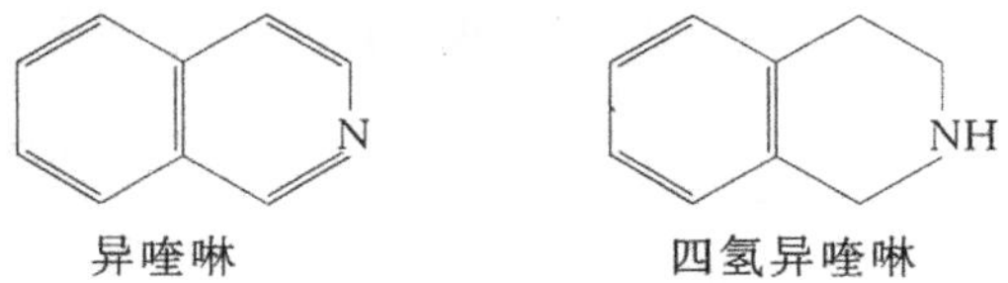

异喹啉　　四氢异喹啉

(1) 原小檗碱型：可看成由两个异喹啉环稠合而成，多为季胺碱。较重要的化合物有小檗碱、延胡索乙素等。

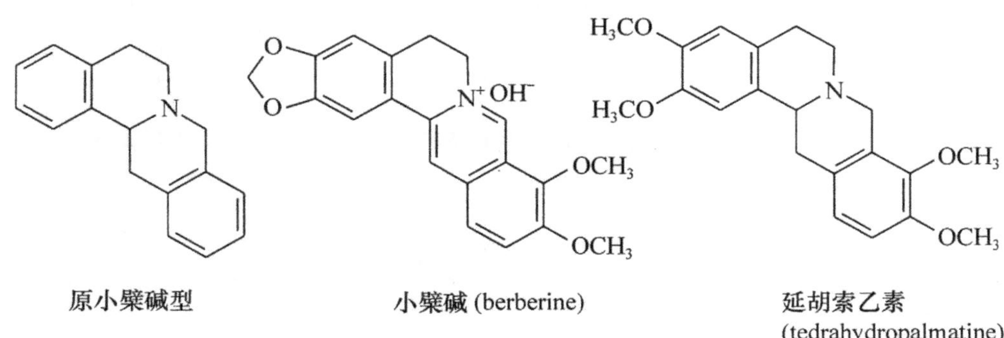

原小檗碱型　　小檗碱 (berberine)　　延胡索乙素 (tedrahydropalmatine)

（2）苄基异喹啉型：

苄基异喹啉　　罂粟碱　　去甲乌药碱

（3）双苄基异喹啉型：

小檗胺 (berbamine)

（4）吗啡烷型：为存在于鸦片中的一类生物碱。较重要的化合物有吗啡、可待因等。

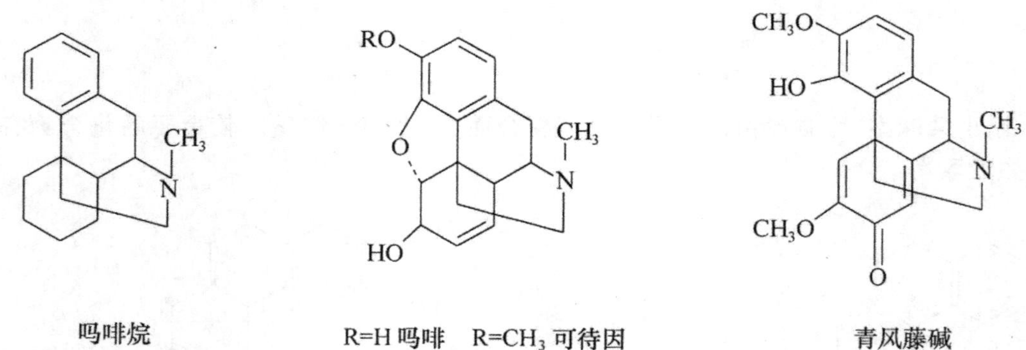

吗啡烷　　R=H 吗啡　R=CH$_3$ 可待因　　青风藤碱

（5）阿朴菲型：

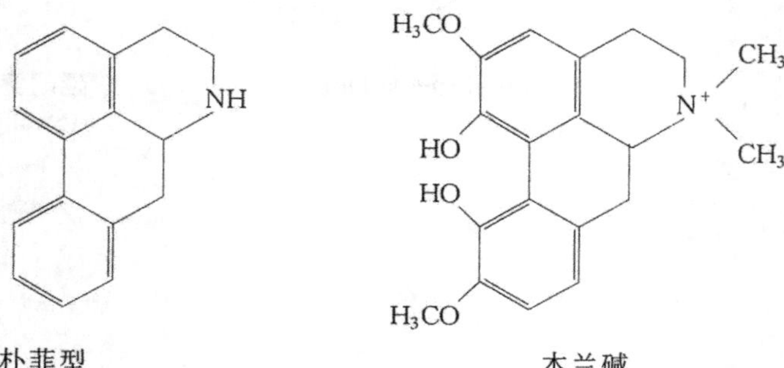

阿朴菲型　　木兰碱

七、其他类型

包括吲哚类、萜类、甾体等生物碱。如存在于黄杨科黄杨属植物中的环常绿黄杨碱 D(cyclovirobuxine)属环孕甾烷类；藜芦(*Veratrum nigrum*)中的藜芦胺碱(veratramine)属异甾体类。

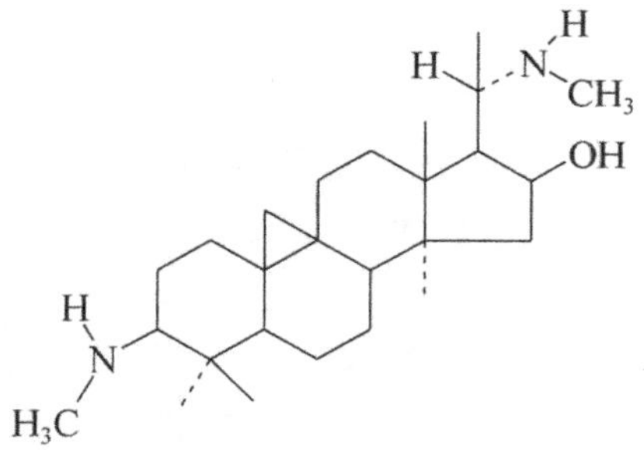

环常绿黄杨碱 D

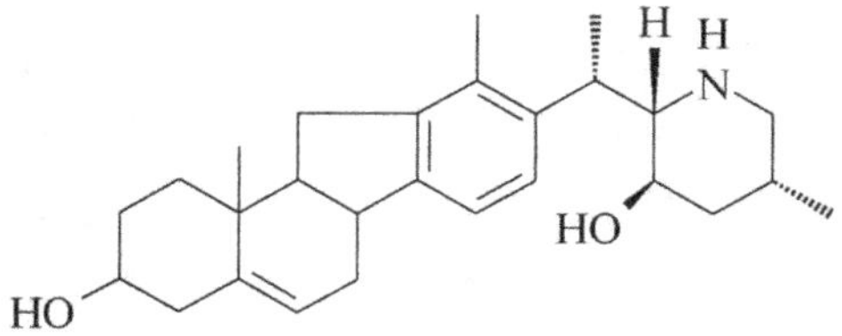

藜芦胺碱

第3节 生物碱的性质

一、物理性质

(一) 性状

生物碱多数为结晶形固体，个别为液体，如烟碱(nicotine)、毒芹碱(coniine)、槟榔碱等。生物碱多具苦味，少数呈辛辣味，成盐后较游离者味更大。生物碱一般无色或白色，少数有颜色，如小檗碱、蛇根碱(serpentine)呈黄色等。

少数液体状态及个别小分子固体生物碱如麻黄碱、烟碱等具挥发性，可用水蒸气蒸馏提取。咖啡因等个别生物碱具有升华性。

(二) 旋光性

生物碱结构中如有手性碳原子或本身为手性分子即有旋光性。影响生物碱旋光性的因素主要有手性碳的构型、测定溶剂及 pH、浓度等。

生物碱的生理活性与其旋光性密切相关，通常左旋体的生理活性比右旋体强。如 1-莨菪碱的散瞳作用比 *d*-莨菪碱大 100 倍。去甲乌药碱(higenaenine)仅左旋体具强心作用。

(三) 溶解性

1. 游离生物碱

(1) 亲脂性生物碱：大多数叔胺碱和仲胺碱为亲脂性，一般能溶于有机溶剂，尤其易溶于亲脂性有机溶剂，如苯、乙醚、卤代烷类，特别易溶于氯仿。溶于酸水，不溶或难溶于水和碱水。

(2) 亲水性生物碱：主要指季铵碱和某些含氮-氧化物的生物碱。这些生物碱可溶于水、甲醇、乙醇，难溶于亲脂性有机溶剂。某些生物碱如麻黄碱、苦参碱、氧化苦参碱、东莨菪碱、烟碱等有一定程度的亲水性，可溶于水、醇类，也可溶于亲脂性有机溶剂。

(3) 具特殊官能团的生物碱：具酚羟基或羧基的生物碱称为两性生物碱(具酚羟基者常称为酚性生物碱)，如吗啡、小檗胺、槟榔次碱等，这些生物碱既可溶于酸水，也可溶于碱水溶液，但在 pH 8～9 时溶解性最差，易产生沉淀。具内酯或内酰胺结构的生物碱在正常情况下，其溶解性类似一般叔胺碱。但在碱水溶液中，其内酯(或内酰胺)结构可开环形成羧酸盐而溶于水中，继之加酸复又还原。

2. 生物碱盐

一般易溶于水，可溶于醇类，难溶于亲脂性有机溶剂。生物碱在酸水中成盐溶解，调碱性后又游离析出沉淀。通常生物碱的无机酸盐水溶性大于有机酸盐；无机酸盐中含氧酸盐的水溶性大于卤代酸盐；小分子有机酸盐大于大分子有机酸盐。

有些生物碱或盐的溶解性不符合上述规律。如：吗啡为酚性生物碱，难溶于氯仿、乙醚，可溶于碱水；石蒜碱难溶于有机溶剂，而溶于水；喜树碱不溶于一般有机溶剂，而溶于酸性氯仿等。

二、化 学 性 质

(一) 碱性

1. 生物碱碱性概念及碱性大小的表示方法

根据 Lewis 酸碱电子理论，凡是能给出电子的电子授体为碱；能接受电子的电子受体为酸。生物碱分子中氮原子上的孤电子对，能给出电子或接受质子而使生物碱显碱性。生物碱碱性大小可用碱的碱式离解常数 pK_b 表示，也可用其共轭酸的酸式离解常数 pK_a 表示。

$$B + H_2O \rightleftharpoons BH^+ + OH^-$$

碱　　酸　　共轭酸　共轭碱

目前，生物碱碱性大小统一用 pK_a 表示，pK_a 越大，碱性越强。

$$pK_a = pK_w - pK_b = 14 - pK_b$$

其中，pK_w 为水的离解常数。

生物碱的碱性大小与 pK_a 的关系：$pK_a < 2$ 为极弱碱，pK_a 2～7 为弱碱，pK_a 7～11 为中强碱，pK_a 11 以上为强碱。

生物碱分子中碱性基团的 pK_a 值大小顺序一般是：

胍基＞季铵碱＞N-烷杂环＞脂肪胺＞芳香胺≈N-芳杂环＞酰胺≈吡咯

2. 生物碱碱性大小与分子结构的关系

生物碱的碱性大小与氮原子的杂化方式、电子云密度、空间效应及分子内氢键形成等有关。

(1) 氮原子的杂化方式：生物碱分子中氮原子的孤电子对在有机胺分子中为不等性杂化，其碱性强弱随杂化程度的升高而增强，即 $sp^3 > sp^2 > sp$。在杂化轨道中，p 电子因活动性大而易供给电子，故 p 成分比例大，碱性强。

(2) 诱导效应：生物碱分子中的氮原子上的电子云密度受到氮原子附近供电基(如烷基)和吸电基(如各类含氧基团、芳环、双键)诱导效应的影响。供电诱导使氮原子上电子云密度增加，碱性增强；吸电诱导使氮原子上电子云密度减小，碱性降低。如麻黄碱的碱性(pK_a 9.58)

强于去甲麻黄碱(pK_a9.00),即是由于麻黄碱氮原子上的甲基供电诱导的结果。而两者的碱性弱于苯异丙胺(pK_a9.80),则因前两者氨基碳原子的邻位碳上羟基吸电诱导的结果。

麻黄碱　　去甲麻黄碱　　苯异丙胺

(3) 共轭效应:生物碱分子中氮原子的孤电子对与 π-电子基团共轭时一般使生物碱的碱性减弱。常见的有苯胺和酰胺两种类型。

苯胺型:氮原子上的孤电子对与苯环 π-电子形成 p-π 共轭体系后碱性减弱。如毒扁豆碱(physostigmine)的两个氮原子,其 N_1 的 pK_a 为 1.76,N_3 的为 7.88,两个氮原子碱性的差别系由共轭效应引起。环己胺的 pK_a10.64,而苯胺为 4.58,后者显然为共轭效应所致。

毒扁豆碱　　环己胺　　苯胺

酰胺型:酰胺中的氮原子与羰基形成 p-π 共轭效应,使其碱性极弱,如胡椒碱 pK_a1.42,秋水仙碱(colchiamine)pK_a1.84,咖啡因(caffeine)pK_a1.22。

(4) 空间效应:氮原子由于附近取代基的空间立体障碍或分子构象因素,而使质子难于接近氮原子,碱性减弱。如前述的东莨菪碱(pK_a7.50)及利血平(pK_a6.07)等。甲基麻黄碱(pK_a9.30)的碱性弱于麻黄碱(pK_a9.58)的原因也是前者甲基的空间障碍。

(5) 氢键效应:当生物碱成盐后,氮原子附近如有羟基、羰基,并处于有利于形成稳定的分子内氢键时,氮上的质子不易离去,碱性强。如麻黄碱的碱性(pK_a9.58)小于伪麻黄碱(pseudoephedrine)(pK_a9.74),是因为麻黄碱分子中的甲基和苯基重叠而成为不稳定构象,从而使其共轭酸和 C_1-OH 形成的分子内氢键稳定性差;而伪麻黄碱分子中的甲基和苯基为不重叠的稳定构象,从而使其共轭酸和 C_1-OH 形成的分子内氢键稳定。

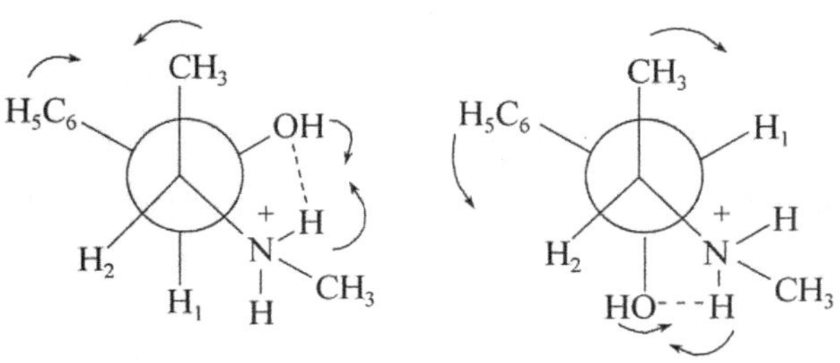

麻黄碱共轭酸　　伪麻黄碱共轭酸

对于具体生物碱来说,若影响碱性的因素不止一个,则需综合考虑。一般来说,空间效应与诱导效应共存,空间效应居主导地位;共轭效应与诱导效应共存,共轭效应居主导地位。

(二) 沉淀反应

生物碱在酸性水或稀醇中与某些试剂生成难溶于水的复盐或络合物的反应称为生物碱沉淀反应。这些试剂称为生物碱沉淀试剂。生物碱沉淀反应主要用于检查生物碱的有无,在生物碱的定性鉴别时,这些试剂可用于试管定性反应和作为平面色谱的显色剂。另外在生物碱的提取分离中还可指示提取、分离终点。同时个别沉淀试剂可用于分离纯化生物碱，如硫氰酸铬铵（雷氏铵盐）可用于沉淀分离季铵碱。常用生物碱沉淀试剂见表 7-1。

表 7-1 常用生物碱沉淀试剂

试剂名称	化学组成	反应现象	说明
碘化铋钾（Dragendorff）试剂	$KBiI_4$	生成橘红色至黄色无定形沉淀	改良碘化铋钾试剂可用于色谱显色
碘化汞钾（Mayer）试剂	K_2HgI_4	生成类白色沉淀	
硅钨酸（Bertrad）试剂	$SiO_2 \cdot 12WO_3 \cdot nH_2O$	生成类白色或淡黄色沉淀	可用于分离及含量测定
碘-碘化钾（Wagner）试剂	$KI\text{-}I_2$	生成红棕色无定形沉淀	
苦味酸（Hager）试剂	2,4,6-三硝基苯酚	生成黄色沉淀	可用于鉴定和含量测定
雷氏铵盐（硫氰酸铬铵）试剂	$NH_4[Cr(NH_3)_2(SCN)_4]$	生成红色沉淀或结晶	可用于季铵碱分离及含量测定

生物碱沉淀反应要在酸水或酸性稀醇中进行，因为生物碱和生物碱沉淀试剂均可溶于其中，使反应易于进行且反应结果易于判断。但苦味酸试剂可在中性条件下进行。利用沉淀反应鉴别生物碱时，应注意假阴性和假阳性反应。仲胺一般不易与生物碱沉淀试剂反应。如麻黄碱。水溶液中如有蛋白质、多肽、鞣质亦可与此类试剂产生阳性反应，故应在被检液中除掉这些成分。除掉方法是将酸水提取液碱化，以氯仿萃取，分取氯仿层，再用酸水萃取氯仿层，此酸水层除去了上述水溶性干扰物质，可作为沉淀反应用溶液。此外，对生物碱定性鉴别时，应用三种以上试剂分别进行反应，均阳性或阴性方有可信性。

（三）生物碱的显色反应

某些试剂能与个别生物碱反应生成不同颜色溶液，这些试剂称为生物碱显色试剂。显色反应用于生物碱的检识和区别个别生物碱。Mandelin 试剂（1% 钒酸铵的浓硫酸溶液）与莨菪碱及阿托品显红色，奎宁显淡橙色，吗啡显蓝紫色，可待因显蓝色，士的宁显蓝紫色。Fröhde 试剂（1% 钼酸钠的浓硫酸溶液）与乌头碱显黄棕色，吗啡显紫色转棕色，小檗碱显棕绿色，利血平显黄色转蓝色。Marquis 试剂（30% 甲醛溶液 0.2ml 与 10ml 硫酸混合溶液）与吗啡显橙色至紫色，可待因显洋红色至黄棕色。

第 4 节 生物碱的提取分离

一、生物碱的提取

（一）水或酸水提取法

具有一定碱性的生物碱在植物体内都以盐的形式存在，故可选用水或酸水提取。常用无机酸水提取，以便将生物碱有机酸盐置换成无机酸盐，增大溶解度。

酸水提取法常用0.1%～1%的硫酸、盐酸或醋酸、酒石酸溶液作为提取溶剂，采用浸渍法或渗漉法提取。酸水提取的优点是使生物碱的大分子有机酸盐变为小分子无机酸盐，增大在水中的溶解度，且提取方法比较简便。但此法的主要缺点是提取液体积较大，浓缩困难，而且水溶性杂质多。故用酸水提取后，一般可采用下列纯化和富集生物碱的方法：

1．阳离子树脂交换法

生物碱盐能和阳离子交换树脂发生离子交换反应，被交换到树脂上。将总碱的酸水液通过强酸型阳离子交换树脂柱，使酸水中生物碱阳离子与树脂上的阳离子进行交换。交换完全后，用中性水或乙醇洗除柱中的杂质。

$$BH^+Cl^- \longrightarrow BH^+ + Cl^-$$

生物碱盐酸盐　生物碱阳离子

$$R^-H^+ + BH^+ \longrightarrow R^-BH^+ + H^+$$

注：R代表阳离子交换树脂，B代表游离生物碱。

上述过程完成后，可用下述方法将生物碱从树脂上洗脱。

(1) 碱化后，用氯仿或乙醚提取。

(2) 碱性乙醇洗脱。

(3) 酸水或酸性乙醇洗脱。

2．萃取法

将酸水提取液碱化，生物碱游离后，如沉淀，过滤即得；如不沉淀，以适当亲脂性有机溶剂萃取，回收溶剂，即得总生物碱。

(二) 醇类溶剂提取法

游离生物碱或其盐均可溶于甲醇、乙醇，可用醇回流或渗漉、浸渍。醇提取的优点是对不同碱性生物碱或其盐均可选用，但其缺点是脂溶性杂质多。可配合酸水-碱化-萃取法处理去除。具体方法是醇提取液回收醇后加稀酸水搅拌，放置，滤过，溶液调碱性后以适合的亲脂性有机溶剂萃取，回收溶剂即得总生物碱。

(三) 亲脂性有机溶剂提取法

大多数游离生物碱都是亲脂性的，故可用氯仿、苯、乙醚以及二氯甲烷等提取游离生物碱。可采用浸渍、回流或连续回流法提取。但一般要将药材用少量碱水湿润后提取，以便使生物碱游离，也可增加溶剂对植物细胞的穿透力。

以亲脂性有机溶剂提取的一般工艺流程如下(图7-1)：

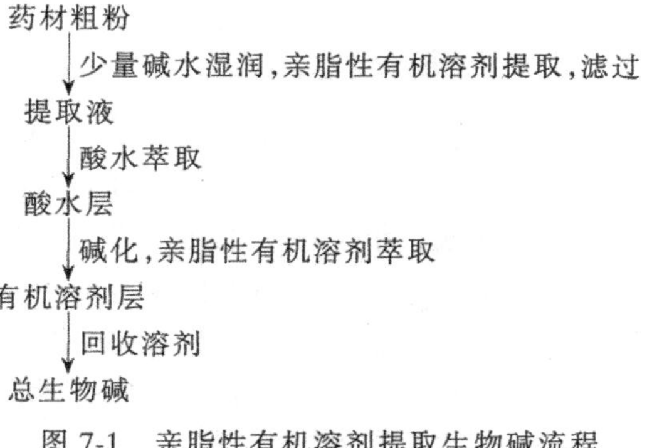

图7-1　亲脂性有机溶剂提取生物碱流程

本提取法的主要优点是水溶性杂质少,按上述工艺流程脂溶性杂质又可经酸水萃取除去。主要缺点为溶剂价格高,安全性差,而且对设备要求严格,以防溶剂泄露。

另外,挥发性生物碱如麻黄碱可用水蒸气蒸馏法提取。可升华的生物碱如咖啡碱可用升华法提取。

二、生物碱的分离

一般来说,一种药材往往含有多种生物碱,提取得到的多是各生物碱的混合物。根据需要,还要将其进一步分离成所需的单体生物碱。

(一) 不同类别生物碱的分离

即将总生物碱按碱性强弱、酚性有无及是否水溶性初步分成五类。一般分离流程如下(图 7-2)。

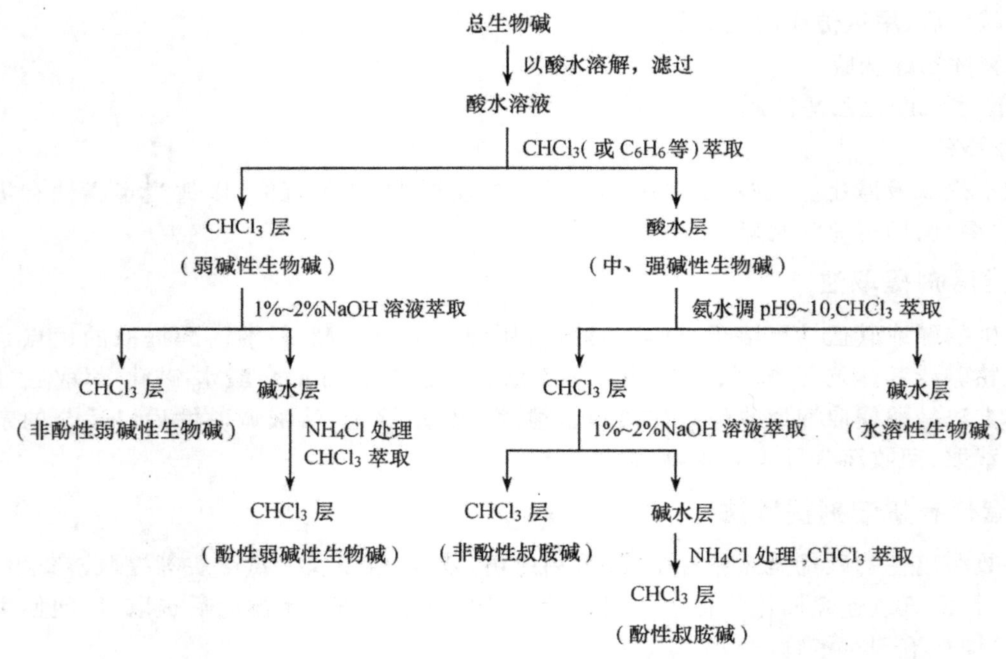

图 7-2 生物碱分离流程

(二) 利用生物碱的碱性差异进行分离

总生物碱中各单体生物碱的碱性往往不同,可用 pH 梯度萃取法进行分离。具体方法有两种。一种是将总生物碱溶于氯仿等亲脂性有机溶剂,以不同酸性缓冲液依 pH 由高至低依次萃取,生物碱可按碱性由强至弱先后成盐依次被萃取出而分离,分别碱化后以有机溶剂萃取即可。另一种是将总生物碱溶于酸水,逐步加碱使 pH 值由低至高,每调节一次 pH 值,既用氯仿等有机溶剂萃取,则各单体生物碱依碱性由弱至强先后成盐依次被萃取出而分离。

对于碱性有差别的两种生物碱,可采用调 pH 后简单萃取法分离。如从洋金花的乙醇浸出液中分离莨菪碱和东莨菪碱,就是利用两者碱性差别,将乙醇浸出液浓缩后碱化到 pH 9～10,氯仿萃取,氯仿萃取液再用稀酸水萃取,将此酸水液用固体碳酸氢钠碱化后以氯仿萃取,东莨菪碱因碱性小游离而被萃取出。水层再用氨水碱化至 pH 10,用氯仿可萃取出碱性大些的莨菪碱。

(三)利用生物碱或生物碱盐溶解度的差异进行分离

总生物碱中各单体的极性不同,对有机溶剂的溶解度可能有差异,可利用这种差异来分离生物碱。如苦参中苦参碱和氧化苦参碱的分离,可利用苦参总碱中氧化苦参碱极性稍大,难溶于乙醚而苦参碱可溶于乙醚的性质,将苦参总碱溶于氯仿,再加入10倍量以上乙醚,氧化苦参碱即可析出沉淀。

不同生物碱与不同酸生成的盐溶解性可能不同,也可以利用这种差异来分离生物碱或其盐。如用溶剂法从麻黄中提取分离麻黄碱、伪麻黄碱,即利用两者草酸盐的水溶性不同,提取后经处理得到的甲苯溶液,经草酸溶液萃取后浓缩,草酸麻黄碱溶解度小而析出结晶,草酸伪麻黄碱溶解度大而留在母液中。

(四)利用生物碱特殊功能团进行分离

有些生物碱的分子中含有酚羟基或羧基,也有少数含内酰胺键或内酯结构。这些基团或结构能发生可逆性化学反应,故可用于分离。

酚性生物碱在碱性条件下成盐溶于水,可与一般生物碱分离。如在阿片生物碱中,吗啡具酚羟基而可待因则无酚羟基,用氢氧化钠溶液处理,吗啡成盐溶解而可待因沉淀可将两者分离。

内酯或内酰胺结构的生物碱可在碱性水溶液中加热皂化开环生成溶于水的羧酸盐而与其他生物碱分离,在酸性下又环合成原生物碱而沉淀。

(五)利用色谱法进行分离

中药中所含的生物碱往往比较复杂,而且结构相近,用上述分离方法经常不能完全分离,此时需要采用柱色谱法。现将分离生物碱常用的柱色谱方法介绍如下。

1. 吸附柱色谱

常用氧化铝或硅胶作为吸附剂,有时也用纤维素、聚酰胺等。以苯、氯仿、乙醚等亲脂性有机溶剂或以其为主的混合溶剂系统作洗脱剂。

2. 分配柱色谱

虽然大多数总生物碱能用吸附色谱法分离,但对某些结构特别相近的生物碱,分离效果不一定理想,可采用分配色谱法。如三尖杉中的抗癌生物碱三尖杉酯碱和高三尖杉酯碱的分离,两者结构仅差一个亚甲基,吸附色谱分离效果不佳,而分配色谱能将其分离。具体方法是以硅胶为支持剂,以 pH 5.0 缓冲液为固定相,pH 5.0 缓冲液饱和的氯仿溶液洗脱,首先洗脱的是高三尖杉酯碱,中间部分是两者的混合物,最后部分是三尖杉酯碱。

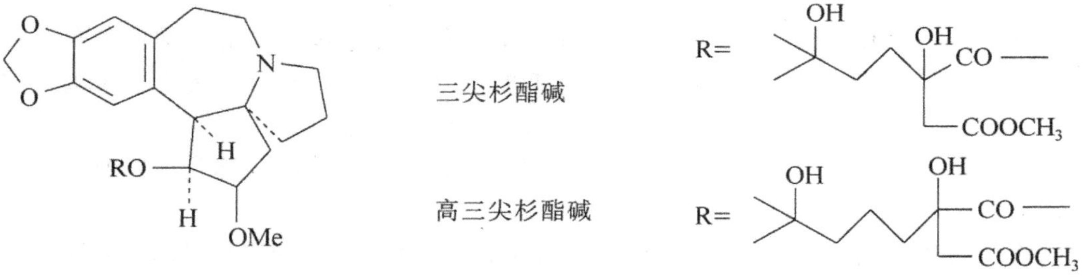

O O N H RO H OMe

三尖杉酯碱 R= OH OH CO— $COOCH_3$

高三尖杉酯碱 R= OH OH CO— $COOCH_3$

3. 高效液相色谱法(HPLC)

高效液相色谱法具有分离效能好、灵敏度高、分析速度快的优点，能使很多其他色谱法难分离的混合生物碱得到分离。HPLC法分离生物碱时，可用硅胶吸附色谱柱，也可用C_{18}反相色谱柱。

三、水溶性生物碱的分离

(一) 沉淀法

水溶性生物碱可用沉淀试剂使之从水溶液中沉淀出来，与留在滤液中的水溶性杂质分离，以获得纯度较高的水溶性生物碱或其盐。实验室中常用雷氏铵盐沉淀试剂纯化季铵碱。用雷氏铵盐纯化季铵碱的化学反应式如下：

$$B^+ + NH_4[Cr(NH_3)_2(SCN)_4] \longrightarrow B[Cr(NH_3)_2(SCN)_4]\downarrow$$

$$2B[Cr(NH_3)_2(SCN)_4] + Ag_2SO_4 \longrightarrow B_2SO_4 + 2Ag[Cr(NH_3)_2(SCN)_4]\downarrow$$

$$Ag_2SO_4 + BaCl_2 \longrightarrow 2AgCl\downarrow + BaSO_4\downarrow$$

$$B_2SO_4 + BaCl_2 \longrightarrow 2BCl + BaSO_4\downarrow$$

注：B代表季铵生物碱

(二) 溶剂法

利用水溶性生物碱能够溶于极性较大而又能与水分层的有机溶剂(如正丁醇、异戊醇或氯仿-甲醇的混合溶剂等)的性质，用这类溶剂与含水溶性生物碱的碱水液反复萃取，使水溶性生物碱与强亲水性的杂质得以分离。

第5节 生物碱的检识

一、理化检识

物理方法检识主要根据生物碱的形态、颜色、嗅味等。化学方法主要用如前所述的生物碱沉淀试剂和显色试剂进行生物碱沉淀反应和显色反应，不再赘述。

二、色谱检识

(一) 薄层色谱

1. 吸附薄层色谱法

吸附剂常用硅胶和氧化铝。硅胶本身显弱酸性，故在涂铺硅胶薄层时可加稀碱溶液制成碱性硅胶薄层；或者在展开剂中加入少量碱性试剂，如二乙胺、氨水等。氧化铝吸附性能较硅胶强，其本身显弱碱性，一般较常用。

所用展开剂系统多以亲脂性溶剂为主，一般以氯仿为基本溶剂，根据色谱结果调整展开剂的极性。

显色方法有色生物碱可直接观察斑点；具有荧光的生物碱在紫外光下显示荧光斑点；绝大

多数生物碱的薄层色谱可用改良碘化铋钾试剂显色,显示橘红色斑点。

2. 分配薄层色谱法

分配薄层色谱法用于分离有些结构十分相近的生物碱,可获得满意的效果。支持剂通常选用硅胶或纤维素粉。分离亲脂性生物碱,固定相多选甲酰胺,应以亲脂性有机溶剂作展开剂,如氯仿-苯(1:1)等。分离水溶性生物碱,则应以亲水性的溶剂作展开剂,如BAW系统(正丁醇-乙酸-水 4:1:5,上层)。

(二) 纸色谱

纸色谱属于分配色谱,生物碱的纸色谱多为正相分配色谱。其色谱条件亦类似于薄层正相分配色谱,常用于水溶性生物碱、生物碱盐和亲脂性生物碱的分离检识。

纸色谱的固定相常用水、甲酰胺或酸性缓冲液。选择酸性缓冲液作为固定相进行纸色谱,常采用多缓冲纸色谱的方式。可将不同pH值的酸性缓冲液自起始线由高到低间隔2cm左右的距离涂布若干个缓冲液带,晾干即可使用。在这种纸色谱中,混合物在展层过程中由于碱性不同,碱性强的先成盐,极性变大,斑点不动,后面的同理依碱性由强至弱依次分开。

以水作固定相的纸色谱,宜用亲水性溶剂系统作展开剂,如BAW系统。以甲酰胺和酸性缓冲液作固定相的纸色谱,多以苯、氯仿、乙酸乙酯等亲脂性有机溶剂为主组成的溶剂系统作展开剂。纸色谱所用的显色剂与薄层色谱法基本相同,但含硫酸的显色剂不宜使用。

(三) 高效液相色谱(HPLC)

高效液相色谱法广泛应用于生物碱的分离检识。有些无法用薄层色谱或纸色谱分离检识的生物碱,能够通过高效液相色谱法获得满意的分离效果。

生物碱的高效液相分析可采用分配色谱法、吸附色谱法、离子交换色谱法等。其中以分配色谱法中的反相色谱法应用较多。可根据生物碱的性质和不同的色谱方法选择相应的固定相。由于生物碱具碱性,故通常使用的流动相偏碱性为好。

第6节 含生物碱的中药实例

一、麻 黄

麻黄为麻黄科植物草麻黄(*Ephedra sinica*)、木贼麻黄(*E. equisetina*)和中麻黄(*E. intermedia*)的干燥茎与枝,是我国特产药材,为常用重要中药。麻黄味辛、苦,性温;具有发汗、平喘、利水等作用。主治风寒感冒、发热无汗、咳喘、水肿等症。

(一) 化学成分

麻黄中含有多种生物碱,以麻黄碱和伪麻黄碱为主,前者占总生物碱的40%~90%;其次是少量的甲基麻黄碱(methylephedrine)、甲基伪麻黄碱(methylpseudoephedrine)和去甲基麻黄碱(norephedrine)、去甲伪麻黄碱(norpseudoephedrine)。它们的结构如下:

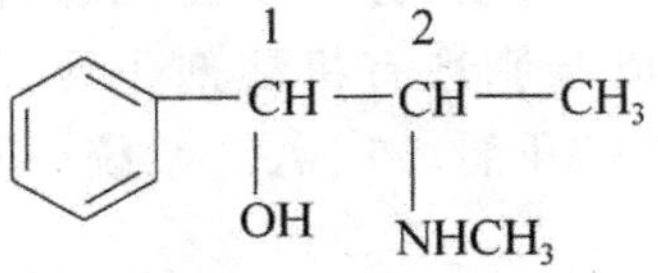

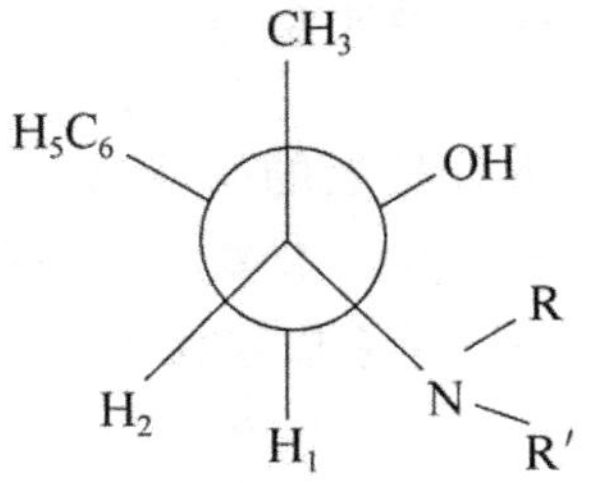

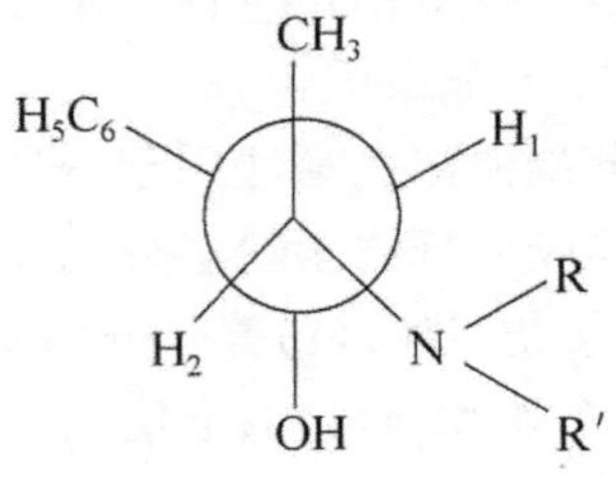

l-麻黄碱(1R,2S)
d-伪麻黄碱(1S,2S)

R=H,R′=CH_3 l-麻黄碱 d-伪麻黄碱
R=R′=CH_3 l-甲基麻黄碱 d-甲基伪麻黄碱
R=R′=H l-去甲基麻黄碱 d-去甲基伪麻黄碱

麻黄生物碱分子中的氮原子均在侧链上,麻黄碱和伪麻黄碱属仲胺衍生物,且互为立体异构体,它们的结构区别在于 C_1 的构型不同。

(二)麻黄生物碱的理化性质

(1) 性状:麻黄碱和伪麻黄碱为无色结晶,游离麻黄碱含水物 mp 为 40℃。两者皆有挥发性。

(2) 碱性:麻黄碱和伪麻黄碱的氮原子在侧链上,为有机胺类,碱性较强。由于伪麻黄碱的共轭酸与 C_2-OH 形成分子内氢键稳定性大于麻黄碱,所以伪麻黄碱的碱性(pK_a 9.74)稍强于麻黄碱(pK_a 9.58)。

(3) 溶解性:游离的麻黄生物碱可溶于水,但伪麻黄碱在水中的溶解度较麻黄碱小。这是由于伪麻黄碱形成较稳定的分子内氢键的缘故。麻黄碱和伪麻黄碱也能溶解于氯仿、乙醚、苯及醇类溶剂中。两者盐的溶解性能也不完全相同,如草酸麻黄碱较难溶于水,而草酸伪麻黄碱则易溶于水。

(三)麻黄生物碱的鉴别反应

麻黄碱和伪麻黄碱不能与大多数生物碱沉淀试剂发生沉淀反应,但下列两种特征反应可用于麻黄碱和伪麻黄碱的鉴别。

1. 二硫化碳-硫酸铜反应

在麻黄碱或伪麻黄碱的醇溶液中加入二硫化碳、硫酸铜试剂和氢氧化钠各二滴,即产生棕色沉淀。反应机制如下:

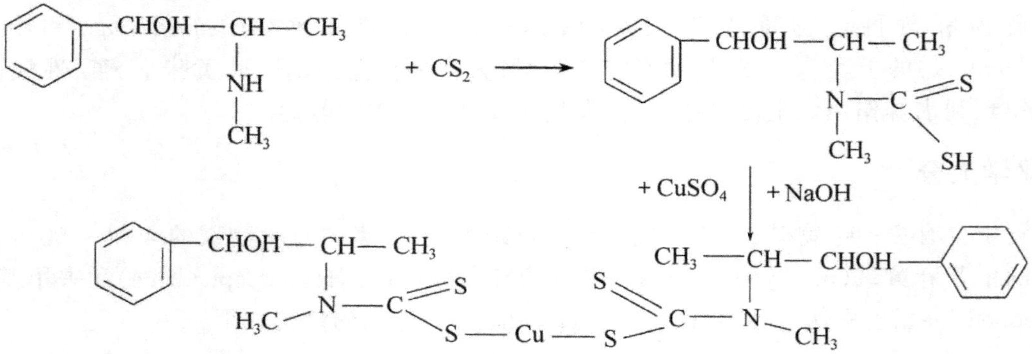

$+ CS_2$ → $+ CuSO_4$ $+ NaOH$

棕色沉淀

2. 铜络盐反应

在麻黄碱和伪麻黄碱的水溶液中加硫酸铜试剂，随即加氢氧化钠试剂呈碱性，溶液呈蓝紫色，再加乙醚振摇分层，乙醚层为紫红色，水层为蓝色。

（四）溶剂法提取分离麻黄碱和伪麻黄碱

利用两者既能溶于热水，又能溶于亲脂性有机溶剂的性质提取；利用麻黄碱草酸盐比伪麻黄碱草酸盐在水中溶解度小的差异，使两者得以分离。提取分离流程如下（图 7-3）。

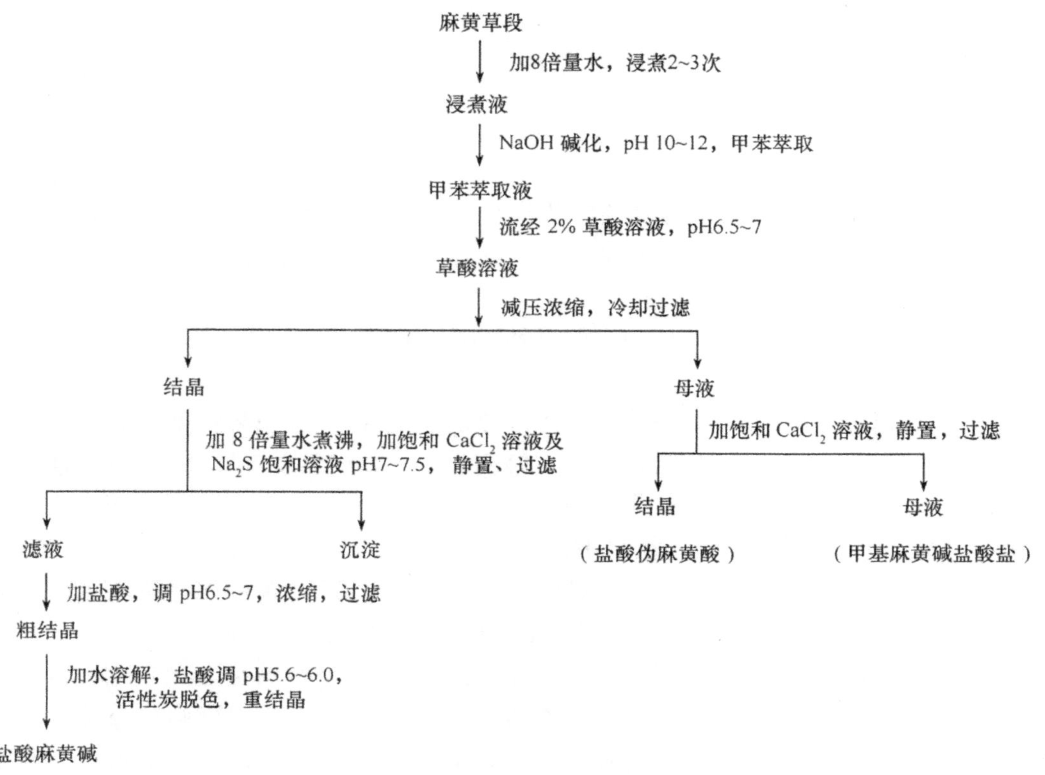

图 7-3 麻黄主要成分提取分离流程

二、黄 连

黄连为毛茛科植物黄连（*Coptis chinensis*）的根茎，为临床常用的重要中药。黄连性寒味苦，具有清热燥湿、清心除烦、泻火解毒功效。药理实验表明，其主要成分小檗碱有明显的抗菌、抗病毒作用，小檗碱、黄连碱、巴马丁、药根碱等原小檗型生物碱还具有明显的抗炎、镇痉、抗溃疡、免疫调节及抗癌等作用。

（一）化学成分

黄连的有效成分主要是原小檗碱型生物碱，已经分离出来的生物碱有小檗碱、巴马丁（palmatine）、黄连碱（copetisine）、甲基黄连碱（methyl copetisine）、药根碱（jatrorrhizine）、木兰碱

(magnoflorine)等。其中以小檗碱含量最高(可达10%)。这些生物碱除木兰碱为阿朴菲型外都属于原小檗碱型,又都是季铵型生物碱,其结构如下。

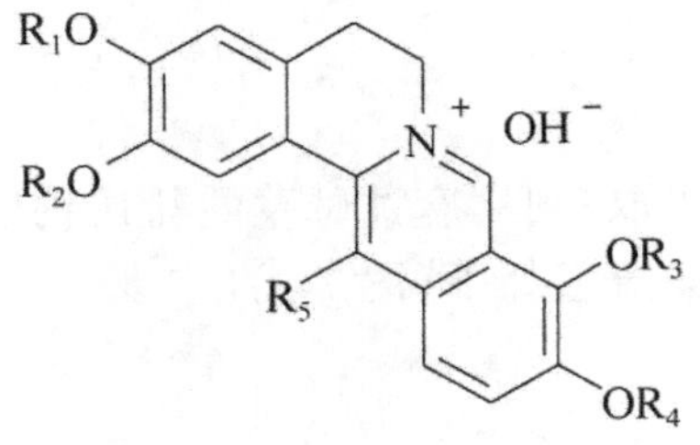

	R_1	R_2	R_3	R_4	R_5
小檗碱	$—CH_2—$		CH_3	CH_3	H
巴马丁	CH_3	CH_3	CH_3	CH_3	H
黄连碱	$—CH_2—$		$—CH_2—$		H
甲基黄连碱	$—CH_2—$		$—CH_2—$		CH_3
药根碱	H	CH_3	CH_3	CH_3	H
表小檗碱	CH_3	CH_3	$—CH_2—$		H

(二)小檗碱的理化性质

1. 性状

自水或稀乙醇中析出的小檗碱为黄色针状结晶,含5.5分子结晶水,100℃干燥后仍能保留2.5分子结晶水,加热至110℃变为黄棕色,于160℃分解。盐酸小檗碱为黄色小针状结晶。

2. 碱性

小檗碱属季铵型生物碱,可离子化而呈强碱性,pK_a值为11.5。

3. 溶解性

游离小檗碱能缓缓溶解于水中,易溶于热水或热乙醇,在冷乙醇中溶解度不大,难溶于苯、氯仿、丙酮等有机溶剂。小檗碱盐酸盐在水中溶解度较小,为1:500,较易溶于沸水,难溶于乙醇;硫酸盐和磷酸盐在水中的溶解度较大,分别为1:30和1:15。

小檗碱与大分子有机酸结合的盐在水中的溶解度都很小。因此,当黄连与甘草、黄芩、大黄等中药配伍时,在煮提过程中,由于小檗碱能与甘草酸、黄芩苷、大黄鞣质等酸性物质形成难溶于水的盐或复合物而析出。这是在中药制剂工艺研究中应注意的问题。

此外,小檗碱一般以季铵型生物碱的状态存在,可以离子化呈强碱性,能溶于水,溶液为红棕色。但在其水溶液中加入过量碱,抑制了季铵离子的解离,季铵型小檗碱则部分转变为醛式或醇式,其溶液也转变成棕色或黄色。醇式或醛式小檗碱为亲脂性成分,可溶于乙醚等亲脂性有机溶剂。小檗碱的三种互变体的反应式如下:

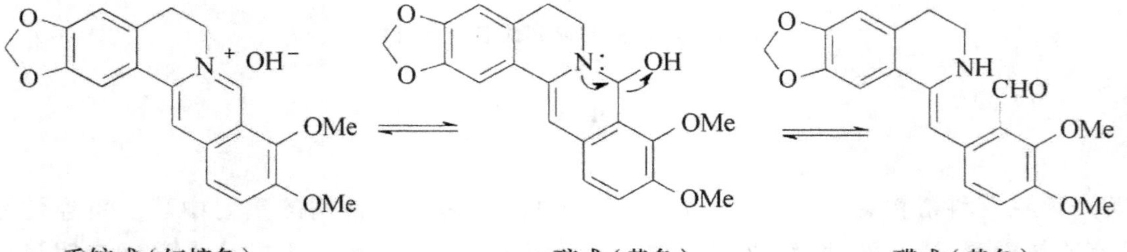

季铵式(红棕色) ⇌ 醇式(黄色) ⇌ 醛式(黄色)

4. 小檗碱的鉴别反应

小檗碱除了能与一般生物碱沉淀试剂产生沉淀反应外,还具有以下特征性鉴别反应。

(1) 小檗红碱反应:盐酸小檗碱加热至220℃左右分解,生成红棕色小檗红碱,继续加热至285℃左右完全熔融。

$\xrightarrow[\triangle]{220℃}$ 小檗红碱

（2）丙酮加成反应：在盐酸小檗碱水溶液中，加入氢氧化钠使呈强碱性，然后滴加丙酮数滴，即生成黄色结晶性小檗碱丙酮加成物，有一定熔点，可供鉴别。

$\xrightarrow[NaOH]{Me_2CO}$ 丙酮小檗碱

（3）漂白粉显色反应：在小檗碱的酸性水溶液中加入适量的漂白粉（或通入氯气），小檗碱水溶液即由黄色转变为樱红色。

（4）变色酸反应：为亚甲二氧基的显色反应。试剂为变色酸和浓硫酸，反应液呈红色。

（三）小檗碱的提取分离

1．黄连中小檗碱和甲基黄连碱的提取分离

提取分离流程如下（图7-4）。

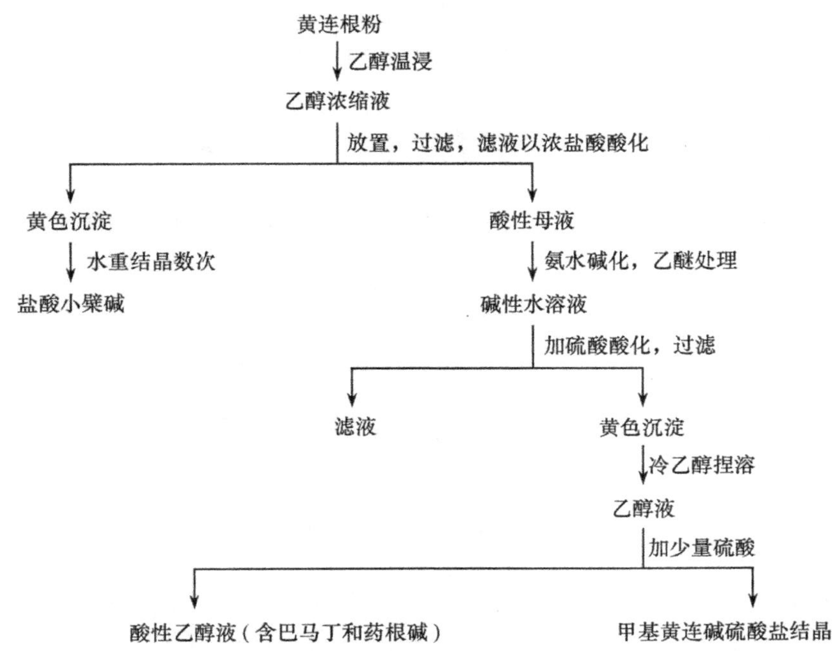

图7-4 黄连中小檗碱和甲基黄连碱提取分离流程

2. 三颗针中小檗碱和小檗胺的提取分离

黄连中虽然小檗碱含量较高，但黄连生长周期长，资源有限，难以满足需求。后来发现三颗针中含有以小檗碱为主的多种生物碱，且三颗针资源丰富，故制药工业提取小檗碱主要以三颗针作为原料。

三颗针为小檗科小檗属植物毛叶小檗（*Berberis brachypoda*）、细叶小檗（*B. poiretii Schneid.*）等多种同属植物的根或根皮。三颗针中所含生物碱除小檗碱外，尚有小檗胺（berbamine）、巴马丁、药根碱等。

OMe MeO; H_3C-N; OMe; $N-CH_3$; H; O; H; O; OH

小檗胺

小檗胺为白色结晶，为双苄基异喹啉型酚性叔胺碱。具中等强度碱性，可溶于乙醇、氯仿、乙醚或石油醚；难溶于水，可溶于酸水和碱水。

从三颗针中提取分离盐酸小檗碱和小檗胺的工艺流程如下（图 7-5）。

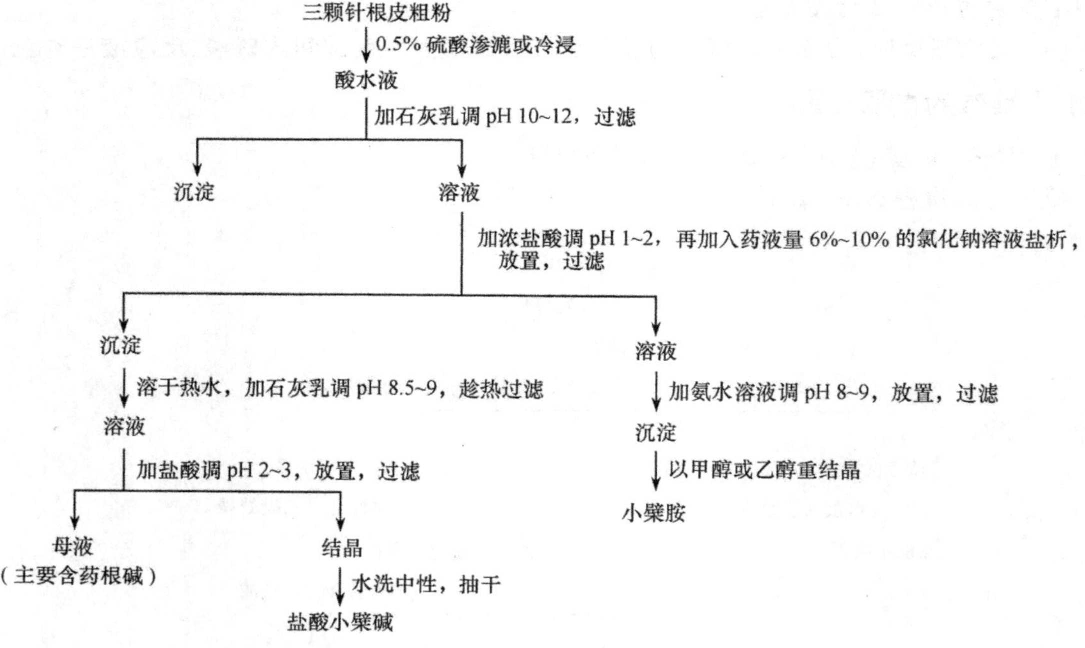

图 7-5 三颗针中小檗碱和小檗胺提取分离流程

三、洋 金 花

洋金花为茄科植物毛曼陀罗（*Datura innoxia*）和白曼陀罗（*D. metel*）的花。洋金花主要化学成分为莨菪烷类生物碱。含有莨菪烷类生物碱的尚有茄科植物颠茄（*Atropa belladonna*）

以及多种莨菪。洋金花味辛,性温,有毒;具有解痉止痛、止咳平喘功效。其中所含的莨菪碱及其外消旋体阿托品有解痉镇痛、解有机磷中毒和散瞳作用;东莨菪碱除具有莨菪碱的生理活性外,还有镇静、麻醉的作用。

(一) 化学成分

洋金花、颠茄、莨菪中所含生物碱为莨菪烷衍生物,由莨菪醇类和芳香族有机酸结合生成一元酯类化合物,习惯上称为莨菪烷类生物碱,主要生物碱有莨菪碱(阿托品)、山莨菪碱(anisodamine)、东莨菪碱(scopolamine)、樟柳碱(anisodine)和N-去甲莨菪碱(N-demethylhyoscyamine),它们的化学结构如下。

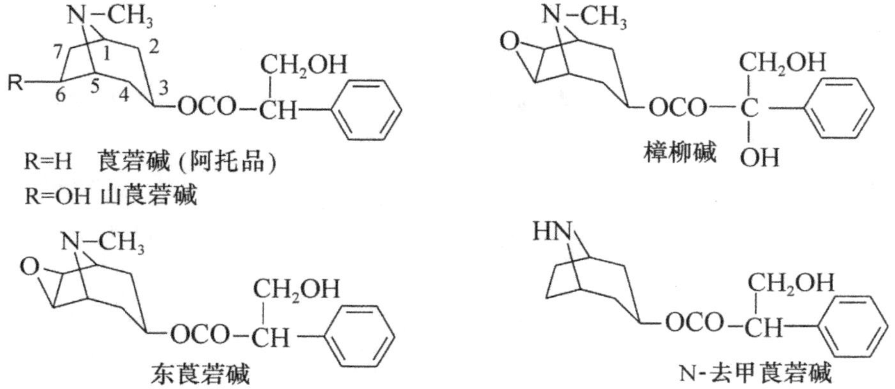

R=H 莨菪碱(阿托品)
R=OH 山莨菪碱

樟柳碱

东莨菪碱

N-去甲莨菪碱

(二) 莨菪烷类生物碱的理化性质

1. 性状

莨菪碱为细针状结晶,莨菪碱的外消旋体阿托品是长柱状结晶,加热易升华。医用阿托品为硫酸盐。东莨菪碱为黏稠状液体,但形成一水化物为结晶体。山莨菪碱为无色针状结晶,自苯中结晶含一分子苯。樟柳碱的物理性状与东莨菪碱相似,但其氢溴酸盐为白色针状结晶。

2. 旋光性

这些生物碱除阿托品无旋光性外,其他均具有左旋光性。除山莨菪碱所表现的左旋光性是几个手性碳原子的总和外,其他三个生物碱的旋光贡献均来自莨菪酸部分。

阿托品是莨菪碱的外消旋体,这是由于莨菪碱的莨菪酸部分的手性碳原子上的氢位于羰基的α-位,容易烯醇化产生互变异构。在酸碱接触下或加热,可通过烯醇化起外消旋作用而成为阿托品。

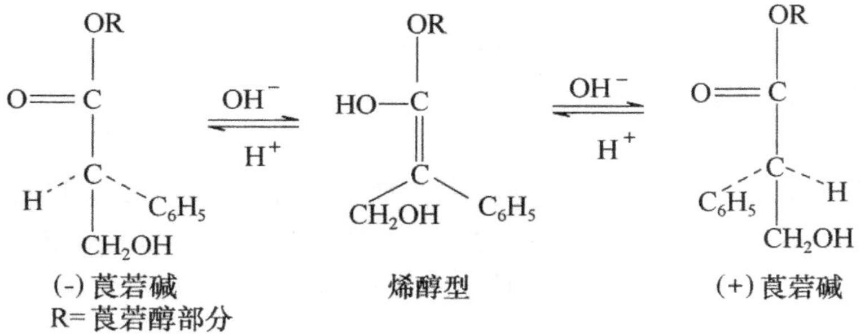

(-)莨菪碱
R=莨菪醇部分

烯醇型

(+)莨菪碱

3. 碱性

这几种生物碱由于氮原子周围化学环境、立体效应等因素不同,使得它们的碱性强弱有较大差异。东莨菪碱和樟柳碱由于6、7位氧环立体效应和诱导效应的影响,碱性较弱(pK_a7.5);莨菪碱无立体效应障碍,碱性较强(pK_a9.65);山莨菪碱分子中6位羟基的立体效应影响较东莨菪碱小,故其碱性介于莨菪碱和东莨菪碱之间。

4. 溶解性

莨菪碱(或阿托品)亲脂性较强,易溶于乙醇、氯仿,可溶于四氯化碳、苯,难溶于水。东莨菪碱有较强的亲水性,可溶于水,易溶于乙醇、丙酮、乙醚、氯仿等溶剂,难溶于苯、四氯化碳等强亲脂性溶剂。樟柳碱的溶解性与东莨菪碱相似,也具较强的亲水性。山莨菪碱由于多一个羟基,亲脂性较莨菪碱弱,能溶于水和乙醇。

5. 水解性

莨菪烷类生物碱都是氨基醇的酯类,易水解,尤其在碱性水溶液中更易进行。如莨菪碱(阿托品)水解生成莨菪醇和莨菪酸:

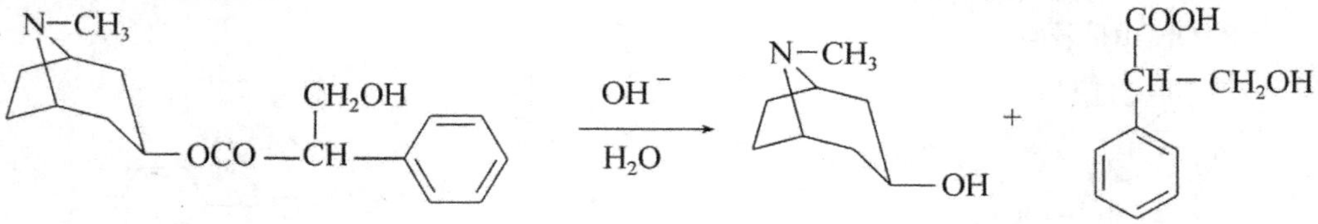

$N-CH_3$ CH_2OH $-OCO-CH-$ $\xrightarrow[H_2O]{OH^-}$ $N-CH_3$ $-OH$ + COOH $CH-CH_2OH$

莨菪醇　　莨菪酸

东莨菪碱和樟柳碱被碱液水解生成的东莨菪醇(scopine)不稳定,立即异构化成异东莨菪醇(scopoline)。以东莨菪碱水解为例:

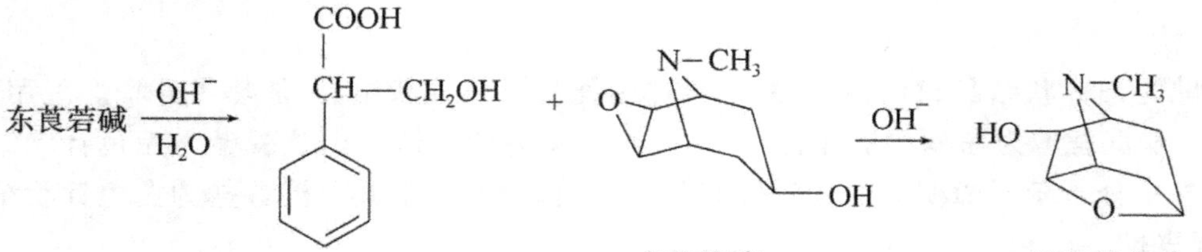

东莨菪碱 $\xrightarrow[H_2O]{OH^-}$ COOH $CH-CH_2OH$ + O $N-CH_3$ OH $\xrightarrow{OH^-}$ $N-CH_3$ HO O

东莨菪醇　　异东莨菪碱

(三) 莨菪烷类生物碱的鉴别反应

这类生物碱具有一般生物碱的通性,能与多种生物碱沉淀试剂产生沉淀反应。此外还可以用以下方法进行检识。

1. 氯化汞沉淀反应

莨菪碱(或阿托品)在氯化汞的乙醇溶液中发生反应生成黄色沉淀,加热后沉淀变为红色。在同样条件下,东莨菪碱则生成白色沉淀。

2. Vitali 反应

莨菪碱(或阿托品)、东莨菪碱等莨菪烷类生物碱分子结构中具有莨菪酸部分者,当用发烟硝酸处理时,产生硝基化反应,生成三硝基衍生物,此物再与苛性碱醇溶液反应,分子内双键重排,生成醌样结构的衍生物而呈深紫色,渐转暗红色,最后颜色消失。

$$\text{C}_6\text{H}_5\text{CH(CH}_2\text{OH)COOR} \xrightarrow{3\text{HONO}_2} 2,4,6\text{-}(\text{NO}_2)_3\text{C}_6\text{H}_2\text{CH(CH}_2\text{OH)COOR} \xrightarrow[\text{EtOH}]{\text{KOH}}$$

R:代表莨菪醇部分

3. 过碘酸氧化乙酰丙酮缩合反应

樟柳碱分子的羟基莨菪酸具有邻二羟基结构,可被过碘酸氧化生成甲醛,然后甲醛与乙酰丙酮在乙酸胺溶液中加热,缩合成二乙酰基二甲基二氢吡啶(DDL)而显黄色,故又称DDL反应。

$$\text{C}_6\text{H}_5\text{—C(OH)(CH}_2\text{OH)—COOR} \xrightarrow{\text{HIO}_4} \text{C}_6\text{H}_5\text{—CO—CO—OR} + \text{HCHO} + \text{H}_2\text{O}$$

$$\text{HCHO} + 2\text{CH}_3\text{—CO—CH}_2\text{—CO—CH}_3 + \text{CH}_3\text{COONH}_4 \xrightarrow{\triangle} \text{DDL} + 3\text{H}_2\text{O} + \text{CH}_3\text{COOH}$$

DDL

(四) 莨菪烷类生物碱的提取分离

从颠茄草或曼陀罗(*Datura stramonium*)叶中提取莨菪碱并制备成阿托品和硫酸阿托品的工艺流程如下(图7-6)。

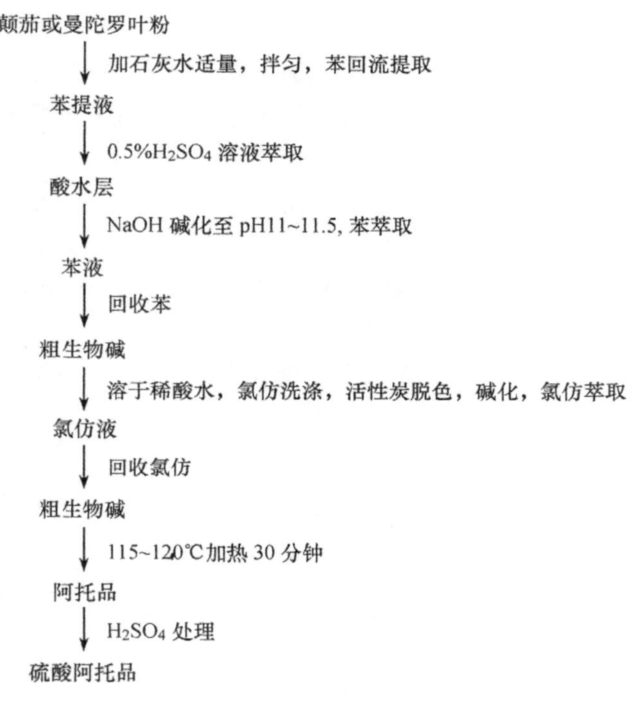

图7-6 硫酸阿托品提取制备流程

四、苦　　参

苦参为豆科植物苦参(*Sophora flavescens*)的干燥根,为常用中药。苦参性寒,味苦。具有清热燥湿、杀虫、利水等功效。现代临床及药理学研究表明,苦参总生物碱具有消肿利尿、抗肿瘤、抗病原体作用。同时具有抗心律失常、正性肌力、抗缺氧、扩张血管、降血脂等作用及抗柯萨奇病毒、调节免疫作用。

(一) 化学成分

苦参所含生物碱主要是苦参碱和氧化苦参碱。此外还含有羟基苦参碱(hydroxymatrine)、N-甲基金雀花碱(N-methylcytisine)、安那吉碱(anagyrine)、巴普叶碱(baptifoline)和去氢苦参碱(苦参烯碱,sophocarpine)等。这些生物碱都属于喹喏里西啶类衍生物,除 *N*-甲基金雀花碱外,均由两个喹喏里西啶环骈合而成。其分子中均有两个氮原子,一个是叔胺氮,一个是酰胺氮。

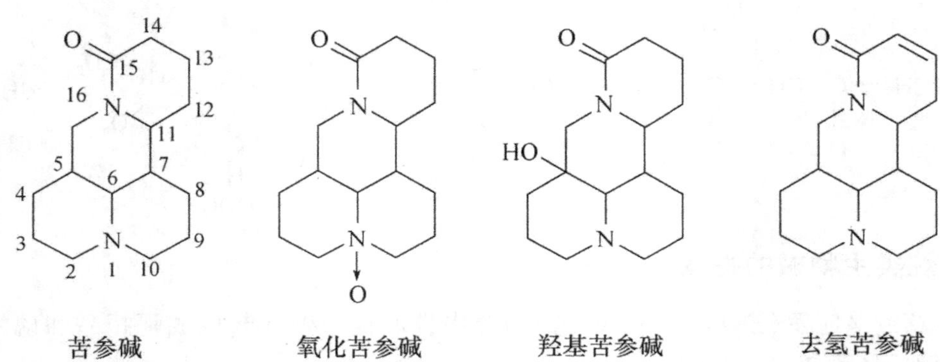

苦参碱　　氧化苦参碱　　羟基苦参碱　　去氢苦参碱

(二) 苦参生物碱的理化性质

(1) 性状:苦参碱有 α-、β-、δ-、γ-四种形态。其中 α-、β-、δ-苦参碱为结晶体,常见的是 α-苦参碱,为针状或棱柱状结晶。γ-苦参碱为液体状。氧化苦参碱为无色正方体状结晶(丙酮)。

(2) 碱性:苦参中所含生物碱均有两个氮原子。一个为叔胺氮(N_1),呈碱性;另一个为酰胺氮(N_{16}),几乎不显碱性,所以它们只相当于一元碱。苦参碱和氧化苦参碱的碱性比较强。

(3) 溶解性:苦参碱既可溶于水,又能溶于氯仿、乙醚、苯、二硫化碳等亲脂性溶剂。氧化苦参碱是苦参碱的 N-氧化物,具半极性配位键,其亲水性比苦参碱更强,易溶于水,可溶于氯仿,但难溶于乙醚。可利用两者溶解性的差异将其分离。

(4) 水解性及氧化还原反应:苦参碱、氧化苦参碱和羟基苦参碱具内酰胺结构,可被水解皂化生成羧酸衍生物,酸化后又脱水环合为原来结构。以苦参碱为例,水解及氧化还原反应式如下。

KI 或 SO_2 / H_2O_2 ⇌ △, 5%KOH/EtOH溶液 / HCl ⇌ KOOC, NH

（三）苦参生物碱的提取分离

1. 苦参总生物碱的提取工艺流程(图7-7)

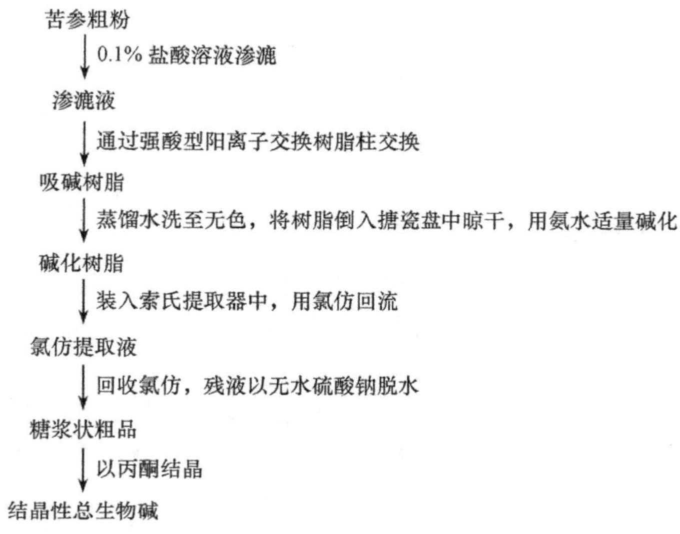

图7-7　苦参总碱提取工艺流程

2. 生物碱的分离

从总生物碱中分离苦参碱、氧化苦参碱和去氢苦参碱的工艺流程如下(图7-8)。

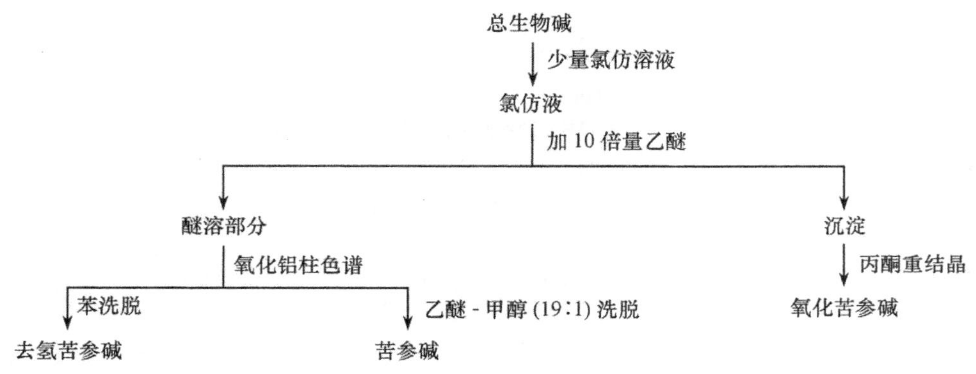

图7-8　苦参碱、氧化苦参碱和去氢苦参碱分离流程

五、汉　防　己

汉防己亦称粉防己，为防己科植物汉防己(*Stephania tetrandra*)的干燥根，是临床常用中药。汉防己味苦、辛，性寒；具有祛风湿、止痛、利水消肿、泻下焦湿热等功效。现代药理实验研究表明，汉防己总生物碱具有镇痛、消炎、降压、肌肉松弛以及抗菌、抗肿瘤作用。其中汉防己甲素作用最强，乙素镇痛作用只有甲素的一半。

汉防己中生物碱含量高达5%～2.3%，其中主要为汉防己甲素(tetrandrine)和汉防己乙素(fangchineline，又称防己诺林)，还含少量的轮环藤酚碱(cyclanoline)。汉防己甲素和汉防己乙素均为双苄基异喹啉衍生物，氮原子呈叔胺状态；轮环藤酚碱为季铵型生物碱。

汉防己甲素　R=CH_3
汉防己乙素　R=H

轮环藤酚碱

(一) 汉防己生物碱的理化性质

(1) 性状:汉防己甲素和汉防己乙素均为白色结晶。轮环藤酚碱的氯化物为无色结晶。

(2) 碱性:汉防己甲素和汉防己乙素分子结构中均有两个叔胺态氮原子,碱性较强。轮环藤酚碱属原小檗碱型季铵碱,具强碱性。

(3) 溶解性:汉防己甲素和汉防己乙素亲脂性较强,具有脂溶性生物碱的一般溶解性。但由于两者分子结构中 7 位取代基的差异,前者为甲氧基,后者为酚羟基,故汉防己甲素的极性较小,能溶于冷苯;汉防己乙素极性较大,难溶于冷苯。利用这一性质差异可将两者分离。汉防己乙素虽然有酚羟基,但因处于两个含氧基团之间,由于空间位阻等原因无酚羟基的通性,难溶于氢氧化钠溶液,因而称为隐性酚羟基。轮环藤酚碱为水溶性生物碱,可溶于水、甲醇、乙醇,难溶于亲脂性有机溶剂。

(二) 防己生物碱的提取分离

汉防己甲素、汉防己乙素及轮环藤酚碱的提取分离流程如下(图 7-9):

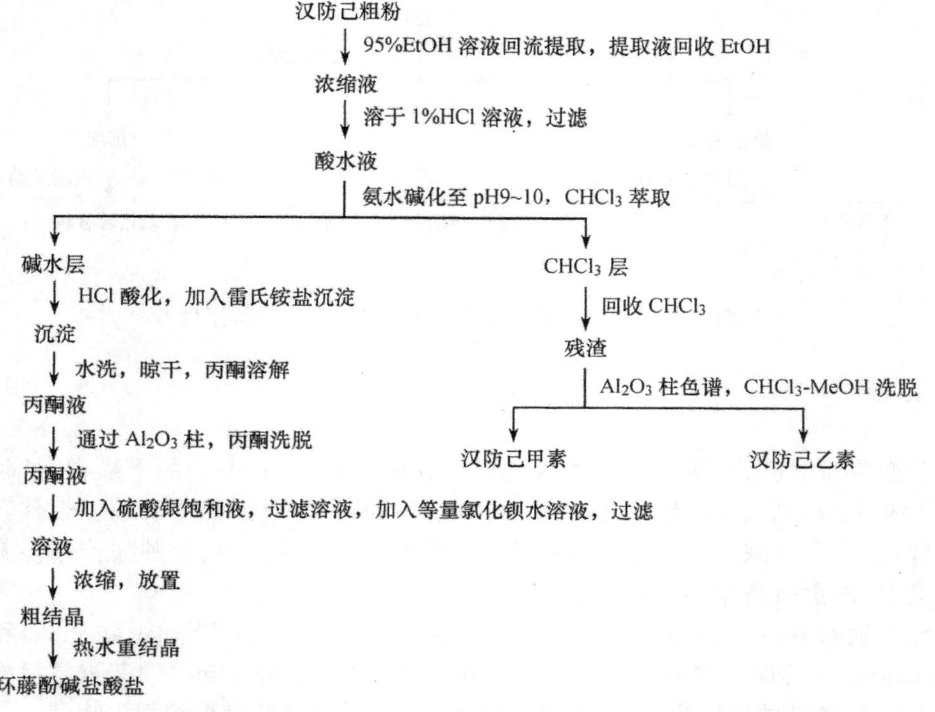

图 7-9　汉防己甲素、汉防己乙素及轮环藤酚碱提取分离流程

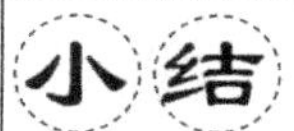

小结

生物碱是指来源于生物界(主要是植物界)的一类含氮有机化合物。大多数生物碱为亲脂性;碱性是生物碱的重要性质,不同类型生物碱碱性大小顺序一般是季铵碱＞N-烷杂环＞脂肪胺＞芳香胺≈N-芳杂环＞酰胺≈吡咯,同时要注意电子效应和空间效应对碱性的影响。生物碱因碱性而多用酸水提取,也利用此性质分离碱性不同的混合生物碱。生物碱的一般检识主要用生物碱沉淀反应。色谱法在生物碱的分离和检识中较重要,常用的是氧化铝和硅胶吸附柱色谱和薄层色谱,一般色谱行为与生物碱极性有关,pH缓冲色谱则与碱性和极性均有关。

目标检测

一、名词解释

1. 生物碱　2. 亲水性生物碱　3. 两性生物碱　4. 生物碱沉淀反应

二、写出下列化合物的结构式、所属生物碱类型及存在的中药或植物

1. 麻黄碱　2. 苦参碱　3. 氧化苦参碱　4. 莨菪碱
5. 东莨菪碱　6. 樟柳碱　7. 小檗碱　8. 汉防己乙素

三、区别下列各组化合物

1. 东莨菪碱和莨菪碱　2. 小檗碱和小檗胺
3. 麻黄碱和伪麻黄碱　4. 麻黄碱和莨菪碱

四、提取分离工艺题

1. 设计从麻黄中用溶剂法提取分离盐酸麻黄碱、盐酸伪麻黄碱的工艺流程。
2. 某中药中含有下列5种类型的生物碱,A:非酚性叔胺碱;B:季铵碱;C:酚性叔胺碱;D:酚性弱碱性生物碱;E:非酚性弱碱性生物碱。若采用下述分离工艺(题图),请在括号中填上相应类型的生物碱。

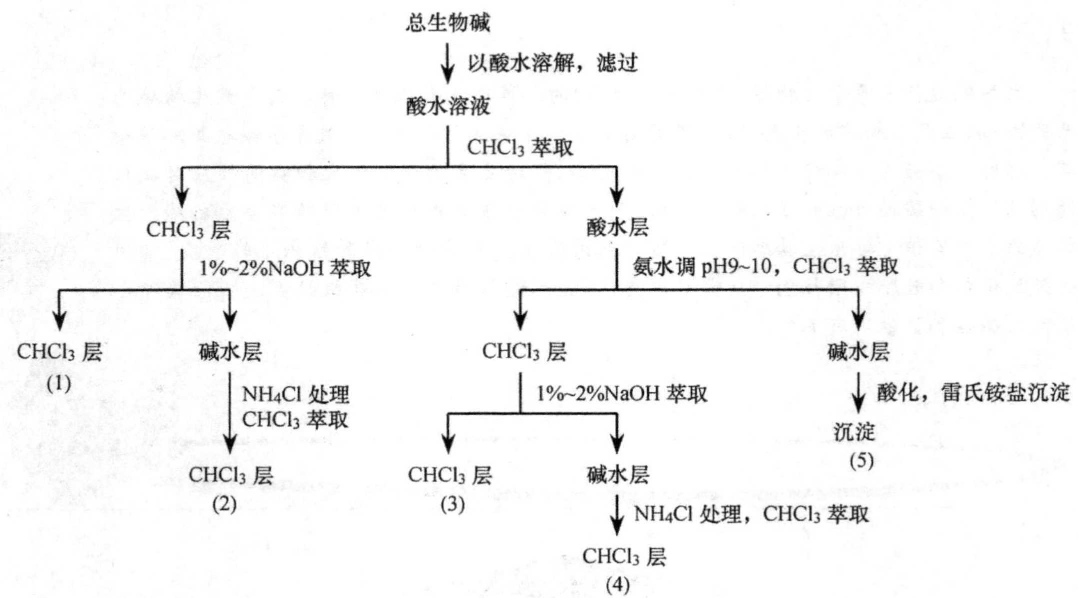

题图 1 某中药 5 种类型生物碱分离工艺流程

第8章

萜类和挥发油

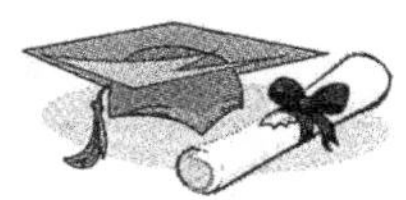

学 习 目 标

1. 掌握萜类的含义
2. 掌握萜类的结构分类、各类萜的分类特点及了解各类萜的分布
3. 熟悉生物活性强、药用价值高的代表性萜类化合物
4. 掌握萜类的通性
5. 熟悉萜类的提取、分离、检识方法及环烯醚萜类的理化性质
6. 掌握挥发油的含义，了解挥发油的分布及生物活性
7. 掌握挥发油的组成、通性和检识方法
8. 掌握挥发油的提取及分离方法

第1节 萜　　类

一、萜类的含义及分类

生物合成研究结果表明，萜类化合物为一类由甲戊二羟酸(mevalonic acid，MVA)衍生而成，基本碳架多具有2个或2个以上异戊二烯单位(C_5单位)结构特征的化合物。

至1997年，已发现的萜类化合物达26000种以上(包括部分合成物)。为简单明了，目前仍沿用经典的Wallach的异戊二烯法则(isoprene rule)，按异戊二烯单位的多少进行分类，具体分类见表8-1。

萜类化合物(terpenoids)是天然有机化合物大家庭中最大的一族成员，其分布极广、数量庞大、结构种类繁多。萜类不但药用价值很高，而且与我们的日常生活关系也很密切，如治疗疟疾的青蒿素(qinghaosu)、抗恶性肿瘤的紫杉醇(taxol)、补益作用极高的人参皂苷(ginsenoside)、名贵香水中的金合欢醇(farnesol)、啤酒花中的葎草烯(humulene)及汽车轮胎中的橡胶(caoutchou)等均为萜类。

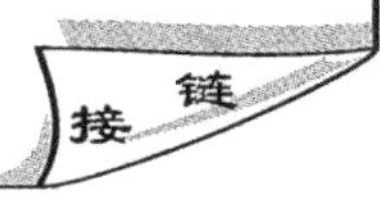

表 8-1　萜类的分类及存在形式

类别	碳原子数	异戊二烯单位数	存在形式
半萜	5	1	植物叶
单萜	10	2	挥发油
倍半萜	15	3	挥发油
二萜	20	4	树脂、苦味素、植物醇、叶绿素
二倍半萜	25	5	海绵、植物病菌、昆虫代谢物
三萜	30	6	皂苷、树脂、植物乳汁
四萜	40	8	植物胡萝卜素
多萜	$\sim 7.5\times10^3$ 至 3×10^5	>8	橡胶、硬橡胶

(一) 单萜

单萜(monoterpenoids)的基本碳架由 10 个碳原子,即 2 个异戊二烯单位构成,多是挥发油的组成成分(单萜苷类不具随水蒸气蒸馏的性质),常存在于高等植物的腺体、油室及树脂道等分泌组织内,昆虫和微生物的代谢产物以及海洋生物中。单萜多具有较强的香气和生物活性,是医药、食品及化妆品工业的重要原料。单萜类化合物至 1991 年发现 843 种,基本碳架 30 余种,至 1997 年单萜化合物数量达 2100 种。

单萜类可分为无环(开链)、单环、双环及三环等结构种类,大多为六元环,也有三元、四元、五元及七元的碳环。其部分基本碳架及主要代表化合物介绍如下:

1. 无环单萜(acyclic monoterpenoids)

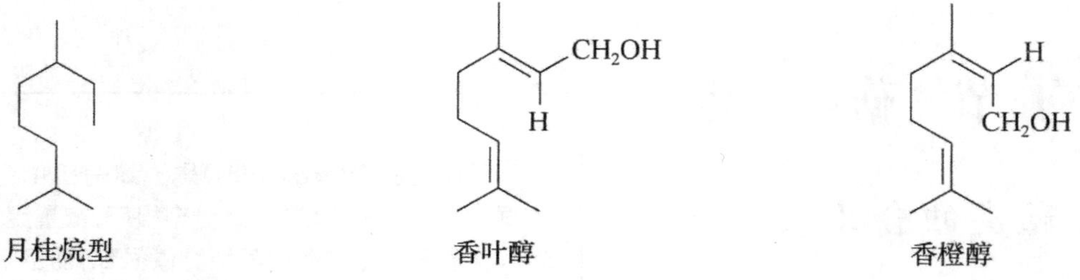

月桂烷型　　香叶醇　　香橙醇

香叶醇(geraniol)习称牻牛儿醇,存在于玫瑰、香叶天竺葵及另一种香茅(*Cymbopogon marfini*)的挥发油中,是玫瑰系香料必含的成分,亦是香料工业不可缺少的原料。玫瑰花中含有香叶醇葡萄糖苷(geranyl-β-*D*-glucoside),此苷可缓慢水解,使花的芳香保持长久。

香橙醇(nerol)是香叶醇(反式)的几何异构体,在香橙油及香柠檬(*Citrus bergamia*)果皮挥发油中存在,也是香料工业不可缺少的原料。

2. 单环单萜(monocyclic monoterpenoids)

环香叶烷型　对-薄荷烷型　草酚酮

胡椒酮　薄荷醇

薄荷醇(menthol)的左旋体习称薄荷脑,是薄荷油中的主要组成部分。薄荷醇具有弱的镇痛、止痒和局麻作用,亦有防腐、杀菌和清凉作用。

胡椒酮(piperitone)习称辣薄荷酮、洋薄荷酮。存在于芸香草(含量可达 35%以上)等多种中药的挥发油中,有松弛平滑肌作用,是治疗支气管哮喘的有效成分。

革酚酮类化合物(troponoides)是一类变形的单萜,它们的碳架不符合异戊二烯定则,这类化合物结构中都有一个七元芳环。较简单的革酚酮类化合物存在于一些真菌的代谢产物及柏科植物的心材中。如 α-崖柏素(α-thujaplicin)等。革酚酮类化合物多具有抗癌活性,但同时多有毒性。

> **革酚酮的性质**
>
> 革酚酮具有芳香化合物性质,环上的羟基具有酚的通性,显酸性,其酸性强于酚类,弱于羧酸。分子中的酚羟基易于甲基化,但不易酰化。分子中的羰基类似羧酸中羰基的性质,但不能和一般羰基试剂反应。红外光谱显示羰基($1600\sim1650cm^{-1}$)和羟基($3100\sim3200cm^{-1}$)的吸收峰,与一般化合物中羰基略有区别。能与多种金属离子形成络合物结晶体,并显示不同颜色,可用于鉴别。如铜络合物为绿色结晶,铁络合物为红色结晶。
>
> 链接

3. 双环单萜(bicyclic monoterpenoid)

根据骨架结构可分为蒈烷型、蒎烷型、莰烷型、葑烷型、异莰烷型、苧烷型等。

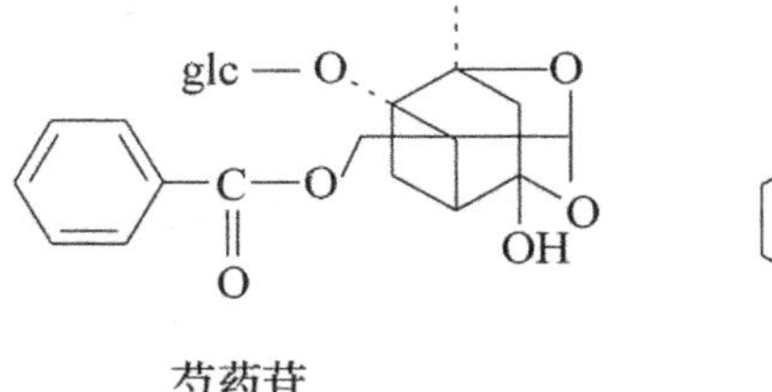

芍药苷　龙脑　樟脑

芍药苷(paeoniflorin)是芍药(*Paeonia albiflora*)根中的蒎烷单萜苷。在芍药中还有白芍药苷(albiflorin)、氧芍药苷(oxypaeoniflorin)、苯甲酰芍药苷(benzylpaeoniflorin)等结构类似的苷,多具有镇静、镇痛、抗炎活性。

龙脑(borneol)即中药冰片。龙脑的右旋体$[\alpha]_D^{20}+37.7°$(乙醇),得自龙脑香树(*Dryobalanops camphora*)的树干空洞内的渗出物。左旋龙脑$[\alpha]_D^{20}-37.7°$(乙醇),在海南省产的艾纳香

(*Blumea balsmifera*)全草中含有。合成品是消旋龙脑。均用于香料、清凉剂及中成药。

樟脑(camphor)的右旋体在樟脑油中约占 50%,左旋樟脑在菊蒿(*Tanacetum vulgare*)油中存在。合成品为消旋体。消旋体在菊(*Chrysanthemum sinensis* var. *japonicum*)中亦有存在。樟脑有局部刺激作用和防腐作用,可用于神经痛、炎症及跌打损伤。

4. 三环单萜(tricyclic monoterpenoid)

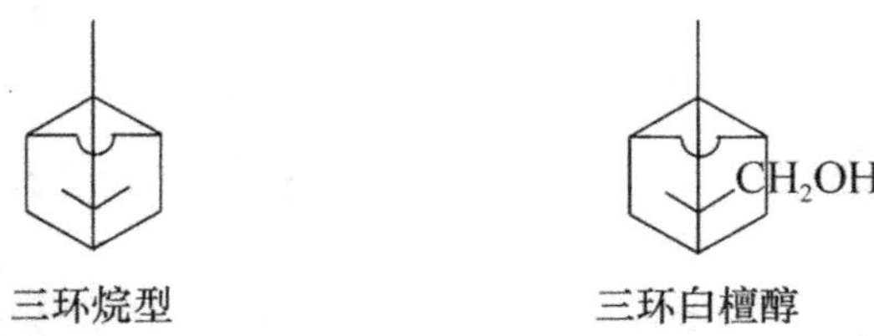

三环烷型 三环白檀醇

三环白檀醇(teresantalol)存在于檀香(*Santalum album* L.)木部挥发油中。白檀香油曾用作尿道灭菌剂。

5. 环烯醚萜类(iridoids)

环烯醚萜类为臭蚁二醛(iridoidial)的缩醛衍生物,属单萜类化合物,在中药中分布较广,特别是在玄参科、茜草科、唇形科及龙胆科中较为常见。

环烯醚萜类多具有半缩醛及环戊烷环的结构特点,其半缩醛 C_1-OH 性质不稳定,故环烯醚萜类化合物主要以 C_1-OH 与糖成苷的形式存在于植物体内,而根据其环戊烷环是否裂环,可将环烯醚萜类化合物分为环烯醚萜苷及裂环环烯醚萜苷两大类。

(1) 环烯醚萜苷类:此类成分苷元结构特点为 C_1 多连羟基,并多成苷,且多为 β-D-葡萄糖苷,常有双键存在,一般为$\triangle^{3(4)}$,也有$\triangle^{6(7)}$或$\triangle^{7(8)}$或$\triangle^{5(6)}$,C_5、C_6、C_7 有时连羟基,C_8 多连甲基或羟甲基或羟基,C_6 或 C_7 可形成环酮结构,C_7 和 C_8 之间有时具环氧醚结构,C_1、C_5、C_8、C_9 多为手性碳原子。根据 C_4 位取代基的有无,此类又分为环烯醚萜苷及 4-去甲基环烯醚萜苷两种类型。

1) 环烯醚萜苷:此类 C_4 位多连甲基、羧基、羧酸甲酯或羟甲基。

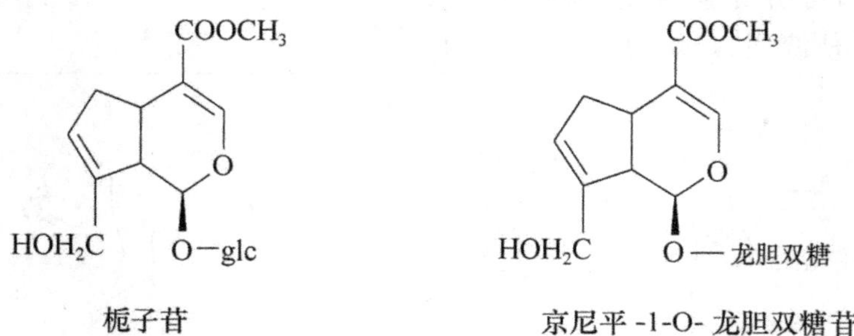

栀子苷 京尼平-1-O-龙胆双糖苷

栀子苷(jasminoidin, geniposide)及京尼平-1-O-龙胆双糖苷(genipin-1-O-gentiobioside)存在于栀子(*Gardenia jasminoides*)中,它们与栀子的清热泻火、治疗肾炎水肿可能有一定关系,栀子苷为主成分,有一定泻下作用,其苷元京尼平(genipin)具有显著的促进胆汁分泌活性。

2) 4-去甲基环烯醚萜苷:此类为环烯醚萜苷 C_4 位去甲基的降解苷,苷元碳架部分由 9 个碳组成。

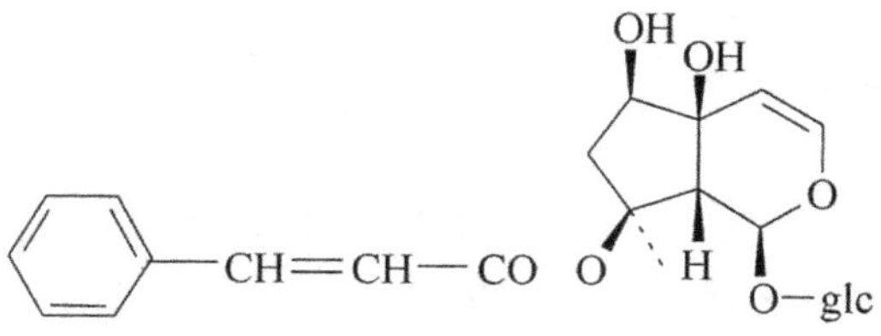

CH=CH—CO

钩果草苷

HOH$_2$C

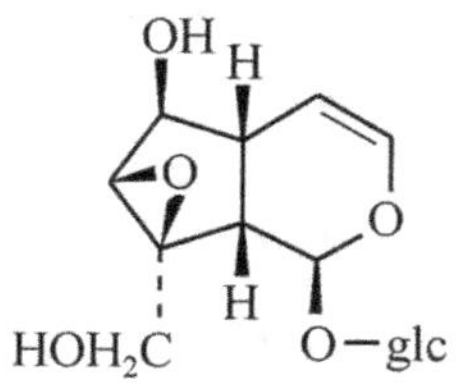

梓醇

钩果草苷(又名玄参苷,harpagoside)存在于北玄参(*Scrophularia buergeriana*)根中,有一定的镇痛抗炎活性。

梓醇(catalpol)是地黄(*Rehmannia glutinosa*)降血糖的有效成分,并有较好的利尿及迟缓性泻下作用。

(2) 裂环环烯醚萜苷:此类化合物苷元的结构特点为 C_7—C_8 处断键成裂环状态,C_7 断裂后有时还可与 C_{11}形成六元内酯结构。裂环环烯醚萜苷在龙胆科、睡菜科、忍冬科、木犀科等植物中分布较广,在龙胆科的龙胆属及獐牙菜属分布更为普遍。

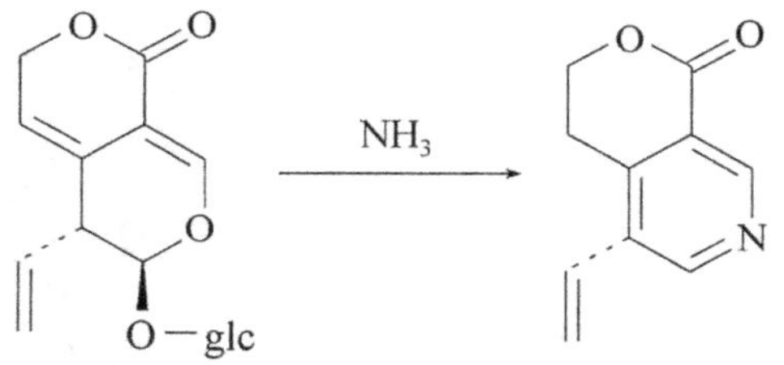

NH_3

龙胆苦苷　龙胆碱 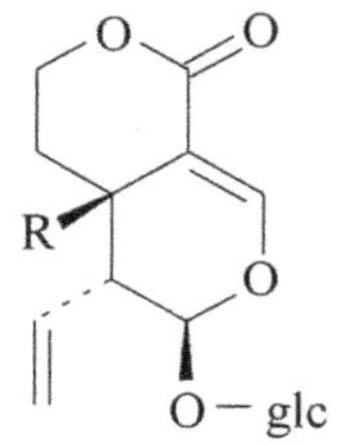　獐牙菜苷 R=H
獐牙菜苦苷 R=OH

龙胆苦苷(gentiopicroside,gentiopicrin)在龙胆(*Gentiana scabra*)、当药(*Swertia pseudochinensis*)及獐牙菜(青叶胆)(*Swerte mileensis*)等植物中均有存在,是龙胆的主要有效成分和苦味成分,味极苦,将其稀释至 1∶12000 的水溶液,仍有显著苦味。有人认为龙胆碱是在龙胆和当药提取过程中因加入氨等原因由龙胆苦苷转化而成,但也有人认为龙胆苦苷与龙胆碱在龙胆及当药中原本就共存。

獐牙菜苷(又名当药苷,sweraside)及獐牙菜苦苷(又名当药苦苷,swertiamarin)是治疗肝炎中药獐牙菜(青叶胆)中的苦味成分。

环烯醚萜类化合物大多数为白色结晶或粉末(极少为液态),多具有旋光性,味苦。易溶于水和甲醇,可溶于乙醇、丙酮和正丁醇,难溶于氯仿、乙醚和苯等亲脂性有机溶剂。环烯醚萜苷易被水解或酶解,生成半缩醛结构的苷元,苷元化学性质活泼,容易聚合(难以结晶),遇酸、碱、羰基化合物和氨基酸等都能变色。如游离的苷元遇氨基酸并加热,即产生深红色至蓝色,最后生成蓝色沉淀(与皮肤接触,也能使皮肤染成蓝色)。苷元溶于冰乙酸溶液中,加少量铜离子,加热显蓝色。这些呈色反应,可用于环烯醚萜苷的检识及鉴别。

(二) 倍半萜

倍半萜类(sesquiterpenoids)的基本碳架由 15 个碳原子 3 个异戊二烯单位构成,多与单萜类共存于植物挥发油中,是挥发油高沸程(250～280℃)的主要组分,也有低沸点的固体。倍半萜的含氧衍生物多有较强的香气和生物活性，是医药、食品、化妆品工业的重要原料，著名的青蒿素即为倍半萜。倍半萜类的骨架类型及化合物数量是萜类成分中最多的一类，至 1997 年已发现的倍半萜化合物数量达 9615 种。

倍半萜类可分为无环（开链）、单环、双环、三环及四环等结构种类，其碳环可有五、六、七，甚至十二元的大环。其部分基本碳架及主要代表化合物介绍如下：

1．无环倍半萜（acyclic sesquiterpenoids）

金合欢烷（麝子油烷）　　金合欢醇

金合欢醇（farnesol）在金合欢（*Acacia farnesiana*）花油、橙花油、香茅油中含量较多，为重要的高级香料原料。

2．单环倍半萜（monocyclic sesquiterpenoids）

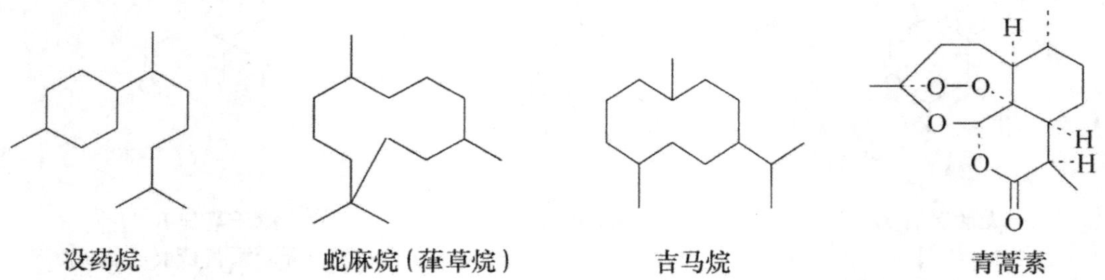

没药烷　　蛇麻烷（葎草烷）　　吉马烷　　青蒿素

青蒿素（qinghaosu，arteannuin，artemisinin）是我国药学家首次从中药青蒿（黄花蒿，*Artemisia annua*）分离得到的具独特过氧结构的倍半萜内酯，其抗恶性疟疾活性强于其他类型化合物，其多种衍生物制成的药品已用于临床。

3．双环倍半萜（bicyclic sesquiterpenoids）

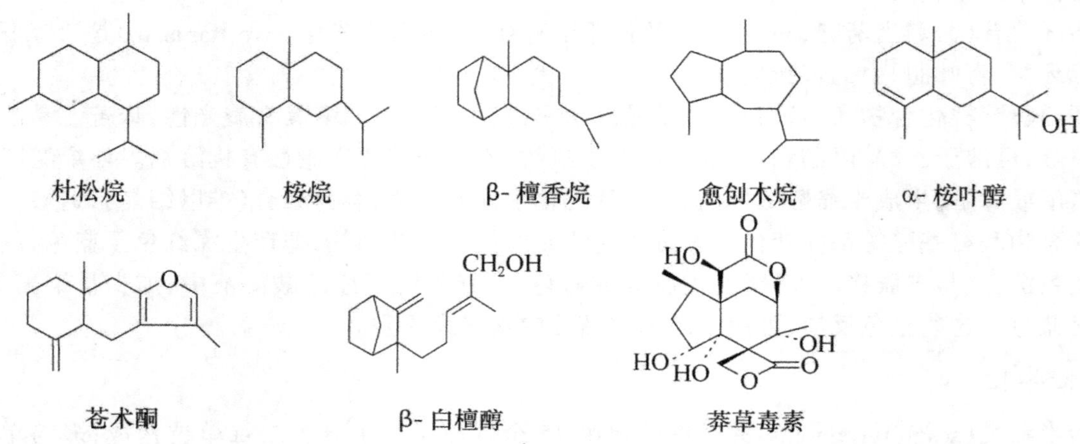

杜松烷　　桉烷　　β-檀香烷　　愈创木烷　　α-桉叶醇

苍术酮　　β-白檀醇　　莽草毒素

桉叶醇(eudesmol)有两种异构体,分别称 α-桉醇(α-eudesmol)及 β-桉醇(β-eudesmol),在桉油、厚朴、苍术中含有。

苍术酮(atractylone)存在于苍术挥发油中,分子结构存在1个呋喃环,仍属桉烷型。

β-白檀醇(β-santalol)为白檀油中沸点较高的组分,用作香料的固香剂,并有较强的抗菌作用。

莽草毒素(anisatin)为莽草(*Illicium anisatum*,即毒八角)果实、叶、树皮中所含双内酯倍半萜化合物。大八角(*I. majus*)中亦含有,对人体有毒。

薁类化合物(azulenoids)是由五元环与七元环骈合而成的芳烃衍生物。这类化合物可看成是由环戊二烯负离子和环庚三烯正离子骈合而成。所以薁是一种非苯型的芳烃类化合物,具有一定的芳香性。在挥发油分级蒸馏时,高沸点馏分中有时可看见蓝色或绿色的馏分,多为薁类成分。

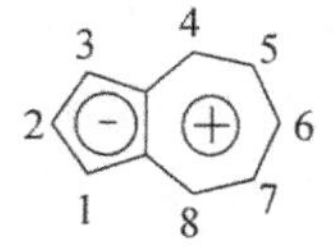

薁 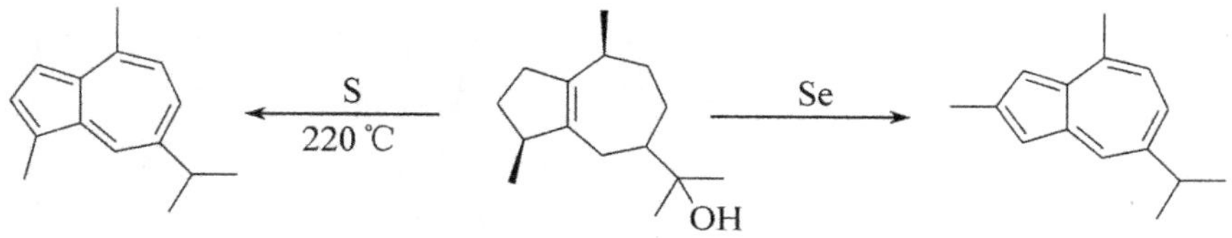　愈创木薁　(S, 220℃)　愈创木醇　(Se)　2,4-二甲基-7-异丙基薁

薁类化合物在中药中有少量存在,多数是由存在于挥发油的氢化薁类脱氢而成,如愈创木醇(guaiol)是存在于愈创木(*Guajacum officinale*)木材的挥发油中的氢化薁类衍生物,当愈创木醇类成分在蒸馏、酸处理时可氧化脱氢而成薁类。

薁类沸点较高,一般在250~300℃,不溶于水,可溶于有机溶剂和强酸,加水稀释又可析出,故可用60%~65%硫酸或磷酸提取。也能与苦味酸或三硝基苯试剂产生π络合物结晶,此结晶具有敏锐的熔点可借以鉴定。薁分子具有高度共轭体系的双键,在可见光(360~700nm)吸收光谱中有强吸收峰。

中药中存在的薁类化合物多为其氢化产物,多无芳香性,且多属愈创木烷结构。

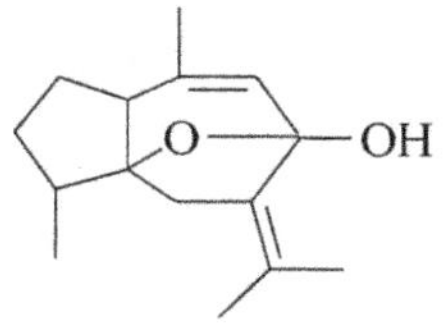

莪术醇 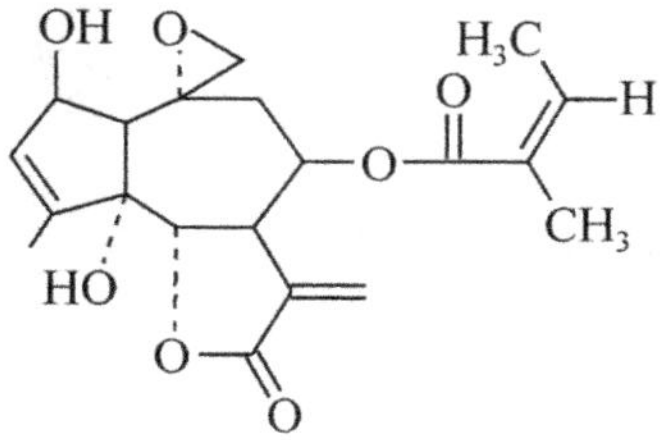　泽兰苦内酯

薁类化合物多具有抑菌、抗肿瘤、杀虫等活性。如莪术醇(curcumol)存在于莪术根茎的挥发油内,具有抗肿瘤活性。泽兰苦内酯(euparotin)是圆叶泽兰(*Eupatorium rotundifolium*)中抗癌活性成分之一。

4. 三环倍半萜(tricyclic sesquiterpenoids)

OH　　CH_2OH

α-檀香烷　　环桉醇　　α-白檀醇

环桉醇(cycloeudesmol)存在于对枝软骨藻(*Chondric oppsiticlada*)中,有很强的抗金黄色葡萄球菌作用,还有抗白色念珠菌活性。

α-白檀醇(α-santalol)存在于白檀木的挥发油中,属α-檀香烷衍生物,有强大的抗菌作用,曾用作尿道消毒药(檀香油也作药用,其中含檀香醇量在90%以上,作用和檀香醇相同)。

(三) 二萜

二萜类(diterpenoids)的基本碳架由20个碳原子,即4个异戊二烯单位构成,绝大多数不能随水蒸气蒸馏。二萜在自然界分布很广,属二萜类的植物醇为叶绿素的组成部分,植物的乳汁及树脂多以二萜类化合物为主成分,至1997年已发现的二萜类化合物达8338种。不少二萜含氧衍生物具有很好的生物活性,如穿心莲内酯、芫花酯、雷公藤内酯、银杏内酯、紫杉醇等,有些已是临床常用的药物。

二萜类的结构分为无环(开链)、单环、双环、三环、四环、五环等类型,天然无环及单环二萜较少,双环及三环二萜数量较多。其部分基本碳架及主要代表化合物介绍如下。

1. 无环二萜(acyclic diterpenoids)

CH_2OH　　CH_2OH

植物醇　　维生素A

植物醇(phytol)是广泛存在于叶绿素的组成成分,也是维生素E和K_1的合成原料。

2. 单环二萜(monocyclic diterpenoids)

维生素A(vitamin A)存在于动物肝脏中,特别是鱼肝中含量更丰富,往往以酯的形式存在。

3. 双环二萜(bicyclic diterpenoids)

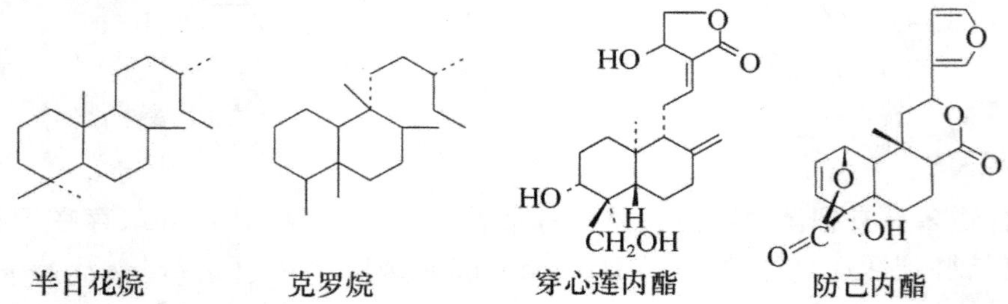

半日花烷　　克罗烷　　穿心莲内酯　　防己内酯

穿心莲内酯(andrographolide)系穿心莲(*Andrographis paniculata*)中抗炎主成分,临床已用于治疗急性菌痢、胃肠炎、咽喉炎、感冒发热等。

防己内酯(columbin)系克罗烷二萜,是非洲防己(*Jatrorrhiza palmata*)根及中药金果榄

(*Tinospora capillipes*)块根中的强苦味成分，有免疫抑制作用。

4. 三环二萜(tricyclic diterpenoid)

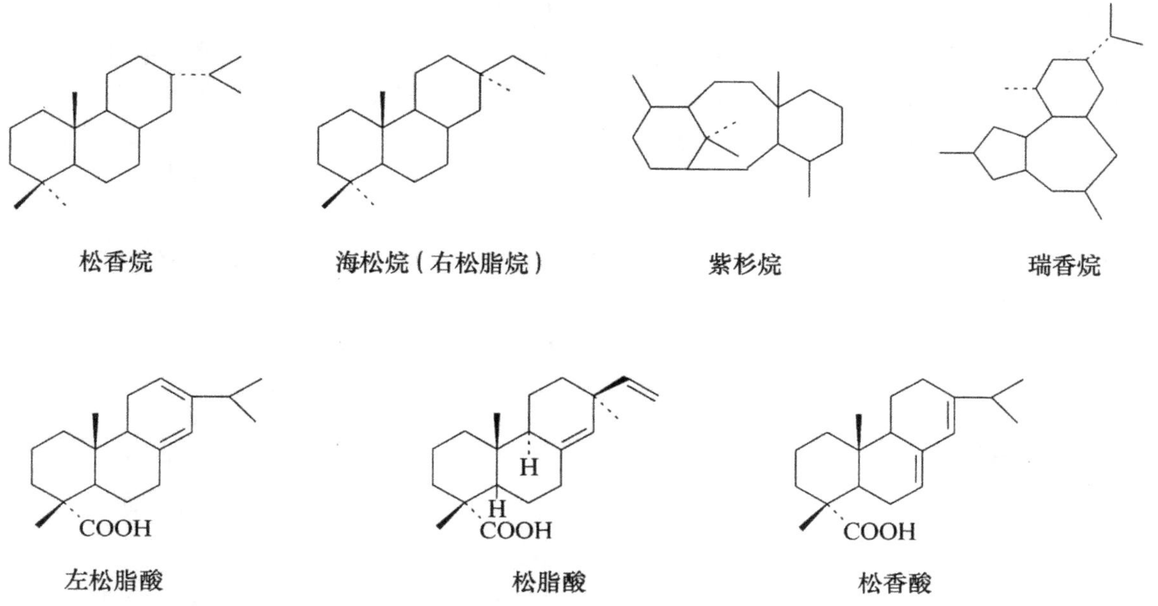

松香烷　　海松烷(右松脂烷)　　紫杉烷　　瑞香烷

左松脂酸　　松脂酸　　松香酸

左松脂酸(levopimaric acid)、松脂酸(pimaric acid)和松香酸(abietic acid)存在于松树干中流出的黏稠液体(松脂)中，黏稠液体中的挥发油称松节油。

雷公藤甲素(triptolide)、雷公藤乙素(tripdiolide)、雷公藤内酯(triptolidenol)及 16-羟基雷公藤内酯醇(16-hydroxytriptolide)是从雷公藤(*Tripterygium wiefcrdii*)中分离出的抗癌活性

雷公藤甲素	$R_1=H$	$R_2=H$	$R_3=CH_3$
雷公藤乙素	$R_1=OH$	$R_2=H$	$R_3=CH_3$
雷公藤内酯	$R_1=H$	$R_2=OH$	$R_3=CH_3$
16-羟基雷公藤内酯醇	$R_1=H$	$R_2=H$	$R_3=CH_2OH$

物质。雷公藤甲素对乳癌和胃癌细胞系集落形成有抑制作用，16-羟基雷公藤内酯醇具有较强的抗炎、免疫抑制和雄性抗生育作用。

	R_1	R_2
瑞香毒素	—H	$—C_6H_5$
芫花酯甲	$—OCOC_6H_5$	$—(CH=CH)_2—(CH_2)_4—CH_3$
芫花酯乙	$—OCOCH_3$	$—(CH=CH)_2—(CH_2)_4—CH_3$

瑞香毒素(daphnetoxin)为欧瑞香(*Daphne mezerum*)中的有毒成分。芫花根中含有芫花酯甲(yuanhuacin)及芫花酯乙(yuanhuadin),具有中期妊娠引产作用,现已被用于临床。此类二萜酯均具有刺激皮肤发赤、发疱作用及毒鱼活性。

紫杉醇(taxol)又称红豆杉醇,是存在于红豆杉科红豆杉属(taxus)多种植物中的具有抗癌作用的二萜生物碱类化合物,临床上用于治疗卵巢癌、乳腺癌和肺癌等,有较好疗效。现已从红豆杉属植物中分离出200多种紫杉烷二萜衍生物。

5. 四环二萜(tetracyclic diterpenoid)

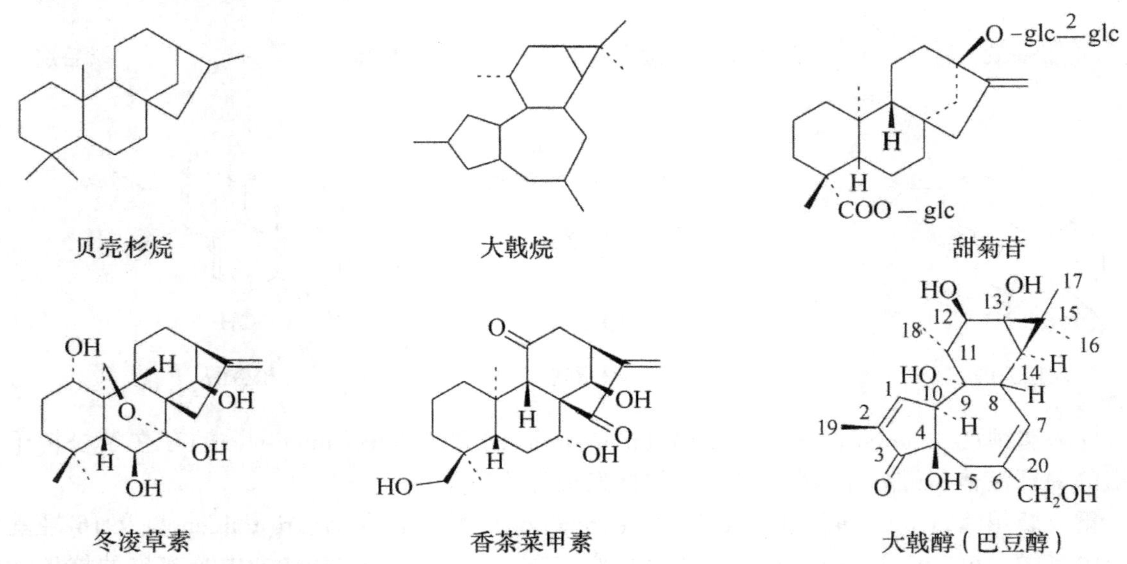

甜菊苷(stevioside)是菊科植物甜叶菊(*Stevia rebaudianum*)叶中所含的四环二萜甜味苷,尚有甜菊苷 A、D、E(rebaudioside A、D、E)等多种甜味苷,甜菊苷 A 甜味较强,但含量较少。总甜菊苷含量约6%,其甜度均为蔗糖的300倍。甜叶菊我国已大面积栽培,甜菊苷在医药、食品工业广泛应用。近来甜菊苷有致癌作用的报道,美国及欧盟已禁用。

冬凌草素(oridonin)是由冬凌草(*Rabdosia rubescens*)中得到的抗癌有效成分,此成分曾由延命草(*Isodon trichocupus*)中提取分离鉴定。

香茶菜甲素(amethystoidin A)是香茶菜(*Rabdesia amethystoides*)叶中的成分,有抗肿瘤及抑制金黄色葡萄球菌活性。我国化学工作者分离鉴定的此类香茶菜素类化合物有100余种。

大戟醇(phorbol)属大戟二萜醇型成分,存在大戟科和瑞香科的许多植物中,属于辅致癌剂。

(四) 二倍半萜

二倍半萜类(sesterterpenoids)的基本碳架由25个碳原子、五个异戊二烯单位构成。此类化合物发现较晚,1965年才有第一个二倍半萜被发现的报道。其后在羊齿植物、菌类、地衣类、海洋生物及昆虫分泌物中陆续发现此类成分。二倍半萜类化合物的生物合成前体是焦磷酸香叶基金合欢酯(FPP),目前此类化合物的数量不多,是萜类家族中最少的一员,到1991年有117种,至1997年为416种,共有无环、单环、二环、三环、四环及五环6种类型。

二、萜类化合物的理化性质

(一) 物理性质

1. 性状

单萜及倍半萜在常温下多为油状液体,少数为固体结晶,具挥发性及特异性香气。二萜及二倍半萜多为固体结晶。萜苷多为固体结晶或粉末,不具挥发性。

萜类化合物多具苦味,早年所称苦味素(bitter principles)成分实际多为萜类。也有少数萜具有较强甜味,如甜菊苷。

单萜及倍半萜(萜苷除外)可随水蒸气蒸馏,其沸点随其结构中的 C_5 单位数、双键数、含氧基团数的升高而规律性地升高。

2. 旋光性

大多数萜类化合物都具手性碳,具光学活性。

3. 溶解度

萜类化合物难溶于水,溶于甲醇、乙醇,易溶于乙醚、氯仿、乙酸乙酯、苯等亲脂性有机溶剂。具羧基、酚羟基及内酯结构的萜还可分别溶于碳酸氢钠或氢氧化钠水液,加酸使之游离或环合后,又可自水中析出或转溶于亲脂性有机溶剂。萜苷类化合物连糖则水溶性增强,一般能溶于热水,易溶于甲醇及乙醇,不溶或难溶于亲脂性有机溶剂。

萜类化合物对热、光、酸及碱较敏感,长时间接触,常会引起其氧化、重排及聚合反应,导致结构变化,因此在提取、分离及储存萜类化合物时,应注意尽量避免这些因素的影响。

(二) 化学性质

1. 加成反应

多数萜烯、萜醛和萜酮可与相应的试剂产生加成反应,加成产物常因改变其溶解性而析出结晶,故可用加成反应分离和纯化这些类型的萜类化合物,了解其不饱和程度及进行初步鉴定,还可制备出所需溶解性的衍生物。

(1) 双键加成反应:

1) 卤化氢加成反应:氯化氢及溴化氢等卤化氢类试剂在冰乙酸为溶剂时,可对萜类双键进行加成,其加成产物可于冰水中析出结晶。如 β-毕澄茄烯的冰乙酸溶液中加入氯化氢饱和的冰乙酸,反应完后,倒入冰水中,即析出加成物结晶。不饱和萜的氢卤化物与苯胺或 N,N-二乙基苯胺等进行分解反应又可复原成原不饱和萜。

2) 溴加成反应:在冰冷却条件下,于不饱和萜的冰乙酸或乙醚-乙醇混合溶液中滴加溴,可生成其溴加成物的结晶。

3) 亚硝酰氯反应:亚硝酰氯能与很多不饱和萜的双键加成,生成亚硝基氯化物。反应时将不饱和萜或其冰乙酸溶液与亚硝酸戊酯(或亚硝酸乙酯)混合,冷却下加入浓盐酸,振摇,即可析出亚硝基氯化物结晶(必要时可用乙醇及丙酮重结晶),其结晶多为蓝色或蓝绿色,可用于不饱和萜的分离及鉴别(此亚硝基氯化物也可用不饱和萜卤化氢加成物的复原方法分解出原萜烯)。萜烯的亚硝基衍生物还可与伯胺或仲胺(常用六氢吡啶)缩合成亚硝基胺类,此缩合物具有较好的结晶及一定的物理常数，颇具鉴定价值。

4) Diels-Alder 反应：共轭二烯结构的萜类化合物能与顺丁烯二酸酐产生 Diels-Alder 反应，生成物为结晶，可藉此初步证明共轭双键的存在。

有些具两个非共轭双键的萜类也可与顺丁烯二酸酐生成加成物（是其双键移位至共轭所至），故用此反应判定共轭双键结构时，应结合紫外光谱等其他数据综合分析。

(2) 羰基加成反应：

1) 亚硫酸氢钠加成：具羰基的萜类化合物可与亚硫酸氢钠加成，生成结晶性的加成物而与非醛酮类的萜分离，其加成物用酸或碱（多用草酸、硫酸或碳酸钠）处理，可分解复原成原萜醛或萜酮。用此法处理具有双键的萜醛或萜酮时要注意控制反应条件，因反应时间过长或温度过高，会使双键发生不可逆的加成。如柠檬醛的加成，不同条件下得到的加成物不同。

2) 吉拉德(girard)试剂加成：吉拉德试剂是一类带季铵基团的酰肼，可与具羰基的萜类生成水溶性加成物而与脂溶性非羰基萜类分离，常用的试剂为吉拉德 T 及 P 试剂（girard T，girard P）两种。

反应时在萜酮及萜醛的乙酸-无水乙醇（1∶10，重量比）溶液中加入吉拉德试剂（加乙酸为促进反应），加热回流，反应完毕后水稀释，用乙醚萃取非羰基类化合物后，分取水层用硫酸或盐酸酸化，再用乙醚萃取，乙醚萃取液蒸去溶剂即得原萜酮或萜醛。

$$R_2C{=}O + H_2N{-}NH{-}CO{-}CH_2{-}\overset{+}{N}(CH_3)_3\ Cl^- \rightleftharpoons R_2C{=}N{-}NH{-}CO{-}CH_2{-}\overset{+}{N}(CH_3)_3\ Cl^-$$

吉拉德试剂 T

$$R_2C{=}O + H_2N{-}NH{-}CO{-}CH_2{-}\overset{+}{N}C_5H_5\ Cl^- \rightleftharpoons R_2C{=}N{-}NH{-}CO{-}CH_2{-}\overset{+}{N}C_5H_5\ Cl^-$$

吉拉德试剂 P

2. 分子重排反应

萜类化合物在发生加成、消除或亲核取代反应时，常发生 Wagner-Meerwein 重排，使碳架发生改变。目前工业上由 α-蒎烯合成樟脑，就是经 Wagner-Meerwein 重排后，再进行氧化制得。

萜类化合物除具有上述加成和分子重排反应外，氧化和脱氢等反应在萜类化合物的结构测定中也曾有过重要的应用，但目前主要用波谱法测定萜类化合物结构。

三、萜类化合物的提取与分离

萜类化合物种类繁杂、数量庞大，理化性质差异较大，而且同分异构体多，结构稳定性差，所以提取分离难度相对较大，还要注意减少或避免光、热、酸及碱对结构的影响。

(一) 萜类化合物的提取

除可用提挥发油的方法提取挥发性萜外，还可用甲醇或乙醇提取，醇提取液根据需要，浓缩至一定体积，并调整适当的醇浓度，再用不同极性的亲脂性有机溶剂按极性由小到大的递增顺序依次萃取,得到不同脂溶性的萜类提取物。

从富含油脂及叶绿素的中药材提得的醇提物,可将醇浓缩液的含醇量调至70%~80%,用石油醚萃取去除强亲脂性杂质后,再选用一定的亲脂性有机溶剂萃取总萜,若药材含极性较大的萜类(如多羟基萜内酯),则可先用石油醚对药材脱脂后,再用醇提取。

萜内酯的提取可结合其结构特点进行。先用提取萜的方法提取出含萜内酯的粗总萜,然后利用内酯在热碱溶液中易开环成盐溶于水,酸化环合又可析出原内酯的特性,用碱水提取酸化沉淀的方法处理粗总萜,可得到较纯的总萜内酯(倍半萜内酯用此法较多)。但某些对酸碱易引起结构发生不可逆变化的萜内酯,不可用碱溶酸沉法纯化。

萜内酯的纯化也可用硅胶或氧化铝柱色谱法进行,一般多采用硅胶作固定相,以石油醚及石油醚混合不同比例的乙醚洗脱,据报道,萜内酯多集中在石油醚-乙醚(1:1)的洗脱流份中。

提取萜苷类多用甲醇或乙醇作溶剂,也可用水、稀丙酮及乙酸乙酯,提取液经减压浓缩后加水溶解,滤去水不溶性杂质,用乙醚、氯仿或石油醚萃取去除脂溶性杂质,脱脂后的萜苷水溶液可采用下述方法去除水溶性杂质:①正丁醇萃取法:萜苷水液以正丁醇萃取,正丁醇萃取液经减压浓缩,可得到粗总萜苷。②活性炭、大孔树脂吸附法:用活性炭或大孔树脂吸附水溶液中萜苷后,先用水及稀乙醇依次洗脱除去水溶性杂质,再用合适浓度的乙醇洗脱萜苷,如桃叶珊瑚苷及甜叶菊苷可分别用活性炭及大孔树脂纯化获得。

在萜苷的提取纯化过程中,要防止酶及酸对苷键的裂解,尤其是环烯醚萜苷稳定性差,更需注意。

(二)萜类化合物的分离

1. 利用特殊官能团分离

萜类化合物中常见的官能团为双键、羰基、内酯环、羧基、碱性氮原子(萜类生物碱)及羟基等,可有针对性地用加成、碱开环酸环合、酸碱成盐及形成酸性酯等反应,使具有相应官能团萜的溶解性发生改变,以固体析出或液体转溶的形式从总萜中分离(具体方法在挥发油的分离中介绍)。双键是萜类多具有的官能团,其加成物可使液态单萜烯以结晶形式析出,具有一定的分离精制意义。

2. 结晶法分离

有些萜类化合物的粗提物,用其他溶剂渗提或萃取法纯化处理后,其纯度会明显升高,若将其提取液适当浓缩,常会析出粗晶(有的提取物不经浓缩即可析晶),滤取此结晶,再用适当溶剂或方法重结晶,有时可得到纯度很高的结晶。如薄荷醇、樟脑及野菊花内酯可用结晶法分离。

3. 柱色谱法分离

柱色谱法是分离萜类化合物的主要方法,许多用其他方法难以分离的萜类异构体都可用吸附柱色谱法分离。常用的吸附剂为硅胶和中性氧化铝(非中性氧化铝易引起萜类化合物结构变化),其中硅胶应用最广。常用的洗脱剂多以石油醚、正己烷、环己烷及苯单一溶剂分离萜烯,或混以不同比例的乙酸乙酯或乙醚分离含氧萜,对于多羟基的萜醇及萜酸还要加入甲醇或用氯仿-乙醇洗脱。

对于单纯以硅胶或氧化铝为吸附剂难以分离的萜类化合物,可用硝酸银络合柱色谱分离。一般多以硝酸银-硅胶或硝酸银-氧化铝作吸附剂进行络合吸附。其分离机制主要是利用硝酸

银可与双键形成 π 络合物，而双键数目、位置及立体构型不同的萜在络合程度及络合物稳定性方面有一定的差异，利用此差异可进行色谱分离。硝酸银络合色谱分离萜类化合物的洗脱剂与上述硅胶及氧化铝色谱相同。

四、萜类化合物的检识

由于萜类多为不饱和的环烃结构，其碳架类型多而繁，因此绝大多数的单萜、倍半萜、二萜及二倍半萜缺乏专属性强的检识反应，目前对绝大多数萜类化合物主要是用硫酸-乙醇等通用显色剂或羰基类显色剂，在薄层色谱上进行检识。仅有䓬酚酮类、环烯醚萜类及薁类这样一些基本碳架结构相对固定的特殊萜类化合物具一定专属性的检识反应。

（一）理化检识

1．䓬酚酮类的检识反应

䓬酚酮具有一般酚类的性质，能与铁、铜等重金属离子生成具有一定颜色的络盐，可供检识。①三氯化铁反应：1%三氯化铁溶液可与䓬酚酮生成赤色络合物。②硫酸铜反应：稀硫酸铜溶液可与䓬酚酮生成稳定的绿色结晶。此结晶可用氯仿重结晶，并具有高熔点。许多其他酚类也可与三氯化铁及硫酸铜生成相似颜色的沉淀或结晶，因此根据这些检识反应下结论时，要结合䓬酚酮的挥发性及其羰基（$1600\sim1650cm^{-1}$）和羟基（$3100\sim3200cm^{-1}$）的红外光谱吸收峰综合分析。

2．环烯醚萜类的检识反应

①Weiggering 法：取新鲜药材 1g，适当切碎，加入 1%盐酸 5ml，浸渍 3～6 小时，取此浸渍液（上清液）0.1ml 转移至装有 Trim-Hill 试剂（乙酸 10ml、0.2%硫酸铜水溶液 1ml、浓硫酸 0.5ml 混合溶液）试管内，混匀，加热至产生颜色。许多环烯醚萜苷类化合物（环烯醚萜及裂环环烯醚萜苷）可产生不同颜色，如车叶草苷（asperulaside）、桃叶珊瑚苷、水晶兰苷（monotopein）为蓝色，哈帕苷（harpagide）为紫红色，有些环烯醚萜为阴性反应，如番木鳖苷（loganin）、梓苷等。②Shear 反应：Shear 试剂（浓盐酸 1 体积与苯胺 15 体积混合液）多能与吡喃衍生物产生特有的颜色。如车叶草苷与 Shear 试剂反应，能产生黄色，继变为棕色，最后转为深绿色。③其他显色反应：环烯醚萜类化合物对酸碱试剂敏感，多发生分解、聚合、缩合、氧化等反应，形成不同颜色的产物。如京尼平（genipin）与氨基酸（甘氨酸、亮氨酸、谷氨酸）共热，即显红色至蓝色。有的与冰乙酸及少量铜离子共热也能产生蓝色。分子中有环戊酮结构，可与 2,4-二硝基苯肼反应产生黄色。上述检识反应并不是对每种环烯醚萜类化合物都为阳性反应，故检识时应多做几种反应，并佐以苷的一般检识反应进行补充检识。

3．薁类化合物的检识

①Sabety 反应：取挥发油 1 滴溶于 1ml 氯仿中，加入 5%溴的氯仿溶液数滴，若产生蓝、紫或绿色，表示含有薁类衍生物。②Ehrlich 试剂反应：取挥发油适量与 Ehrlich 试剂（对-二甲胺基苯甲醛-浓硫酸试剂）反应，若产生紫色或红色，表明有薁类衍生物存在。③对-二甲胺基苯甲醛显色反应：此反应是挥发油经薄层色谱展开分离后，再喷以由对-二甲胺基苯甲醛 0.25g、乙酸 50g、85%磷酸 5g 和水 20ml 混匀后组成的显色剂（避光可保存数月），室温显蓝色，示有薁类衍生物，氢化薁在 80℃加热 10 分钟显蓝色。蓝色会随后减弱转为绿色，最后转为黄色，将薄层

放在水蒸气上则蓝色可再现。

（二）色谱检识

除前述䓬酚酮、环烯醚萜及薁类等特殊萜类化合物外，其他萜类化合物经薄层展开后，用通用显色剂或醛酮类显色剂反应方可显色。分离萜类化合物的薄层吸附剂多用硅胶 G、氧化铝 G 及此两种吸附剂与硝酸银组成的络合吸附剂，展开剂多为石油醚（30～60℃）、乙烷、苯，分别加入不同比例的乙酸乙酯或乙醚，极性大的萜醇或萜酸类可加入氯仿或甲酸、乙酸展开分离。常用的通用显色剂及醛酮显色剂反应如下：

1．通用显色剂

①硫酸：喷洒试剂后在空气中干燥 15 分钟，随后在 110℃ 加热至出现颜色或荧光。②香兰素-浓硫酸：在室温喷洒后放置，颜色有浅棕、紫蓝或紫红色，但在 120℃ 加热后均转为蓝色。1,8-桉树脑喷洒后显桃红色。③茴香醛-浓硫酸：喷洒后在 100～105℃ 加热至颜色深度最大。薄层在水蒸气上熏后可消除其桃红色背景。对萜醇类的灵敏度比氯化锑试剂更灵敏，不同化合物可出现紫蓝、紫红、蓝、灰或绿色。酯类的颜色和其母体醇相同。④五氯化锑：喷洒后在 120℃ 加热直到颜色出现。在加热前、后要在日光下检查，萜醇可出现由灰到紫蓝色，加热后转为棕色，而其他醇类则只在加热后才能转为棕色。亦可置紫外灯（365nm）下检查，显出棕色荧光。薄层在喷 2,4-二硝基苯肼后仍可使用此试剂。⑤三氯化锑：喷洒后在 100℃ 加热 10 分钟。其现象与五氯化锑相同。⑥碘蒸气：将已展开的薄层板放入装有碘结晶的密闭玻璃缸中，5 分钟后，很多有机物都会呈棕色。如欲保持斑点则将显色后的薄层取出，在空气中使多余的碘蒸发掉，其后便喷洒 1% 淀粉水溶液，斑点便转为蓝色。要注意，如果碘留在薄层上太多，则薄层的背景也会转为蓝色，故在喷淀粉溶液之前先在薄层的边角上预检。⑦磷钼酸：喷洒后在 120℃ 加热至颜色出现（蓝灰色）。对醇类的灵敏度可达 0.05～1μg，但并不是醇的专一试剂。在氨蒸气上熏后可消除黄色背景。

2．专属性试剂

①2,4-二硝基苯肼：用于检识醛和酮类化合物。喷洒后，无环的醛和酮显黄色，环状的羰基化合物则显橙红色。②邻联茴香胺：用于检识醛和酮类化合物。在室温中喷洒后，醛类显黄至棕色，加热后颜色变深而背景颜色亦变深。

用上述显色反应检识萜类化合物时，因其通用范围广，故应尽量使用相应的对照品、同系物或对照药材作对照检识。

五、含萜类化合物的中药实例——青蒿

青蒿为菊科植物黄花蒿（*Artemisia annua* L.）的干燥地上部分，性寒味苦辛，具有除蒸截

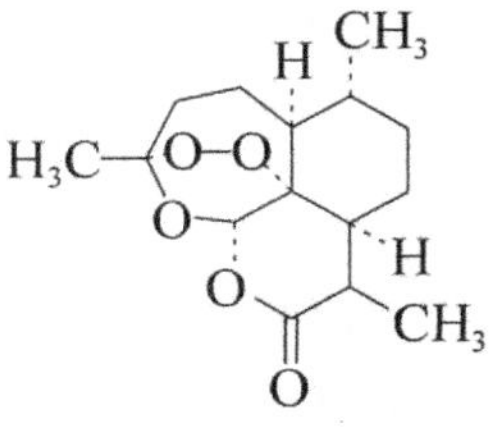

青蒿素 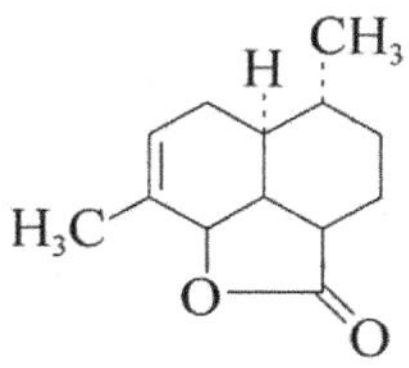　　青蒿甲素 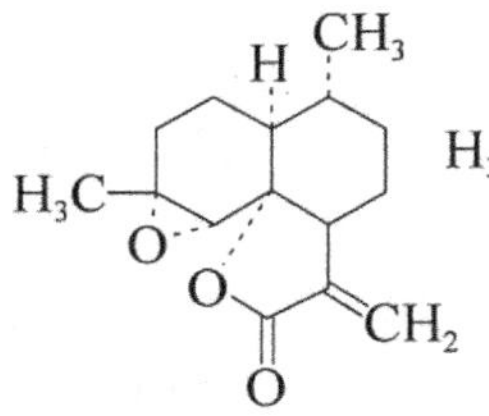　　青蒿乙素 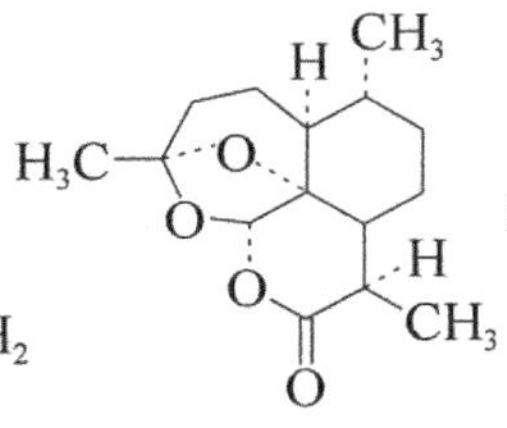　　青蒿丙素 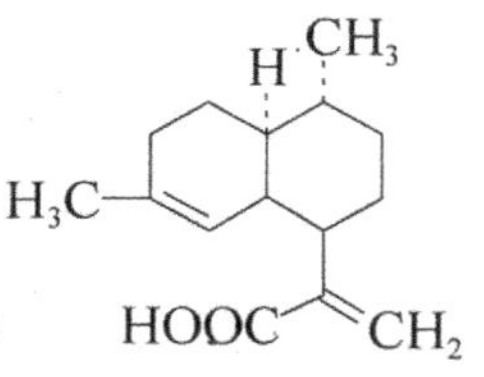　　青蒿酸

疟之功能。青蒿所含萜类化合物有蒿酮、异蒿酮(isoartemisia ketone)、桉油精(cineole)、樟脑等单萜,青蒿素、青蒿甲素(qinghaosu A)、乙素(qinghaosu B)、丙素(qinghaosu C)及青蒿酸等倍半萜和β-香树脂醋酸酯等三萜化合物,其中倍半萜内酯化合物研究得最为深入。

除萜类化合物外,青蒿还含黄酮、香豆素和植物甾醇类成分。

在青蒿所含化学成分中,青蒿素是主要抗疟有效成分,系我国学者于 20 世纪 70 年代初首次从青蒿中分离得到的具有过氧基的新型倍半萜内酯。临床应用表明青蒿素对间日疟或恶性疟的治疗具有疗效显著、副作用小的优点,是一种高效、速效的抗疟有效单体化合物,被 WHO 誉为“世界上目前惟一有效的疟疾治疗药物”。

提取分离青蒿素的方法有多种,适合中型生产的工艺流程如下(图 8-1):

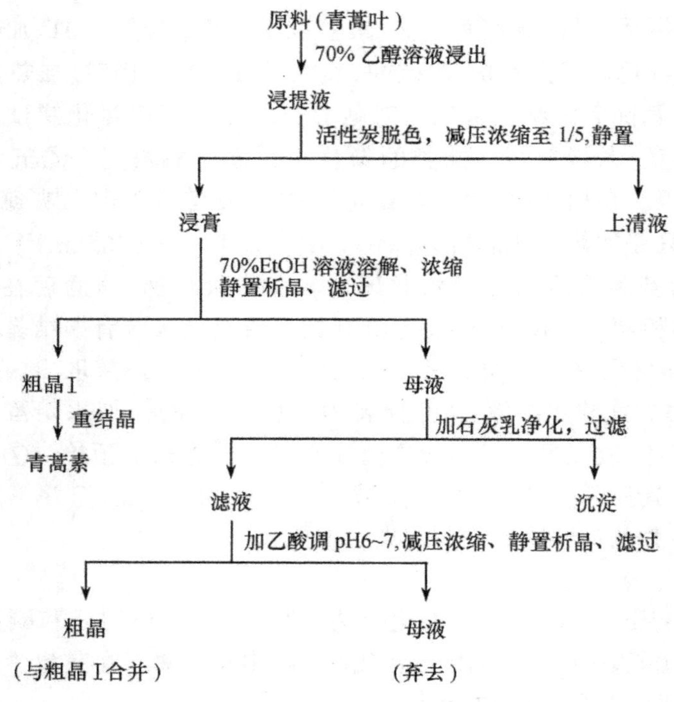

图 8-1　青蒿素提取分离工艺流程

构效关系研究表明,过氧基是青蒿素分子中的抗疟主要有效基团。若氢化消除此基团,则活性消失;若保留过氧基,将内酯环上的羰基还原成羟基可增强抗疟活性,如继续再转化成烷化还原青蒿素,活性可增强 14 倍;如转化成烷氧酰化还原青蒿素,则活性可提高 28 倍,转化成酰化还原青蒿素,抗疟最强,较之原来提高 31 倍。

氢化青蒿素　　还原青蒿素　　烷氧甲酰化还原青蒿素

烷化还原青蒿素　　酰化还原青蒿素

由于青蒿素的水溶性及烷氧甲酰化还原青蒿素油溶性均很差，通过结构修饰，得到了抗疟效价更高的水溶性青蒿琥酯(artesunate)及油溶性好的蒿甲醚(artemether)。青蒿琥酯钠可供静脉注射以抢救血栓型恶性疟疾，蒿甲醚不仅是一种高效的抗疟药，而且对急性上感高热有较好的退热作用，在 1986～1987 年，我国已先后批准青蒿素、青蒿素栓、蒿甲醚、蒿甲醚注射液、青蒿琥酯、注射用青蒿琥酯钠为一类中药，青蒿琥酯片为 1988 年批准的四类新药。

双氢青蒿素　　蒿甲醚　　青蒿琥酯

第 2 节　挥　发　油

一、概　　述

挥发油(volatile oil)也称精油(essential oil)，是存在于植物体内的一类具有挥发性、可随水蒸气蒸馏、与水不相混溶的油状液体。挥发油大多具有芳香嗅味，并具有多方面较强的生物活性，为中药所含有的一类重要化学成分。挥发油在植物来源的中药中分布非常广泛，已知我国有菊科、伞形科、唇形科等 56 科 136 属植物含有挥发油。

挥发油在植物体的含量常随植物品种、存在的部位、生长环境、产地或采收季节不同而差异较大，一般在 1% 以下，也有少数含量高达 10% 以上，如丁香含挥发油达 14% 以上。采集提取挥发油的植物原料时，应注意上述因素对挥发油含量的影响。

常用中药挥发油的生物活性

芸香油、满山红油和从小叶枇杷中提得的挥发油都在止咳、平喘、祛痰、消炎等方面有显著疗效；莪术油具有抗癌肿活性；小茴香油、豆蔻油、木香油有驱风健胃功效；当归油、川芎油有活血镇静作用；檀香油、松节油有利尿降压作用；樟脑油有强心作用；桂皮油、藁本油有抑制真菌作用；土荆芥油具有驱蛔虫、钩虫等活性；柴胡挥发油有较好的退热效果；丁香油有局部麻醉止痛作用等。

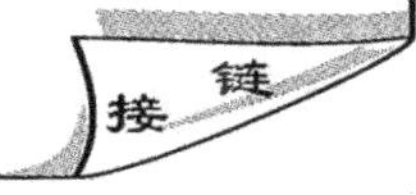

挥发油不仅多具有止咳、平喘、祛痰、消炎、驱风、健胃、解热、镇痛、解痉、杀虫、抗癌、利尿、降压和强心等作用,而且在香料工业、日用食品工业及化学工业上许多挥发油也是重要的原料。

二、挥发油的组成

组成挥发油的成分比较复杂,一种挥发油中常常由数十种至数百种化合物组成(如保加利亚玫瑰油中已检出275种化合物),并多以数种化合物占较大比例,为主成分,从而使不同的挥发油具有相对固定的理化性质及生物活性。组成挥发油的成分可分为如下四类:

1. 萜类化合物

挥发油的组成成分中萜类所占比例最大,且主要是单萜、倍半萜及其含氧衍生物,其含氧衍生物多是该油中生物活性较强或具芳香嗅味的主要成分。如薄荷油含薄荷醇80%左右;山苍子油含柠檬醛80%等。

2. 芳香族化合物

组成挥发油的芳香族化合物多为小分子的芳香成分,在油中所占比例次于萜类。有些是苯丙素类衍生物,多具有 $C_6—C_3$ 骨架,且多为酚性化合物或其酯类,如桂皮醛(cinnamaldehyde)。有些是萜源化合物,如百里香酚(thymol)。还有些具有 $C_6—C_2$ 或 $C_6—C_1$ 骨架的化合物,如花椒油素(xanthoxylin)等。

CH═CH—CHO　　OH　　COCH₃ H₃CO OH OMe

桂皮醛　　百里香酚　　花椒油素

3. 脂肪族化合物

一些小分子的脂肪族化合物在挥发油中也广泛存在,但含量和作用一般不如萜类和芳香族化合物。如陈皮中的正壬醇(n-nonyl alcohol),人参挥发油中的人参炔醇(paxynol)以及鱼腥草挥发油中的癸酰乙醛(decanoylacetaldehyde)即鱼腥草素等都属挥发油中的脂肪族化合物。

$CH_3—(CH_2)_7—CH_2OH$

正壬醇

$CH_3—(CH_2)_8—CO—CH_2—CHO$

癸酰乙醛

$CH_2═CH—CH(OH)—(C≡C)_2—CH_2—CH═CH—(CH_2)_6—CH_3$

人参炔醇

4. 其他类化合物

除以上三类化合物外,有些中药经过水蒸气蒸馏能分解出挥发性成分,如芥子油(mustard oil)、原白头翁素(protoanemonin)、大蒜油(garlic oil)等,也常称之为"挥发油"。这些成分在植物体内,多数以苷的形式存在,经酶解后的苷元随水蒸气一同馏出而成油,如黑芥子油是芥子苷经芥子酶水解后产生的异硫氰酸烯丙酯;挥发杏仁油是苦杏仁苷水解后产生的苯甲醛;原白头翁素是毛茛苷水解后产生的化合物;大蒜油则是大蒜中大蒜氨酸经酶水解后产生含大蒜辣素等的挥发性油状物。

$CH_2=CH-CH_2-N=C=S$　异硫氰酸烯丙酯

苯甲醛（含 CHO 的苯环结构）

原白头翁素

$CH_2=CH-CH_2-\overset{O}{\overset{\|}{S}}-S-CH_2-CH=CH_2$　大蒜辣素

此外，如川芎、麻黄等挥发油中的川芎嗪(tetramethylpyrazine)以及烟碱(nicotine)等也有挥发性。但这些成分往往不被作为挥发油类成分，而将其归类于生物碱。

三、挥发油的理化性质

1. 性状

常温下挥发油大多为无色或淡黄色的透明液体，多具浓烈的特异性嗅味(其嗅味常是其品质优劣的重要标志)，有辛辣灼烧感。少数挥发油具有其他颜色如薁类多显蓝色，佛手油显绿色，桂皮油显红棕色。冷却条件下挥发油主要成分常可析出结晶，称"析脑"，这种析出物习称为"脑"，如薄荷脑、樟脑等。滤去析出物的油称为"脱脑油"，如薄荷油的脱脑油习称"薄荷素油"，但仍含有约 50% 的薄荷脑。

2. 挥发性

挥发油常温下可自然挥发，如将挥发油涂在纸片上，较长时间放置后，挥发油因挥发而不留油迹，脂肪油则留下永久性油迹，藉此两者可相区别。

3. 溶解性

挥发油不溶于水，而易溶于各种有机溶剂，如石油醚、乙醚、二硫化碳、油脂等。在高浓度的乙醇中能全部溶解，而在低浓度乙醇中只能溶解一部分。

4. 物理常数

挥发油多数比水轻，也有的比水重(如丁香油、桂皮油)，相对密度一般在 0.85～1.065 之间。挥发油几乎均有光学活性，比旋度在 +97°～117°范围内。多具有强的折光性，折光率在 1.43～1.61 之间。挥发油的沸点一般在 70～300℃之间。

5. 稳定性

挥发油与空气及光线经常接触会逐渐氧化变质，使其相对密度增加，颜色变深，失去原有香味，形成树脂样物质，不能随水蒸气蒸馏。因此，制备挥发油方法的选择要合适，产品也要装入棕色瓶内密塞并低温保存。

另外，挥发油组成成分常含有双键、醇羟基、醛、酮、酸性基团、内酯等结构，故相应地能与溴及亚硫酸氢钠发生加成反应、与肼类产生缩合反应，并有银镜反应、异羟肟酸铁反应、皂化反应及遇碱成盐反应等。

四、挥发油的提取与分离

(一) 挥发油的提取

1、蒸馏法

该法是提取挥发油最常用的方法，一般将中药适当切碎后，加水浸泡，然后可用共水蒸馏、隔水蒸馏或水蒸气蒸馏法提取。前两种方法虽简单，但油受热温度较高，易引起药材焦化及某些成分的分解；后一种方法提油，温度相对较低，但设备较前两种方法略复杂。馏出液若油水不分层，可采用盐析法促使挥发油自水中析出，或将初次蒸馏液重新蒸馏，再盐析后用低沸点有机溶剂如乙醚、石油醚萃取挥发油。蒸馏法虽具有设备简单、容易操作、成本低、提油率高等优点，但对热不稳定的挥发油不能用此法提取。

2．溶剂提取法

含挥发油的药材用低沸点有机溶剂连续回流提取或冷浸，常用的有机溶剂有戊烷、石油醚（30～60℃）、二硫化碳、四氯化碳等。提取液经蒸馏或减压蒸馏除去溶剂，即可得到粗制挥发油。此法得到的挥发油含杂质较多，因为其他脂溶性成分如树脂、油脂、蜡、叶绿素等也同时被提出，故必须进一步精制提纯。其方法是将挥发油粗品加适量的浓乙醇浸渍，放置冷冻（一般在－20℃左右），滤除析出物后，再蒸馏除去乙醇；也可将挥发油粗品再行蒸馏，以获得较纯的挥发油。

3．吸收法

此法用于提取玫瑰油及茉莉花等贵重的挥发油，其原理为在特制的密闭装置内，用无臭味的猪油3份与牛油2份的混合物吸收新鲜花瓣挥发出的挥发油（冷吸收法），或将花等原料浸泡于油脂中，于50～60℃条件下低温加热提取（温浸吸收法），吸收挥发油后的油脂可直接供香料工业用，也可加入无水乙醇共搅，醇溶液减压蒸去乙醇即得精油。

4．压榨法

此法适用于含挥发油较多的原料，如鲜橘、柑、柠檬的果皮等，一般药材经撕裂粉碎压榨（最好是在冷却条件下），将挥发油从植物组织中挤压出来，然后静置分层或用离心机分出油，即得粗品。此法所得的产品不纯，可能含有水分、叶绿素、黏液质及细胞组织等杂质而呈浑浊状态，同时也很难将挥发油全部压榨出来，故可再将压榨后的残渣进行水蒸气蒸馏，使挥发油提取完全。压榨法所得的挥发油可保持原有的新鲜香味。

5．二氧化碳超临界流体提取法

二氧化碳超临界流体应用于提取芳香挥发油，具有防止氧化热解及提高品质的突出优点。例如紫苏中特有香味成分紫苏醛，紫丁香花中具有独特香味成分，均不稳定易受热分解，用水蒸气蒸馏法提取时受到破坏，香味大减，采用二氧化碳超临界流体提取所得芳香挥发油气味和原料相同，明显优于其他方法。在橘皮油、柠檬油、桂花油、香兰素的提取上，应用此法提取均获得较好效果。

（二）挥发油的分离

1．冷冻析晶法

将挥发油置0℃以下析晶，若不析晶再降至－20℃，使结晶析出，再经重结晶可得单体结晶。如薄荷油冷至－10℃，经12小时析出第一批粗脑，油再在－20℃冷冻24小时可析出第二批粗脑，粗脑加热熔融，在0℃冷冻即可得较纯薄荷脑。本法操作简单，但对某些挥发性单体分离不够完全，而且大部分挥发油冷冻后仍不能析出结晶。

2．分馏法

挥发油的组成成分由于类别不同，它们的沸点也有差别（表8-2），如萜类成分中的各类碳原子一般相差5个，还有双键的数目、位置和含氧官能团的不同，它们的沸点有一定的差距，而且还有一定的规律性，在单萜中沸点随着双键的增多而升高，即三烯＞二烯＞一烯。含氧单萜的沸点随着官能团的极性增大而升高，即醚＜酮＜醛＜醇＜酸。但酯比相应的醇沸点高。

表 8-2　萜类的沸程

萜　类	常压沸程(℃)	萜　类	常压沸程(℃)
半萜类	～130	单萜烯烃无环三个双键	180～200
单萜烯烃双环一个双键	150～170	含氧单萜	200～230
单萜烯烃单环二个双键	170～180	倍半萜及其含氧衍生物	230～300

挥发油中的某些成分在接近其沸点温度时，往往被破坏，故通常都采用减压分馏。一般在35～70℃/1333.22Pa被蒸馏出来的是单萜烯类化合物；在70～100℃/1333.22Pa蒸馏出来的是单萜含氧化合物；而在80～110℃/1333.22Pa被蒸馏出来的则是倍半萜烯及含氧化合物，有时倍半萜含氧物沸点很高。因为所得的各馏分中的组成成分常呈交叉情况，经过分馏所得的每一馏分仍可能是混合物，所以需再进一步精馏或结合冷冻、重结晶、色谱等方法，可得到单一成分。

3. 化学分离法

进行挥发油的分离，可将挥发油溶于乙醚，加1%硫酸或盐酸溶液萃取，酸水层碱化乙醚萃取，蒸去乙醚可得碱性成分；分离碱性成分后的乙醚液用5%碳酸氢钠溶液萃取，碱水层稀酸酸化乙醚萃取，蒸去乙醚可得酸性成分；分离酸性成分后的乙醚液再用2%氢氧化钠溶液萃取，碱水层酸化乙醚萃取，蒸去乙醚可得酚类或其他弱酸性成分；分离了酚、酸类成分的挥发油乙醚液，水洗至中性，无水硫酸钠干燥，加亚硫酸氢钠饱和溶液振摇或吉拉德试剂回流，分出水层或加成物结晶，加酸或碱液处理，使加成物分解，以乙醚萃取，可得醛或酮类化合物；分离羰基类成分后的乙醚液与丙二酸单酰氯或邻苯二甲酸酐或丙二酸反应生成酸性单酯，将生成物

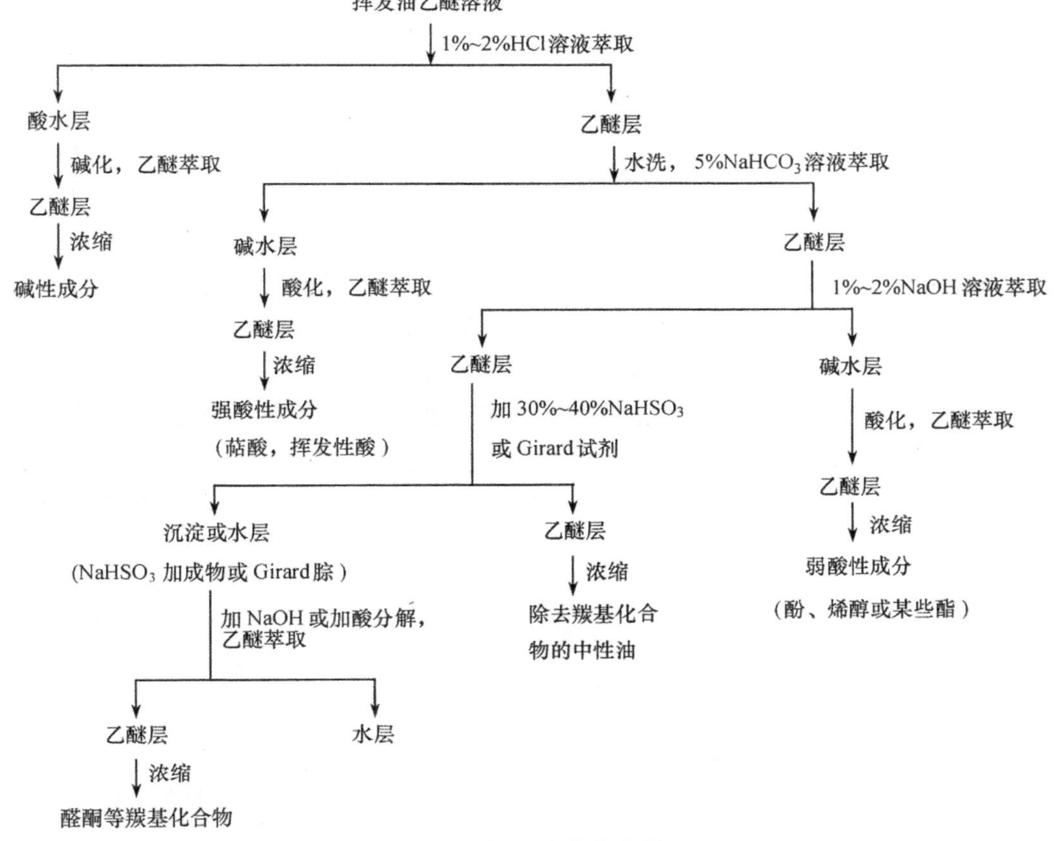

图 8-2　挥发油分离流程

转溶于碳酸氢钠溶液中，用乙醚洗去未作用的挥发油，将碱溶液酸化乙醚提取，蒸去乙醚，残留物经皂化，可分得原有的醇类成分。挥发油中的酯类成分，多使用精馏或色谱分离，萜醚成分在挥发油中不多见，可利用醚类与浓酸形成鉾盐易于结晶的性质从挥发油中分离出来。萜烯用氯化氢、溴化氢、亚硝酰氯等试剂与双键加成，这种加成产物常为结晶，可借以分离和纯化。

挥发油的分离可用以下流程表示（图 8-2，图 8-3）。

4．色谱分离法

挥发油经用前述方法分离，多数难以得到单体化合物，而将分馏法或化学法与色谱法相结合往往能收到较好的分离效果。以吸附柱色谱分离挥发油，应用最广泛的吸附剂是硅胶和氧化铝，洗脱剂多用石油醚或己烷，混以不同比例的乙酸乙酯组成，经粗分处理后的挥发油，以石油醚或己烷等溶剂溶解后上柱，一般多可分离得到单体化合物。如香叶醇和柠檬烯常常共存于许多植物的挥发油中，将此挥发油溶于石油醚，上氧化铝吸附柱，石油醚洗脱，极性小的柠檬烯先被石油醚洗脱下来，再在石油醚中加入少量甲醇洗脱，极性较大的香叶醇被洗脱下来。

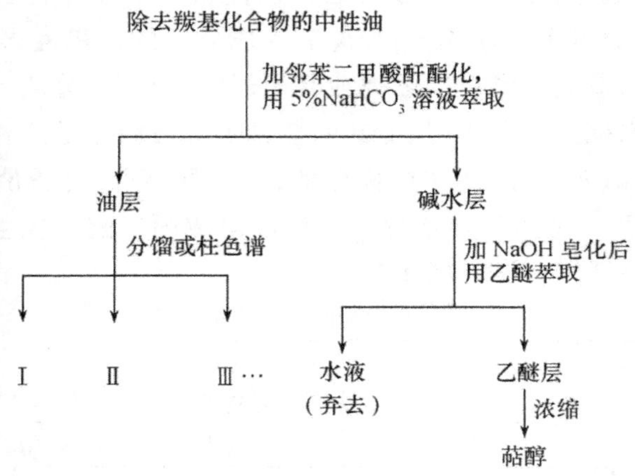

图 8-3　除去羰基化合物的中性油的分离流程

对采用上述色谱条件难以分离的挥发油，可用硝酸银-硅胶或硝酸银-氧化铝柱色谱及薄层色谱分离，一般硝酸银的加入量为 2%～25%。例如将 α-细辛醚（α-asarone）、β-细辛醚（β-asarone）和欧细辛醚（eduasarone）的混合物，通过用 20% 硝酸银溶液处理的硅胶柱，用苯-乙醚（5∶1）洗脱，分别收集，并用薄层检查，α-细辛醚苯环外双键为反式，与硝酸银络合不牢固，先被洗下来，β-细辛醚为顺式，与硝酸银络合的能力，虽然大于 α-细辛醚，但小于欧细辛醚，因欧细辛醚的双键为末端双键，与硝酸银络合能力最强，故 β-细辛醚第二个被洗下来，欧细辛醚则最后被洗下来。

α-细辛醚　　β-细辛醚　　欧细辛醚

对于特别难分离的挥发油可用制备薄层色谱进行分离，其展开方式可用连续两次展开及不同展开剂单向二次展开，以获得较好的分离效果。气相色谱是研究挥发油组成成分的非常有效的方法，近年来，应用制备性气-液色谱，成功地将挥发油中许多成分分开并予以鉴定。

五、挥发油的检识

（一）理化检识

1．物理常数的测定

相对密度、比旋度及折光率等是鉴定挥发油常测的物理常数。

2．化学常数的测定

酸值、皂化值、酯值是不同来源挥发油所具有的重要化学常数，也是衡量其质量的重要指标。

（1）酸值：是代表挥发油中游离羧酸和酚类成分含量的指标。以中和 1g 挥发油中游离酸性成分所消耗氢氧化钾的毫克数表示。

（2）酯值：是代表挥发油中酯类成分含量的指标。用水解 1g 挥发油中所含酯所需要的氢氧化钾毫克数表示。

（3）皂化值：是代表挥发油中所含游离羧酸、酚类成分和结合态酯总量的指标。它是以中和并皂化 1g 挥发油含有的游离酸性成分与酯类所需氢氧化钾的毫克数表示。实际上皂化值是酸值与酯值之和。

测定挥发油的 pH 值，如呈酸性，表示挥发油中含有游离酸或酚类化合物，如呈碱性，则表示挥发油中含有碱性化合物，如挥发性碱类等。

3．官能团的鉴定

（1）酚类：将挥发油少许溶于乙醇中，加入三氯化铁乙醇溶液，如产生蓝、蓝紫或绿色，表示挥发油中有酚类成分存在。

（2）羰基化合物：用硝酸银氨溶液检查挥发油，如发生银镜反应，表示有醛类等还原性成分存在，挥发油的乙醇溶液加 2,4-二硝基苯肼、氨基脲、羟胺等试剂，如产生结晶衍生物沉淀，表明有醛或酮类化合物存在。

（3）不饱和化合物和薁类衍生物：于挥发油的氯仿溶液中滴加溴的氯仿溶液，如红色褪去表示油中含有不饱和化合物，继续滴加溴的氯仿溶液，如产生蓝色、紫色或绿色，则表明油中含有薁类化合物。此外，在挥发油的无水甲醇溶液中加入浓硫酸时，如有薁类衍生物应产生蓝色或紫色。

（4）内酯类化合物：于挥发油的吡啶溶液中，加入亚硝酰铁氰化钠试剂及氢氧化钠溶液，如出现红色并逐渐消失，表示油中含有 α、β-不饱和内酯类化合物。

（二）色谱检识

1．薄层色谱

在挥发油的分离鉴定中薄层色谱应用较为普遍。吸附剂多采用硅胶 G 或 Ⅱ～Ⅲ级中性氧化铝 G。展开剂常用石油醚（或正己烷），展开非含氧烃类；用石油醚（或正己烷）-乙酸乙酯（85∶15）展开含氧烃类。显色剂的种类可依不同检识目的和目标物而定，如 1% 香荚兰醛浓硫酸溶液与挥发油大多数成分可产生多种鲜艳的颜色反应；异羟肟酸铁试剂可用于检查内酯类化合物；0.05% 溴酚蓝乙醇溶液可用于检查酸类化合物；硝酸铈铵试剂可使醇类化合物在黄色的背景上显棕色斑点；碘化钾-冰乙酸-淀粉试剂可与过氧化物显蓝色。

2. 气相色谱法

气相色谱法现已广泛用于挥发油的定性定量分析。用于定性分析主要解决挥发油中已知成分的鉴定,即利用已知成分的对照品与挥发油在同一色谱条件下,进行相对保留值对照测定,以初步确定挥发油中的相应成分。

3. 气相色谱-质谱(GC-MS)联用法

对于挥发油中许多未知成分,同时又无对照品作对照时,则应选用气相色谱-质谱(GC-MS)联用技术进行分析鉴定,可大大提高挥发油分析鉴定的速度和研究水平。分析时,首先将样品注入气相色谱仪内,经分离后得到的各个组分依次进入分离器,浓缩后的各组分又依次进入质谱仪。质谱仪对每个组分进行检测和结构分析,得到每个组分的质谱,通过计算机与数据库的标准谱对照,可给出该化合物的可能结构,同时也可参考有关文献数据加以确认。

六、含挥发油的中药实例——薄荷

薄荷为唇形科植物薄荷(*Mentha haplocalyx*)的干燥地上部分,性凉味辛,具宣散风热、清头目、透疹等功效。全草含挥发油1%以上,其油(薄荷素油)和脑(薄荷醇)为芳香药、调味品及驱风药,并广泛用于日用化工和食品工业。我国生产的薄荷制品在国际上享有盛誉。

薄荷素油为无色或淡黄色澄清液体,有特殊清凉香气,味初辛后凉,与乙醇、乙醚、氯仿等能任意混合,相对密度0.888~0.908, $[\alpha]_D^{25}-17°\sim24°$, n_D^{20} 1.456~1.466。

薄荷挥发油的化学组成很复杂,油中成分主要是单萜类及其含氧衍生物,还有非萜类芳香族、脂肪族化合物等几十种,如薄荷醇、薄荷酮(menthone)、醋酸薄荷酯(menthyl acetate)、桉油精(cineole)、柠檬烯等。

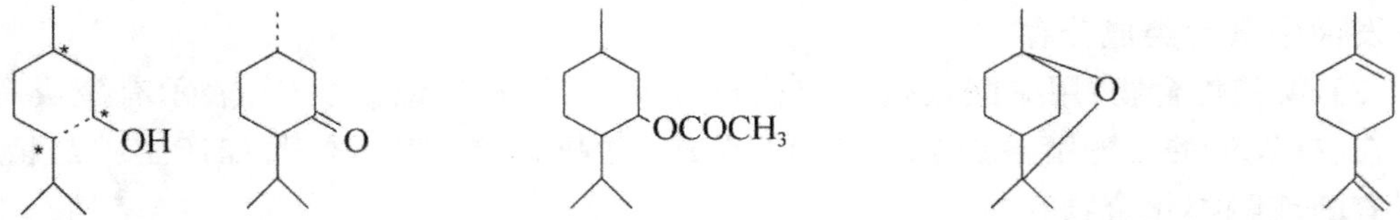

OH　O　$OCOCH_3$　O

薄荷醇　薄荷酮　醋酸薄荷酯　桉叶素　柠檬烯

薄荷油的质量优劣主要依据其中薄荷醇(薄荷脑)含量的高低而定。薄荷醇为无色针状或棱柱状结晶,或白色结晶状粉末, mp 42~44℃, $[\alpha]_D^{20}-50°\sim-49°$。薄荷醇微溶于水,易溶于乙醇、氯仿、乙醚和液体石蜡等,是薄荷挥发油的主要成分,一般含量占50%以上,最高可达85%。薄荷醇可作为芳香、调味及驱风药。

薄荷醇有3个手性碳原子,应有8种立体异构体,但其中只有(-)薄荷醇和(+)新薄荷醇存在于薄荷油中,其他都是合成品。

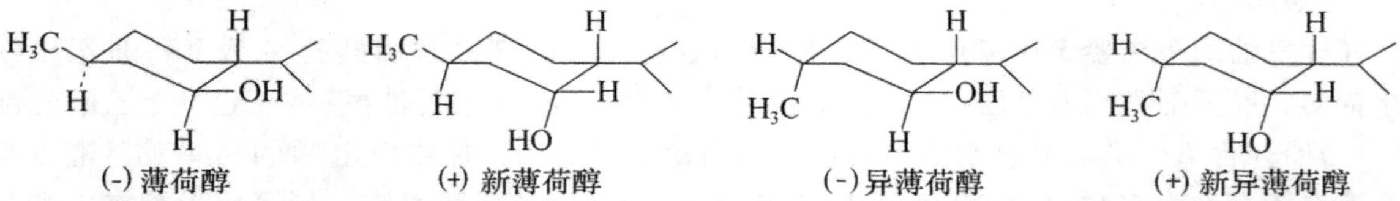

(-)薄荷醇　(+)新薄荷醇　(-)异薄荷醇　(+)新异薄荷醇

(+)薄荷醇　(-)新薄荷醇　(+)异薄荷醇　(-)新异薄荷醇

薄荷醇的分离精制,一般多采用冷冻分离法,其简要工艺流程如下(图8-4):

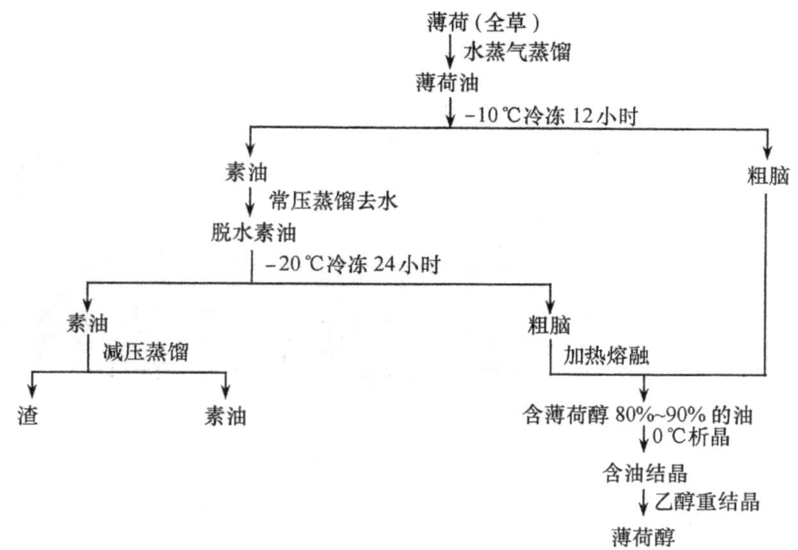

图 8-4　薄荷醇冷冻分离工艺流程

除用冷冻分离法外,薄荷醇也可用分馏法提取分离。

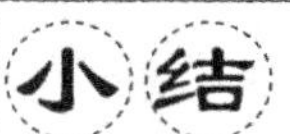

萜类化合物为一类由甲戊二羟酸衍生而成,基本碳架多具有 2 个或 2 个以上异戊二烯单位结构特征的化合物。按异戊二烯单位的多少进行分类,分为单萜、倍半萜、二萜、二倍半萜等。除挥发性萜类成分,可按挥发油提取方法提取外,萜类化合物一般可用甲醇或乙醇提取,再用不同极性的亲脂性有机溶剂按极性由小到大的顺序依次萃取,得到不同脂溶性的萜类提取物。萜类化合物可利用其特殊官能团予以分离,或采用结晶法、柱色谱法等分离。挥发油是存在于植物体内的一类具有挥发性、可随水蒸气蒸馏、与水不相混溶的油状液体。挥发油的提取可用蒸馏法、溶剂提取法、吸收法、压榨法和二氧化碳超临界流体提取法等。挥发油的分离可用冷冻析晶法、分馏法、化学法和色谱法等。

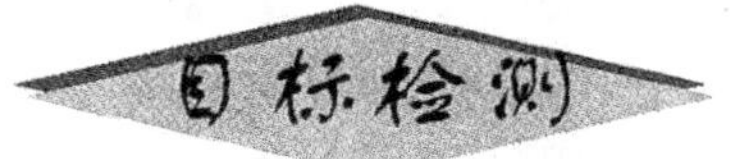

一、名词解释

1. 挥发油　　2. 萜类　　3. 环烯醚萜

二、问答题

1. 萜类化合物的提取分离方法有哪些?
2. 挥发油的提取分离方法有哪些?
3. 组成挥发油的成分有哪些?

第9章

三萜类化合物

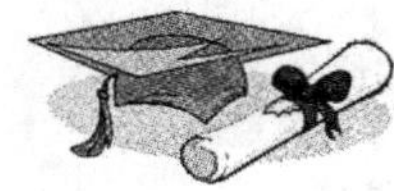

学习目标

1. 了解三萜及三萜皂苷的含义
2. 熟悉三萜类化合物的主要结构类型及结构特点
3. 掌握三萜类化合物的理化性质和检识方法
4. 掌握三萜类化合物的提取、分离方法
5. 掌握人参皂苷的结构类型、性质和生理活性
6. 熟悉甘草中主要化合物的类型和性质

第1节 概　述

在我国有许多关于人参和灵芝的美丽传说，不论是可爱的“人参娃娃”还是“盗仙草”的神话故事，都体现了人们对“百药之王”人参和能“起死回生”的中药灵芝的热爱和崇拜，肯定了它们在人类与疾病斗争中的作用。而能调和诸药的甘草，更是中医传统组方中必不可少的一员。不论是补气强壮、增强机体免疫机能的人参，还是补气益中、延年益寿的灵芝，或是补脾益气、调和诸药的甘草，虽然它们的植物来源不同、药用部位不同，但它们都含有同一类化学成分——三萜及其苷类。

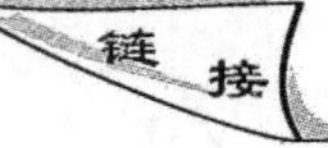

多数三萜类(triterpenes)化合物是一类基本母核由30个碳原子组成的萜类化合物，其结构根据异戊二烯定则可视为六个异戊二烯单位聚合而成，是一类重要的中药化学成分。

三萜类化合物在自然界中分布很广，菌类、蕨类、单子叶和双子叶植物、动物及海洋生物中均有分布，尤以双子叶植物中分布最多。它们以游离形式或者以与糖结合成苷或成酯的形式存在。游离三萜主要来源于菊科、豆科、大戟科、楝科、卫矛科、茜草科、橄榄科、唇形科等植物；三萜苷类在豆科、五加科、桔梗科、远志科、葫芦科、毛茛科、石竹科、伞形科、鼠李科、报春花科等植物分布较多;一些常用中药如人参、黄芪、甘草、三七、桔梗、远志、柴胡、茯苓、川楝皮、甘遂和泽泻等都含有三萜类化合物。游离的三萜类化合物几乎不溶或难溶于水,可溶于常见的有机溶剂;三萜苷类化合物则多数可溶于水,其水溶液振摇后能产生大量持久性肥皂样泡沫,故被称为三萜皂苷(triterpenoid saponins)。三萜皂苷多具有羧基,所以又常被称为酸性皂苷。

三萜皂苷的苷元又称皂苷元(sapogenins),常见的皂苷元为四环三萜和五环三萜类化合物。组成三萜皂苷的糖常见的有 *D*-葡萄糖、*D*-半乳糖、*D*-木糖、*L*-阿拉伯糖、*L*-鼠李糖、*D*-葡萄糖醛酸和 *D*-半乳糖醛酸,另外也可有 *D*-夫糖、*D*-鸡纳糖、*D*-芹糖、乙酰基糖和乙酰氨基糖等,这些糖多以低聚糖的形式与苷元成苷,且多数为吡喃型糖苷,但也有呋喃型糖苷。三萜皂苷多为醇苷,但也有酯苷,后者又称酯皂苷(ester saponins),另外根据皂苷分子中糖链的多少,可分为单糖链皂苷(monodesmosidic saponins)、双糖链皂苷(bisdesmosidic saponins)、叁糖链皂苷(tridesmosidic saponins),有的糖链甚至以环状结构存在。当原生苷由于水解或酶解,部分糖被降解时,所生成的苷叫次皂苷。

三萜类化合物具有广泛的生理活性。通过对三萜类化合物的生物活性及毒性研究结果显示,其具有溶血、抗癌、抗炎、抗菌、抗病毒、降低胆固醇、杀软体动物、抗生育等活性。

近年来,由于三萜类化合物生物活性的多样性和重要性,成为中药化学研究的一个热点领域。同时,由于色谱等分离技术、波谱测定技术、分子和细胞水平的生物活性测试技术等的迅速发展,大大地加快了三萜类成分的研究进展。

少数三萜类化合物分子中的碳原子多于或少于 30 个,例如齿孔酸(eburicoic acid,$C_{31}H_{50}O_3$),4,4-二甲基-胆甾二烯醇(4,4-dimethyl-cholestadienol,$C_{29}H_{28}O$),而楝烷型仅有 26 个碳原子组成,过去认为它们不属于三萜类范畴,后来根据植物生源关系的进一步探索,才明确地将它们划入三萜类化合物。

第2节 三萜类化合物的结构与分类

根据三萜类化合物在植物体(生物体)内的存在形式、结构和性质,可分为三萜皂苷及其苷元和其他三萜类(包括树脂、苦味素、三萜生物碱及三萜醇等)两大类。但一般根据三萜类化合物碳环的有无和多少进行分类。目前已发现的三萜类化合物,多数为四环三萜和五环三萜,少数为链状、单环、双环和三环三萜。近几十年来还发现了许多由于氧化、环裂解、甲基转位、重排及降解等而产生的结构复杂的高度氧化的新骨架类型的三萜类化合物。

一、链状三萜

多为鲨烯类化合物,鲨烯(角鲨烯)主要存在于鲨鱼肝油及其他鱼类的鱼肝油中的非皂化部分,也存在于某些植物油(如茶籽油、橄榄油等)的非皂化部分。

二、单环三萜

从菊科蓍属植物(*Achillea odorta*)中分离得到的蓍醇 A(achilleol A)是一个具有新单环骨架的三萜类化合物。

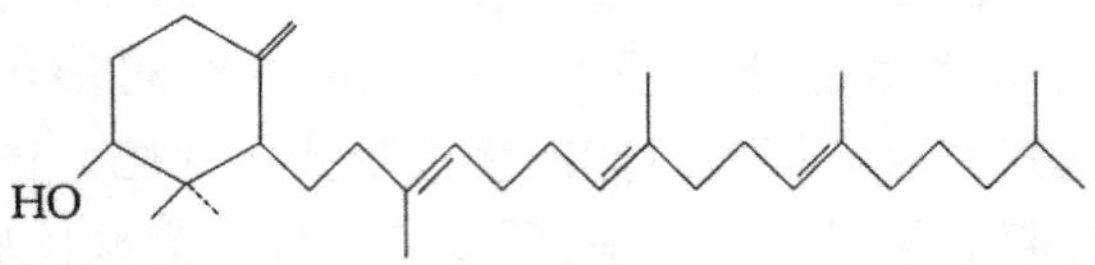

蓍醇 A

三、双环三萜

从海洋生物 *Asterops sp*. 中分离得到的 pouoside A-E 是一类具有双环骨架的三萜半乳糖苷类化合物，分子中含有多个乙酰基。其中 pouoside A 具有细胞毒作用。

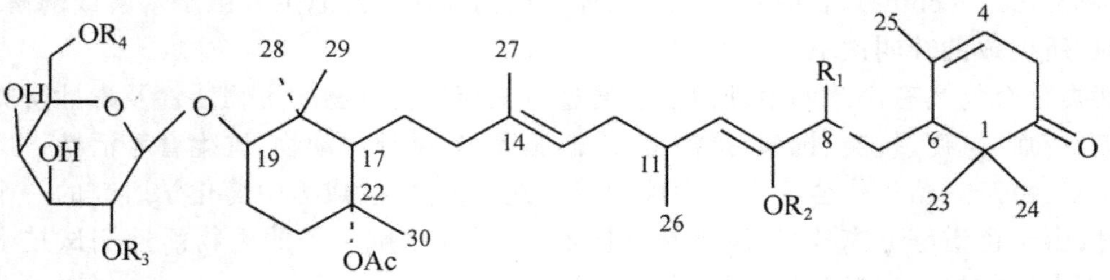

	R_1	R_2	R_3	R_4
pouoside A	OAc	Ac	H	H
pouoside B	OAc	H	H	H
pouoside C	H	Ac	H	H
pouoside D	OAc	Ac	Ac	H
pouoside E	OAc	Ac	H	Ac

四、三环三萜

从蕨类植物伏石蕨(*Lemmaphyllum microphyllum* var. *obovatum*)的新鲜全草中分离到两个油状三环三萜类碳氢化合物 13βH-malabaricatriene 和 13αH-malabaricatriene(1 和 2)，从生源上可看作是由 α-polypodatetraenes 和 γ-polypodatetraenes 环合而成。

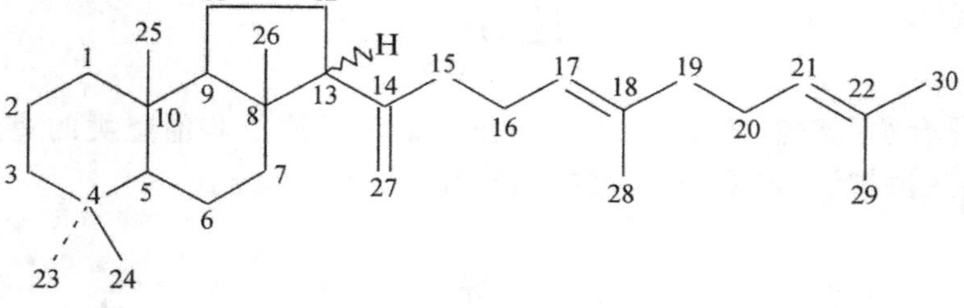

malabaricatriene1 C_{13}-βH

malabaricatriene2 C_{13}-αH

五、四环三萜

四环三萜类在中药中分布很广，许多植物包括高等植物和低等菌藻类植物以及某些动物都可能含有此类成分。它们大部分具有环戊烷骈多氢菲的基本母核；母核的 17 位上有一个由 8 个碳原子组成的侧链；在母核上一般有 5 个甲基，即 4 位有偕二甲基、10 位和 14 位各有一个甲基、另一个甲基常连接在 13 位或 8 位上。存在于天然界中的四环三萜或其皂苷苷元主要有以下类型。

1. 羊毛脂甾烷(lanostane)型

羊毛脂甾烷也叫羊毛脂烷，其结构特点是 A/B 环、B/C 环和 C/D 环都是反式，C_{20}为 R 构型，侧链的构型分别为 10β、13β、14α、17β。

羊毛脂醇(lanosterol)是羊毛脂的主要成分，它也存在于大戟属植物 *Euphorbia balsamifera* 的乳液中。

茯苓酸(pachymic acid)和块苓酸(tumulosic acid)等是具有利尿、渗湿、健脾、安神功效的中药茯苓(*Poris cocos*)的主要成分。这类化合物的特征是多数在 C_{24}上有一个额外的碳原子，即属于含 31 个碳原子的三萜酸。

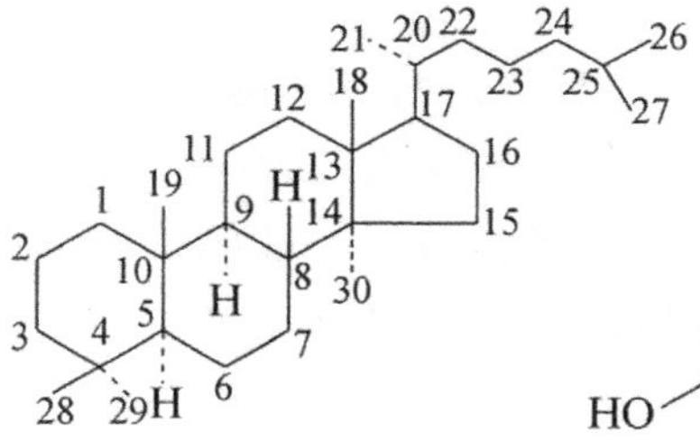

羊毛脂甾烷 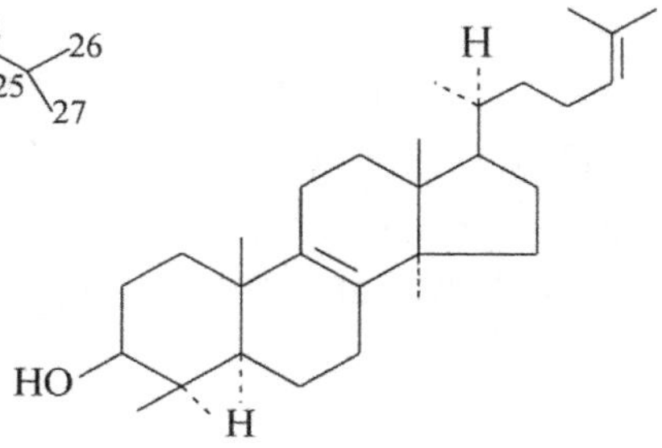　　羊毛脂醇 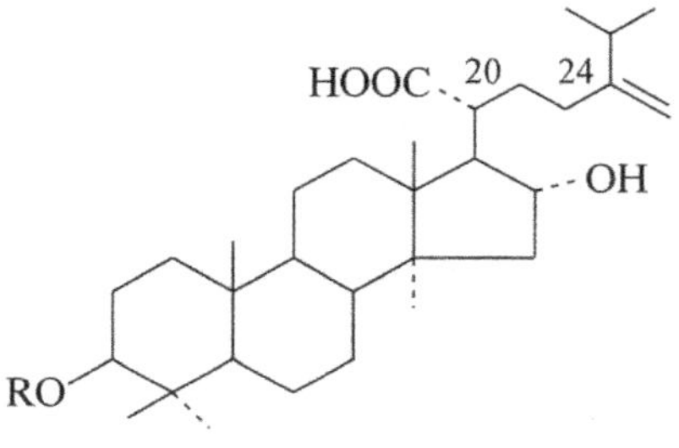　　茯苓酸 R=$COCH_3$　块苓酸 R=H

2. 大戟烷(euphane)型

大戟烷是羊毛脂甾烷的立体异构体，基本碳架相同，只是 C_{13}、C_{14}和 C_{17}上的取代基构型不同，即是 13α、14β、17α-羊毛脂甾烷。

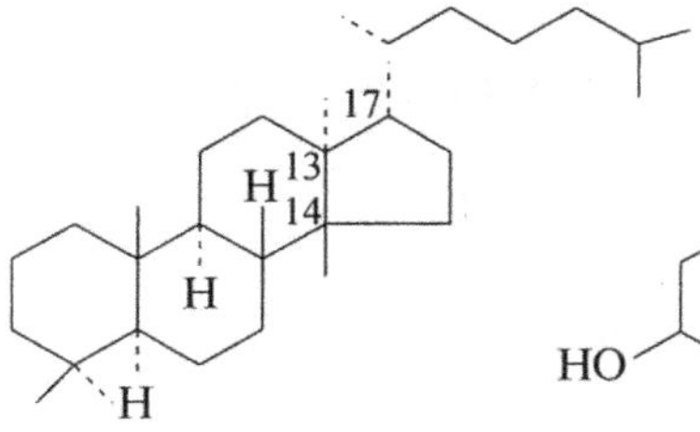

大戟烷 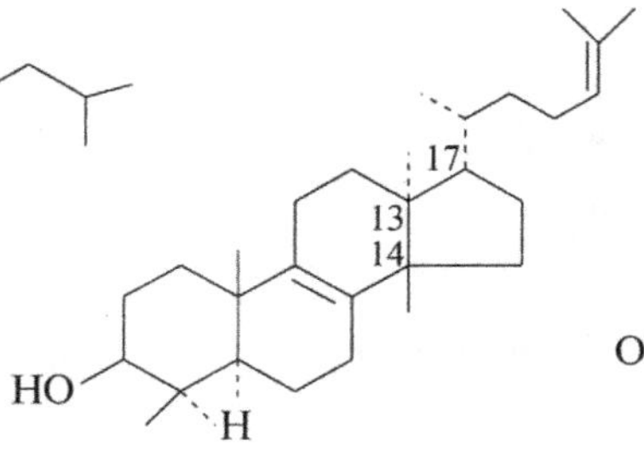　　大戟醇 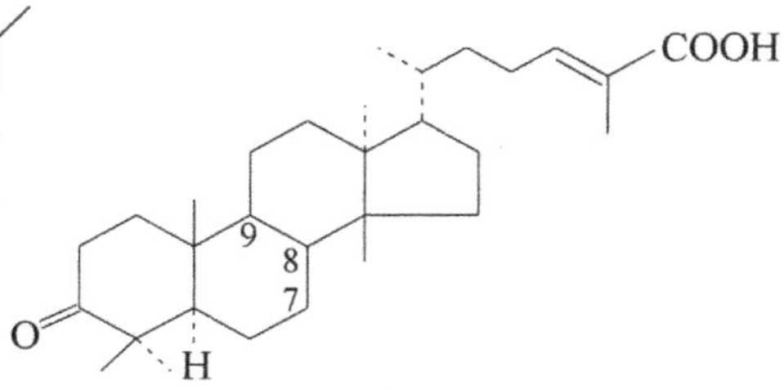　　乳香二烯酮酸 $\Delta^{7(8)}$　异乳香二烯酮酸 $\Delta^{8(9)}$

大戟醇(euphol)存在于许多大戟属植物乳液中，在甘遂、狼毒和千金子中均有大量存在。

乳香中含有的乳香二烯酮酸(masticadienonic acid)和异乳香二烯酮酸(isomasticadienonic acid)也属于大戟烷衍生物。

3. 达玛烷(dammarane)型

达玛烷型的结构特点是在8位和10位有β-构型的角甲基,13位连有β-H,17位的侧链为β-构型,C_{20}构型为R或S。

棒锤三萜A(neoalsamitin A)是从葫芦科植物棒锤瓜(*Neoalsomitra integrifoliola*)茎皮中分到的达玛烷型三萜类成分。

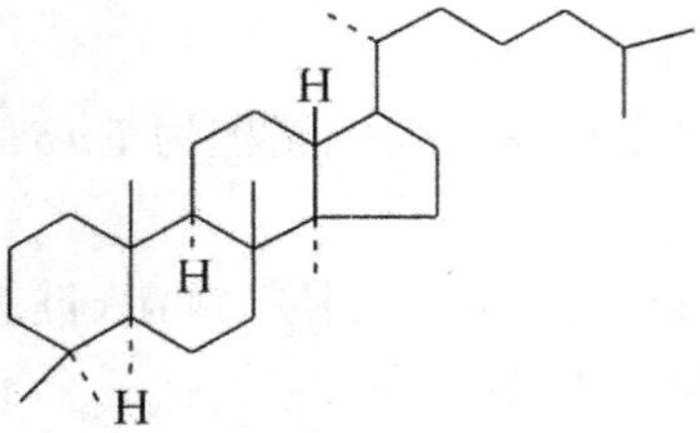

达玛烷

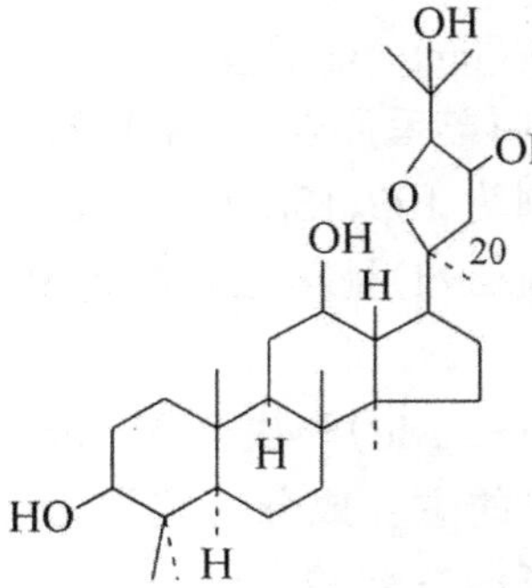

棒锤三萜A

酸枣仁是鼠李科植物酸枣(*Zizyphus jujuba*)的成熟种子,动物实验证明有镇静、安定等作用。从酸枣仁中分离出酸枣仁皂苷A和B(jujuboside A、B),前者经酶解失去一分子葡萄糖转变成后者。它们的苷元酸枣仁皂苷元(jujubogenin)属达玛烷型三萜化合物。通过对酸枣仁皂苷元的溴代苯甲酸单酯的结晶进行X射线衍射分析,证明C_{20}的绝对构型为S,C_{23}为R。

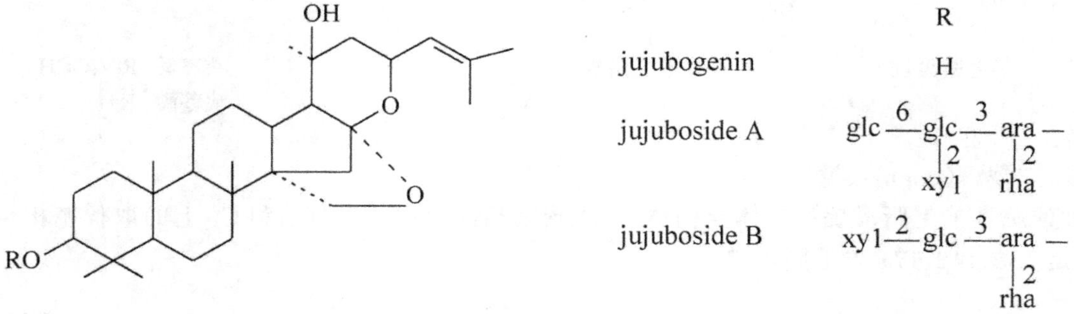

	R
jujubogenin	H
jujuboside A	glc —6— glc —3— ara — (glc 2-xyl; ara 2-rha)
jujuboside B	xyl —2— glc —3— ara — (ara 2-rha)

五加科植物人参、三七和西洋参等的根、茎、叶、花、果实中均含有多种人参皂苷,其苷元绝大多数属于达玛烷型四环三萜(结构见实例)。

4. 葫芦素烷(cucurbitane)型

基本骨架同羊毛甾烷型,惟其A/B环上的取代基不同,即有5β-H、8β-H、10α-H,9位连有β-CH_3。

许多来源于葫芦科植物的中药,如甜瓜蒂、丝瓜子、苦瓜、喷瓜等均含有此类成分,总称为葫芦素类(cucurbitacins)。葫芦素类除有抑制肿瘤的作用外,还有抗菌、消炎、催吐、致泻等广泛的生物活性。

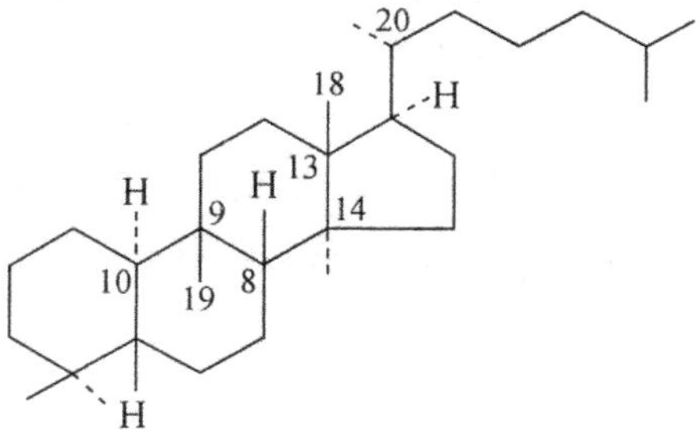

葫芦烷

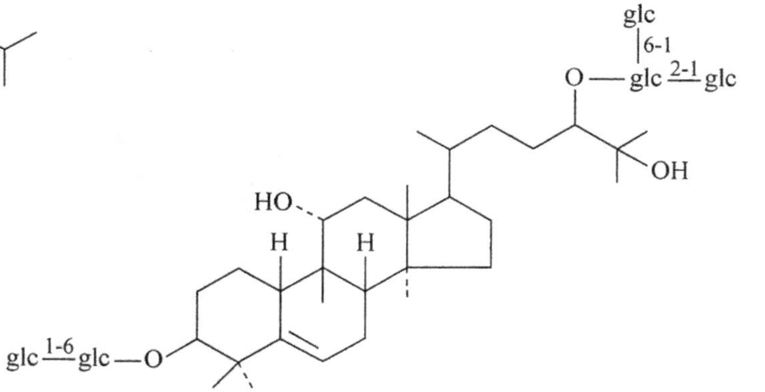

罗汉果甜素 V

葫芦科植物罗汉果(*Momordicagrosvenori*)果实是具有清肺利咽、止咳化痰功效的中药,其所含的罗汉果甜素(mogroside)亦属葫芦素化合物,但其主要成分罗汉果甜素 V,其味甜而不苦。它的 0.02%溶液比蔗糖约甜 256 倍,可用作调味剂。

5. 原萜烷(protostane)型

其结构特点是 C_{10}位和 C_{14}位上有 β-CH_3,C_8 上有 α-CH_3,C_{20}为 S 构型。泽泻萜醇 A (alisol A)和泽泻萜醇 B (alisol B)等是从利尿渗湿中药泽泻(*Alisma orientalis*)中得到的主要成分,可降低血清总胆固醇,用于治疗高血脂症。

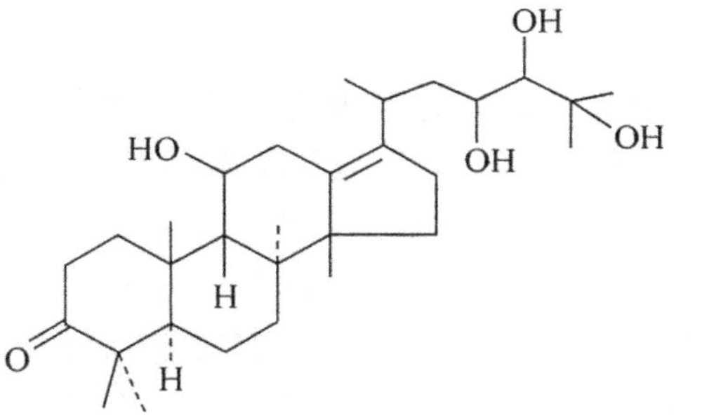

泽泻萜醇 A

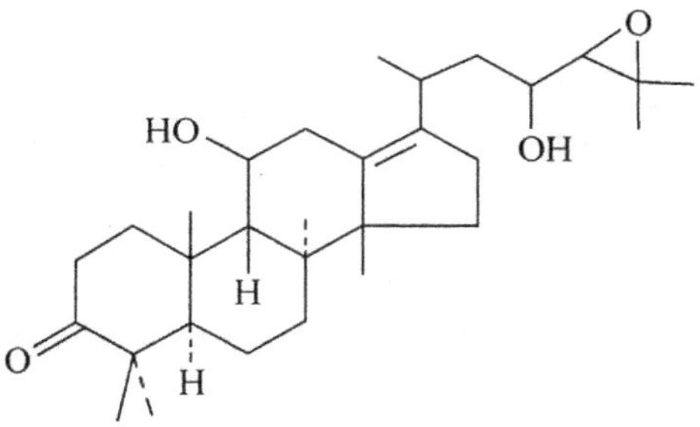

泽泻萜醇 B

6. 楝烷(meliacane)型

楝科楝属植物果实及树皮中含多种三萜成分,具苦味,总称为楝苦素类成分,其由 26 个碳构

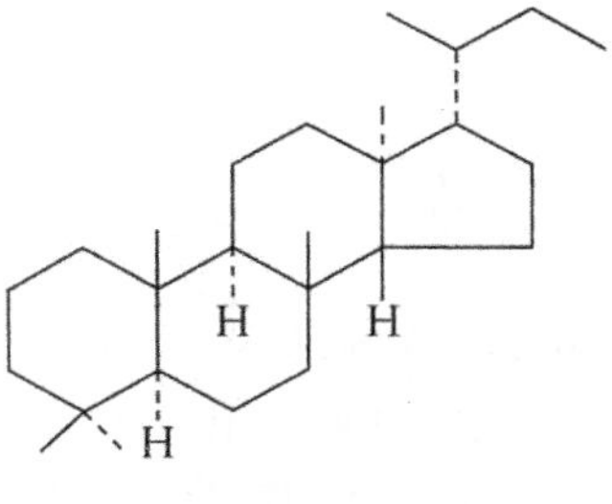

楝烷

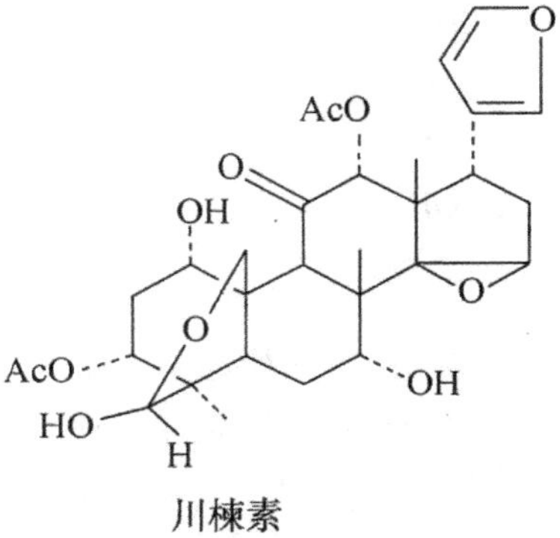

川楝素

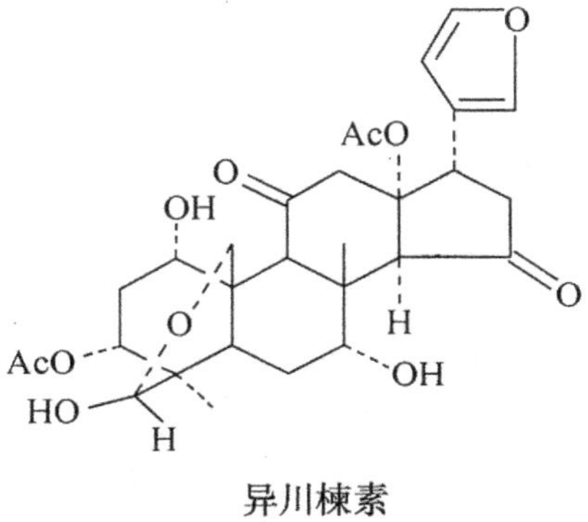

异川楝素

成，属于楝烷型。川楝素(chuanliansu)和异川楝素(isochuanliansu)是川楝(*Melia toosendan*)皮所含成分。川楝皮为驱蛔药，川楝素和异川楝素均有驱蛔作用，但异川楝素的毒性远比川楝素大。

7. 环菠萝蜜烷(cycloartane)型

它又称环阿屯烷型。此类化合物分子中虽然有 5 个碳环，但其基本碳架与羊毛脂甾烷很相似，差别仅在于 10 位上的甲基与 9 位脱氢形成三元环，且化学转变的关系也较密切，故仍将此类化合物视为四环三萜。

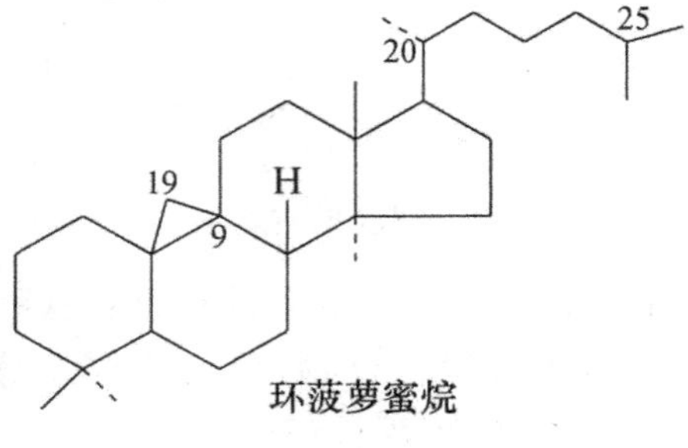

环菠萝蜜烷

六、五环三萜

五环三萜类成分在中草药中较为常见，主要的结构类型有齐墩果烷型、乌苏烷型、羽扇豆烷型和木栓烷型等。

1. 齐墩果烷(oleanane)型

它又称 β-香树脂烷(β-amyrane)型。此类化合物在植物界分布极为广泛，主要分布在豆科、五加科、桔梗科、远志科、桑寄生科、木通科等的一些植物中。其基本碳架是多氢蒎的五环母核，环的构型为 A/B 环、B/C 环、C/D 环均为反式，而 D/E 环为顺式。母核上有 8 个甲基，其中 C_{10}、C_8、C_{17}上的甲基均为 β-型，而 C_{14}上的甲基为 α-型，C_4 位和 C_{20}位各有二个甲基。分子中还可能有其他取代基存在，例如羟基、羧基、羰基和双键等。一般在 C_3 位有羟基，而且多为 β-型，也有 α-型，如 α-乳香酸(α-boswellic acid)。若有双键，则多在 C_{12}位或 C_{11}位；若有羰基，则多在 C_{11}位；若有羧基，则多在 C_{28}、C_{30}或 C_{24}位上。

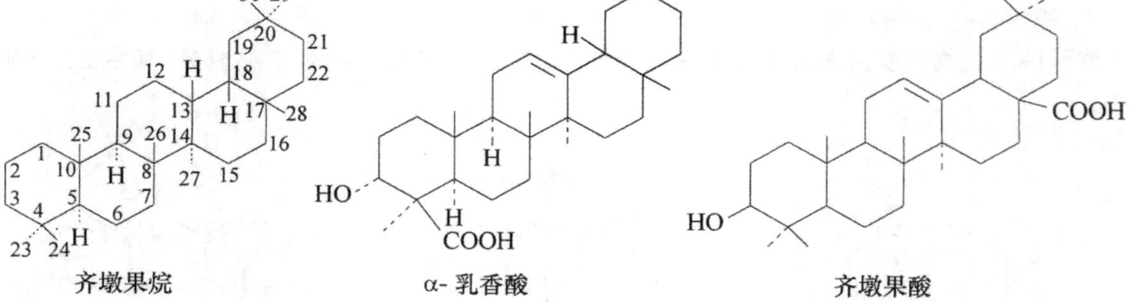

齐墩果烷　　α-乳香酸　　齐墩果酸

齐墩果酸(oleanolic acid)首先由木樨科植物油橄榄(*Olea europaea*，习称齐墩果)的叶中分得。该化合物广泛分布于植物界。齐墩果酸经动物试验有降转氨酶作用，对四氯化碳引起的大鼠急性肝损伤有明显的保护作用，能促进肝细胞再生，防止肝硬变，已用作治疗急性黄疸型肝炎和迁延型慢性肝炎的有效药物。齐墩果酸在中草药中有的以游离形式存在，如青叶胆、女贞子、白花蛇舌草、柿蒂、连翘，但大多数以与糖结合成苷的形式存在，如人参、三七、紫菀、柴胡、八月札、木通、牛膝、楤木等。

2．乌苏烷(ursane)型

它又称 α-香树脂烷(α-amyrane)型或熊果烷型。其分子结构与齐墩果烷型结构不同之处是 E 环上两个甲基位置不同，即在 C_{19}位和 C_{20}位上分别各有一个甲基。

乌苏酸(ursolic acid)又称熊果酸，是乌苏烷型的代表性化合物。乌苏酸在体外对革兰氏阳性菌、阴性菌及酵母菌有抑制活性，并具有抗病毒、抗肿瘤、安定等作用。它以游离或与糖结合成苷的形式存在于为数众多的中草药中，如地榆、山茱萸、车前草、石榴叶和果实等。

乌苏烷　　　　乌苏酸(熊果酸)

3．羽扇豆烷(lupane)型

羽扇豆烷型与齐墩果烷型不同点是 C_{21}与 C_{19}连成五元环 E 环，且 D/E 环的构型为反式。同时，在 E 环的 19 位有 α-构型的异丙基取代，并有$\triangle^{20(29)}$双键。

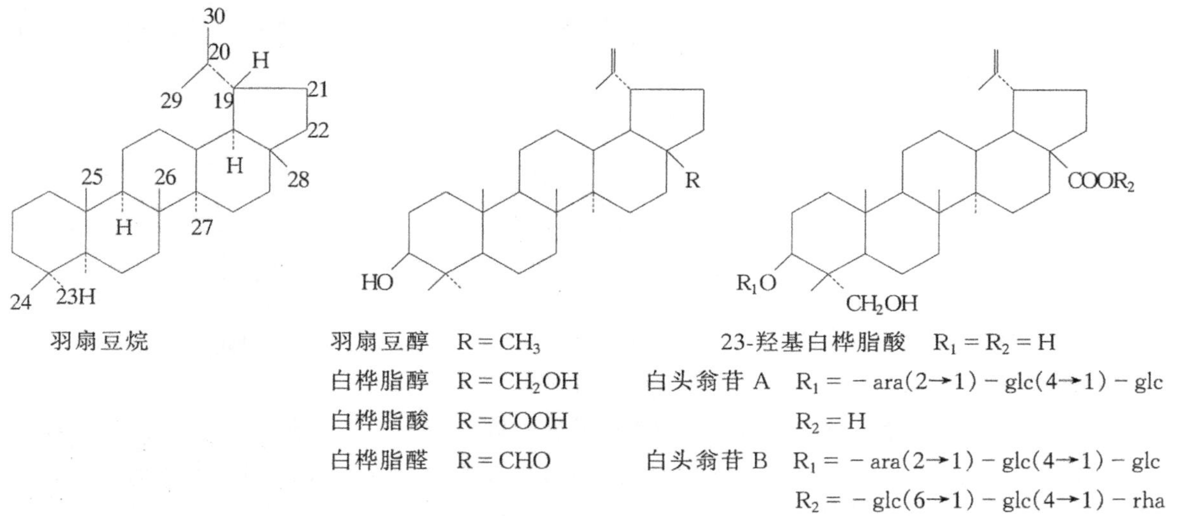

羽扇豆醇(lupeol)存在于羽扇豆种皮中。白桦脂醇(betulin)存在于中草药酸枣仁、桦树皮、槐花等中。白桦脂酸(betulinic acid)存在于桦树皮、酸枣仁、柿蒂、天门冬、石榴树皮及叶、睡菜叶等中。以上 3 种羽扇豆烷型化合物已在 20 余种柿属植物中检出。从柿属植物 *Diospyros canaliculata* 中还分到白桦脂醛(betulinaldehyde)。毛茛科白头翁属植物钟膜白头翁(*Pulsatilla campanella*)中含有多种羽扇豆烷型三萜皂苷成分，其皂苷元为 23-羟基白桦脂酸(23-hydroxybetulinic acid)，如白头翁苷 A、B(pulsatiloside A、B)。

4．木栓烷(friedeiane)型

木栓烷型的结构特点是 A/B、B/C、C/D 环均为反式，D/E 环为顺式；C_4、C_5、C_9、C_{14}位各有一个 β-CH_3 取代；C_{17}位多为 β-CH_3(有时为—CHO、—COOH 或—CH_2OH)取代；C_{13}-CH_3 为 α-型；C_2、C_3 位常有羰基取代。

卫矛科植物雷公藤(*Tripterygium wilfoedii*)对类风湿疾病有独特疗效，从中已分离得到多种三萜类化合物，其中一类为木栓烷类，如雷公藤酮(tripterogone)是由雷公藤去皮根中心分离出的三萜化合物，可视为是失去 25 位甲基的木栓烷型衍生物。

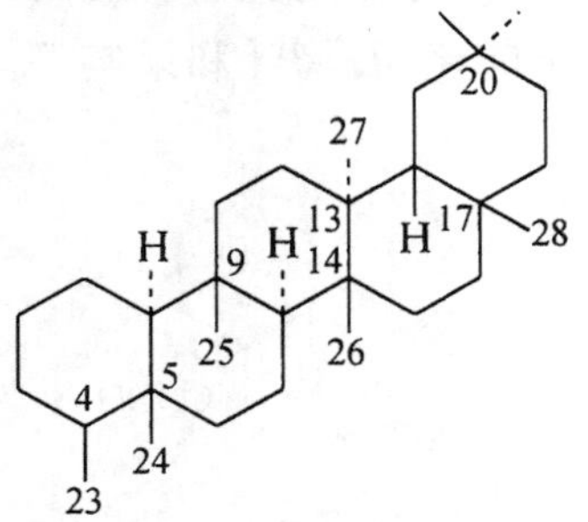

木栓烷 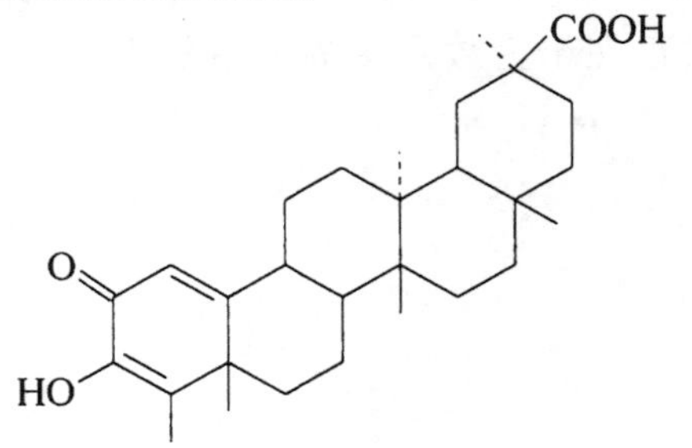　　雷公藤酮

5．羊齿烷(fernane)型和异羊齿烷(lsofernane)型

这两种类型的三萜成分，可认为是羽扇豆烷型的异构体，E 环上的取代基在 C_{22}位上，而 C_8 位上的角甲基转到 C_{13}位上。

白茅根(*Imperata cylindria*)具有清热凉血、止血和利尿作用。从日本产的白茅根中分得多种羊齿烷型和异羊齿烷型三萜成分，包括白茅素(cylindrin)、芦竹素(arundoin)和羊齿烯醇(fernenol)等。前者为异羊齿烷型，C_{13}甲基 β-构型，C_{14}甲基 α-构型；后两者为羊齿烷型，C_{13}甲基 α-构型，C_{14}甲基 β-构型。

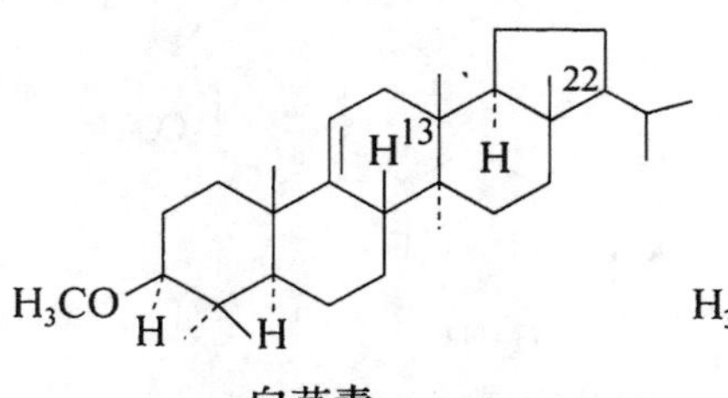

白茅素 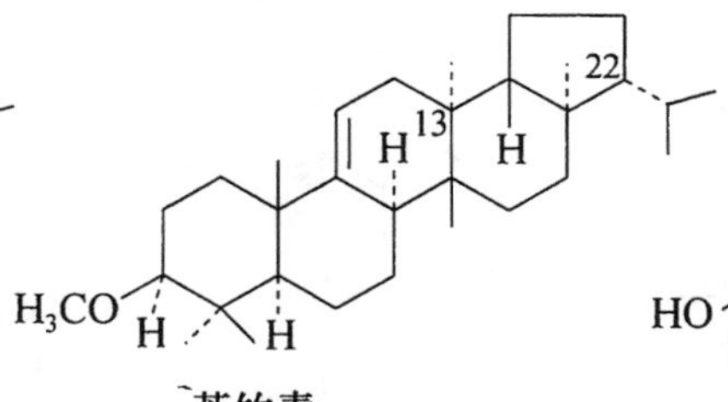　　芦竹素 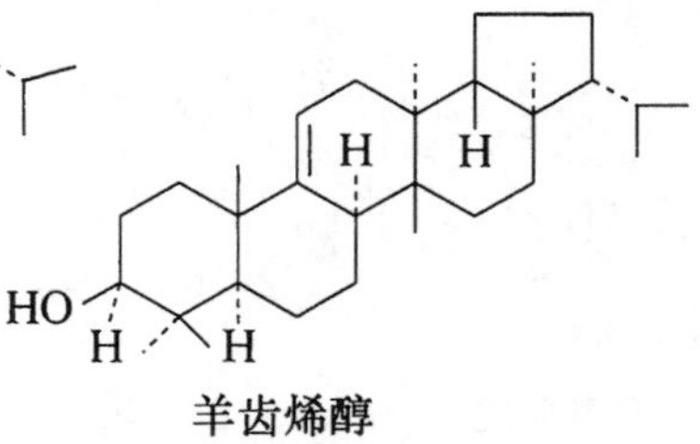　　羊齿烯醇

6．何帕烷(hopane)型和异何帕烷(isohopane)型

互为异构体的何帕烷和异何帕烷均为羊齿烷的异构体，C_{14}和 C_{18}位均有角甲基是其结构特点。

东北贯众(*Dryopteris crassirhizoma*，绵马鳞毛蕨)和石韦(*Pyrrosia lingua*)全草中含有的的里白烯(diploptene)、达玛树脂中的羟基何帕酮(hydroxyhopanone)均属何帕烷型三萜化合物。

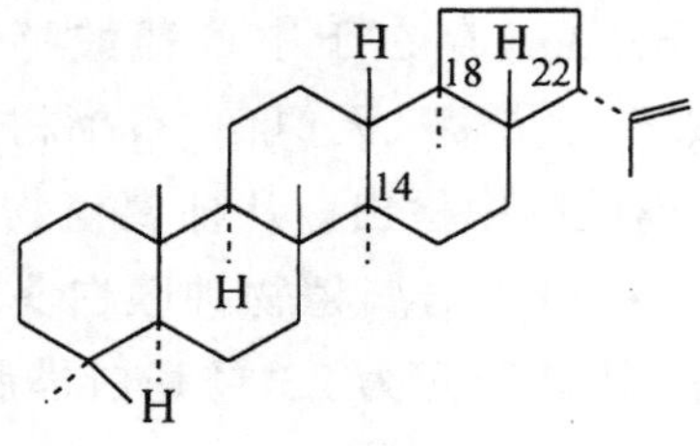

的里白烯 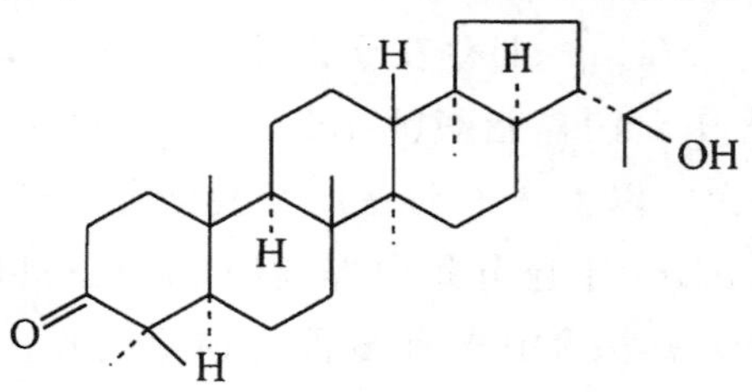　　羟基何帕酮

7. 其他类型

如石松(*Lycopodium clavatum*)中的石松素(lycoclavanin)和石松醇(lycoclavanol)是 C 环为七元环的三萜类化合物。

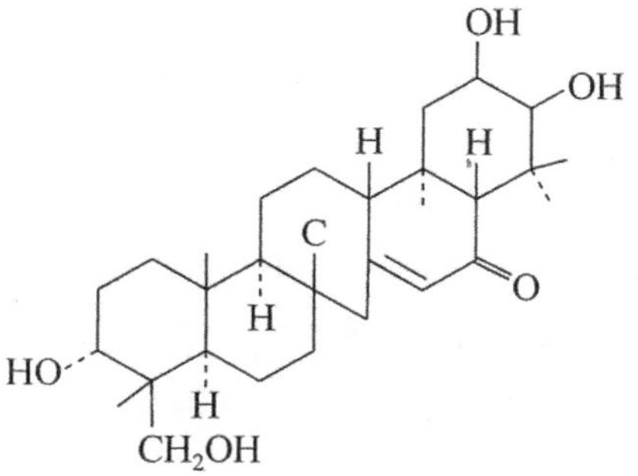

石松素 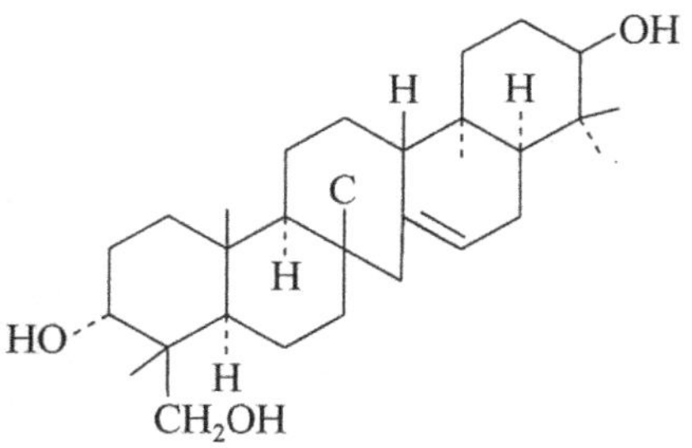　　石松醇

第 3 节　三萜类化合物的理化性质和溶血作用

一、物理性质

1. 性状

游离三萜类化合物大多有完好的结晶，但三萜皂苷大多为无色或白色无定形粉末，仅少数为晶体。皂苷因极性较大，常具有吸湿性。

皂苷多有苦味和辛辣味，且对人体黏膜有强烈刺激性。某些皂苷内服能刺激消化道黏膜，产生反射性黏液腺分泌，故可用于祛痰止咳。但有的皂苷无此种性质，例如甘草皂苷有显著的甜味，对黏膜刺激性亦弱。

2. 熔点与旋光性

游离三萜类化合物有固定的熔点，有羧基者熔点较高。皂苷的熔点都较高，但有的常在熔融前即被分解，因此无明显的熔点，一般测得的大多是分解点，多在 200～350℃之间。三萜类化合物均有旋光性。

3. 溶解度

游离三萜类化合物能溶于石油醚、乙醚、氯仿、甲醇、乙醇等有机溶剂，而不溶于水。三萜皂苷类，由于糖分子的引入，使极性增大，可溶于水、易溶于热水、稀醇、热甲醇和热乙醇中，几不溶或难溶于丙酮、乙醚以及石油醚等极性小的有机溶剂。皂苷在含水丁醇或戊醇中溶解度较好，因此在实验研究中常将正丁醇作为提取分离皂苷的溶剂。皂苷水解成次级苷后，在水中的溶解度降低，而易溶于低级醇、丙酮、乙酸乙酯中。皂苷有助溶性，可促进其他成分在水中的溶解度。

4. 发泡性

皂苷水溶液经强烈振摇能产生持久性的泡沫，且不因加热而消失，这是由于皂苷具有降低水溶液表面张力的缘故，因此有的皂苷也可作为清洁剂、乳化剂应用。皂苷的表面活性与其分子内部亲水性和亲脂性结构的比例相关，只有当两者比例适当，才能较好地发挥出这种表面活性。某些皂苷由于亲水性强于亲脂性或亲脂性强于亲水性，就不呈现这种活性或只有微弱的泡沫反应，如甘草皂苷的起泡性就很弱。

二、化学性质

1. 颜色反应

三萜类化合物在无水条件下，与强酸(硫酸、磷酸、高氯酸)、中等强酸(三氯乙酸)或Lewis酸(氯化锌、三氯化铝、三氯化锑)作用，会产生颜色变化或荧光。具体作用原理尚不清楚，但可能主要是使分子中的羟基脱水，增加双键结构，再经双键移位、双分子缩合等反应生成共轭双烯系统，继续在酸作用下形成阳碳离子盐而呈色。有共轭双键的化合物呈色很快，孤立双键的呈色较慢。

(1) Liebermann-Burchard反应：将样品溶于乙酸酐中，加浓硫酸-乙酸酐(1∶20)数滴，可产生黄→红→紫→蓝等颜色变化，最后退色。

(2) Kahlenberg反应：将样品的氯仿或醇溶液点于滤纸上，喷20%五氯化锑的氯仿溶液(或三氯化锑饱和的氯仿溶液)，干燥后60～70℃加热，显蓝色、灰蓝色、灰紫色等多种颜色。

(3) Rosen-Heimer反应：将样品溶液滴在滤纸上，喷25%三氯乙酸乙醇溶液，加热至100℃，呈红色逐渐变为紫色。

(4) Salkowski反应：将样品溶于氯仿，加入浓硫酸后，在硫酸层呈现红色或蓝色，氯仿层有绿色荧光出现。

(5) Tschugaeff反应：将样品溶于冰乙酸中，加乙酰氯数滴及氯化锌结晶数粒，稍加热，则呈现淡红色或紫红色。

2. 沉淀反应

皂苷的水溶液可以和一些金属盐类如铅盐、钡盐、铜盐等产生沉淀。酸性皂苷(通常指三萜皂苷)的水溶液加入硫酸铵、乙酸铅或其他中性盐类即生成沉淀。中性皂苷(通常指甾体皂苷)的水溶液则需加入碱式乙酸铅或氢氧化钡等碱性盐类才能生成沉淀。以前曾利用这一性质进行皂苷的提取和初步分离，但此法现已不用。

3. 皂苷的水解

皂苷可采用酸水解、酶水解、乙酰解、Smith降解等方法进行水解。选择合适的水解方法或通过控制水解的具体条件，可以使皂苷完全水解，也可以使皂苷部分水解。

(1) 酸水解：皂苷酸水解的速度与苷元和糖的结构有关，因此对于含有两条以上糖链的皂苷，由于各个苷键对酸的稳定性不同，故可以通过改变水解条件得到不同的次级皂苷。需要注意的是，有些三萜皂苷在酸水解时，易引起皂苷元发生脱水、环合、双键转位、取代基移位、构型转化等而生成人工产物，得不到原始皂苷元，如欲获得真正皂苷元，则应采用两相酸水解、酶水解或Smith降解等方法。如人参皂苷、黄芪皂苷的水解。

(2) 乙酰解：将化合物的全乙酰化物在BF_3催化下用乙酸酐使苷键裂解，得到全乙酰化寡糖和全乙酰化苷元。

(3) Smith降解：此法水解条件比较温和，许多在酸水解中不稳定的皂苷元可以用此法获得真正的皂苷元，如人参皂苷的水解。

(4) 酶水解：某些皂苷对酸碱均不稳定，用$NaIO_4$降解也易被破坏，可采用酶水解。

(5) 糖醛酸苷键的裂解:对难水解的糖醛酸苷除常规方法外,需采用一些特殊的方法,如光解法、四乙酸铅-乙酸酐法、微生物转化法等。

光分解法是用500W的高压汞灯为光源,照射皂苷数小时,皂苷分子中的糖醛酸与苷元间的苷键裂解而释放出皂苷元。

四乙酸铅-乙酸酐法应用于葡萄糖醛酸皂苷的裂解,皂苷先进行甲基化将所有的羟基保护起来,然后再在苯中与四乙酸铅作用,失去羧基,继续依次用甲醇钠、乙酸酐-吡啶处理,得到原皂苷元的乙酰化物。

(6) 酯苷键的水解:含有酯键的皂苷易被碱水解,酯皂苷的酯苷键一般可在 NaOH/H_2O 中回流一定时间使其水解,但在此条件下,水解下来的糖常伴有分解反应,因此一些较容易水解的酯苷键可以用5mol/L的氨水水解。近年,酯皂苷的水解常采用LiI在2,6-二甲基吡啶/甲醇溶液中与皂苷一起回流,则酯皂苷中的以酯苷键形式与皂苷元相连的寡糖链可在保持其寡糖结构不变的情况下被定量地裂解下来,并通过色谱法可得到相应的次皂苷和被水解下来的寡糖,进而分别测定它们的结构,这对于解析复杂结构的皂苷是很有用的。此法对皂苷结构中的其他酰基无影响。

三、溶血作用

皂苷的水溶液大多能破坏红细胞而有溶血作用,若将其水溶液注射进入静脉中,毒性极大,低浓度就能产生溶血作用,因此皂苷通常又称为皂毒类(sapotoxins)。皂苷水溶液肌肉注射易引起组织坏死,口服则无溶血作用。各类皂苷的溶血作用强弱可用溶血指数表示。溶血指数是指在一定条件(等渗、缓冲及恒温)下能使同一动物来源的血液中红细胞完全溶血的最低浓度,例如甘草皂苷的溶血指数为1:4000,薯蓣皂苷的溶血指数为1:400 000。

皂苷的溶血作用,是因为多数皂苷能与胆甾醇结合生成不溶性的分子复合物。当皂苷水溶液与红细胞接触时,红细胞壁上的胆甾醇与皂苷结合,生成不溶于水的复合物沉淀,破坏了血红细胞的正常渗透性,使细胞内渗透压增加而发生崩解,从而导致溶血现象。因此,胆甾醇能解除皂苷的溶血毒性。但并不是所有皂苷都能破坏红细胞而产生溶血现象,相反,有的皂苷甚至还有抗溶血作用,例如人参总皂苷没有溶血现象,但经分离后,B型和C型人参皂苷具有显著的溶血作用,而A型人参皂苷则有抗溶血作用。

应该注意的是,中药提取液中的一些其他成分也有溶血作用,如某些植物的树脂、脂肪酸、挥发油等亦能产生溶血作用。鞣质则能凝集血红细胞而抑制溶血。因此,要判断是否由皂苷引起溶血除进一步提纯后再进行试验外,还可以结合胆甾醇沉淀法,如沉淀后的滤液无溶血现象,而沉淀分解后有溶血活性,则表示确系由皂苷引起的溶血现象。

第4节　三萜类化合物的提取与分离

三萜类化合物一般可根据其溶解性采用不同的溶剂进行提取,如游离三萜类化合物可用极性小的溶剂如氯仿、乙醚等提取,而三萜皂苷则用极性较大的溶剂如甲醇、乙醇等进行提取,三萜酸类可用碱溶酸沉法提取等。

一、三萜类化合物的提取

(1) 醇类溶剂提取法:本法为目前提取皂苷的常用方法,提取流程见图 9-1。

(2) 酸水解有机溶剂萃取法:将植物原料在酸性溶液中加热水解,过滤,药渣水洗后干燥,然后用有机溶剂提取出皂苷元。也可先用醇类溶剂提取出皂苷,然后加酸水解,滤出水解物,再用有机溶剂提取出皂苷元。

(3) 碱水提取法:某些皂苷含有羧基,可溶于碱水,因此可用碱溶酸沉法提取。

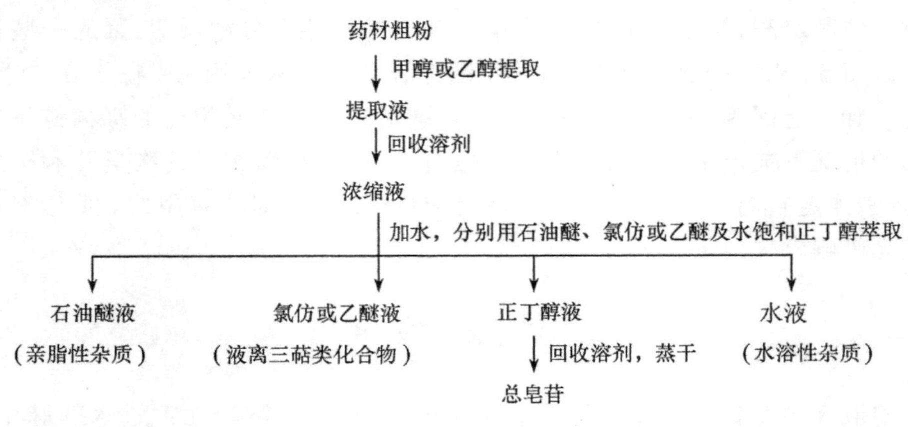

图 9-1 三萜皂苷提取流程

二、三萜类化合物的分离

三萜类化合物的分离虽然可采用分段沉淀法、胆甾醇沉淀法等,但目前应用最多、且分离效果最好的仍是各种色谱法。

1. 分段沉淀法

由于皂苷难溶于乙醚、丙酮等溶剂,故可利用此性质,将粗皂苷先溶于少量甲醇或乙醇中,然后逐滴加入乙醚、丙酮或乙醚:丙酮(1:1)的混合溶剂(加入量以能使皂苷从醇溶液中析出为限),边加边摇匀,皂苷即可析出。开始析出的沉淀往往含杂质较多,滤出后,继续加入乙醚可得到纯度较高的皂苷。也可采用分段沉淀法,逐渐降低溶剂极性,极性不同的皂苷就可分批沉出,从而达到分离的目的。分段沉淀法虽然简便,但难以分离完全,不易获得纯品。

2. 胆甾醇沉淀法

皂苷可与胆甾醇生成难溶性的分子复合物,但三萜皂苷与胆甾醇形成的复合物不如甾体皂苷与胆甾醇形成的复合物稳定。此性质曾被用于皂苷的分离,即先将粗皂苷溶于少量乙醇中,再加入胆甾醇的饱和乙醇溶液,至不再析出沉淀为止(混合后需稍加热),滤过,取沉淀用水、醇、乙醚顺次洗涤以除去糖类、色素、油脂和游离的胆甾醇。然后将此沉淀干燥后,用乙醚回流提取,胆甾醇被乙醚提出,使皂苷解脱下来,残留物即为较纯的皂苷。

3. 色谱分离法

由于中药中的三萜类成分常与其他极性相近的杂质共存,且有些三萜类化合物间结构差别不大，因此用上述分离方法获得单体较为困难。色谱法是目前分离三萜类化合物常用的方法。

(1) 吸附柱色谱法：此法可用于分离各类三萜化合物。吸附柱色谱依所用的吸附剂性质的不同，分为正相吸附柱色谱和反相吸附柱色谱。正相吸附柱色谱的吸附剂常用硅胶，样品上柱后，可用不同比例的混合溶剂如氯仿-丙酮、氯仿-甲醇或氯仿-甲醇-水等进行梯度洗脱。反相柱色谱通常以反相键合相硅胶 Rp-18、Rp-8 或 Rp-2 为填充剂，常用甲醇-水或乙腈-水等溶剂为洗脱剂。反相色谱柱需用相对应的反相薄层色谱进行检识，如使用预制的 Rp-18、Rp-8 等反相高效薄层板。制备薄层色谱用于皂苷的分离，也可取得较好效果。

(2) 分配柱色谱法：由于皂苷极性较大，故也可采用分配色谱法进行分离，常用硅胶等作为支持剂，固定相为 3% 草酸水溶液等，流动相为含水的混合有机溶剂，如氯仿-甲醇-水、二氯甲烷-甲醇-水、乙酸乙酯-乙醇-水等，也可用水饱和的正丁醇等作为流动相。

(3) 高效液相色谱法：高效液相色谱法是目前分离皂苷类化合物最常用的方法，其分离效能较高。用于皂苷的分离制备一般采用反相色谱柱，以甲醇-水、乙腈-水等系统为洗脱剂。

(4) 大孔树脂柱色谱：大孔树脂色谱是近年来常用于分离极性较大的化合物的一种方法，尤其适用于皂苷的精制和初步分离。将含有皂苷的水溶液通过大孔树脂柱后，先用水洗涤除去糖和其他水溶性杂质，然后再用不同浓度的甲醇或乙醇依其浓度由低到高的顺序进行梯度洗脱。极性大的皂苷可被 10%～30% 的甲醇或乙醇洗脱下来，极性小的皂苷则被 50% 以上的甲醇或乙醇洗脱下来。

(5) 凝胶色谱法：凝胶色谱法是利用分子筛的原理来分离相对分子质量不同的化合物，在用不同浓度的甲醇、乙醇或水等溶剂洗脱时，各成分按相对分子质量递减顺序依次被洗脱下来，即相对分子质量大的皂苷先被洗脱下来，相对分子质量小的皂苷后被洗脱下来。应用较多的是能在有机相使用的 sephadex LH-20。

用色谱法分离三萜类化合物通常采用多种色谱法相组合的方法，即一般先通过硅胶柱色谱进行分离后，再结合低压或中压柱色谱、薄层制备色谱、高效液相色谱或凝胶色谱等方法进行进一步的分离。对皂苷的分离，还可在进行硅胶柱色谱前，先用大孔树脂柱色谱进行精制或初步分离。

第 5 节　三萜类化合物的检识

一、理 化 检 识

1. 泡沫试验

皂苷水溶液经强烈振摇能产生持久性的泡沫，此性质可用于皂苷的鉴别。其方法是取中药粉末 1g，加水 10ml，煮沸 10 分钟后滤出水液，振摇后产生持久性泡沫(15 分钟以上)，则为阳性。

由于有的皂苷没有产生泡沫的性质，而有些化合物如蛋白质的水溶液等亦有发泡性，但其泡沫加热后即可消失或明显减少，因此，利用此法鉴别皂苷时应该注意可能出现的假阳性或假阴性反应。

2. 显色反应

通过 Liebermann-Burchard 等颜色反应和 Molish 反应，可初步推测化合物是否为三萜或三萜皂苷类化合物。利用试剂检识皂苷虽然比较灵敏，但其专属性较差。

3. 溶血试验

取供试液1ml,于水浴上蒸干,用0.9%的生理盐水溶解,加入几滴2%的红细胞悬浮液,如有皂苷类成分存在,则发生溶血现象,溶液由混浊变为澄明。

此性质不仅可以用于皂苷的检识,还可以推算样品中所含皂苷的粗略含量。例如某药材浸出液测得的溶血指数为1∶1M,所用对照标准皂苷的溶血指数为1∶100M,则药材中皂苷的含量约为1%。

二、色谱检识

1. 薄层色谱

三萜类化合物常用硅胶为吸附剂,其中,游离三萜类化合物常以环己烷-乙酸乙酯(1∶1)、氯仿-乙酸乙酯(1∶1)、苯-丙酮(1∶1)、氯仿-丙酮(95∶5)等亲脂性溶剂为展开剂。皂苷常用的展开剂有氯仿-甲醇-水(65∶35∶10,下层)、正丁醇-乙酸-水(4∶1∶5,上层)、乙酸乙酯-吡啶-水(3∶1∶3)、乙酸乙酯-乙酸-水(8∶2∶1)等,也可用反相薄层色谱,将样品点于预制的Rp-18、Rp-8等反相高效薄层板上,用甲醇-水或乙腈-水进行展开。分离酸性皂苷时,使用中性溶剂系统展开,往往易产生拖尾或分离效果不好,可在展开剂中加入少量甲酸或乙酸加以克服。

薄层色谱常用的显色剂有10%硫酸溶液、三氯乙酸试剂、五氯化锑试剂、香草醛-硫酸试剂等。

2. 纸色谱

对于亲水性强的皂苷,纸色谱可用水为固定相,移动相的亲水性也相应增大。例如乙酸乙酯-吡啶-水(3∶1∶3)、正丁醇-乙酸-25%氨水(10∶2∶5)、正丁醇-乙醇-15%氨水(9∶2∶9)等,后两种展开剂适用于酸性皂苷的纸色谱。这种以水为固定相的纸色谱法,缺点是不易得到集中的色点。

对游离三萜和亲脂性皂苷,一般多用甲酰胺为固定相,用甲酰胺饱和的氯仿溶液为移动相。如果皂苷的亲脂性较弱,则需相应地减弱移动相的亲脂性,如可用氯仿-四氢呋喃-吡啶(10∶10∶2,下层,预先用甲酰胺饱和)、氯仿-二氧六环-吡啶(10∶10∶3,下层,预先用甲酰胺饱和)等溶剂系统。

皂苷的纸色谱显色剂有三氯乙酸、五氯化锑试剂等。

第6节 含三萜皂苷的中药实例

一、人参

人参为五加科植物人参(*Panax ginseng*)的干燥根,是传统名贵中药,始载于我国第一部本草专著《神农本草经》。其栽培者称为"园参",野生者称为"山参"。人参具有大补元气、复脉固脱、补脾益肺、生津、安神之功能,用于体虚欲脱、肢冷脉微、脾虚食少、肺虚喘咳、津伤口渴、内热消渴、久病虚羸、惊悸失眠、阳痿宫冷、心力衰竭、心源性休克等的治疗。人参属植物有13种,其中人参主要分布在中国东北地区、朝鲜半岛和日本。根据炮制加工方法的不同,人参分为生晒参(白参)、糖参、红参和冻干参(活性参)等。对人参的化学成分研究始于20世纪初,但直到20世纪60年代才逐步深入。到目前为止,已阐明的人参化学成分有皂苷、多糖、聚炔醇、挥发油、蛋白质、多肽、氨基酸、有机酸、维生素、微量元素等。经现代医学和药理研究证明，人参皂苷为人参的主要有效成分，它具有人参的主要生理活性。

1. 结构分类

人参的根、茎、叶、花及果实中均含有多种人参皂苷(ginsenosides)。人参根中总皂苷的含量约 5%，根须中人参皂苷的含量比主根高。目前已经确定化学结构的人参皂苷有人参皂苷 Ro、Ra_1、Ra_2、Rb_1、Rb_2、Rb_3、Rc、Rd、Re、Rf、Rg_1、Rg_2、Rg_3、Rh_1、Rh_2 及 Rh_3 等 30 多种，根据皂苷元的结构可分为 A、B、C 三种类型：

(1) 人参二醇型——A 型：

	R_1	R_2
20(S)-原人参二醇	H	H
人参皂苷 Ra_1	glc(2→1)glc	glc(6→1)ara(p)(4→1)xyl
人参皂苷 Ra_2	glc(2→1)glc	glc(6→1)ara(f)(4→1)xyl
人参皂苷 Rb_1	glc(2→1)glc	glc(6→1)glc
人参皂苷 Rb_2	glc(2→1)glc	glc(6→1)ara(p)
人参皂苷 Rc	glc(2→1)glc	glc(6→1)ara(f)
人参皂苷 Rd	glc(2→1)glc	glc
人参皂苷 Rg_3	glc(2→1)glc	H
人参皂苷 Rh_2	glc	H

(2) 人参三醇型——B 型：

	R_1	R_2
20(S)-原人参三醇	H	H
人参皂苷 Re	glc(2→1)rha	glc
人参皂苷 Rf	glc(2→1)glc	H
人参皂苷 Rg_1	glc	glc
人参皂苷 Rg_2	glc(2→1)rha	H
人参皂苷 Rh_1	glc	H

(3) 齐墩果酸型——C 型：

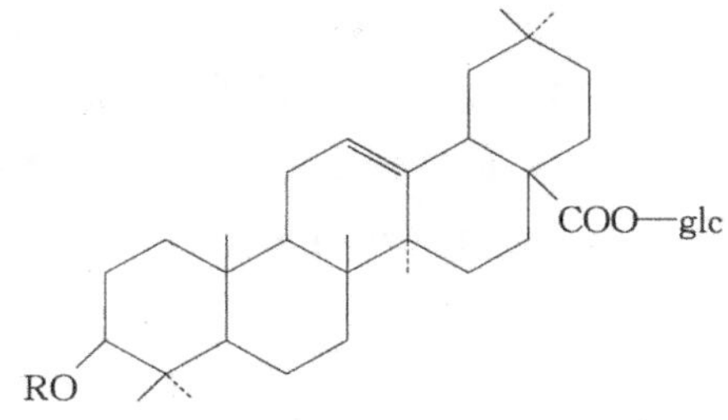

人参皂苷 Ro　R = glc A(2→1)glc

A 型和 B 型人参皂苷元均属于达玛烷型四环三萜皂苷，在达玛烷骨架的 3 位和 12 位均有羟基取代，C_8 上有一角甲基，C_{13}是 β-H，C-20 为 S 构型。两者的区别在于 6 位碳上是否有羟基取代，6 位碳无羟基取代者为人参二醇型皂苷，其苷元为 20(S)-原人参二醇[20(S)-protopanaxadiol]；6 位碳有羟基取代者为人参三醇型皂苷，其苷元为 20(S)-原人参三醇[20(S)-

protopanaxatriol]。C 型皂苷则是齐墩果烷型五环三萜衍生物，其皂苷元是齐墩果酸。

此外，尚发现有酰基取代的皂苷存在，如人参皂苷 Ra_1、Ra_2、Rc 的分子中，若在皂苷元 3 位糖链上的末端糖分子的 6 位连有一个乙酰基，则依次称为乙酰人参皂苷(acetyl ginsenoside) Ra_1、Ra_2、Rc，若取代一个丙二酰基(形成半酯)，则依次称为丙二酰人参皂苷(malonyl ginsenoside) Ra_1、Ra_2、Rc。而人参皂苷 Rh_3 为 Rh_2 中 C_{20} 位和 C_{22} 位的脱水产物，由于极性比 Rh_1、Rh_2 低，故称为 Rh_3，其结构类型仍属于二醇型，只是侧链发生了变化。25-羟基-人参皂苷 Rg_2 为 Rg_2 侧链 C_{24}、C_{25} 位双键的水合物，其母体结构仍是三醇型。

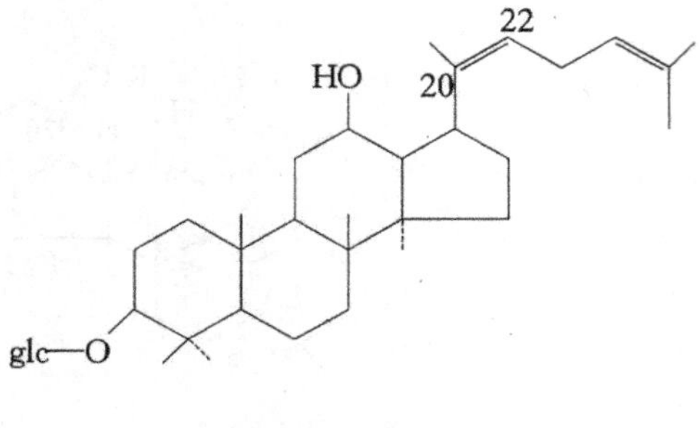

人参皂苷 Rh_3

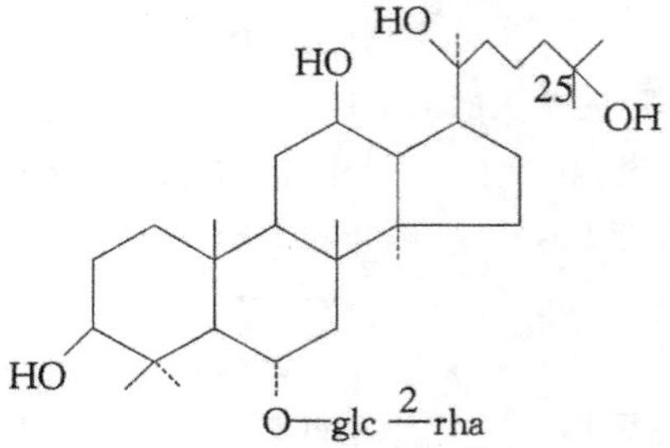

25-羟基-人参皂苷 Rg_2

在为数众多的人参皂苷中，Rh_2 具有逆转癌细胞的作用，可以作为抗癌药开发。但人参皂苷 Rh_2 在人参中含量甚微，在红参中仅含十万分之一。因此寻找高含量的资源或将含量较高的人参皂苷 Rb 组分转化为 Rh_2 是十分有意义的课题。

由达玛烷衍生的人参皂苷，在生物活性上有显著的差异。例如由 20(S)-原人参三醇衍生的 B 型皂苷有溶血性，而由 20(S)-原人参二醇衍生的 A 型皂苷则具有抗溶血作用，因此人参总皂苷无溶血作用可能与其含有作用相反的两类皂苷有关。人参皂苷 Rg_1 有轻度中枢神经兴奋作用及抗疲劳作用，人参皂苷 Rb_1 则有中枢神经抑制作用和安定作用。人参皂苷 Rb_1 还有增强核糖核酸聚合酶的活性，而人参皂苷 Rc 则有抑制核糖核酸聚合酶的活性。

2. 水解反应

A 型和 B 型人参皂苷当用酸加热水解时，从水解产物中得不到真正的皂苷元。这是由于这些皂苷元的性质都不太稳定，当皂苷用酸水解时，人参皂苷的真正皂苷元 20(S)-原人参二醇或 20(S)-原人参三醇侧链 20 位上的甲基和羟基发生差向异构化，转变为 20(R)-原人参二醇或 20(R)-原人参三醇，继之发生侧链环合，C_{20}-羟基上的氢加到侧链双键含氢较多的碳上，而 C_{20}-氧加到侧链双键含氢较少的碳上，生成具有三甲基四氢吡喃环侧链的异构化产物人参二醇(panaxadiol)或人参三醇(panaxatriol)。反应过程如下：

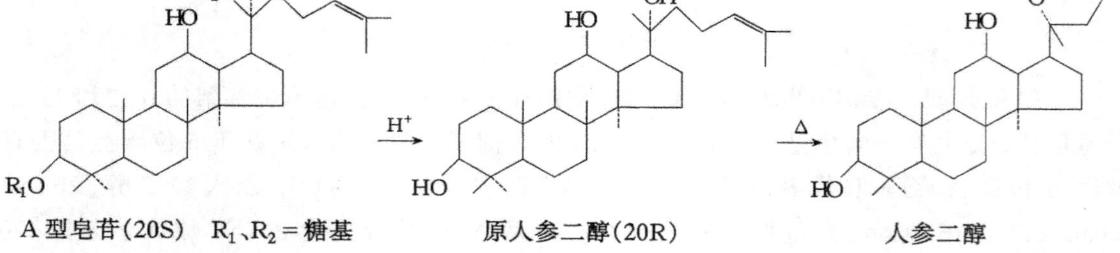

A 型皂苷(20S) R_1、R_2 = 糖基 $\xrightarrow{H^+}$ 原人参二醇(20R) $\xrightarrow{\Delta}$ 人参二醇

B 型皂苷(20S) R_1、R_2 = 糖基　　原人参三醇(20R)　　人参三醇

因此欲得到真正皂苷元，须采用缓和的方法进行水解，例如酶水解或 Smiths 降解法等。

3. 人参皂苷的提取分离

人参皂苷的提取分离一般采用正丁醇提取，硅胶柱色谱分离的方法，流程如下(图 9-2)：

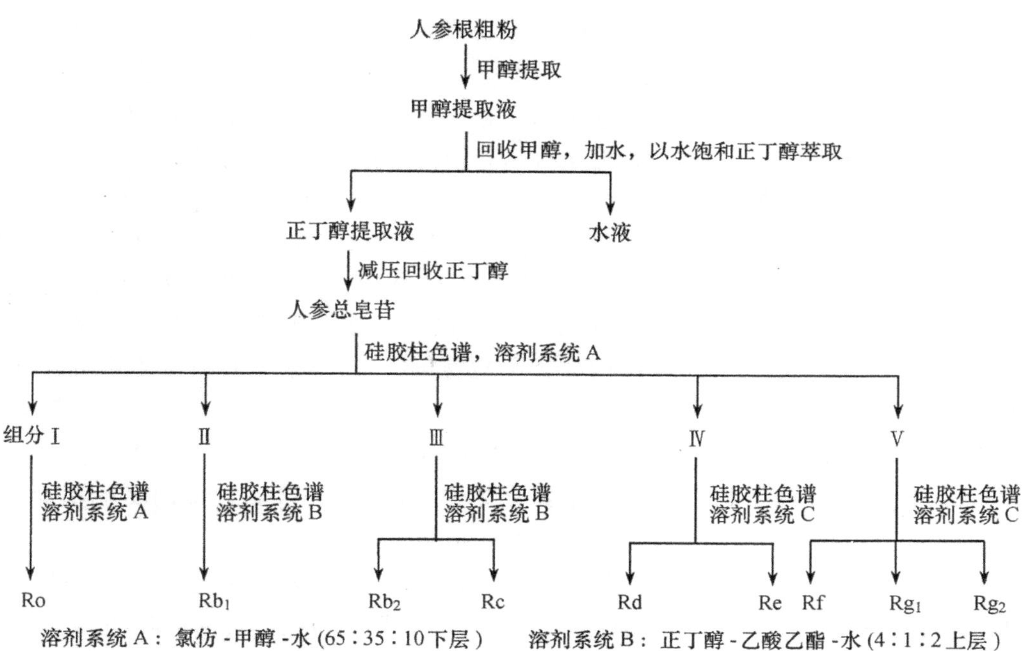

图 9-2　人参皂苷提取分离流程

人参皂苷 Rd 与 Re、Rb_2 与 Rc 的分离均采用低压液相色谱，色谱后经反复重结晶得到纯品。对于人参皂苷元的提取分离，常采用下述流程(图 9-3)：

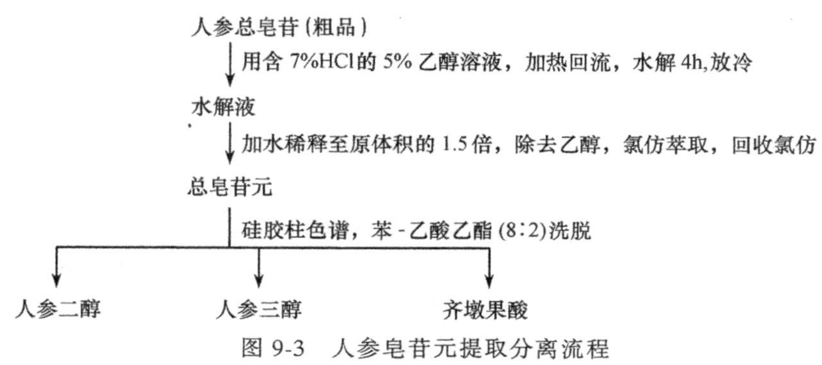

图 9-3　人参皂苷元提取分离流程

A 型和 B 型人参皂苷当用酸加热水解时，其水解产物中得不到真正的皂苷元，因此用上述流程进行提取分离时，得到的是人参二醇和人参三醇。

4. 人参皂苷的色谱鉴别

取人参粉末 1g，加氯仿 40ml，置水浴上回流 1 小时，弃去氯仿液，药渣挥干残存溶剂，加水 0.5ml 拌匀润湿后，加水饱和的正丁醇 10ml，超声处理 30 分钟，吸取上清液，加氨试液三倍量，摇匀，放置分层，取上层液蒸干，加甲醇溶解使成 1ml，点于硅胶 G 薄层板上，以氯仿-乙酸乙酯-甲醇-水（15:40:22:10，10℃以下放置后的下层溶液）或氯仿-甲醇-水（7:3:1，下层）展开，用硫酸乙醇液（1→10）显色，105℃加热数分钟至斑点显色清晰，分别置日光及紫外光灯（365nm）下检视。

二、甘　草

甘草为豆科植物甘草（*Glycyrrhiza uralensis*）、胀果甘草（*G. inflata*）或光果甘草（*G. glabra*）的干燥根及根茎。甘草具有补脾益气、清热解毒、祛痰止咳、缓急止痛、调和诸药之功效。用于脾胃虚弱、倦怠乏力、心悸气短、咳嗽痰多、痈肿疮毒等症。近年研究表明甘草抗溃疡、抗炎、抗变态反应明显；用于治疗和预防肝炎有效；尚有抗肿瘤和抑制艾滋病病毒等作用。

甘草的主要成分是甘草皂苷（glycyrrhizin），甘草皂苷又称甘草酸（glycyrrhizic acid），由于有甜味，又称为甘草甜素。甘草皂苷是由 18β-甘草次酸（glycyrrhetinic acid）及 2 分子葡萄糖醛酸所组成。由冰乙酸中结晶出的甘草皂苷为无色柱状结晶，*mp* 约 220℃（分解），$[\alpha]_D^{27}+46.2°$，易溶于热稀乙醇，几乎不溶于无水乙醇或乙醚。其水溶液有微弱的起泡性及溶血性。甘草皂苷可以钾盐或钙盐形式存在于甘草中，其盐易溶于水，于水溶液中加稀酸即可析出游离的甘草酸。这种沉淀又极易溶于稀氨水中，故可用作为甘草皂苷的提制方法。甘草中除含有甘草酸和甘草次酸外，还含有乌拉尔甘草皂苷 A、B（uralsaponin A、B）和甘草皂苷 A_3、B_2、C_2、D_3、E_2、F_3、G_2、H_2、J_2、K_2 及多种游离的三萜类化合物。此外，尚含有较多的黄酮类化合物，目前分离出的黄酮类化合物已有 70 余种，其中苷元 50 多个，苷类近 20 余种。

甘草皂苷与 5% 稀 H_2SO_4 溶液在加压下，110～120℃进行水解，生成 2 分子葡萄糖醛酸及 1 分子甘草次酸。甘草次酸有两种类型：一种 D/E 环为顺式（即 18β-H），为针状结晶，*mp* 256℃，$[\alpha]_D^{20}+86°$（乙醇）；另一种为其异构体，D/E 环反式，即 18-α-甘草次酸，又称乌拉尔甘草次酸（uralenic acid），呈小片状结晶，*mp* 283℃，$[\alpha]_D^{20}+140°$（乙醇），这两种结晶均易溶于乙醇或氯仿。

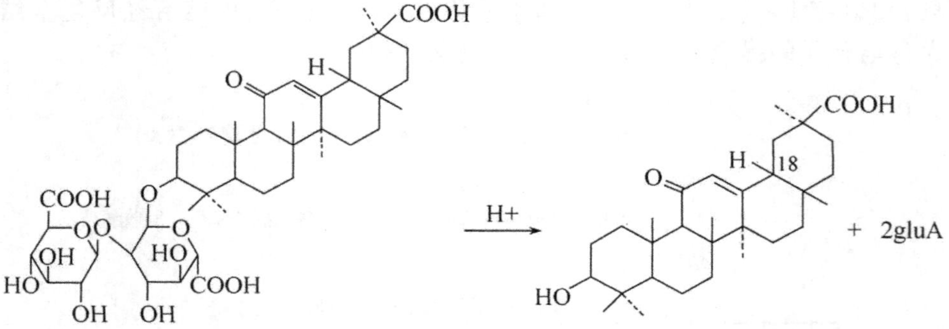

COOH H O O COOH O O OH HO HO COOH HO OH OH H+ COOH H 18 O + 2gluA HO

甘草皂苷　　　甘草次酸

甘草酸和甘草次酸都有促肾上腺皮质激素(ACTH)样的生物活性,临床作为抗炎药,并用于胃溃疡病的治疗,但只有18β-H型的甘草次酸才具有ACTH样作用,18α-H型没有此种生物活性。此外,作为临床用药的还有甘草酸铵盐及甘草酸半胱氨酸酯、甘草酸半琥珀酸酯等。通过药理研究还发现甘草酸除有抗变态反应外,并有非特异性的免疫加强作用,同时能对抗 CCl_4 对肝的急性中毒作用。

甘草皂苷的含量随品种和产地而变动,一般在5%～11%之间。

(1) 甘草酸铵盐的制备(图9-4):

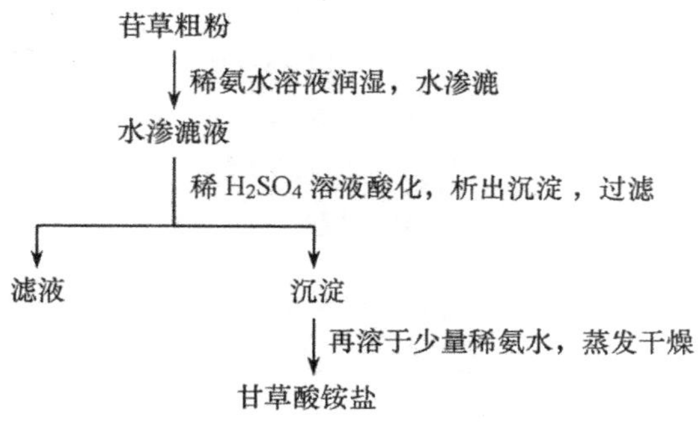

图 9-4　甘草酸铵盐制备流程

(2) 甘草酸单钾盐的提取与精制:甘草酸不易精制,需先制成钾盐才能进一步精制,方法如下(图9-5):

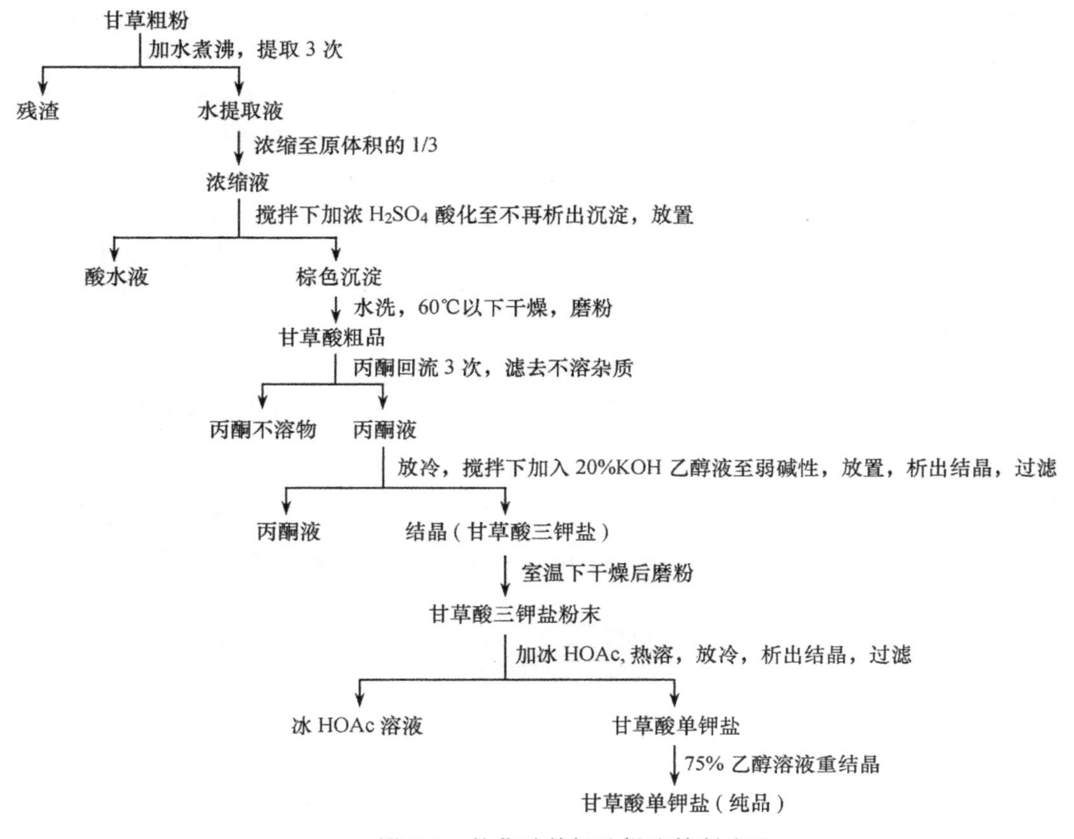

图 9-5　甘草酸单钾盐提取精制流程

（3）甘草次酸的提取（图 9-6）：

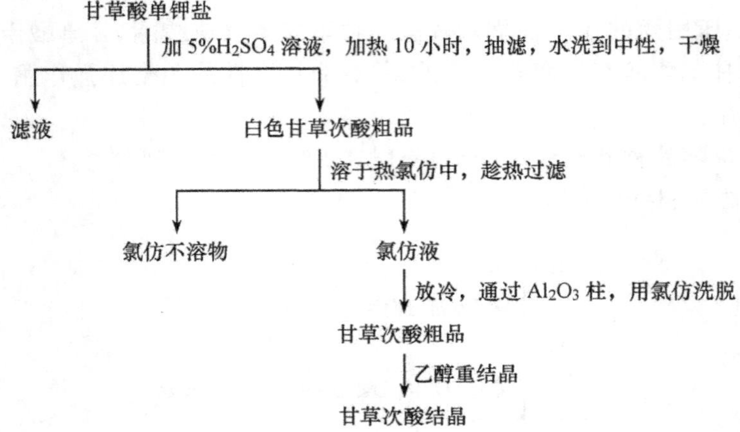

图 9-6　甘草次酸提取制备流程

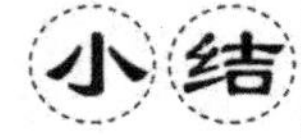

多数三萜类化合物是一类基本母核由 30 个碳原子组成的萜类化合物，其结构根据异戊二烯定则可视为六个异戊二烯单位聚合而成。它们以游离形式或者以与糖结合成苷或成酯的形式存在。游离的三萜类化合物几乎不溶或难溶于水，可溶于常见的有机溶剂；三萜苷类化合物则多数可溶于水，其水溶液振摇后能产生大量持久性肥皂样泡沫，故被称为三萜皂苷。三萜皂苷多具有羧基，所以又常被称为酸性皂苷。

三萜皂苷根据苷元不同分为四环三萜和五环三萜两类。三萜皂苷多为醇苷，但也有酯苷，后者又称酯皂苷。另外根据皂苷分子中糖链的多少，可分为单糖链皂苷、双糖链皂苷、叁糖链皂苷，有的糖链甚至以环状结构存在。当原生苷由于水解或酶解，部分糖被降解时，所生成的苷叫次皂苷。

三萜类化合物具有溶血、抗癌、抗炎、抗菌、抗病毒、降低胆固醇、杀软体动物、抗生育等活性。部分三萜类化合物有抗 HIV-1 病毒及抗 HIV-1 蛋白酶活性、抑制 ACE 活性和抑制肿瘤细胞增殖等作用。

近几年来，每年都有不少三萜类化合物被发现，许多为新的骨架类型，尤以从海洋生物中得到的新型三萜类化合物更为显著，是萜类成分研究中较为活跃的领域之一。

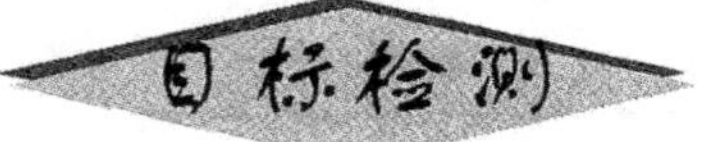

一、名词解释

1. 单皂苷　　2. 双皂苷　　3. 酯皂苷　　4. 溶血指数

二、选择题

1. C型人参皂苷Ro按结构应属于

A. 羽扇豆烷型　B. 乌苏烷型

C. 齐墩果烷型　D. 达玛烷型

2. 具有抗溶血作用的是

A. 人参总皂苷　B. A型人参皂苷

C. B型人参皂苷　D. C型人参皂苷

3. A型人参皂苷的真正皂苷元是

A. 人参二醇　B. 人参三醇

C. 20(R)-原人参二醇　D. 20(S)-原人参二醇

4. 可溶于稀氨水的是

A. 人参皂苷 Rb_1　B. 柴胡皂苷a

C. 甘草皂苷　D. 知母皂苷

5. A型和B型人参皂苷水解时宜采用

A. 酸水解　B. 碱水解

C. 酶水解　D. 乙酰解

三、问答题

1. 写出四环三萜和五环三萜皂苷元的结构特点。

2. 如何检识某中药中是否含有三萜皂苷?

第 10 章

甾体类化合物

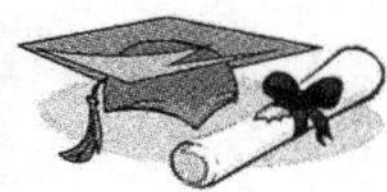

学习目标

1. 了解甾体类化合物的含义、分类和生理活性
2. 熟悉甾体类化合物的颜色反应
3. 掌握强心苷的含义、分类
4. 掌握强心苷的结构类型、理化性质和检识
5. 熟悉强心苷的提取分离方法
6. 了解强心苷的生物活性
7. 掌握甾体皂苷的含义、理化性质、检识、提取分离方法
8. 熟悉甾体皂苷的结构与分类
9. 了解 C_{21} 甾类化合物、植物甾醇、昆虫变态激素的结构特点和主要性质
10. 了解胆汁酸类化合物的结构特点、分布，熟悉其化学性质、提取分离及检识方法
11. 了解毛花洋地黄、麦冬所含成分的结构类型及特点。熟悉牛黄中所含成分的结构类型及理化性质

甾体类化合物是广泛存在于自然界中的一类天然化学成分，包括植物甾醇、胆汁酸、C_{21} 甾类、昆虫变态激素、强心苷、甾体皂苷、甾体生物碱、蟾毒配基等。尽管种类繁多，但它们的结构中都具有环戊烷骈多氢菲的甾体母核。

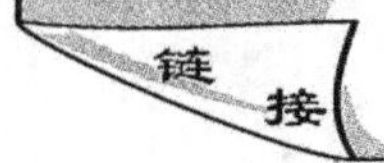

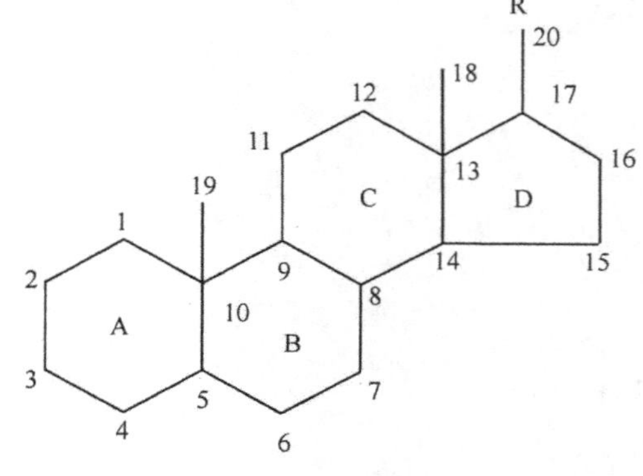

第1节 概　述

一、甾体化合物的结构与分类

各类甾体成分 C_{17}位均有侧链。根据侧链结构的不同，又分为许多种类，如表 10-1 所示。

表 10-1　天然甾体化合物的种类及结构特点

名称	A/B	B/C	C/D	C_{17}-取代基
植物甾醇	顺、反	反	反	8～10 个碳的脂肪烃
胆汁酸	顺	反	反	戊酸
C_{21}甾醇	反	反	顺	C_2H_5
昆虫变态激素	顺	反	反	8～10 个碳的脂肪烃
强心苷	顺、反	反	顺	不饱和内酯环
蟾毒配基	顺、反	反	反	六元不饱和内酯环
甾体皂苷	顺、反	反	反	含氧螺杂环
甾体生物碱				

天然甾体化合物的 B/C 环都是反式，C/D 环多为反式，A/B 环有顺、反两种稠合方式。由此，甾体化合物可分为两种类型：A/B 环顺式稠合的称正系，即 C_5 上的氢原子和 C_{10}上的角甲基都伸向环平面的前方，处于同一边，为 β 构型，以实线表示；A/B 环反式稠合的称别系（allo），即 C_5 上的氢原子和 C_{10}上的角甲基不在同一边，而是伸向环平面的后方，为 α 构型，以虚线表示。通常这类化合物的 C_{10}、C_{13}、C_{17}侧链大都是 β 构型，C_3 上有羟基，且多为 β 构型。甾体母核的其他位置上也可以有羟基、羰基、双键等功能团。

二、甾体类化合物的颜色反应

甾体类化合物在无水条件下用酸处理，能产生各种颜色反应。这类颜色反应的机理较复杂，是甾类化合物与酸作用，经脱水、缩合、氧化等过程生成有色物。

(1) Liebermann-Burchard 反应：将样品溶于氯仿，加硫酸-乙酐（1∶20），产生红→紫→蓝→绿→污绿等颜色变化，最后退色。也可将样品溶于冰乙酸，加试剂产生同样的反应。

(2) Salkowski 反应：将样品溶于氯仿，加入硫酸，硫酸层显血红色或蓝色，氯仿层显绿色荧光。

(3) Tschugaev 反应：将样品溶于冰乙酸，加几粒氯化锌和乙酰氯共热；或取样品溶于氯仿，加冰乙酸、乙酰氯、氯化锌煮沸，反应液呈现紫红→蓝→绿的变化。

(4) Rosen-Heimer 反应：将样品溶液滴在滤纸上，喷 25% 三氯乙酸乙醇溶液，加热至 60℃，呈红色至紫色。

(5) Kahlenberg 反应：将样品溶液点于滤纸上，喷 20% 五氯化锑氯仿溶液（不含乙醇和水），于 60～70℃ 加热 3～5 分钟，样品斑点呈现灰蓝、蓝、灰紫等颜色。

第2节 强心苷类化合物

一、概　述

强心苷(cardiac glycosides)是生物界中存在的一类对心脏有显著生理活性的甾体苷类，是由强心苷元(cardiac aglycones)与糖缩合的一类苷。

自19世纪初发现洋地黄类强心成分以来，已从自然界得到千余种强心苷类化合物。它们主要分布于夹竹桃科、玄参科、百合科、萝摩科、十字花科、毛茛科、卫矛科、桑科等十几个科的一百多种植物中。常见的有毛花洋地黄(*Digitalis lanata*)、紫花洋地黄(*Digitalis purpurea*)、黄花夹竹桃(*Peruviana peruviana*)、毒毛旋花子(*Strophanthus kombe*)、铃兰(*Convallaria keiskei*)、海葱(*Scilla maritime*)等。

强心苷可以存在于植物体的叶、花、种子、鳞茎、树皮和木质部等不同部位。在同一植物体中往往含有几个或几十个结构类似、理化性质近似的苷，同时还有相应的水解酶存在。所以，强心苷结构复杂，性质不够稳定，易被水解生成次生苷，给提取分离工作带来一定的困难。

强心苷是一类选择性作用于心脏的化合物，能加强心肌收缩性，减慢窦性频率，影响心肌电生理特性。临床上主要用于治疗慢性心功能不全，以及一些心率失常如心房纤颤、心房扑动、阵发性室上性心动过速等心脏疾患。据报道，某些强心苷有细胞毒活性，动物试验表明可抑制肿瘤。此外，强心苷类化合物有一定的毒性，它能兴奋延髓极后区催吐化学感受区而致恶心、呕吐等胃肠道反应，能影响中枢神经系统产生眩晕、头痛等症。

动物中至今尚未发现强心苷类成分，中药蟾酥是一类具有强心作用的甾体化合物，但不属于苷类，属于蟾毒配基的脂肪酸酯类。

二、强心苷的结构与分类

1. 苷元部分的结构

强心苷由强心苷元与糖缩合而成。天然存在的强心苷元是C_{17}侧链为不饱和内酯环的甾体化合物。其结构特点如下：

(1) 甾体母核A、B、C、D四个环的稠合方式为A/B环有顺、反两种形式，但多为顺式；B/C环均为反式；C/D环多为顺式。

(2) C_{10}、C_{13}、C_{17}的取代基均为β型。C_{10}为甲基或醛基、羟甲基、羧基等含氧基团，C_{13}为甲基取代，C_{17}为不饱和内酯环取代。C_3、C_{14}位有羟基取代，C_3羟基多数是β构型，少数是α构型，强心苷中的糖均是与C_3羟基缩合形成苷。C_{14}羟基为β构型。母核其他位置也可能有羟基取代，一般位于1β、2α、5β、11α、11β、12α、12β、15β、16β，其中16β-OH有时与小分子有机酸，如甲酸、乙酸等以酯的形式存在。在C_{11}、C_{12}和C_{19}位可能出现羰基。有的母核含有双键，双键常在C_4、C_5位或C_5、C_6位。

(3) 根据C_{17}不饱和内酯环的不同，强心苷元可分为两类。①C_{17}侧链为五元不饱和内酯环($\triangle^{\alpha\beta}$-γ-内酯)，称强心甾烯类(cardenolides)，即甲型强心苷元。在已知的强心苷元中，大多数属于此类。②C_{17}侧链为六元不饱和内酯环($\triangle^{\alpha\beta,\gamma\delta}$-δ-内酯),称海葱甾二烯类(scillanolides)或蟾蜍甾二烯类(bufanolide),即乙型强心苷元。自然界中仅少数苷元属此类,如中药蟾蜍中的强心成分蟾毒配基类。

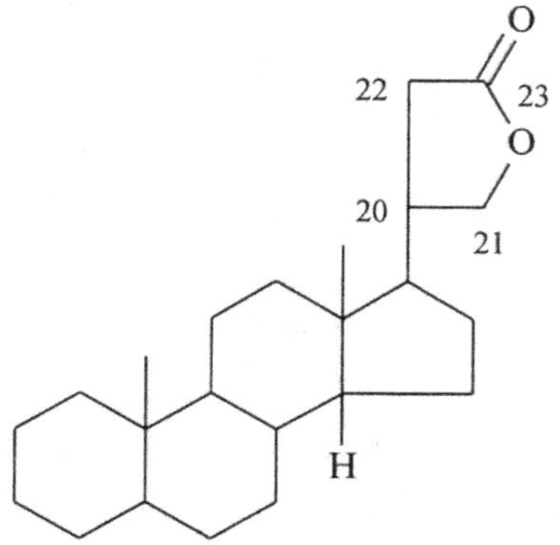

强心甾 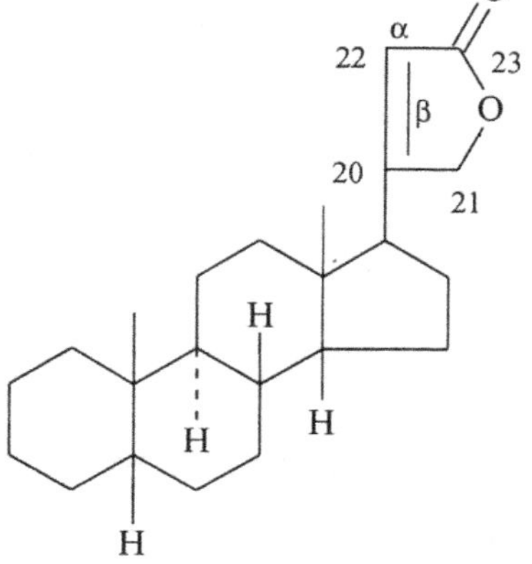　　　　强心甾烯

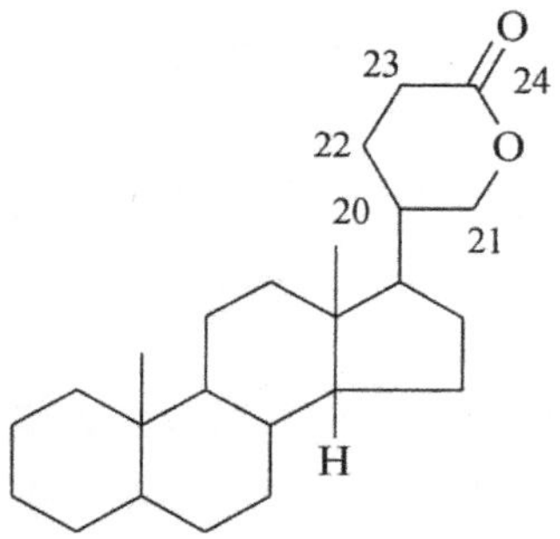

海葱甾 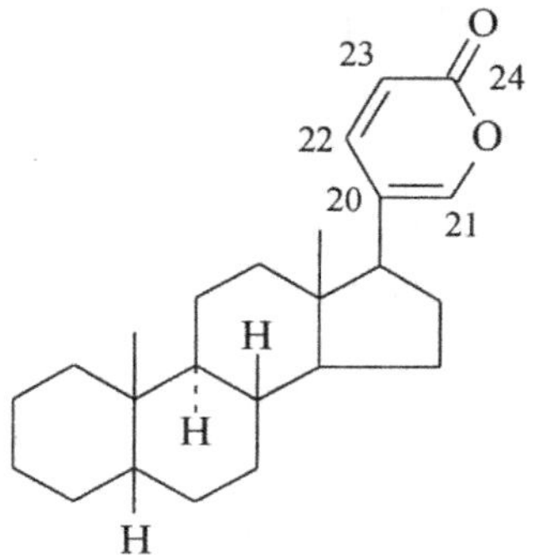　　　　海葱甾二烯(蟾蜍甾二烯)

天然存在的一些强心苷元,如洋地黄毒苷元(digitoxigenin)、3-表洋地黄毒苷元(3-epidigitoxigenin)、绿海葱苷元(scilliglaucosidin)、蟾毒素(bufotalin)的结构如下。

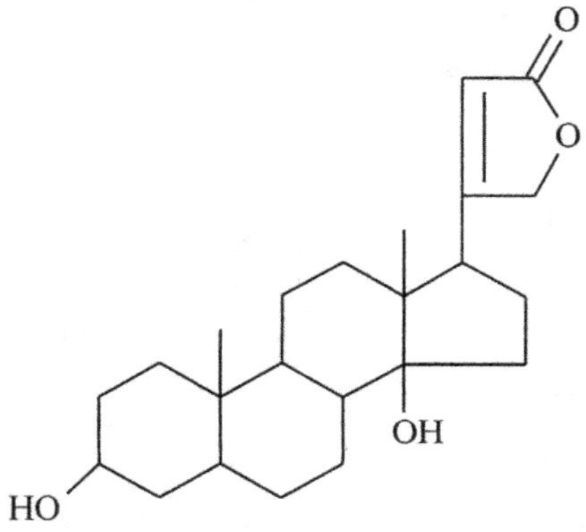

洋地黄毒苷元 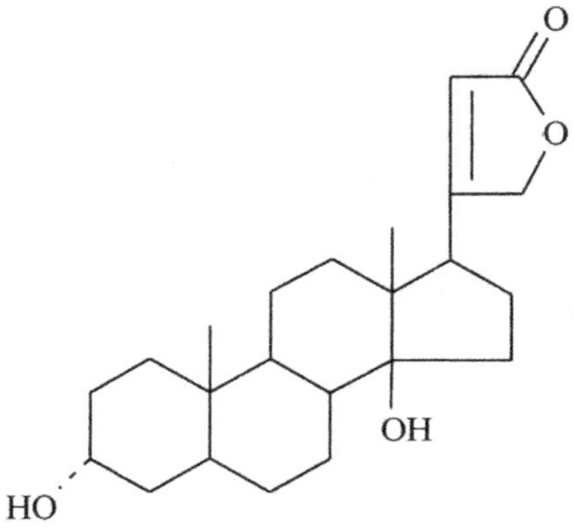　　　　3-表洋地黄毒苷元

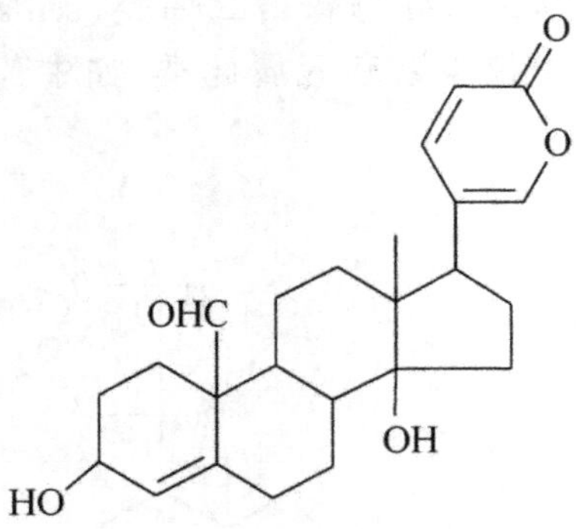

绿海葱苷元

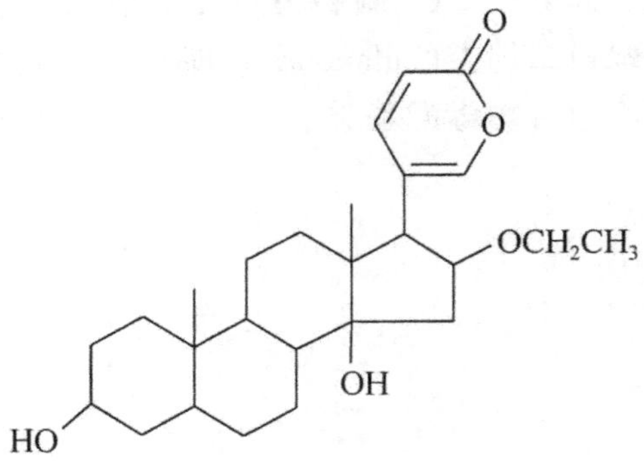

蟾毒素

按甾类化合物的命名,甲型强心苷以强心甾为母核命名。例如洋地黄毒苷元的化学名为3β,14β-二羟基强心甾-20(22)-烯。乙型强心苷元以海葱甾或蟾酥甾为母核命名,例如绿海葱苷元的化学名为3β,14β-二羟基-19-醛基海葱甾-4,20,22-三烯。

2. 糖部分的结构

构成强心苷的糖有20多种。根据它们C_2位上有无羟基可以分成α-羟基糖(2-羟基糖)和α-去氧糖(2-去氧糖)两类。α-去氧糖常见于强心苷类,是区别于其他苷类成分的一个重要特征。

(1) α-羟基糖:除*D*-葡萄糖、*L*-鼠李糖外,还有6-去氧糖如*L*-夫糖(*L*-fucose)、*D*-鸡纳糖(*D*-quinovose)、*D*-弩箭子糖(*D*-antiarose)、*D*-6-去氧阿洛糖(*D*-6-deoxyallose)等;6-去氧糖甲醚如*L*-黄花夹竹桃糖(*L*-thevetose)、*D*-洋地黄糖(*D*-digitalose)等。

(2) α-去氧糖:有2,6-二去氧糖如*D*-洋地黄毒糖(*D*-digitoxose)等;2,6-二去氧糖甲醚如*L*-夹竹桃糖(*L*-oleandrose)、*D*-加拿大麻糖(*D*-cymarose)、*D*-迪吉糖(*D*-diginose)和*D*-沙门糖(*D*-sarmentose)等。

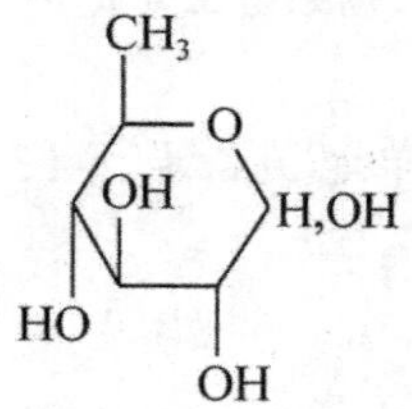

D-鸡纳糖 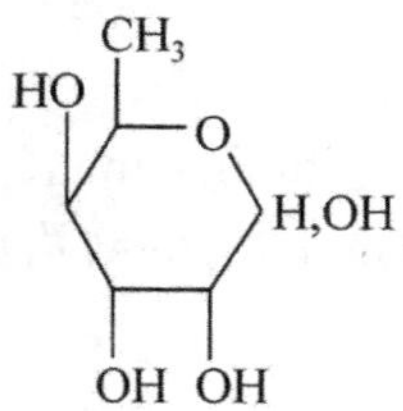 *D*-弩箭子糖 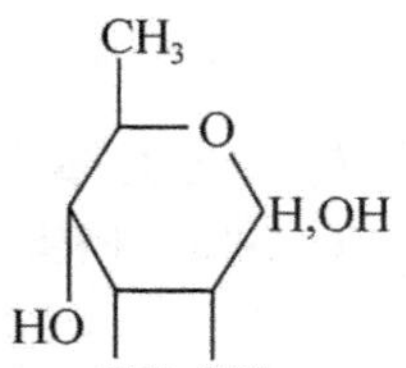 *D*-6-去氧阿洛糖 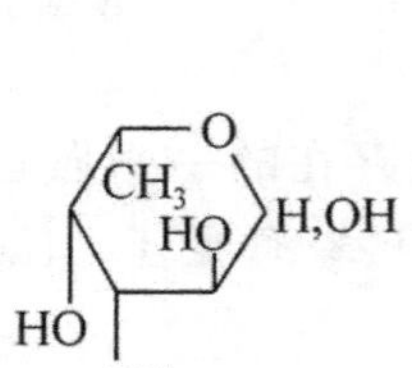 *L*-夫糖

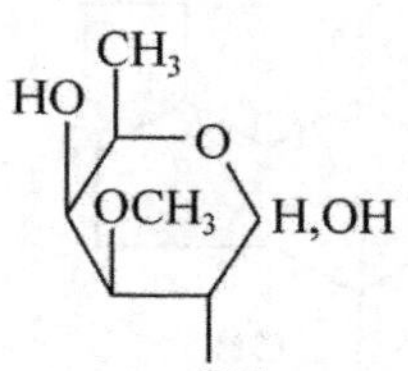

D-洋地黄糖 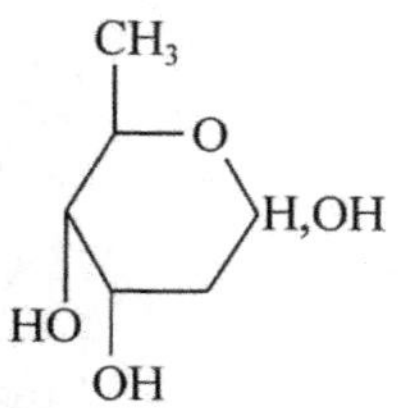 *D*-洋地黄毒糖 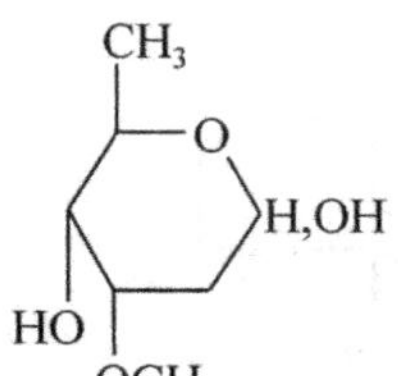 *D*-加拿大麻糖 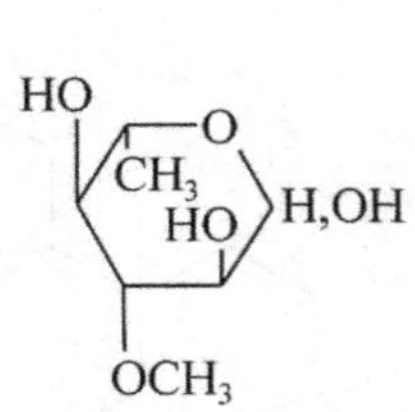 *L*-黄花夹竹桃糖

3．苷元和糖的连接方式

强心苷大多是低聚糖苷，少数是单糖苷或双糖苷。通常按糖的种类以及和苷元的连接方式，可分为以下三种类型：

Ⅰ型：苷元-(2,6-去氧糖)$_x$－(*D*-葡萄糖)$_y$，如紫花洋地黄苷 A(purpurea glycoside A)。

Ⅱ型：苷元-(6-去氧糖)$_x$－(*D*-葡萄糖)$_y$，如黄夹苷甲(thevetin A)。

Ⅲ型：苷元-(*D*-葡萄糖)$_y$，如绿海葱苷(scilliglaucoside)。

植物界存在的强心苷，以Ⅰ、Ⅱ型较多，Ⅲ型较少。

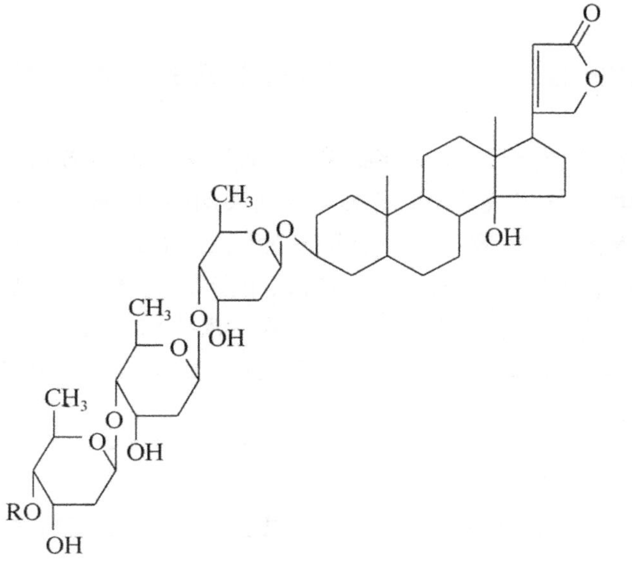

	R
紫花洋地黄苷 A	β-*D*-葡萄糖
洋地黄毒苷	H

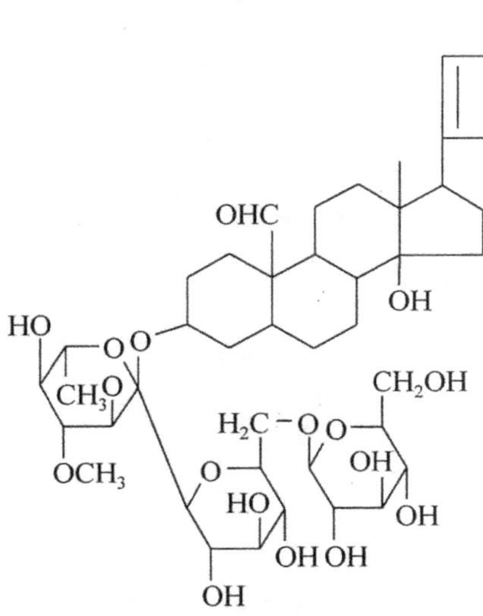

黄夹苷甲

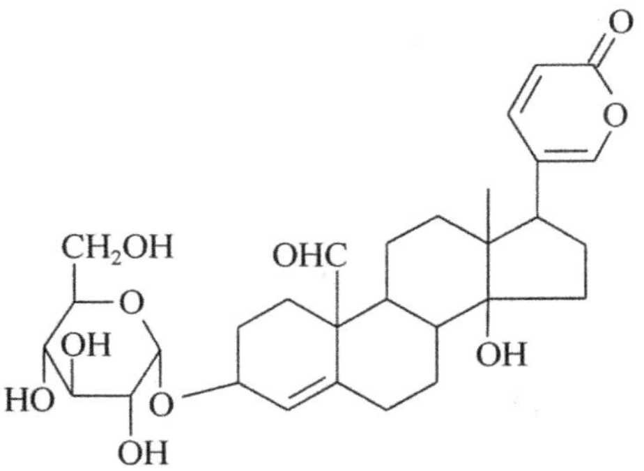

绿海葱苷

三、强心苷的理化性质

(一) 性状

强心苷多为无定形粉末或无色结晶，具有旋光性，C_{17}位侧链为β构型者味苦，为α构型者味不苦。对黏膜具有刺激性。

(二) 溶解性

强心苷一般可溶于水、醇、丙酮等极性溶剂，微溶于乙酸乙酯、含醇氯仿，几乎不溶于乙醚、苯、石油醚等极性小的溶剂。

强心苷的溶解性与分子所含糖的数目、种类，苷元所含的羟基数及位置有关。原生苷由于分子中含糖基数目多，而比其次生苷和苷元的亲水性强，可溶于水等极性大的溶剂，难溶于极性小的溶剂。在溶解性的比较中还需注意糖的类型、糖和苷元上羟基的数目，如果羟基数越多，亲水性则越强，例如乌本苷(ouabain)虽是单糖苷，但整个分子却有八个羟基，水溶性大(1:75)，难溶于氯仿；洋地黄毒苷虽为三糖苷，但整个分子只有五个羟基，故在水中溶解度小(1:100000)，易溶于氯仿(1:40)。此外，分子中羟基是否形成分子内氢键，也可影响强心苷溶解性。可形成分子内氢键者亲水性弱，反之，亲水性强。

(三) 脱水反应

强心苷用混合强酸(例如 3%～5% HCl)进行酸水解时，苷元往往发生脱水反应。C_{14}、C_5位上的β羟基最易发生脱水。

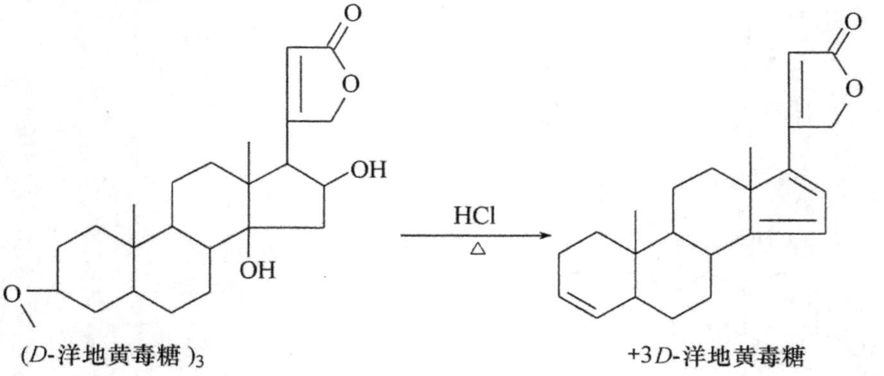

O
O
OH
HCl
△
OH
O
(*D*-洋地黄毒糖)$_3$
+3*D*-洋地黄毒糖

羟基洋地黄毒苷　　　　脱水羟基洋地黄毒苷元

(四) 水解反应

强心苷的苷键可被酸或酶催化水解，分子中的内酯环和其他酯键能被碱水解。水解反应是研究强心苷组成、改造强心苷结构的重要方法，可分为化学方法和生物方法。化学方法主要有酸水解、碱水解；生物方法有酶水解。强心苷的苷键水解难易和水解产物因组成糖的不同而有所差异。

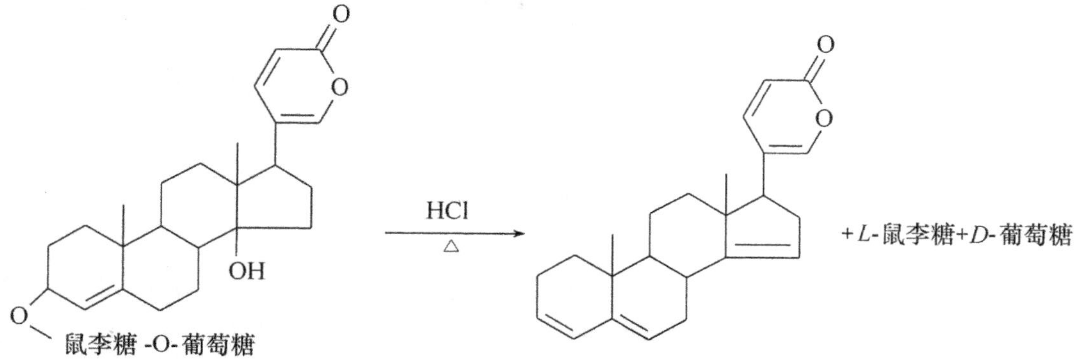

鼠李糖-O-葡萄糖　HCl △　+L-鼠李糖+D-葡萄糖

海葱苷 A　　　　脱水海葱苷元

1．酸水解

(1) 温和酸水解：用稀酸 0.02～0.05mol/L 的盐酸或硫酸，在含水醇中经短时间加热回流，可使Ⅰ型强心苷水解为苷元和糖。因为苷元和 α-去氧糖之间、α-去氧糖与 α-去氧糖之间的糖苷键极易被酸水解，在此条件下即可断裂。而 α-去氧糖与 α-羟基糖、α-羟基糖与 α-羟基糖之间的苷键在此条件下不易断裂，常常得到二糖或三糖。由于此水解条件温和，对苷元的影响较小，不致引起脱水反应，对不稳定的 α-去氧糖亦不致分解。如：

紫花洋地黄苷 A $\xrightarrow{\text{稀酸温和水解}}$ 洋地黄毒苷元 + 2 分子 *D*-洋地黄毒糖 + *D*-洋地黄双糖
(*D*-洋地黄毒糖-*D*-葡萄糖)

此法不宜用于 16 位有甲酰基的洋地黄强心苷类的水解，因 16 位甲酰基即使在这种温和的条件下也能被水解。

(2) 强烈酸水解：Ⅱ型和Ⅲ型强心苷与苷元直接相连的均为 α-羟基糖，由于糖的 2-羟基阻碍了苷键原子的质子化，使水解较为困难，用温和酸水解无法使其水解，必须增高酸的浓度(3%～5%)，延长作用时间或同时加压，才能使 α-羟基糖定量地水解下来，但常引起苷元结构的改变，失去一分子或数分子水形成脱水苷元。

(3) 氯化氢-丙酮法(Mannich 和 Siewert 法)：将强心苷置于含 1%氯化氢的丙酮溶液中，20℃放置两周。因糖分子中 C_2 羟基和 C_3 羟基与丙酮反应，生成丙酮化物，进而水解，可得到原生苷元和糖衍生物。

本法适合于多数Ⅱ型强心苷的水解。但是，多糖苷因极性太大，难溶于丙酮中，则水解反应不易进行或不能进行。此外，也并非所有能溶于丙酮的强心苷都可用此法进行酸水解，例如黄夹次苷乙用此法水解只能得到缩水苷元。

2．酶水解

酶水解有一定的专属性。不同性质的酶，作用于不同性质的苷键。在含强心苷的植物中，有水解葡萄糖的酶，但无水解 α-去氧糖的酶，所以能水解除去分子中的葡萄糖，保留 α-去氧糖而生成次级苷。

含强心苷的植物中均有相应的水解酶共存，故分离强心苷时，常可得到一系列同一苷元的苷类，其区别仅在于 *D*-葡萄糖个数的不同。

此外，其他生物中的水解酶亦能使某些强心苷水解。如蜗牛消化酶，它是一种混合酶，几乎能水解所有苷键，能将强心苷分子中糖链逐步水解，直至获得苷元，常用来研究强心苷的结构。

苷元类型不同,被酶解难易程度也不同。一般来说,乙型强心苷较甲型强心苷易被酶水解。

3. 碱水解

强心苷的苷键不被碱水解。但强心苷分子中的酰基、内酯环会受碱的影响,发生水解或裂解、双键移位、苷元异构化等反应。

四、强心苷的颜色反应

强心苷的颜色反应可由甾体母核、不饱和内酯环和 α-去氧糖产生。因甾体母核的颜色反应在本章第 1 节已经述及,故以下仅介绍另两个结构部分产生的颜色反应。

1. C_{17}位上不饱和内酯环的反应

甲型强心苷在碱性醇溶液中,由于五元不饱和内酯环上的双键移位产生 C_{22}活性亚甲基,能与活性亚甲基试剂作用而显色。这些有色化合物在可见光区常有最大吸收,故亦可用于定量。乙型强心苷在碱性醇溶液中,不能产生活性亚甲基,无此类反应。所以利用此类反应,可区别甲、乙型强心苷。

(1) Legal 反应:又称亚硝酰铁氰化钠试剂反应。取样品 1～2mg,溶于吡啶 2～3 滴中,加 3%亚硝酰铁氰化钠溶液和 2mol/L 氢氧化钠溶液各 1 滴,反应液呈深红色并渐渐退去。

(2) Raymond 反应:又称间二硝基苯试剂反应。取样品约 1mg,以少量 50%乙醇溶解后加入间二硝基苯乙醇溶液 0.1ml,摇匀后再加入 20%氢氧化钠 0.2ml,呈紫红色。

(3) Kedde 反应:又称 3,5-二硝基苯甲酸试剂反应。取样品的甲醇或乙醇溶液于试管中,加入 3,5-二硝基苯甲酸试剂(A 液:2%3,5-二硝基苯甲酸甲醇或乙醇溶液;B 液:2mol/L 氢氧化钾溶液,用前等量混合)3～4 滴,产生红色或紫红色。本试剂可用于强心苷纸色谱和薄层色谱显色剂,喷雾后显紫红色,几分钟后退色。

(4) Baljet 反应:又称碱性苦味酸试剂反应。取样品的甲醇或乙醇溶液于试管中,加入碱性苦味酸试剂(A 液:1%苦味酸乙醇溶液;B 液:5%氢氧化钠水溶液,用前等量混合)数滴,呈现橙色或橙红色。此反应有时发生较慢,放置 15 分钟以后才能显色。

2. α-去氧糖反应

(1) Keller-Kiliani(K-K)反应:取样品 1mg,用冰乙酸 5ml 溶解,加 20%三氯化铁水溶液 1 滴,混匀后倾斜试管,沿管壁缓慢加入浓硫酸 5ml,观察界面和乙酸层的颜色变化。如有 α-去氧糖,乙酸层显蓝色。界面的呈色,由于是浓硫酸对苷元所起的作用逐渐向下层扩散,其显色随苷元羟基、双键的位置和数目不同而异,可显红色、绿色、黄色等,但久置后因炭化作用,均转为暗色。

此反应只对游离的 α-去氧糖或 α-去氧糖与苷元连接的苷显色,对 α-去氧糖和葡萄糖或其他羟基糖连接的二糖、三糖及乙酰化的 α-去氧糖不显色。故此反应阳性可肯定 α-去氧糖的存在,但对此反应不显色的有时未必具有完全的否定意义。

(2) 呫吨氢醇(xanthydrol)反应:取样品少许,加呫吨氢醇试剂(呫吨氢醇 10mg 溶于冰乙酸 100ml 中,加入浓硫酸 1ml)1 ml,置水浴上加热 3 分钟,只要分子中有 α-去氧糖即显红色。此反应极为灵敏,分子中的 α-去氧糖可定量地发生反应,故还可用于定量分析。

(3) 对-二甲氨基苯甲醛反应:将样品的醇溶液点于滤纸上,喷对-二甲氨基苯甲醛试剂(1%对二甲氨基苯甲醛的乙醇溶液 4ml,加浓盐酸 1ml),于 90℃加热 30 秒,分子中若有 α-去氧糖可显灰红色斑点。

(4) 过碘酸-对硝基苯胺反应：将样品的醇溶液点于滤纸或薄层板上，先喷过碘酸钠水溶液(过碘酸钠的饱和水溶液 5ml，加蒸馏水 10ml 稀释)，于室温放置 10 分钟，再喷对硝基苯胺试液(1%对硝基苯胺的乙醇溶液 4ml，加浓盐酸 1ml 混匀)，则迅速在灰黄色背底上出现深黄色斑点，置紫外灯下观察则为棕色背底上出现黄色荧光斑点。再喷以 5%氢氧化钠甲醇溶液，则斑点转为绿色。

五、强心苷的提取与分离

从中药中分离提纯强心苷是比较复杂与困难的，因为它在植物中的含量一般都比较低(1%以下)；同一植物又常含几个甚至几十个结构相似、性质相近的强心苷，且常与糖类、皂苷、色素、鞣质等共存，这些成分往往能影响或改变强心苷在许多溶剂中的溶解度；多数强心苷是多糖苷，受植物中酶、酸的影响可生成次生苷，与原生苷共存，从而增加了成分的复杂性，也增加了提取分离工作的难度。

由于强心苷易受酸、碱和酶的作用，发生水解、脱水及异构化等反应，因此，在提取分离过程中要特别注意这些因素的影响或应用。在研究或生产中，当以提取分离原生苷为目的时，首先要注意抑制酶的活性，防止酶解，原料要新鲜，采收后尽快干燥，最好在 50～60℃ 通风快速烘干或晒干，保存期间要注意防潮，控制含水量，提取时要避免酸碱的影响；当以提取次生苷为目的时，要注意利用上述的影响因素，采取诸如发酵以促进酶解，部分酸、碱水解等适当方法，以提高目标提取物的产量。

1. 强心苷的提取

强心苷的原生苷和次生苷，在溶解性上有亲水性、弱亲脂性、亲脂性之分，但均能溶于甲醇、乙醇中。一般常用甲醇或 70%～80%乙醇溶液作溶剂，提取效率高，且能使酶失去活性。

原料为种子或含脂类杂质较多时，需用石油醚或汽油脱脂后提取；原料为含叶绿素较多的叶或全草时，可用稀碱液皂化法或将醇提液浓缩，保留适量浓度的醇，放置，使叶绿素等脂溶性杂质成胶状沉淀析出，滤过除去。强心苷稀醇提取液经活性炭吸附也可除去叶绿素等脂溶性杂质。用氧化铝柱或聚酰胺柱吸附，可除去糖、水溶性色素、鞣质、皂苷、酸性及酚性物质。但应注意，强心苷亦有可能被吸附而损失。

经初步除杂质后的强心苷浓缩液，可用氯仿和不同比例的氯仿-甲醇(乙醇)溶液依次萃取，将强心苷按极性大小划分为亲脂性、弱亲脂性等几个部分，供进一步分离。

2. 强心苷的分离

分离混合强心苷，常采用溶剂萃取法、逆流分溶法和色谱分离法。对含量较高的组分，可用适当的溶剂，反复结晶得到单体。但一般需用多种方法配合使用。两相溶剂萃取法和逆流分溶法均是利用强心苷在两相溶剂中分配系数的差异而达到分离目的。如毛花洋地黄苷甲、乙、丙的分离，详见本节研究实例部分有关内容。

分离亲脂性单糖苷、次生苷和苷元，一般选用吸附色谱，常以中性氧化铝、硅胶为吸附剂，用正己烷-乙酸乙酯、苯、丙酮、氯仿-甲醇、乙酸乙酯-甲醇等作洗脱剂。对弱亲脂性的成分宜选用分配色谱，可用硅胶、硅藻土、纤维素为支持剂，以乙酸乙酯-甲醇-水、氯仿-甲醇-水作洗脱剂。

六、强心苷的检识

1．理化检识

强心苷的理化鉴别主要是利用强心苷分子结构中甾体母核、不饱和内酯环、α-去氧糖的颜色反应。常用的反应有 Liebermann-Burchard 反应、Keller-Killiani 反应、呫吨氢醇反应、Legal 反应和 Kedde 反应等。

如果样品的显色反应表明有甾体母核和 α-去氧糖，则基本可判定样品含强心苷类成分。若进一步试验，其 Legal 反应或 Kedde 反应等亦呈阳性，则表明样品所含成分可能属于甲型强心苷类，反之，则可能是乙型强心苷类。

2．色谱检识

色谱法是检识强心苷的一种重要手段，主要有纸色谱、薄层色谱等。

(1) 纸色谱：一般对亲脂性较强的强心苷及苷元，多将滤纸预先以甲酰胺或丙二醇浸渍数分钟作为固定相，以苯或甲苯(用甲酰胺饱和)为移动相，便可达到满意的分离效果。如果强心苷的亲脂性较弱，可改为极性较大的溶剂，如二甲苯和丁酮的混合液，或氯仿、苯和乙醇的混合液、氯仿-四氢呋喃-甲酰胺(50∶50∶6.5)、丁酮-二甲苯-甲酰胺(50∶50∶4)等溶剂系统作为移动相。对亲水性较强的强心苷，宜用水浸透滤纸作固定相，以水饱和的丁酮或乙醇-甲苯-水(4∶6∶1)、氯仿-甲醇-水(10∶2∶5；10∶4∶5；10∶8∶5)作移动相，展开效果较好。

一般色谱滤纸不预先用固定相处理，也能适用于强心苷类的分离。常用的溶剂系统为氯仿、乙酸乙酯、苯、甲苯等有机溶剂与水组成的混合溶剂，因水在这些溶剂中的溶解度较小，可加入适量的乙醇以增加溶剂系统的含水量，便于适应亲脂性较弱的强心苷类的分离。

(2) 薄层色谱：强心苷的薄层色谱有吸附薄层色谱和分配薄层色谱，应用上各具特点。

在吸附薄层色谱上，由于强心苷分子中含有较多的极性基团，尤其是多糖苷，对氧化铝产生较强的吸附作用，分离效果较差。因此常用硅胶作吸附剂，以氯仿-甲醇-冰乙酸(85∶13∶2)、二氯甲烷-甲醇-甲酰胺(80∶19∶1)、乙酸乙酯-甲醇-水(8∶5∶5)等溶剂系统作展开剂。也可用反相硅胶薄层色谱分离强心苷类化合物，常用的溶剂展开系统有甲醇-水、氯仿-甲醇-水等。对于极性较弱的苷元及一些单糖苷，亦可采用氧化铝、氧化镁、硅酸镁作吸附剂，以乙醚或氯仿-甲醇(99∶1)等作展开剂。

分配薄层对分离强心苷的效果较吸附薄层更好，所得斑点集中，承载分离的样品量较大。常用硅藻土、纤维素作支持剂，以甲酰胺、二甲基甲酰胺、乙二醇等作固定相，氯仿-丙酮(4∶1)、氯仿-正丁醇(19∶1)等溶剂系统作展开剂，分离极性较强的强心苷类化合物。

常用显色剂：① 2% 3,5-二硝基苯甲酸乙醇溶液与 2mol/L 氢氧化钾溶液等体积混合，喷后强心苷显红色，几分钟后退色。②1%苦味酸水溶液与 10%氢氧化钠水溶液(95∶5)，喷后于 90～100℃烘 4～5 分钟，强心苷呈橙红色。③2%三氯化锑氯仿溶液，喷后于 100℃烘 5 分钟，各种强心苷及苷元显不同的颜色。

七、含强心苷的中药实例——毛花洋地黄

毛花洋地黄(*Digitais lanata*)是玄参科植物，在临床应用已有百年历史，至今仍是治疗心力衰竭的有效药物，其叶富含强心苷类化合物，达 30 余种，多为次生苷。属于原生苷的有毛花洋地黄苷甲、乙、丙、丁和戊(lanatoside A、B、C、D、E)，以苷甲和苷丙的含量较高。此外，还含叶

绿素、树脂、皂苷、蛋白质、水溶性色素、糖类等杂质和可水解原生苷的酶。

毛花洋地黄是制备强心药西地蓝(cedilanid-D)(又称去乙酰毛花洋地黄苷丙)和地高辛(digoxin)(又称异羟基洋地黄毒苷)的主要原料。

(1) 主要化学成分及结构(图 10-1):

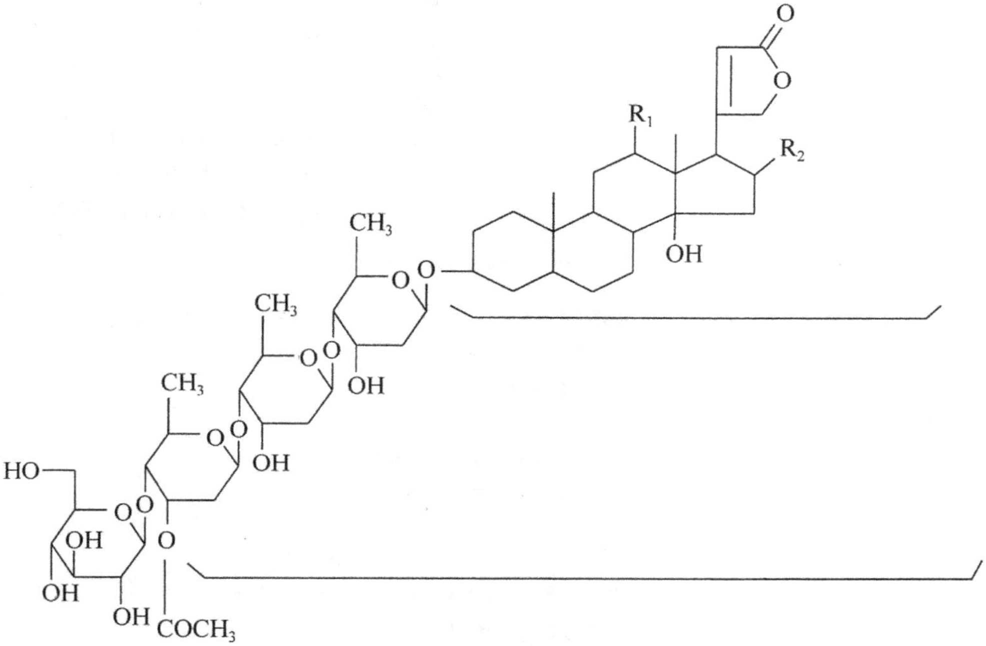

	R_1	R_2
洋地黄毒苷元	H	H
羟基洋地黄毒苷元	H	OH
异羟基洋地黄毒苷元	OH	H
双羟基洋地黄毒苷元	OH	OH
吉它洛苷元	H	-OOCH

	R_1	R_2
洋地黄毒苷	H	H
羟基洋地黄毒苷	H	OH
异羟基洋地黄毒苷	OH	H
双羟基洋地黄毒苷	OH	OH
吉它洛苷	H	-OOCH

	R_1	R_2
毛花洋地黄苷甲	H	H
毛花洋地黄苷乙	H	OH
毛花洋地黄苷丙	OH	H
毛花洋地黄苷丁	OH	OH
毛花洋地黄苷戊	H	-OOCH

图 10-1　毛花洋地黄主要化学成分及结构

(2) 西地蓝的制取:西地蓝为无色晶体,*mp* 256～268℃(分解),$[\alpha]_D^{20}+12.2°$(75%乙醇溶

液）。能溶于水（1∶500）、甲醇（1∶200）或乙醇（1∶2500），微溶于氯仿，几不溶于乙醚。医药用西地蓝是毛花洋地黄苷丙的去乙酰化物。

（1）提取总苷（图 10-2）：

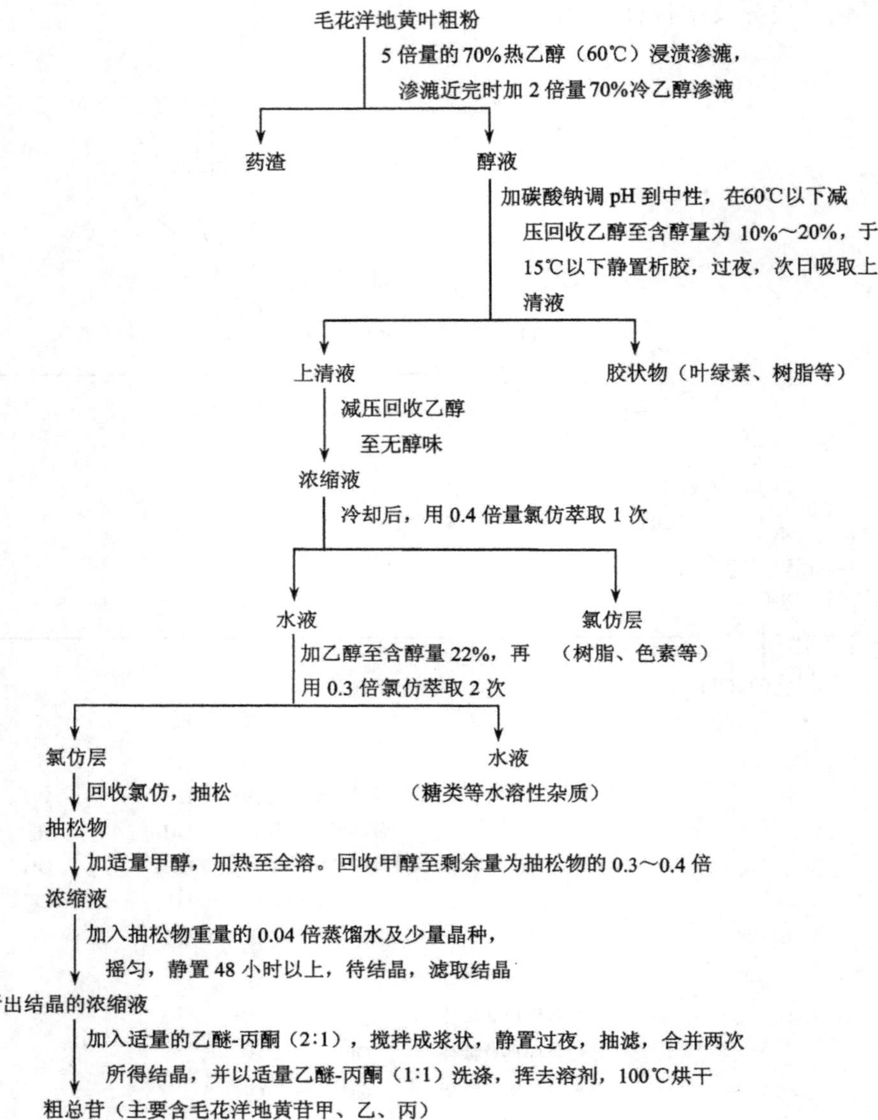

图 10-2　总苷提取流程

（2）分离苷丙：粗总苷中所含毛花洋地黄苷甲、乙、丙的苷元由于羟基的数目和位置不同，使得它们的极性和溶解度亦有差别。其极性大小顺序为苷丙＞苷乙＞苷甲，在水中化合物溶解度情况见表 10-2。

表 10-2　毛花洋地黄苷甲、乙、丙的溶解度

化合物	水	甲醇	乙醇	氯仿
毛花洋地黄苷甲	不溶(1:16000)	1:20	1:40	1:125
毛花洋地黄苷乙	几乎不溶	1:20	1:40	1:550
毛花洋地黄苷丙	不溶(1:18500)	1:20	1:45	1:1750

分离毛花洋地黄苷丙常采用粗总苷-甲醇-氯仿-水(1:100:500:500)的混合溶剂系统进行。极性小的化合物在非极性溶剂(氯仿)中含量多，极性大者在极性溶剂(稀甲醇)中含量多，据此可使毛花洋地黄苷甲、乙、丙分离(图 10-3)。

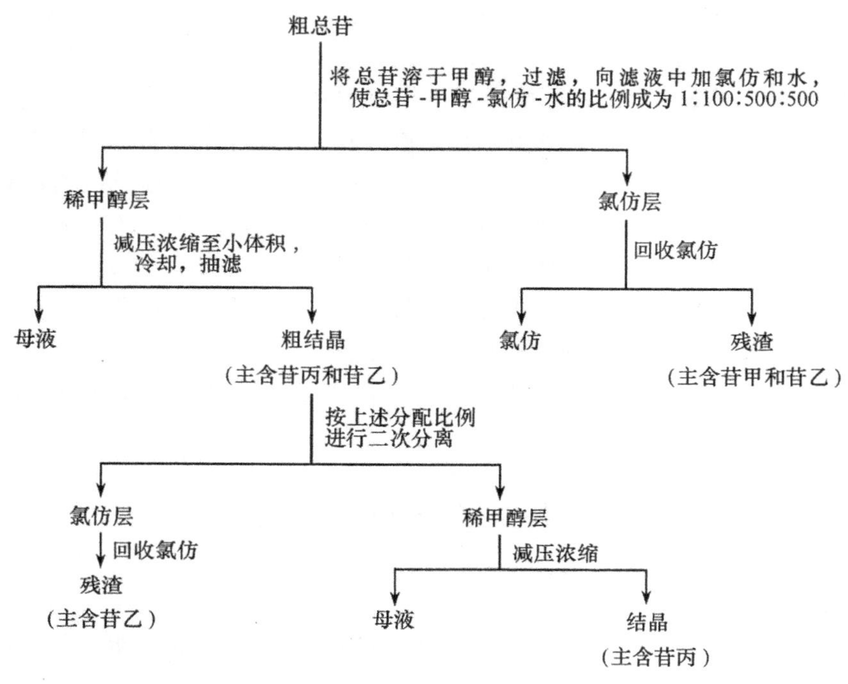

图 10-3　毛花洋地黄苷丙分离流程

(3) 去乙酰基：毛花洋地黄苷丙去乙酰基，常采用氢氧化钙或碳酸钾。按苷丙-甲醇-氢氧化钙-水以 1g:33ml:50～70mg:33ml 的配比，先将苷丙溶于甲醇中，氢氧化钙溶于水中，分别滤清，再混合均匀，静置过夜。监测水解液 pH，一般应使其稍显碱性。水解完毕，以 1% 的盐酸调至中性。滤过，滤液减压浓缩至约 20% 的体积，放置过夜，滤集沉淀或结晶，以 150 倍甲醇重结晶即得西地蓝纯品。

第 3 节　甾体皂苷

一、概　　述

甾体皂苷(steroidal saponins)是一类由螺甾烷(spirostane)类化合物与糖结合而成的甾体苷

类，其水溶液经振摇后多能产生大量肥皂水溶液样的泡沫，故称为甾体皂苷。

甾体皂苷类在植物中分布广泛，但在双子叶植物中较少，主要分布在单子叶植物中，大多存在于百合科、薯蓣科、石蒜科和龙舌兰科，菠萝科、棕榈科、茄科、玄参科、菝葜科、豆科、姜科、延龄草科等植物中也有存在。中药麦冬、薤白、重楼、百合、玉竹、知母、白毛藤等富含甾体皂苷。此外，由多种海洋生物和动物体内亦分离到一系列结构特殊的甾体皂苷。

由于甾体皂苷元是合成甾体避孕药和激素类药物的原料，国内外学者于 20 世纪 60 年代在寻找该类药物资源和改进工艺等方面做了大量工作。进入 20 世纪 80 年代后，随着分离技术、结构研究手段的飞速发展，促使极性较大、糖链较长的皂苷研究有了突破性进展。进入 20 世纪 90 年代，随着甾体皂苷化学的发展，许多新的生物活性物质逐渐被发现，特别是防治心脑血管疾病、抗肿瘤、降血糖和免疫调节等作用引起了国际上的广泛关注，一些新的皂苷类药物开始进入临床使用，并取得满意的结果。如从黄山药（*Dioscorea panthaica*）植物中提取的甾体皂苷制成的地奥心血康胶囊，对冠心病心绞痛发作疗效很好。心脑舒通为蒺藜（*Tribulus terres tris*）果实中提取的总皂苷制剂，临床用于心脑血管疾病的防治，具有扩冠、改善冠脉循环作用，对缓解心绞痛、改善心肌缺血有较好疗效。甾体皂苷还具有降血糖、降胆固醇、抗菌、杀灭钉螺及细胞毒等活性。如欧铃兰次皂苷有显著的抗真菌作用，对细菌也有抑制作用；蜘蛛抱蛋皂苷具有较强的杀螺活性；由作为云南白药原料的重楼（*Paris polyphylla*）中分得两个有细胞毒活性的化合物，称皂苷Ⅰ和皂苷Ⅳ，对 P_{388}、L-1210、KB 细胞均有抑制作用。还有研究表明，大蒜中的甾体皂苷是其降血脂和抗血栓作用的活性成分。

甾体皂苷具有的表面活性和溶血作用与三萜皂苷相似，但 F 环开裂的皂苷不具溶血性，也无抗菌活性。

二、甾体皂苷的结构与分类

1. 甾体皂苷的结构特征

甾体皂苷由甾体皂苷元与糖缩合而成。甾体皂苷元由 27 个碳原子组成，其基本碳架是螺甾烷的衍生物。

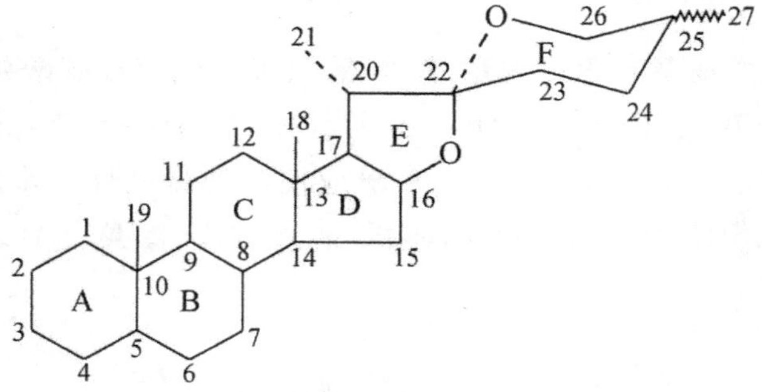

(1) 甾体皂苷元结构中含有六个环，除甾体母核 A、B、C 和 D 四个环外，E 环和 F 环以螺缩酮（spiroketal）形式相连接，构成螺旋甾烷结构。

(2) 一般 A/B 环有顺、反两种稠合方式，B/C 和 C/D 环均为反式稠合。

(3) E 环和 F 环中有 C_{20}、C_{22}和 C_{25}三个手性碳原子。其中，20 位上的甲基均处于 E 环的平面后，属于 α 型（$20\alpha_E$ 或 $20\beta_F$），故 C_{20} 的绝对构型为 S 型。22 位上的含氧侧链处于 F 环的后面，亦属 α 型（$22\alpha_F$），所以 C_{22} 的绝对构型为 R 型。C_{25} 的绝对构型依其上的甲基取向的不同可能有两种构型，当 25 位上的甲基位于 F 环平面上处于直立键时，为 β 取向（$25\beta_F$），其 C_{25} 的绝对构型为 S 型，又称 L 型或 neo 型，为螺旋甾烷；当 25 位上的甲基位于 F 环平面下处于平伏键时，为 α 取向（$25\alpha_F$），所以其 C_{25} 的绝对构型为 R 型，又称 D 型或 iso 型，为异螺旋甾烷。螺旋甾烷和异螺旋甾烷互为异构体，它们的衍生物常共存于植物体中，由于 25R 型较 25S 型稳定，因此，25S 型易转化成为 25R 型。

（4）皂苷元分子中常多含有羟基，大多在 C_3 位上连有羟基，且多为 β 取向。除 C_9 和季碳外，其他位置上也可能有羟基取代，有 β 取向，也有 α 取向。一些甾体皂苷分子中还含有羰基和双键，羰基大多在 C_{12} 位，是合成肾上腺皮质激素所需的结构条件；双键多在 Δ^5 和 $\Delta^{9(11)}$ 位，少数在 $\Delta^{25(27)}$ 位。

（5）组成甾体皂苷的糖以 *D*-葡萄糖、*D*-半乳糖、*D*-木糖、*L*-鼠李糖和 *L*-阿拉伯糖较为常见，此外，也可见到夫糖和加拿大麻糖。在海星皂苷中还可见到 6-去氧葡萄糖和 6-去氧半乳糖。糖基多与苷元的 C_3-OH 成苷，也有在其他位如 C_1、C_{26} 位置上成苷。寡糖链可能为直链或分枝链。皂苷元与糖可能形成单糖链皂苷或双糖链皂苷。

（6）甾体皂苷分子结构中不含羧基，呈中性，故又称中性皂苷。

2. 甾体皂苷的结构类型

按螺甾烷结构中 C_{25} 的构型和 F 环的环合状态，将其分为四种类型。

（1）螺甾烷醇（spirostanol）型：由螺甾烷衍生的皂苷为螺甾烷醇型皂苷。如从中药知母（*Anemarrhena asphodeloides*）中分得的知母皂苷 A-Ⅲ（timosaponin A-Ⅲ），其皂苷元是菝葜皂苷元（sarsasapogenin），化学名为 5β，$20\beta_F$，$22\alpha_F$，$25\beta_F$ 螺旋甾-3β-醇，简称螺旋甾-3β-醇。

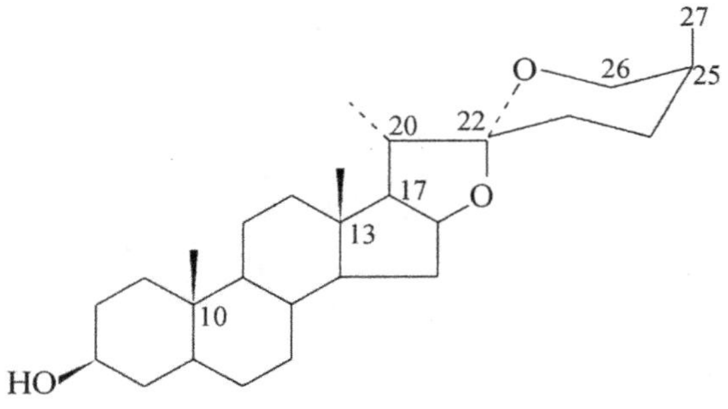

螺甾烷醇

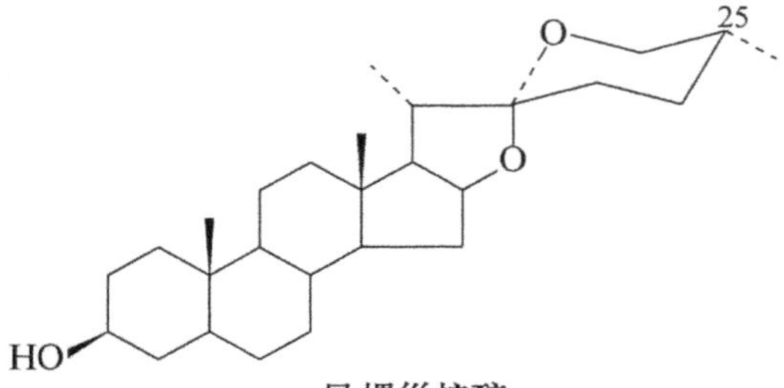

异螺甾烷醇

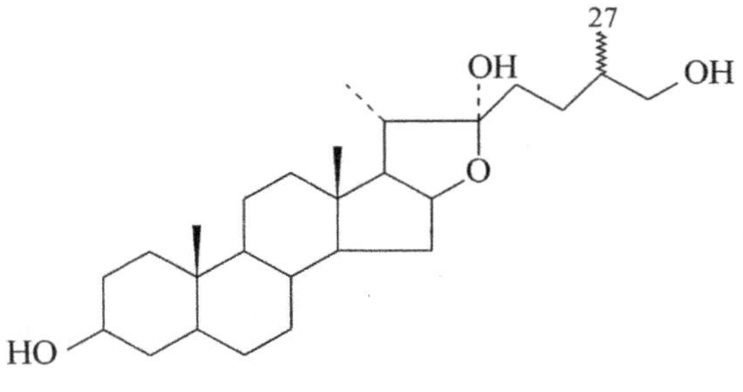

呋甾烷醇

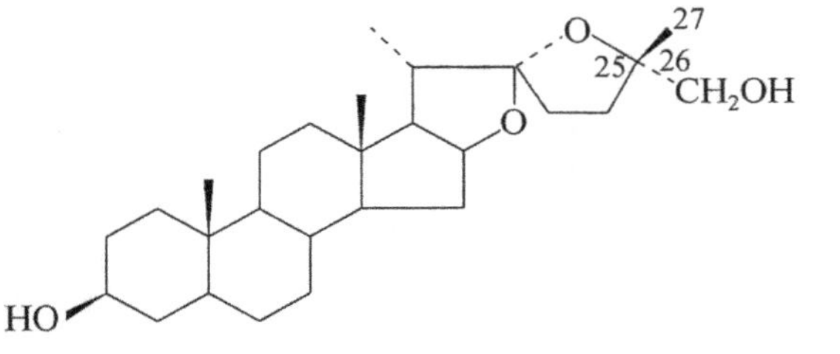

变形螺甾烷醇

(2) 异螺甾烷醇(isospirostanol)型:由异螺甾烷衍生的皂苷为异螺甾烷醇型皂苷。如从薯蓣科薯蓣属植物根茎中分得的薯蓣皂苷(dioscin),其水解产物为薯蓣皂苷元(diosgenin),化学名为 Δ^5-20β_F,22α_F,25α_F 螺旋甾烯-3β-醇,简称 Δ^5-异螺旋甾烯-3β-醇,是合成甾体激素类药物和甾体避孕药的重要原料。

(3) 呋甾烷醇(furostanol)型:由 F 环裂环而衍生的皂苷称为呋甾烷醇型皂苷。呋甾烷醇型皂苷中除 C_3 位或其他位可以成苷外,C_{26}-OH 上多与葡萄糖成苷,但其苷键易被酶解。在 C_{26}位上的糖链被水解下来的同时,F 环也随之环合,成为具有相应螺甾烷或异螺甾烷侧链的单糖链皂苷。例如菝葜(*Smilax aristolochiaefolia*)根中的菝葜皂苷(parillin),属于螺甾烷醇型的单糖链皂苷。与菝葜皂苷伴存的原菝葜皂苷(sarsaparilloside),是 F 环开裂的呋甾烷醇型双糖链皂苷,易被 β-葡萄糖苷酶酶解,失去 C_{26}位上的葡萄糖,同时 F 环重新环合,转为具有螺甾烷侧链的菝葜皂苷。

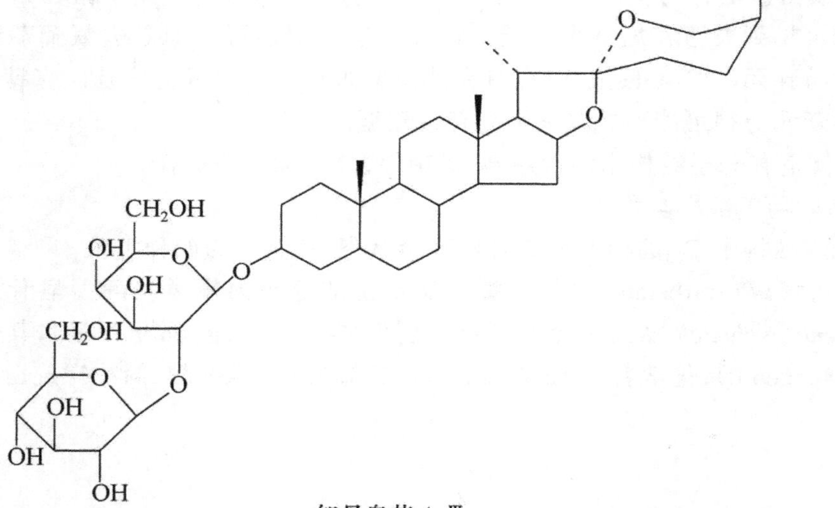

知母皂苷 A-Ⅲ

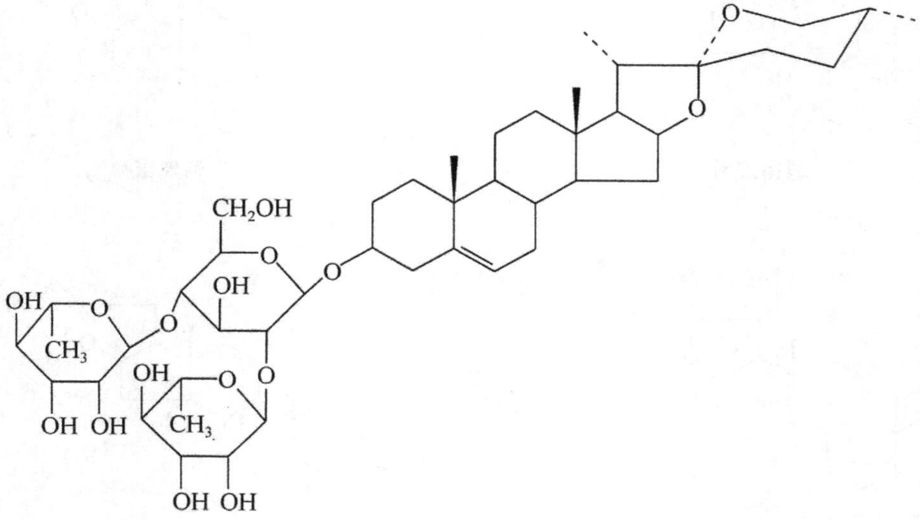

薯蓣皂苷

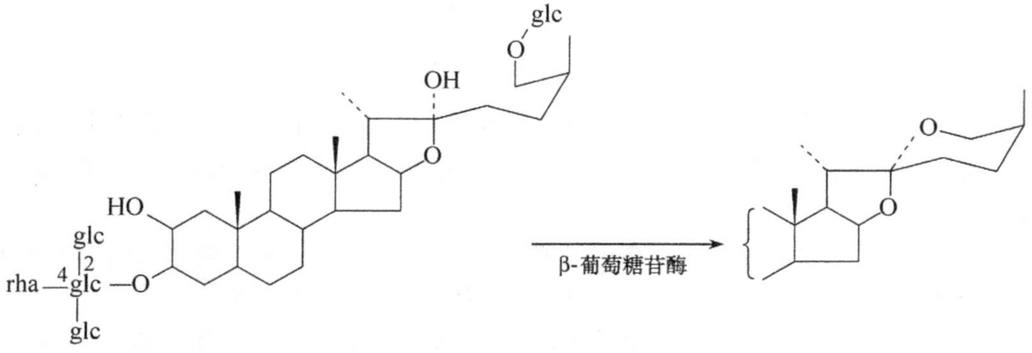

原菝葜皂苷　　　　菝葜皂苷

(4) 变形螺甾烷醇(pseudo-spirostanol)型：由 F 环为呋喃环的螺甾烷衍生的皂苷为变形螺甾烷醇型皂苷。天然产物中这类皂苷较少。其 C_{26}-OH 为伯醇基，均与葡萄糖成苷。

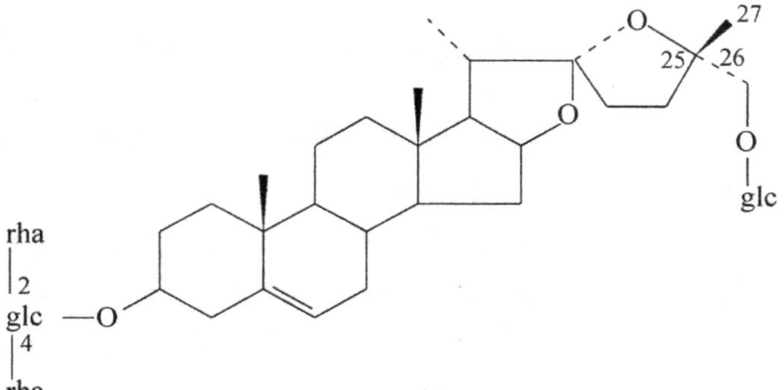

Aculeatiside

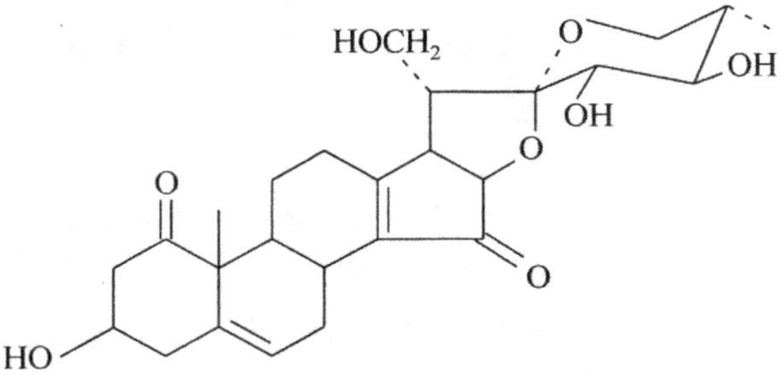

1-dehydrotrillenogenin

近 10 年来，随着甾体类化学研究的不断发展，发现了一批结构新颖的甾体皂苷，其苷元的结构骨架也已超出了传统的概念，例如 1-dehydrotrillenogenin 为 18-去甲异螺甾烷醇的衍生物。

三、甾体皂苷的理化性质

1. 性状

甾体皂苷大多为无色或白色无定形粉末，不易结晶，而甾体皂苷元多有较好的结晶形状。

它们的熔点都较高，苷元的熔点常随羟基数目增加而升高。甾体皂苷和苷元均具有旋光性，且多为左旋。

2. 溶解性

甾体皂苷一般可溶于水，易溶于热水、稀醇，难溶于丙酮，几不溶于或难溶于石油醚、苯、乙醚等亲脂性溶剂。甾体皂苷元则难溶或不溶于水，易溶于甲醇、乙醇、氯仿、乙醚等有机溶剂。

3. 沉淀反应

甾体皂苷的乙醇溶液可与甾醇（常用胆甾醇）形成难溶的分子复合物而沉淀。生成的分子复合物用乙醚回流提取时，胆甾醇可溶于醚，而皂苷不溶。故可利用此性质进行分离精制和定性检查。除胆甾醇外，皂苷可与其他含有 C_3 位 β-OH 的甾醇结合生成难溶性分子复合物，而 C_3-OH 为 α 构型，或者是当 C_3-OH 被酰化或者生成苷键时，皂苷则不能与其生成难溶性的分子复合物。而且，与 A/B 环为反式相连或具有 Δ^5 结构的甾醇形成的分子复合物溶度积最小。因此，此沉淀反应还可用于判断、分离甾体化合物中的 C_3 差向异构体和 A/B 环顺反异构体。

甾体皂苷还可与碱式醋酸铅或氢氧化钡等碱性盐类生成沉淀。

4. 颜色反应

甾体皂苷在无水条件下，遇某些酸类亦可产生与三萜皂苷相似的显色反应。只是甾体皂苷在进行 Liebermann-Burchard 反应时，其颜色变化最后出现绿色，三萜皂苷最后出现红色；在进行 Rosen-Heimer 反应时，三萜皂苷加热到 100℃ 才能显色，而甾体皂苷加热至 60℃ 即发生颜色变化。由此可区别三萜皂苷和甾体皂苷。

在甾体皂苷中，F 环裂解的双糖链皂苷与盐酸二甲氨基苯甲醛试剂（Ehrlich 试剂，简称 E 试剂）能显红色，对茴香醛（anisaldehyde）试剂（简称 A 试剂）则显黄色，而 F 环闭环的单糖链皂苷只对 A 试剂显黄色，对 E 试剂不显色。以此可区别两类甾体皂苷。

四、甾体皂苷的提取与分离

甾体皂苷的提取分离方法基本与三萜皂苷相似，只是甾体皂苷一般不含羧基，呈中性，亲水性相对较弱，在提取分离时应加以注意。

1. 甾体皂苷的提取

提取皂苷多利用皂苷的溶解性，采用溶剂法提取。主要使用甲醇或稀乙醇作溶剂，提取液回收溶剂后，用丙酮、乙醚沉淀或加水后用水饱和正丁醇萃取，或用大孔树脂处理等方法，得到粗皂苷。

提取皂苷元可根据其难溶或不溶于水，易溶于有机溶剂的性质，以有机溶剂进行提取。此外，实验室中常自原料中先提取粗皂苷，将粗皂苷加酸加热水解，然后用苯、氯仿等有机溶剂自水解液中提取皂苷元。工业生产常将植物原料直接在酸性溶液中加热水解，水解物水洗干燥后，再用有机溶剂提取。

2. 甾体皂苷的分离

分离混合甾体皂苷的方法与三萜皂苷相似，常采用溶剂沉淀法（乙醚、丙酮）、胆甾醇沉淀法、吉拉尔试剂法（含羰基的甾体皂苷元）、硅胶柱色谱法（洗脱剂多采用 $CHCl_3$-MeOH-H_2O 系统）、大孔吸附树脂柱色谱、葡聚糖凝胶 sephadex LH-20 柱色谱及液滴逆流色谱（DCCC）等方法进行分离。有时对正丁醇部位极性较大的皂苷成分在上述分离的基础上，尚需用反相中低压 lobar 柱色谱、反相制备 HPLC 或制备 TLC 等手段分离。

五、甾体皂苷的检识

1. 理化检识

甾体皂苷的理化检识方法与三萜皂苷相似，主要是利用皂苷的理化性质，如显色反应、泡沫试验、溶血试验等。常用的显色反应有 Liebermann-Burchard 反应、Salkowski 反应、Rosen-heimer 反应、五氯化锑反应、茴香醛-硫酸和盐酸-对二甲胺基苯甲醛反应。其中 Liebermann-Burchard 反应和 Rosen-Heimer 反应可用于区别三萜皂苷和甾体皂苷；茴香醛-硫酸和盐酸-对二甲胺基苯甲醛反应可用于区别螺甾烷类和 F 环开环的呋甾烷类甾体皂苷。

2. 色谱检识

甾体皂苷的色谱检识可采用吸附薄层色谱和分配薄层色谱。常用硅胶作吸附剂或支持剂，用中性溶剂系统展开。亲水性强的皂苷，用分配色谱效果较好。若采用吸附薄层色谱，常用的展开剂有氯仿-甲醇-水(65:35:10，下层)、正丁醇-醋酸-水(4:1:5，上层)等；亲脂性皂苷和皂苷元，用苯-甲醇、氯仿-甲醇、氯仿-苯等。

薄层色谱常用的显色剂有三氯醋酸、10%浓硫酸乙醇液、磷钼酸和五氯化锑等，喷雾后加热，不同的皂苷和皂苷元显不同的颜色。

六、含甾体皂苷的中药实例——麦冬

中药麦冬为百合科植物麦冬(*Ophiopogon japonicus*)的干燥块根。味甘、微苦，性微寒。具有养阴生津，润肺清心之功效，用于肺燥干咳，虚痨咳嗽，津伤口渴，心烦失眠，内热消渴，肠燥便秘等。近代临床及药理研究表明，麦冬能提高动物的耐缺氧能力，改善冠脉微循环，具抗心律失常、降低血糖、提高机体免疫功能等作用。

麦冬的主要有效成分为皂苷、多糖和黄酮类化合物。从不同来源的麦冬中已分得 40 多种甾体皂苷，如麦冬皂苷 B、C、D、E、F、G(glycoside B、C、D、E、F、G)。其皂苷元有鲁斯考皂苷元(ruscogenin)、薯蓣皂苷元等，皂苷 D、F 和 G 为呋甾烷醇型甾体皂苷。皂苷中的糖主要有夫糖、鼠李糖、木糖、阿拉伯糖及葡萄糖等，这些糖中有的具有磺酸基取代。成苷位置有 C_1、C_3 及 C_{26}位。

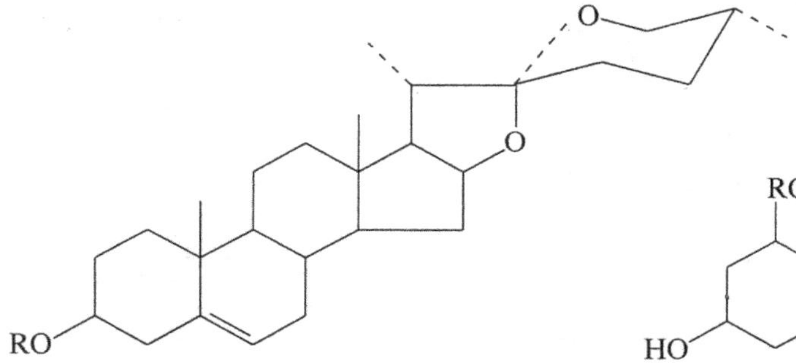

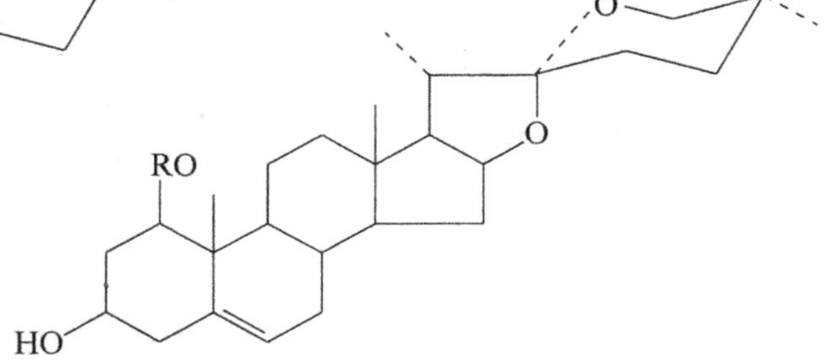

RO　O　O

HO　RO　O　O

R=

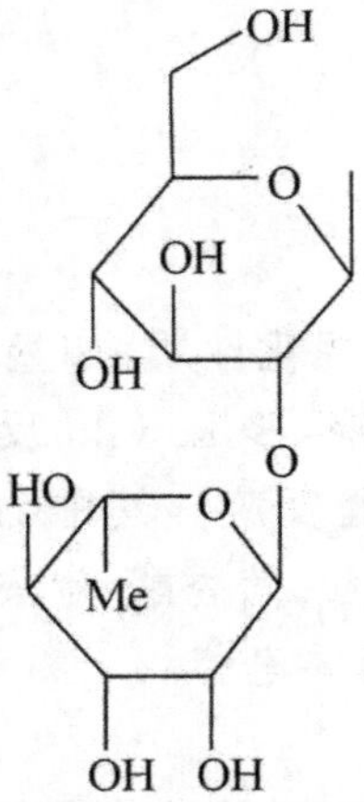

glycoside B

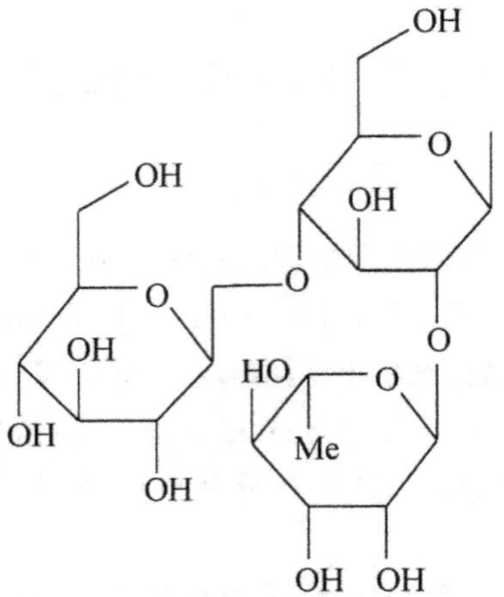

glycoside C

R=

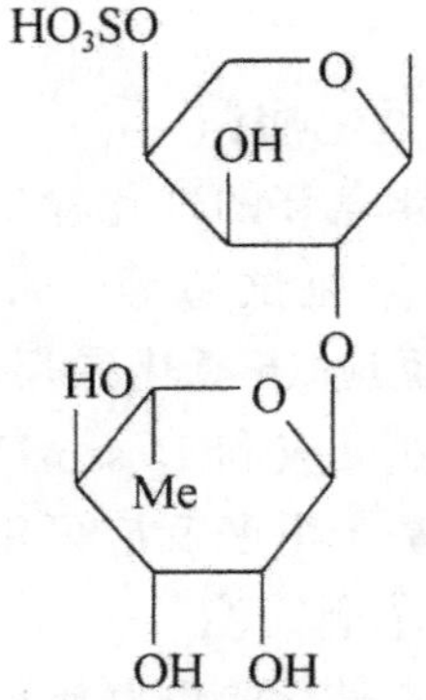

glycoside E

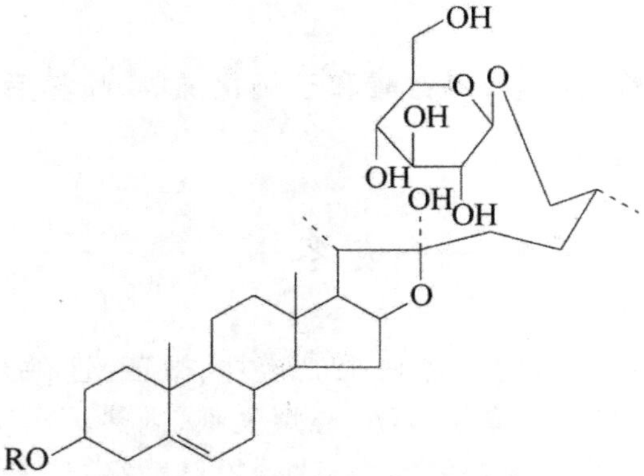

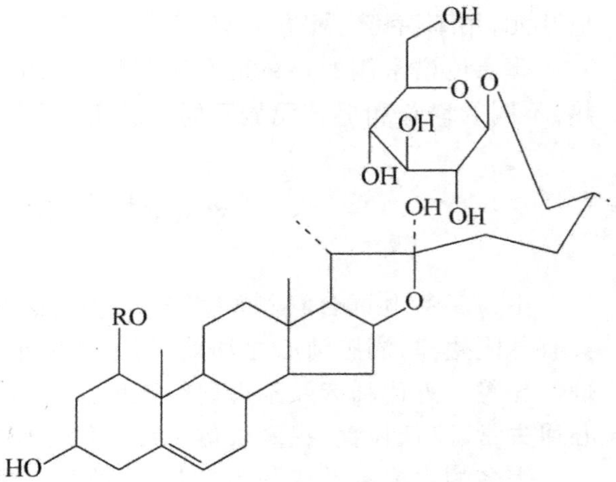

R=

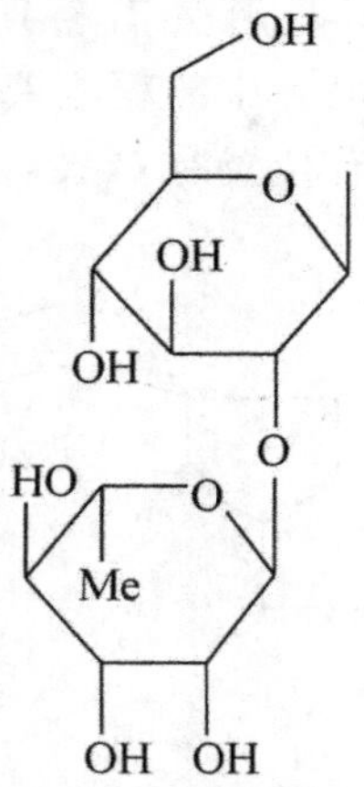

glycoside D

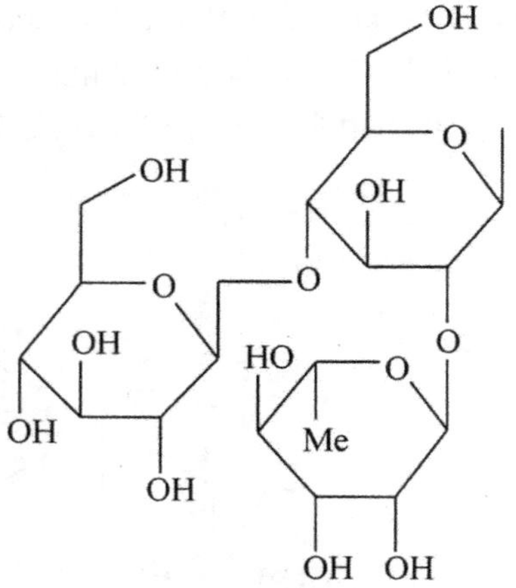

glycoside F

R=

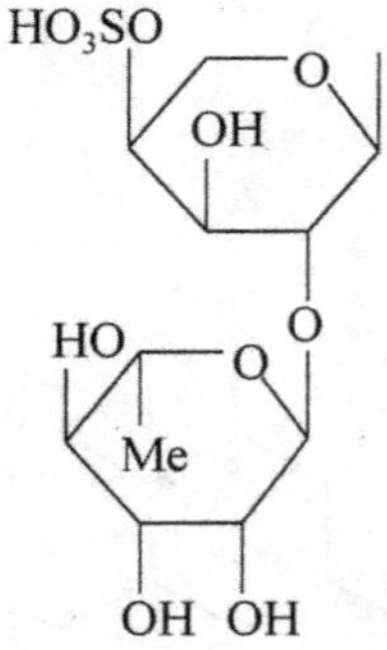

glycoside G

由于麦冬中含多种甾体皂苷，其结构相似，水溶性较强，提取分离较为困难。文献报道多采用醇类溶剂提取，回收溶剂后，用正丁醇萃取得粗总皂苷，再运用微晶纤维素、离子交换树脂、葡聚糖凝胶和硅胶柱色谱等方法，分离得到多个麦冬皂苷（图 10-4）。

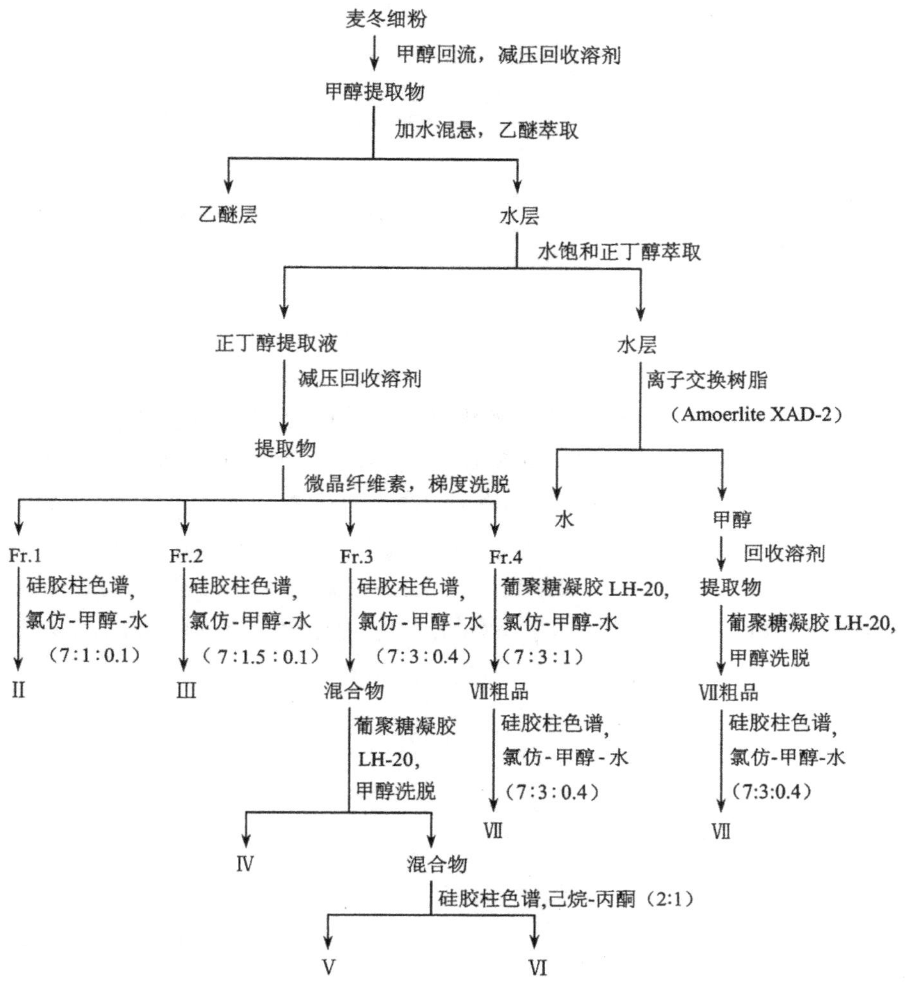

图 10-4　麦冬皂苷提取分离流程

分离得到的化合物Ⅱ、Ⅲ、Ⅳ、Ⅴ、Ⅵ、Ⅶ，经结构鉴定分别为 glycoside B、C、D、E、F、G。

第 4 节　C_{21}甾体化合物

一、概　　述

C_{21}甾（C_{21}-steroides）是一类含有 21 个碳原子的甾体衍生物。此类化合物多具有抗炎、抗肿瘤、抗生育等生物活性，是广泛应用于临床的一类重要药物，如黄体酮（prigesterone）。

C_{21}甾体类成分除存在于玄参科、夹竹桃科、毛茛科等植物中外，在萝摩科植物中分布较集中，例如从具有抗癫痫作用的萝摩科南山藤属植物苦绳（*Dregea sinensin*）中分离得到的苦绳苷

Ⅰ(dresioside Ⅰ)。

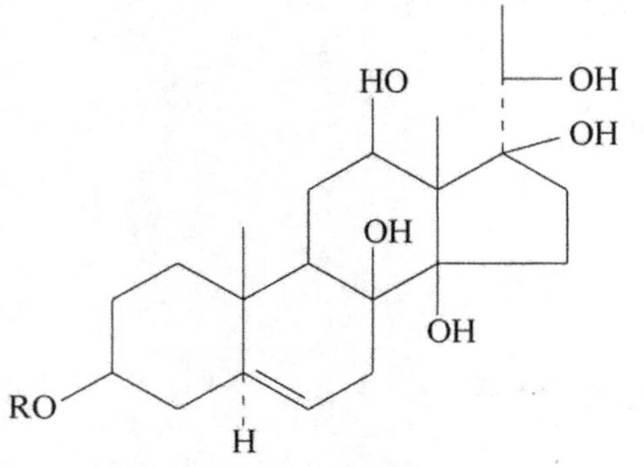

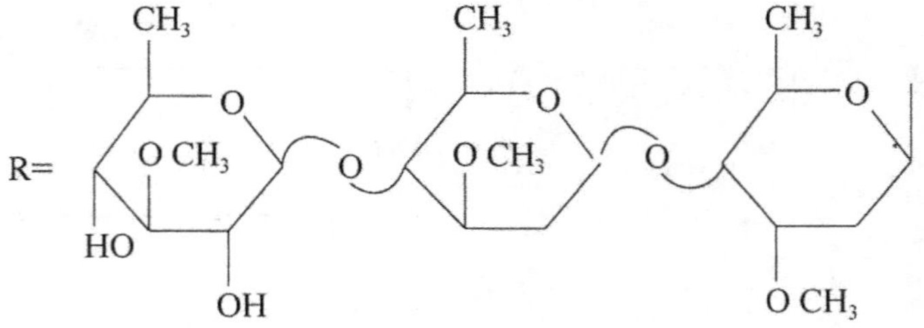

苦绳苷Ⅰ

在植物体中,C_{21}甾体类成分多数以苷的形式存在,且大多与强心苷共存于同种植物中。例如洋地黄叶和种子中,既含有强心苷,也含有 C_{21}甾苷,一般称为洋地黄醇苷类,它们没有强心作用。但也有一些植物,含 C_{21}甾苷,而不含强心苷,如萝摩科植物。

近年来还发现一些变形 C_{21}甾体化合物,例如由华北白前(*Cynanchum hancoakianum*)的根中分离得到的脱水何拉得苷元(anhydrohirundigenin),系 14,15-开裂孕甾烷(14,15-secopregnane)衍生物,此外,还发现一些含氮的 C_{21}甾体化合物,如百部科金刚大(*Croomia japonica*)中发现的金刚大啶(croominidine),是一种新的 C_{21}甾体生物碱。

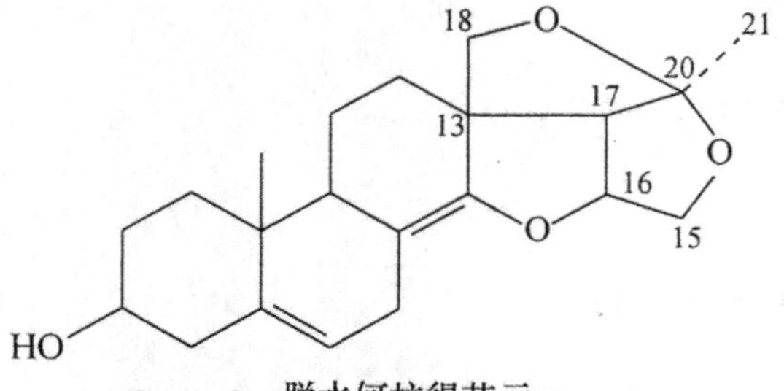

脱水何拉得苷元

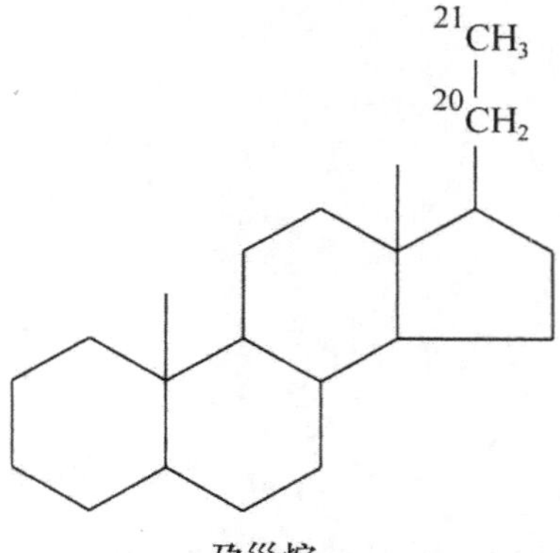

孕甾烷

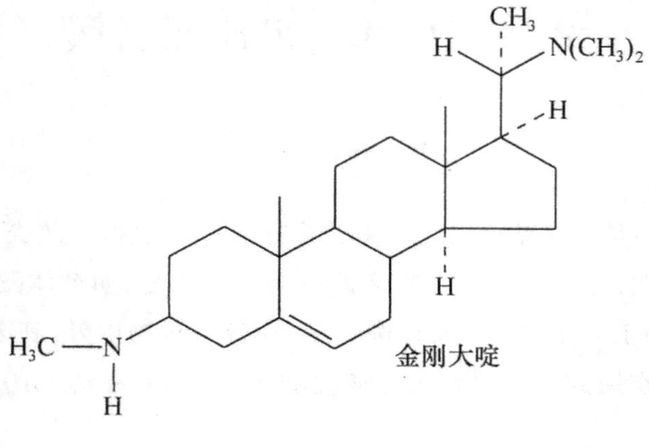

金刚大啶

二、结构特点和主要性质

C_{21}甾类成分都是以孕甾烷(pergnane)或其异构体为基本骨架的羟基衍生物。一般 A/B 环为反式稠合,B/C 环多为反式,少数为顺式,C/D 环为顺式稠合。甾体母核上多有羟基、羰基(多在 C_{20}位)、酯基及双键(多在 C_5、C_6 位)。C_{17}位侧链多为 α-构型,但也有 β-构型。

C_{21}甾苷中除含有一般的羟基糖外,尚有 2-去氧糖。糖链多与苷元的 C_3-OH 相连,少数与 C_{20}-OH 相连。有单糖苷和低聚糖苷。C_{20}位苷键易被酸水解成次生苷。

C_{21}甾类化合物具有甾核的显色反应,由于分子中具有 α-去氧糖,还能发生 Keller-Kiliani 反应。

第 5 节 植物甾醇

一、概 述

植物甾醇为甾体母核 C_{17}位侧链是 8～10 个碳原子链状侧链的甾体衍生物。在植物界分布广泛,几乎所有植物中均存在,是植物细胞的重要组分。在植物体中多以游离状态存在,且常与油脂共存于植物种子或花粉中,也有与糖形成苷的形式或高级脂肪酸酯的形式存在。

中药中常见的植物甾醇有 β-谷甾醇(β-sitosterol)及其葡萄糖苷[又称胡萝卜苷(daucosterol)]、豆甾醇(stigmasterol)、α-菠甾醇(bessisterol)等。此外,在低等植物中存在的如麦角甾醇(ergosterol),是维生素 D 的前体,经紫外光照射能转化为维生素 D_2。

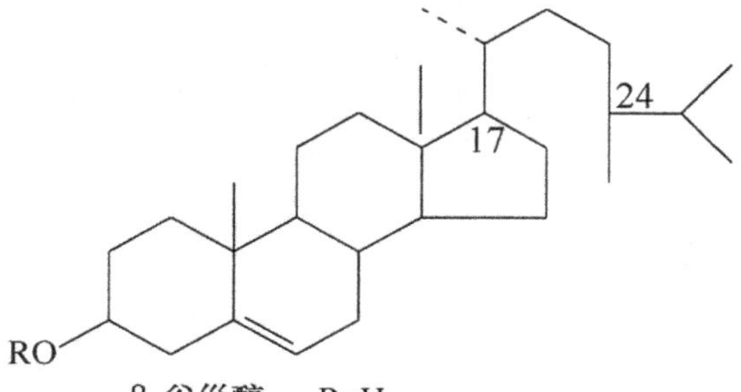

β-谷甾醇 R=H
胡萝卜苷 R=glc

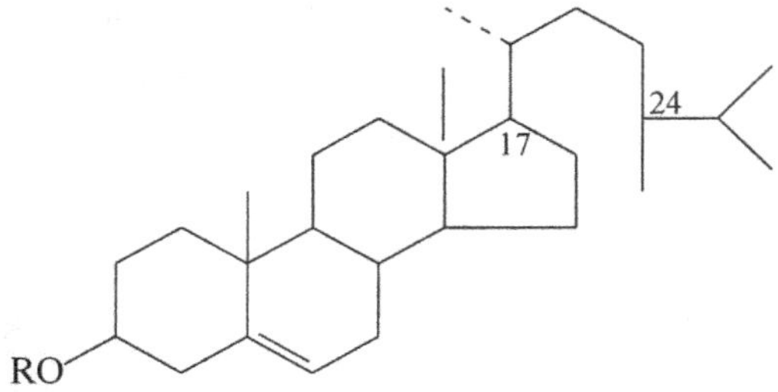

豆甾醇

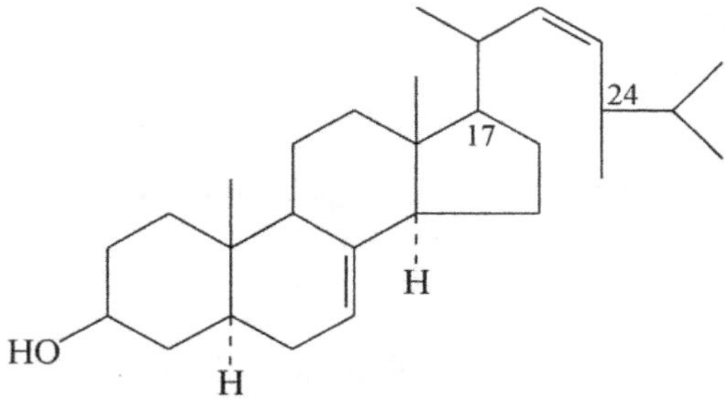

α-菠甾醇

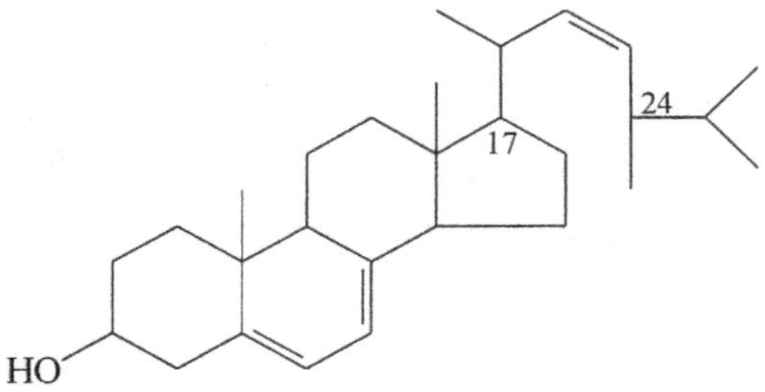

麦角甾醇

二、结构特点和主要性质

甾体母核A/B环有顺式和反式两种稠合方式,B/C环和C/D环均为反式稠合。甾体母核或侧链上多有双键。C_3-OH可与糖成苷或形成脂肪酸酯。

游离的植物甾醇都有较好的结晶形状和熔点,易溶于氯仿、乙醚等有机溶剂,难溶于水,其苷能溶于醇中。具有甾体母核的颜色反应。

由于植物甾醇常与油脂共存,在提取分离时可用皂化法使油脂皂化为可溶于水的钠皂或钾皂,而与不溶于水的不皂化物分离,不皂化物中即含有甾醇。

第6节 胆汁酸类化合物

胆汁酸(bile acid)是胆烷酸(cholanic acid)的衍生物,存在于动物胆汁中,如动物药熊胆粉、牛黄等均含有胆汁酸,并是其主要有效成分。

一、结构特征及其分布

胆汁酸甾核四个环的稠合方式与植物甾醇相同。在甾核的3、6、7、12等位都可以有羟基或羰基取代,各种动物胆汁中胆汁酸的区别,主要在于羟基数目、位置及构型的区别。胆汁酸在动物胆汁中通常以侧链的羧基与甘氨酸或牛磺酸结合成甘氨胆汁酸或牛磺胆汁酸,并以钠盐的形式存在,如牛磺胆酸(taurocholic acid)等。

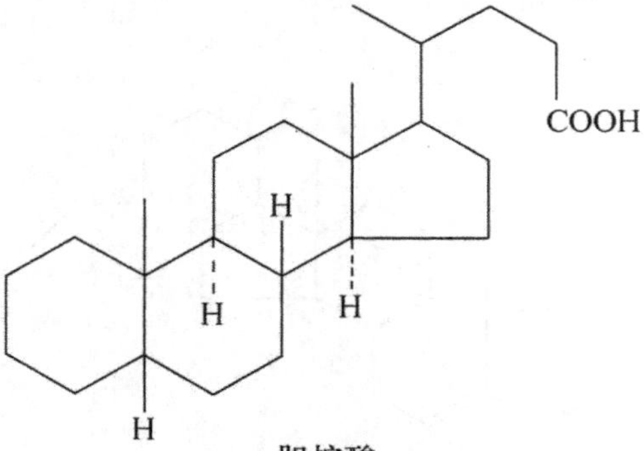

COOH H H H H

胆烷酸

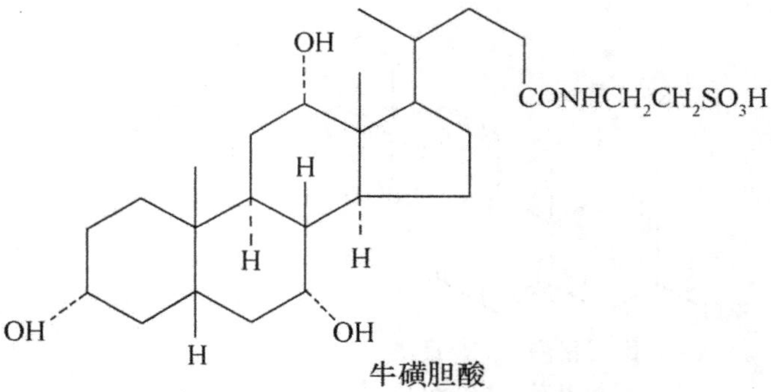

OH $CONHCH_2CH_2SO_3H$ H H H OH OH H

牛磺胆酸

二、化学性质

1. 酸性

游离或结合型胆汁酸均呈酸性,难溶于水,易溶于有机溶剂,与碱成盐后则可溶于水。利用此性质可以精制各种胆汁酸。

2. 酯化反应

将胆汁酸的末端羧基酯化后,易得到胆汁酸酯结晶,胆汁酸酯类在碱水中回流数小时,即可得到游离的胆汁酸。此性质也可用于精制各种胆汁酸。

3. 羟基与羰基的反应

甾核上的羟基可以乙酰化,其乙酰化物容易结晶,有利于胆汁酸的纯化和精制。甾核上的羟基还可氧化成酮基,再用还原法除去酮基。利用此反应,以来源丰富的胆汁酸为原料,选择适宜的氧化剂和还原剂,可制备某些去氧胆酸。

4. 颜色反应

胆汁酸类除具有甾体母核的颜色反应外,尚具有以下颜色反应:

(1) Pettenkofer 反应:取胆汁 1 滴,加蒸馏水 4 滴及 10% 蔗糖溶液 1 滴,摇匀,倾斜试管,沿管壁加入浓硫酸 5 滴,置冷水中冷却,则在两液分界处出现紫色环。其原理是蔗糖经浓硫酸作用生成羟甲基糠醛,后者可与胆汁酸结合成紫色物质。

(2) Gregory-Pascoe 反应:取胆汁 1ml,加 45% 硫酸 6ml 及 0.3% 糠醛 1ml,塞紧振摇后,在 65℃ 水浴中放置 30min,胆酸存在的溶液显蓝色。本反应可用于胆酸的定量分析。

(3) Hammarsten 反应:取少量样品,用 20% 铬酸溶液(20g CrO_3 在少量水中,用乙酸加至 100ml)溶解,温热,胆酸为紫色,鹅去氧胆酸不显色。

三、检　　识

除上述颜色反应可用于胆汁酸检识外,尚可用色谱法检识。

1. 纸色谱

纸色谱的溶剂系统有酸性和碱性两大类。在酸性溶剂系统中,大多以 70% 乙酸作固定相,以不同比例的异丙醚-庚烷、氯乙烯-庚烷及乙酸异戊酯-庚烷等为展开剂。碱性溶剂系统有正丙醇-氨水-水、正丙醇-氨水-乙酸铵 -水等。

纸色谱的显色剂有 10% 磷钼酸乙醇液、间二硝基苯乙醇液、三氯化锑的氯仿溶液等。

2. 薄层色谱

硅胶薄层色谱广泛用于动物胆汁中的胆汁酸分离和鉴定。分离游离胆汁酸的展开剂有异辛烷-异戊醚-冰乙酸-正丁醇-水(10∶5∶5∶3∶1)、异辛烷-乙酸乙酯-冰乙酸(17∶7∶5)等。分离结合型胆汁酸的展开剂有氯仿-异丙醇-冰乙酸-水(15∶30∶4∶1)、异戊醇-冰乙酸-水(18∶5∶3)、正丁醇-乙酸-水(17∶2∶1)等。

常用的薄层色谱显色剂有磷钼酸、30% 硫酸、碘等。

利用酶试剂可选择性地检出胆汁酸中 3α-羟基。具体方法是将展开后的薄层挥去展开剂后,喷 3α-羟基甾体氧化酶液,于 37℃ 保温 30 分钟后即可检出。该酶液对酚羟基、3β-羟基、3-酮基甾体均无反应。本法曾用于某些肝病患者尿液中胆汁酸的测定,亦可用于血清中胆汁酸的测定。

3. 气相色谱

气相色谱不能直接分离鉴定结合型胆汁酸,必须将结合型胆汁酸预先用碱液(2.5mol/L NaOH)水解成游离胆汁酸,然后将游离胆汁酸的羧基和羟基分别经甲酯化和三甲基硅醚化后再进行气相色谱分离。例如用 3% OV-17 柱,氮气为流动相,氢火焰检测器检出,可满意地分离熊去氧胆酸与鹅去氧胆酸,检出灵敏度高。

4. 高效液相色谱

胆汁酸类的检识常采用反相高效液相色谱法。由于胆汁酸结构中缺乏共轭体系,无近紫外吸收特征,因此,用 HPLC 分析这类药物时,必须将胆汁酸经化学衍生,使其具有紫外吸收基团或荧光生色团,才能使用高灵敏度的紫外检测器或荧光检测器。胆汁酸可制成苯甲酰甲基酯、对氯苯甲酰甲基酯和对溴苯甲酰甲基酯等,紫外光检测。近年来有研究报道,采用蒸发光散射检测器,可测定非衍生化的胆汁酸类。

此外,采用酶学方法来检测胆汁酸的高效液相色谱法是分析动物胆汁药材一个灵敏而又简便的方法。例如用下述分离条件曾成功地分离了 15 种胆汁酸:

分离柱:Bilepak

流动相:A 液:乙腈-10mmol/L 磷酸二氢钾(pH 7.8±0.02)=4:6

B 液:乙腈-30mmol/L 磷酸二氢钾(pH 7.8±0.02)=1:4

梯度洗脱:A/B 的比值从 0/100→55/45

流速:1ml/min

被分离出的胆汁酸在 3α-羟基甾体氧化酶的作用下与 NAD[烟酰胺腺嘌呤二核苷酸(micotinamide adenine dinucleotide)]反应,胆汁酸的 3α-羟基被氧化成酮基,而 NAD 被还原为有荧光的 NADH,可通过荧光光度计检出,检出灵敏度为几个纳克。各个胆汁酸峰的归属可通过已知对照品的加入而确证。

3α-羟基甾体氧化酶虽然仅选择性氧化 3α-羟基甾体,但对某些动物如鱼胆汁中的主要成分如胆汁醇用本法也同样可以测定,因此,此法不能用以区别胆汁酸和胆汁醇。鉴别胆汁酸与胆汁醇的简便方法,可用红外光谱观察有无羰基吸收,也可用^{13}C-NMR,胆汁酸在 δ178 附近有羰基信号,胆汁醇无此信号,而在 δ63 附近有伯醇碳信号可供鉴别。

四、提取分离

从动物胆汁中提取分离胆汁酸的主要流程如下(图 10-5):

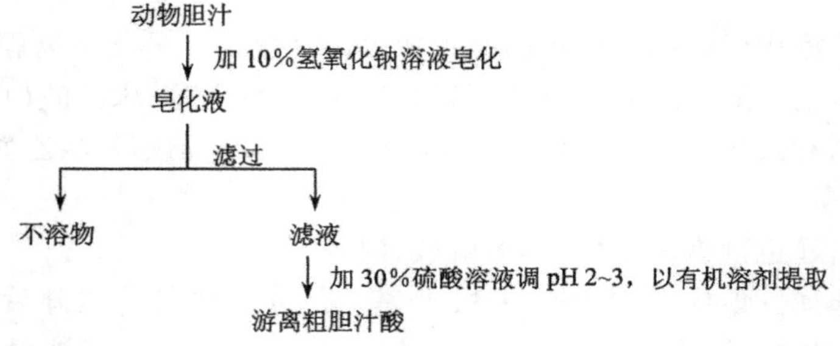

图 10-5 胆汁酸提取分离流程

粗胆汁酸可通过活性炭脱色,再用结晶法进行纯化。

五、含胆汁酸的中药实例—牛黄

中药牛黄为牛科动物牛(*Bos taurus domesticus*)的干燥胆结石,具有镇痉、清心、豁痰、开窍、凉肝、息风、解毒之功效。许多著名中成药如安宫牛黄丸、牛黄解毒丸、牛黄清心丸、珠黄散等均含有牛黄。

牛黄含有胆红素、胆汁酸(主要有胆酸、去氧胆酸、石胆酸等)、胆固醇、SMC(肽类物质)及多种氨基酸和无机盐。其中,去氧胆酸具有松弛平滑肌的作用,是牛黄镇痉的有效成分。

由于天然牛黄的药源有限,远远不能满足医疗需要。从 20 世纪 50 年代开始,我国就参考天然牛黄的化学组成,研制成功人工牛黄,并进行了药理研究及临床验证工作,于 20 世纪 70 年代初制定了统一配方及主要原料的质量规格。

不同来源的牛黄成分含量差异较大,可用反相高效液相色谱进行检测。例如,采用反相高效液相色谱-蒸发光散射检测法,流动相:甲醇-水-冰醋酸(80:20:0.01),蒸发光散射检测器参数:漂移管温度 105℃,雾化气体(N_2)流速:2.05SLPM(L/min),可同时测定牛黄中的胆固醇、猪去氧胆酸、胆酸、鹅去氧胆酸、去氧胆酸等。

第 7 节　昆虫变态激素

一、概　　述

昆虫变态激素(moulting hormones)可认为是甾醇的衍生物或甾醇类的代谢产物,是一类具有促蜕皮活性的物质。该类化合物最初在昆虫体内发现,是昆虫蜕皮时必要的激素。如蚕蛹中含的蜕皮甾酮(ecdysterone),有促进细胞生长的作用,能刺激真皮细胞分裂,产生新的表皮并使昆虫蜕皮。20 世纪 60 年代后从植物界也逐渐分离得到蜕皮类化合物,如从中药牛膝和川牛膝中分得的蜕皮甾酮、牛膝甾酮(inokosterone);从桑树中分得的 α-蜕皮素(α-ecdysone)和川牛膝甾酮(cyasterone)等。因此,又将这类成分称为植物蜕皮素(phytoecdysones)。这类成分对人体除能促进蛋白质合成外,还有排除体内的胆甾醇、降低血脂以及抑制血糖上升等作用。

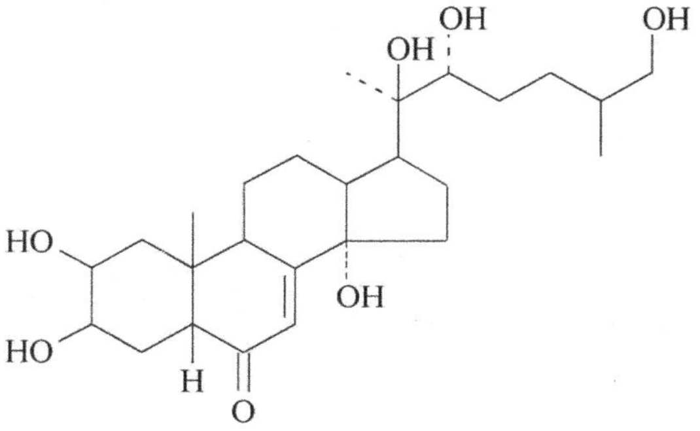

牛膝甾酮

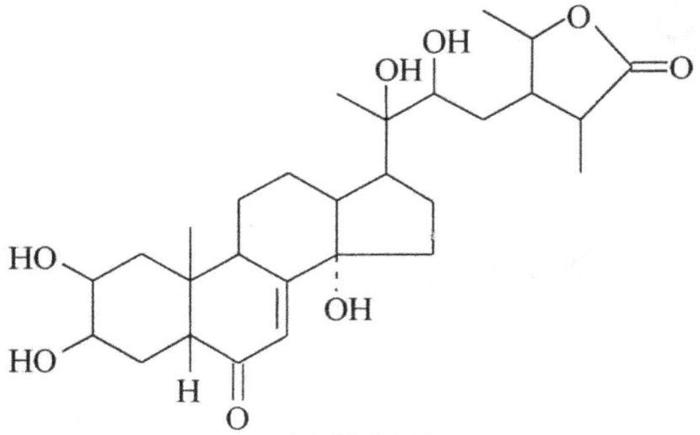

川牛膝甾酮

二、结构特点和主要性质

昆虫变态激素的甾体母核 A/B 环大多为顺式稠合,个别为反式,且反式者无蜕皮活性或活性减弱。甾核上有多个羟基取代,C_6 上有羰基,C_7 有双键,C_{17}侧链为 8～10 个碳原子的多元醇。

由于昆虫变态激素类化合物分子中含多个羟基,在水中的溶解度较大,易溶于甲醇、乙醇、丙酮,难溶于正己烷、石油醚等。具有甾体母核的颜色反应。

从植物中提取昆虫变态激素类化合物多用醇类溶剂提取,提取物用乙醚除去脂溶性成分后以乙酸乙酯或正丁醇萃取,再结合沉淀法、结晶法及色谱法等分离。

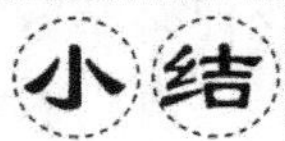

强心苷是生物界中存在的一类对心脏有显著生理活性的甾体苷类，是由强心苷元与糖缩合的一类苷。强心苷元可分为两类。①C_{17}侧链为五元不饱和内酯环，称强心甾烯类，即甲型强心苷元；②C_{17}侧链为六元不饱和内酯环，称海葱甾二烯类或蟾蜍甾二烯类，即乙型强心苷元。苷元和糖的连接方式有三种类型：Ⅰ型、Ⅱ型、Ⅲ型。

强心苷一般可溶于水、醇、丙酮等极性溶剂，微溶于乙酸乙酯、含醇氯仿，几乎不溶于乙醚、苯、石油醚等极性小的溶剂。其苷键可被酸或酶催化水解，分子中的内酯环和其他酯键能被碱水解。酸水解包括温和酸水解、强烈酸水解、氯化氢-丙酮法。碱水解包括酰基的水解和内酯环的水解。强心苷的颜色反应主要有甾体母核的颜色反应、C_{17}位上不饱和内酯环的颜色反应（Legal 反应、Raymond 反应、Kedde 反应、Baljet 反应）和 α-去氧糖颜色反应（Keller-Kiliani 反应、呫吨氢醇反应等）。

由于强心苷易受酸、碱和酶的作用，发生水解、脱水及异构化等反应，因此，在提取分离过程中要特别注意这些因素的影响或应用。

甾体皂苷（steroidal saponins）是一类由螺甾烷（spirostane）类化合物与糖结合而成的甾体苷类，其水溶液经振摇后多能产生大量肥皂水溶液样的泡沫，故称为甾体皂苷。甾体皂苷按螺甾烷结构中C_{25}的构型和F环的环合状态，将其分为螺甾烷醇型、异螺甾烷醇型、呋甾烷醇型、变形螺甾烷醇型四种类型。提取皂苷多利用皂苷的溶解性，采用溶剂法提取。分离混合甾体皂苷的方法与三萜皂苷相似，常采用溶剂沉淀法（乙醚、丙酮）、胆甾醇沉淀法、吉拉尔试剂法（含羰基的甾体皂苷元）、硅胶柱色谱法（洗脱剂多采用 $CHCl_3$-MeOH-H_2O 系统）、大孔吸附树脂柱色谱、葡聚糖凝胶 sephadex LH-20 柱色谱及液滴逆流色谱（DCCC）等方法进行分离。有时对正丁醇部位极性较大的皂苷成分在上述分离的基础上，尚需用反相中低压 Lobar 柱色谱、反相制备 HPLC 或制备 TLC 等手段分离。

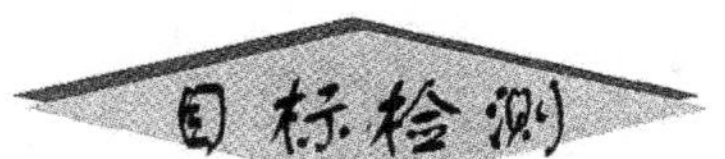

一、填空题

1. 甾体类化合物种类繁多，包括________、________、________、________、________、________、________、________等。
2. 强心苷是指生物界中存在的一类对人的________具有显著生理活性的________苷类。从结构上看，强心苷是由________与________缩合而成。根据苷元________上连接的________的差异，将强心苷分为________和________。
3. 强心甾烯类即________型强心苷元，C_{17}侧链是________；蟾蜍甾二烯又称________型强心苷元，C_{17}侧链是________，后者在自然界存在数量较少。

二、选择题

1. 不属甲型强心苷特征的是

A. 具甾体母核

B. C_{17}连有六元不饱和内酯环

C. C_{17}连有五元不饱和内酯环

D. C_{17}β 型

E. C_{14}-OHβ 型

2. 可用于区别甲型和乙型强心苷的反应是

A. Kedde 反应

B. 醋酸-浓硫酸反应

C. 三氯化锑反应

D. K-K 反应

E. Salkowski 反应

3. 提取强心苷常用的溶剂为

A. 水

B. 乙醇

C. 70%～80%乙醇

D. 含水氯仿

E. 含醇氯仿

三、问答题

1. 如何区分甲型强心苷和乙型强心苷?

2. 甾体皂苷与三萜皂苷有何区别，如何鉴别它们?

第11章

鞣　质

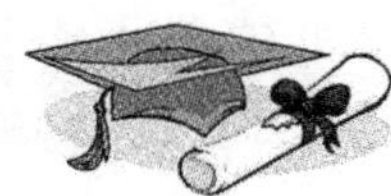

学习目标

1. 掌握鞣质的定义与分类，并能举例说明
2. 了解各类鞣质结构
3. 掌握鞣质的理化性质
4. 熟悉鞣质常用的提取分离方法
5. 会用鉴别反应区分可水解鞣质和缩合鞣质

鞣质与人类关系的密切性

你知道常喝茶叶能抗衰老、抗肿瘤吗？或许你会回答：是，但是为什么茶叶有如此功效呢？那是因为茶叶中的一种关键物质在起作用——鞣质。想更深入地了解鞣质吗？它还有很多生物活性呢，如抗病毒、抗过敏、止血、止泻，治疗烧烫伤等，还用作皮革工业的鞣皮剂，酿造工业用作澄清剂，工业用作木材黏胶剂、墨水原料、染色剂、防垢除垢剂等。近年，我国以鞣质类化合物为有效成分研制成功的抗肿瘤二类新药威麦宁胶囊，以四季青为原料制成的鞣质制剂治疗烫伤、烧伤有良效，曾获得国家级奖励。以茶叶中的鞣质为主制成的茶多酚产品，用于抗衰老等都取得可喜成绩。

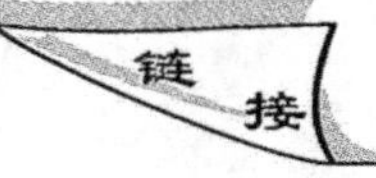

第1节　概　　述

鞣质又称单宁(tannins)或鞣酸(tannic acid)，原是指具有鞣制皮革作用的物质。随着现代研究的不断进展，目前人们认为，鞣质是由没食子酸(或其聚合物)的葡萄糖(及其他多元醇)酯、黄烷醇及其衍生物的聚合物以及两者混合共同组成的植物多元酚。

20世纪80年代初，鞣质成为十分活跃的研究领域。目前已分离鉴定的鞣质化合物有400多种，新发现的化合物数量之多，类型之广，都超过了以往的总和。鞣质研究之所以受到重视，是由其重要性决定的。首先鞣质具有多方面生物活性。主要表现为抗肿瘤作用，如茶叶中EGCG(epigallocatechin gallate)，月见草中的月见草素B(oenothein B)等有显著的抗肿瘤促发作用(antipromotion)；抗脂质过氧化，清除自由基作用;抗病毒作用;抗过敏、疱疹作用以及利用其收敛性用于止血、止泻、治烧伤等。其次鞣质广泛分布于中草药中,特别是在种子植物中,如蔷薇科、大戟科、蓼科、茜草科植物中最为多见。我国含有鞣质的中草药资源十分丰富,如五倍子、地榆、大黄、虎杖、仙鹤草、老鹳草、四季青、麻黄等均含有大量的鞣质。

第 2 节　鞣质的结构与分类

根据鞣质的化学结构特征,将鞣质分为可水解鞣质(hydrolysable tannins)、缩合鞣质(condensed tannins)和复合鞣质(complex tannins)三大类。

一、可水解鞣质

可水解鞣质由于分子中具有酯键和苷键,在酸、碱、酶[特别是鞣质酶(tannase)或苦杏仁酶]的作用下,可水解成小分子酚酸类化合物和糖或多元醇。根据水解的主要产物(酚酸及其多元醇)不同,又可进一步分为没食子鞣质、逆没食子鞣质(鞣花鞣质)、可水解鞣质低聚体、C-苷鞣质和咖啡鞣质等。

1. 没食子鞣质(gallotannins)

水解后能生成没食子酸和糖或多元醇。此类鞣质的糖或多元醇部分的羟基全部或部分地被酚酸或缩酚酸(depside)所酯化,结构中具有酯键或酯苷键。其中糖及多元醇部分最常见的为葡萄糖,此外还有 *D*-金缕梅糖(*D*-hamamelose)、原栎醇(protoquercitol)、奎宁酸(quinic acid)等。

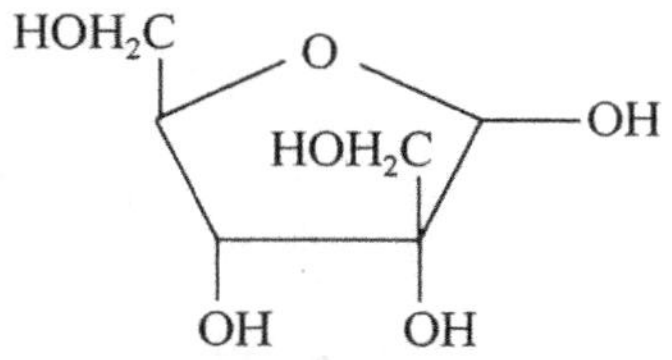

HOH$_2$C, O, OH, HOH$_2$C, OH, OH　　OH, OH, HO, OH, OH　　HO, COOH, HO, OH, OH

D-金缕梅糖 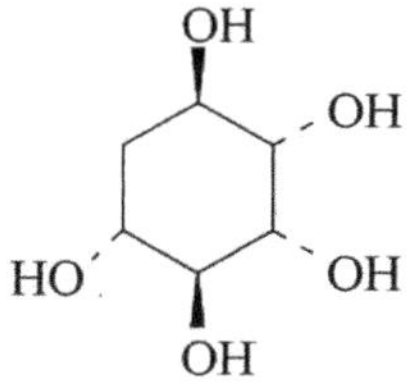　　原栎醇 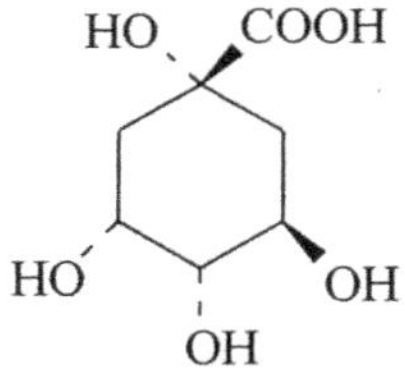　　奎宁酸

五倍子鞣质,在国外称为中国棓鞣质(chinese gallotannin),是可水解鞣质类的代表。五倍子鞣质所有组分的化学结构,都是以 1,2,3,4,6 -五-没食子酰葡萄糖为“核心”,在 2,3,4 位上有更多的没食子酰基以缩酚酸的形式相连接形成的。

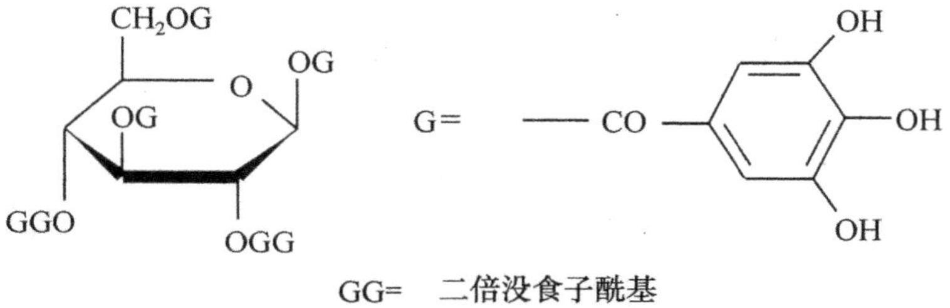

CH$_2$OG, O, OG, OG, GGO, OGG　　G= —CO—(OH, OH, OH)

GG=　二倍没食子酰基

GGG=　三倍没食子酰基

研究结果表明，五倍子鞣质混合物是由五至十二-O-没食子酰葡萄糖组成的。最多的组分是七至九-O-没食子酰葡萄糖。平均相对分子质量为1434。每个葡萄糖基平均有8.3个没食子酰基。

五倍子鞣质制成软膏外用具有收敛止血作用；与蛋白质相结合制成鞣酸蛋白(tannalbin)，内服用于治疗腹泻、慢性胃肠炎及溃疡等。五倍子鞣质经酸或酶水解可以得到大量的没食子酸，这是制药工业上合成磺胺增效剂TMP的重要原料。

2. 逆没食子鞣质

逆没食子鞣质(ellagitannins)是六羟基联苯二酸或与其有生源关系的酚羧酸与多元醇(多数是葡萄糖)形成的酯。水解后可产生逆没食子酸(鞣花酸)(ellagic acid)。与六羟基联苯二甲酰基(hexahydroxydiphenoyl, HHDP)有生源关系的酚羧酸的酰基主要有：脱氢二没食子酰基(dehydrodigalloyl, DHDG)，橡腕酰基(valoneoyl, Val)，地榆酰基(sanguisorboyl, Sang)，脱氢六羟基联苯二酰基(dehydrohexahydroxydiphenoyl, DHHDP)，诃子酰基(chebuloyl, Che)等。

逆没食子鞣质是植物中分布最广泛、种类最多的一类可水解鞣质。例如特里马素Ⅰ、Ⅱ(tellimagrandin Ⅰ、Ⅱ)，木麻黄亭(casuarictin)，英国栎鞣花素(pedunculagin)等是最初分得具HHDP基的逆没食子鞣质。

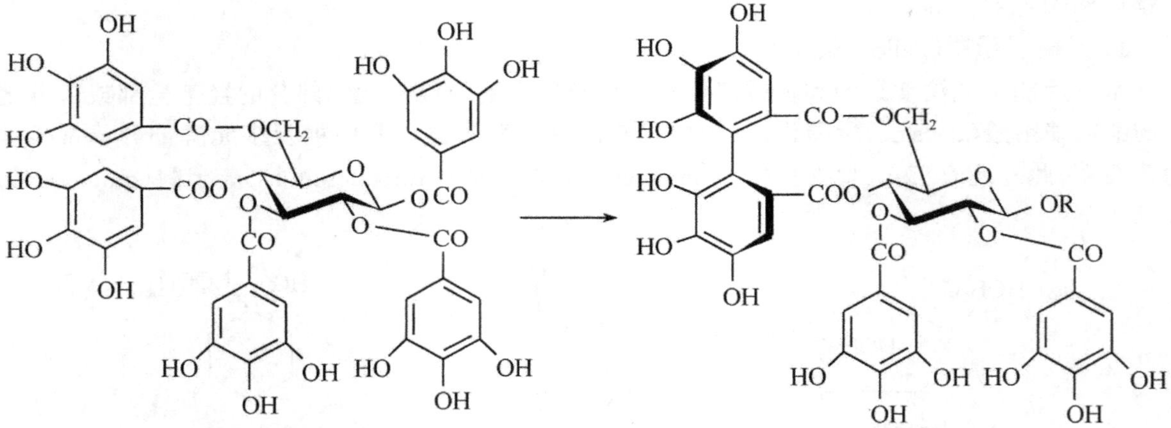

五没食子酰基葡萄糖

特里马素Ⅰ R=H(α,β)
特里马素Ⅱ R=G

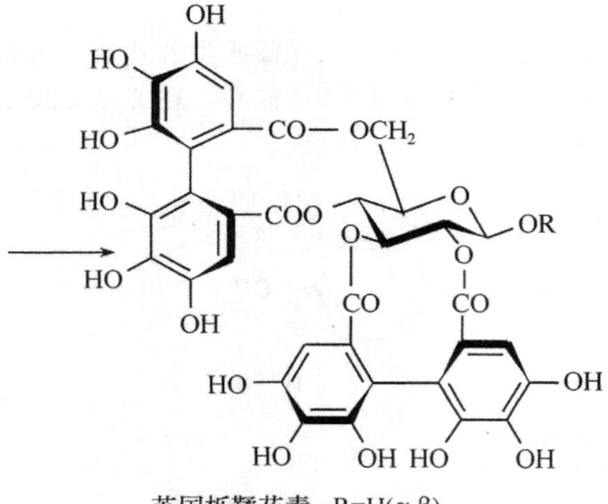

英国栎鞣花素 R=H(α,β)
木麻黄亭 R=G

具有 DHDG 基的逆没食子鞣质如仙鹤草中的仙鹤草因(agrimoniin)。具有 DHHDP 基的如老鹳草中的老鹳草素(geraniin),具有 Val 基的如月见草中的月见草素 B(oenothein B)。具有 Sang 基的如地榆中的地榆素 H-2(sanguiin H-2)。具有 Che 基的如诃子次酸(chebulinic acid)。

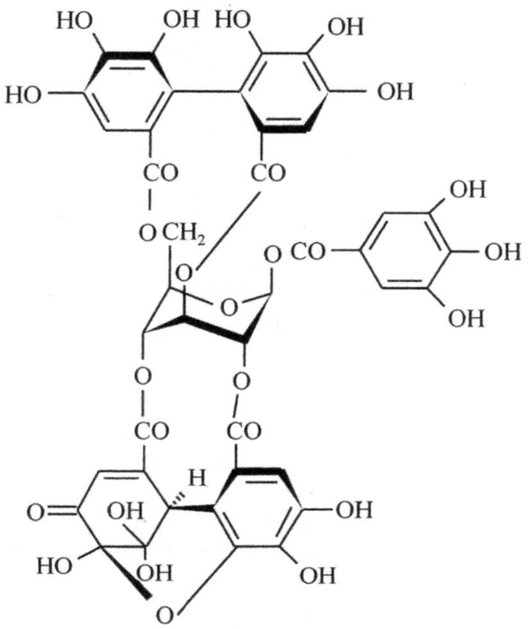

老鹳草素

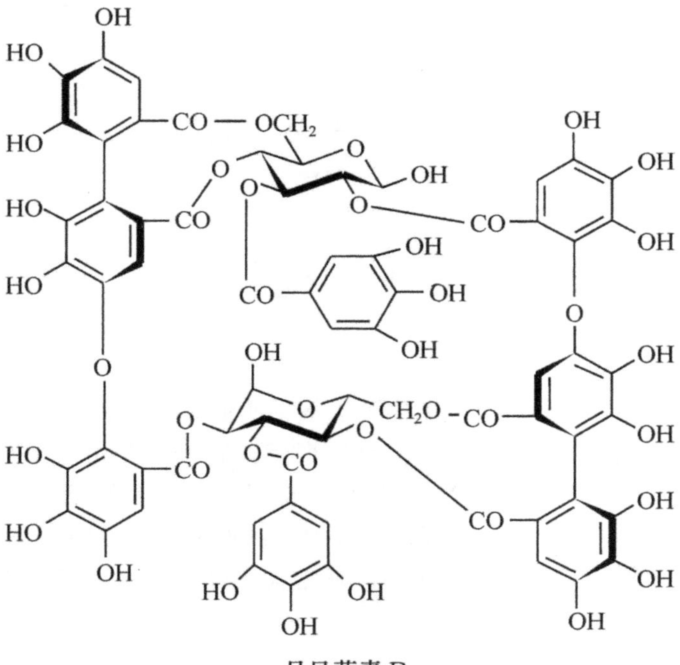

月见草素 B

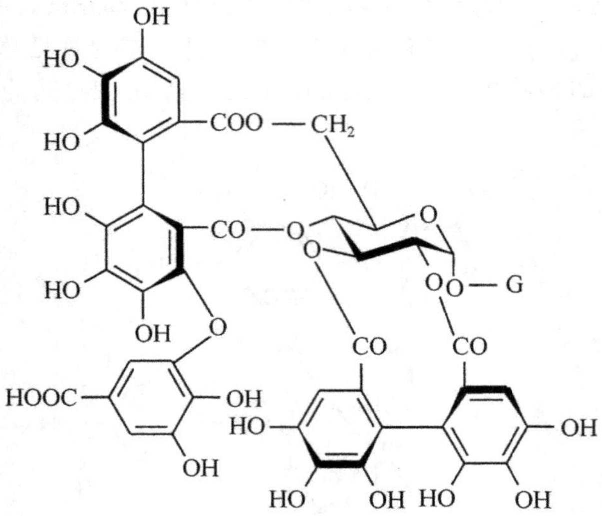

地榆素 H-2

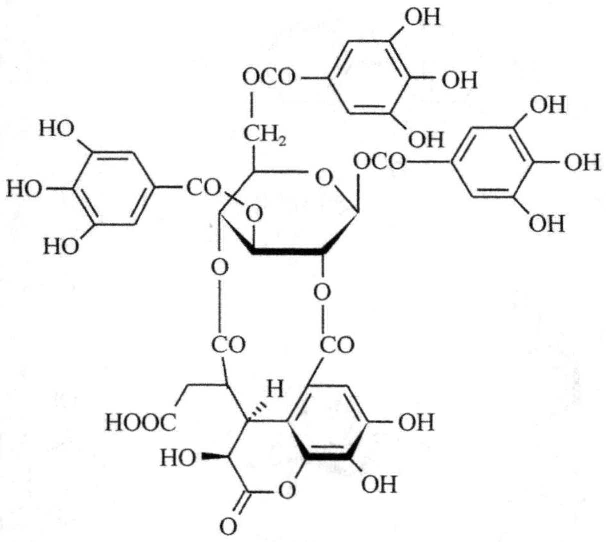

诃子次酸

3. 可水解鞣质低聚体

逆没食子鞣质二分子以上缩合,可形成可水解鞣质低聚体(hydrolysable tannin oligomers)。根据葡萄糖核的数目可分为二聚体、三聚体及四聚体。它们都是由于单分子之间偶合而形成的,因没食子酰基(G)、HHDP 基等位置、缩合度不同所衍生的各种低聚体。其中二聚体最多,约有 200 多种,三聚体约有 20 多种,四聚体有 6 种。例如从山茱萸中分得的山茱萸素(cornusiin)A、D、E 及 C、F 即分别为二聚体及三聚体。从地榆中分得的地榆素 H-11(sanguiin H-11) 即为四聚体。

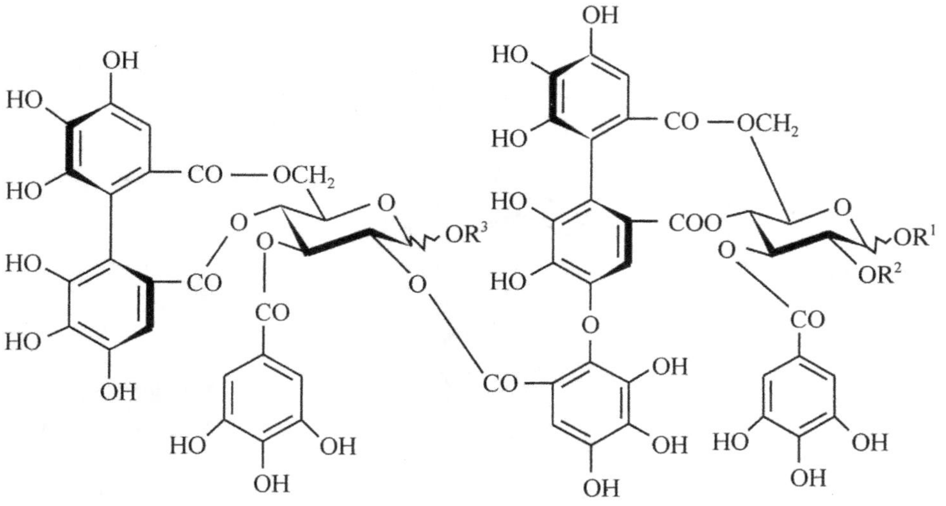

	R¹	R²	R³
Cornusiin A	H	G	H
Cornusiin D	H	G	G(β)
Cornusiin E	G(β)	G	G(β)

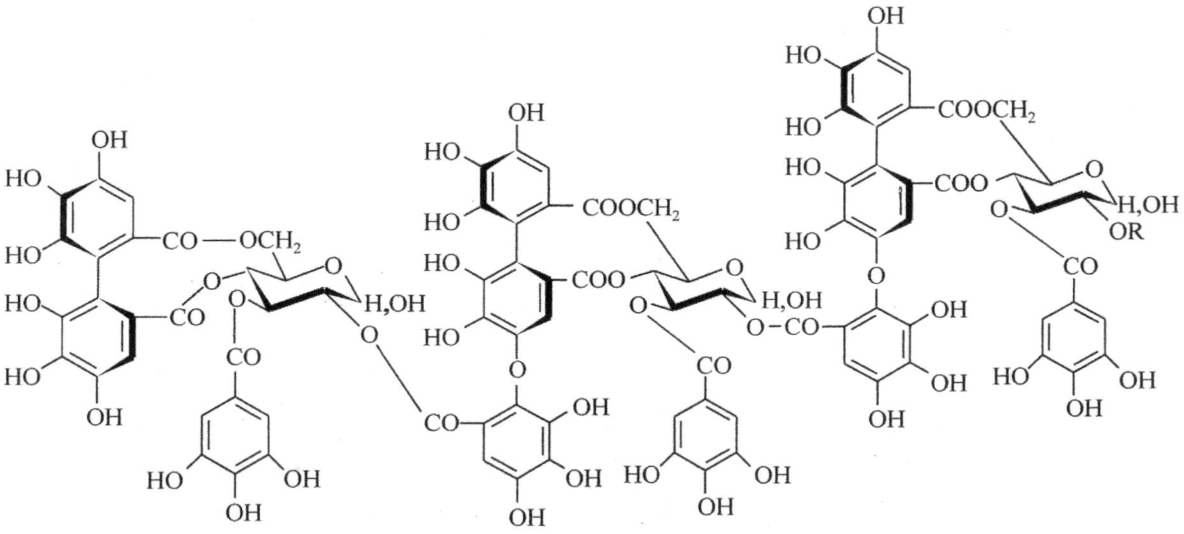

Cornusiin C　R=G
Cornusiin F　R=H

4.C-苷鞣质

木麻黄宁(casuarinin)是最初从麻黄科植物中分得的 C -苷鞣质(C-glycosidic tannins),糖开环后端基 C—C 相连,后来又分得很多 C -苷鞣质,如旌节花素(stachyurin)等。

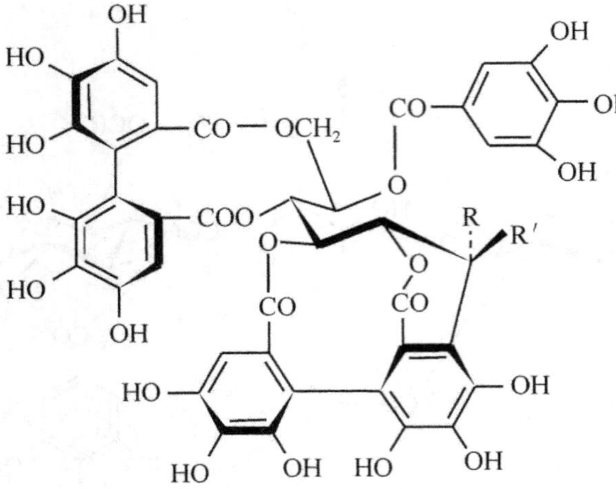

木麻黄宁 R=OH,R′=H

旌节花素 R=H,R′=OH

5. 咖啡鞣质(caffeetannins)

咖啡豆所含的多元酚类成分主要是绿原酸(chlorogenic acid),其无鞣质活性。但其他少量含有的3,4-,3,5-,4, 5-二咖啡酰奎宁酸的化合物则具鞣质活性,这些化合物称为咖啡鞣质。此外,此类二咖啡酰奎宁酸(dicaffeoylquinic acid)类化合物也多见于菊科植物。

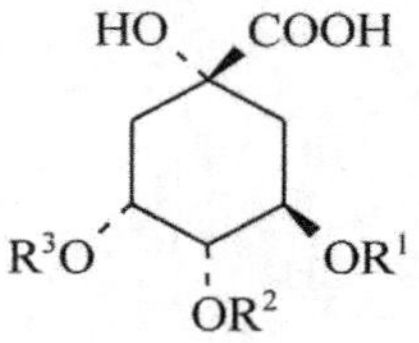

	R^1	R^2	R^3
chlorogenic acid	caffeoyl	H	H
3,4-di-O-caffeoylquinic acid	caffeoyl	caffeoyl	H
3,5-di-O-caffeoylquinic acid	caffeoyl	H	caffeoyl
4,5-di-O-caffeoylquinic acid	H	caffeoyl	caffeoyl

caffeoyl = —CO—CH═CH—

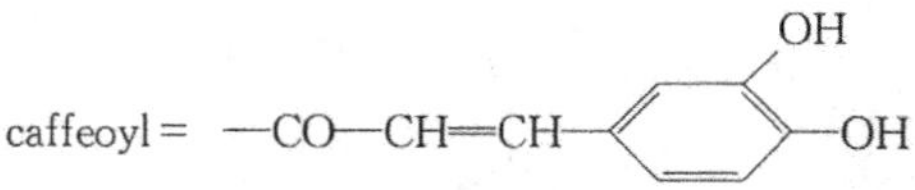

二、缩合鞣质

缩合鞣质类用酸、碱、酶处理或久置均不能水解,但可缩合为高分子不溶于水的产物"鞣红"(亦称鞣酐,tannin reds,phlobaphenies),故又称为鞣红鞣质类(phlobatannins)。此类鞣质基本结构是(+)儿茶素(catechin)、(-)表儿茶素(epicatechin)等黄烷-3-醇(flavan-3-ol)或黄烷-3,4-二醇类(flavan-3, 4-diol)通过4,8-或4,6-位以C-C缩合而成的。因此又称为黄烷类鞣质(flavonoid tannin)。此类鞣质分布广泛,天然鞣质大多属于此类。它们主要存在于植物的果实、种子及树皮等中,例如柿子、槟榔、钩藤、山茶、麻黄、翻白草、茶叶、大黄、肉桂等都含有缩合鞣质。

缩合鞣质与空气接触,特别是在酶的影响下,极易氧化、脱水缩合为暗棕色或红棕色的鞣红沉淀。因其缩合度大,结构内不同量单体间4,8-及4,6-位结合可能同时存在,且C_3-OH部分又多数与没食子酰基结合,类似化合物常同时存在于一种植物中,形成复杂的混合体,使得缩合鞣质的分离、精制和结构测定变得困难。

作为缩合鞣质的组成单元,黄烷醇的结构特征、化学性质、波谱特征,无不反映于缩合鞣质中。因此研究和了解缩合鞣质,必须先从黄烷醇入手。

1. 黄烷-3-醇类

在黄烷-3-醇中,儿茶素是最重要的化合物。儿茶素又称儿茶精,因最初由印度儿茶中得到而名之,其化学结构式是 5,7,3′,4′-四羟基黄烷-3-醇。其分子中有 C-2,C-3 两个手性碳原子,故应有四个立体异构体,即(+)儿茶素,(-)儿茶素,(+)表儿茶素和(-)表儿茶素。它们在热水中易发生差向立体异构化反应。在天然界中分布最广泛的是(+)儿茶素和(-)表儿茶素。

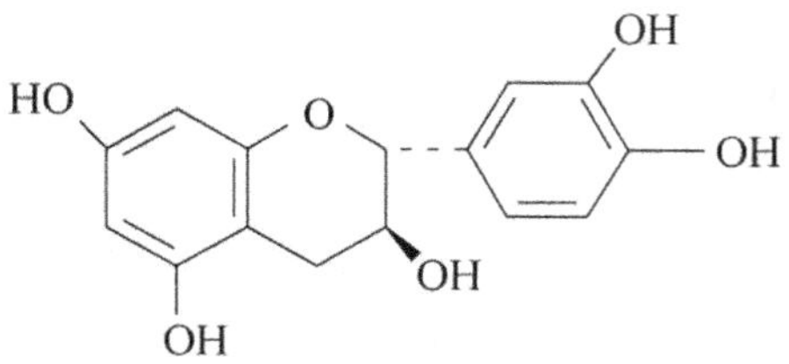

(+) 儿茶素 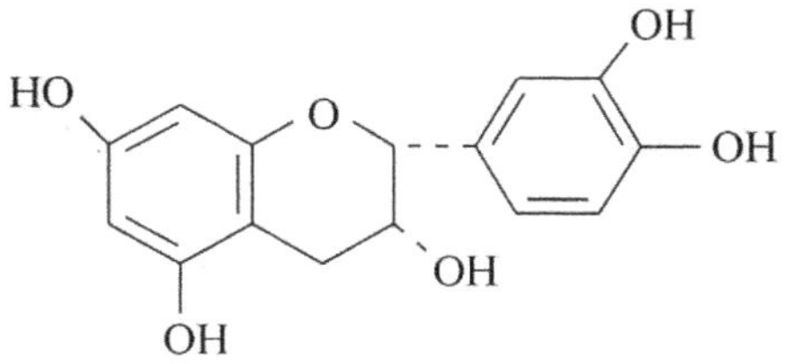　　(+) 表儿茶素

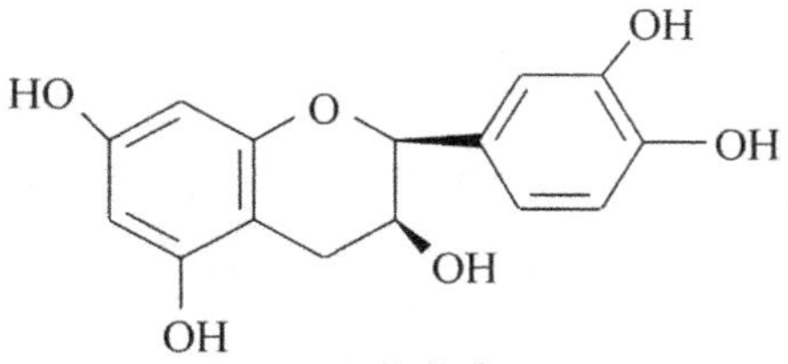

(-) 儿茶素 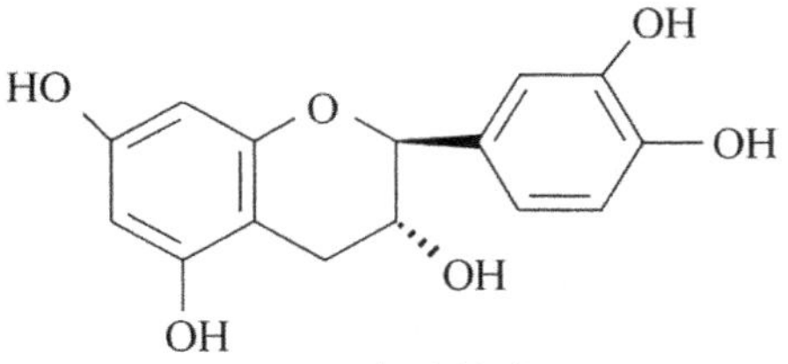　　(-) 表儿茶素

儿茶素不属于鞣质,但可作为鞣质的前体物。在强酸的催化下,(+) 儿茶素可发生聚合反应,生成二儿茶素。这种类型的二聚体仍具有亲电和亲核中心,可以继续聚缩下去,生成的多聚体就是人工合成的鞣质。多聚体的化学组成与单体的黄烷-3-醇相同,聚合位置除在 C-8 位外还可能在 C-6。

(+)儿茶素在各种多元酚氧化酶的催化作用下所生成的鞣质,与(+)儿茶素通过自氧化生成的鞣质极为相似,反应也需要氧参与,但反应时间及温度都低于自氧化反应。

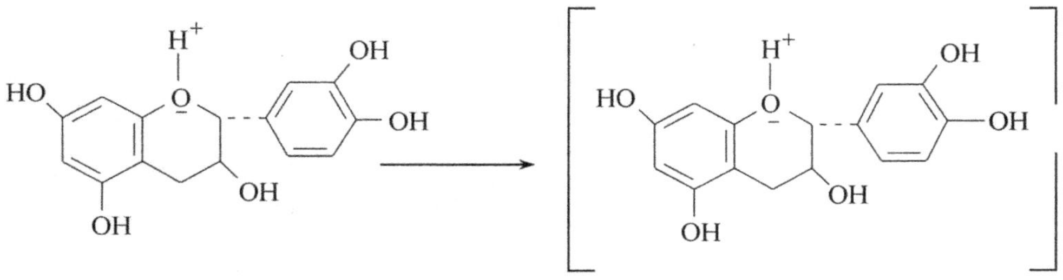

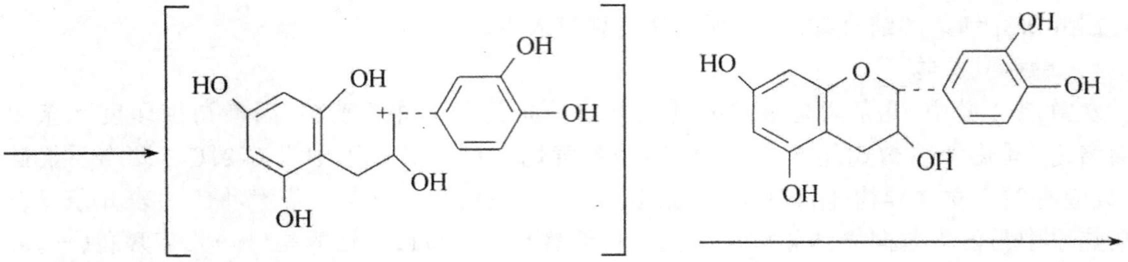

正碳离子

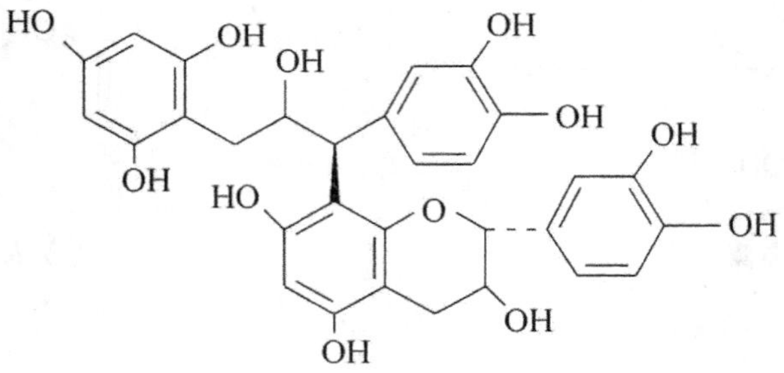

二儿茶素

2. 黄烷-3,4-二醇类

本类是儿茶素类C-4羟基衍生物,又称为无色花色素或白花素类(leucoanthocyanidins),也是缩合鞣质的前体。黄烷-3,4-二醇的化学性质比黄烷-3-醇活泼,易发生聚缩反应,在植物体内含量很少。常见的如下:

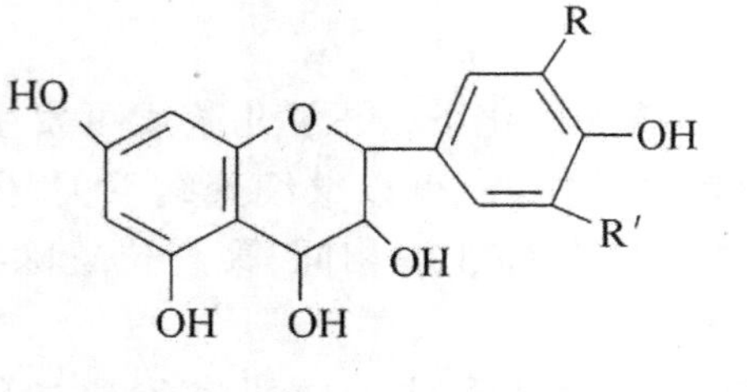

R = OH, R′ = H,无色矢车菊苷元 (leucocyanidin)
R = R′ = H,无色天竺葵苷元(leucopelargonidin)
R = R′ = OH,无色飞燕草苷元 (leucodelphinidin)

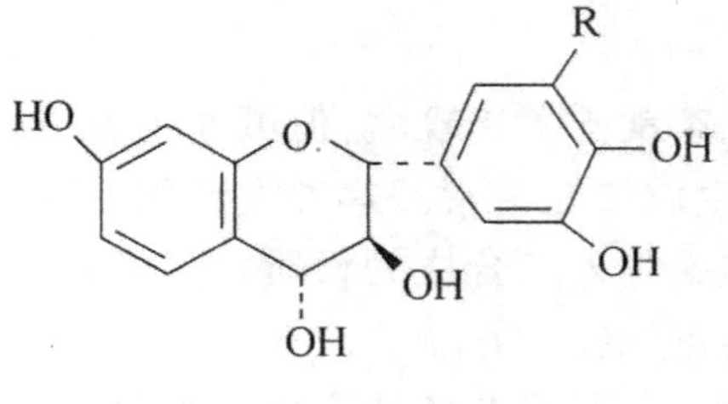

R = OH,(+)白刺槐定(leucorobinetinidin)
R = H,(+)柔金合欢素(mollisacacidin)

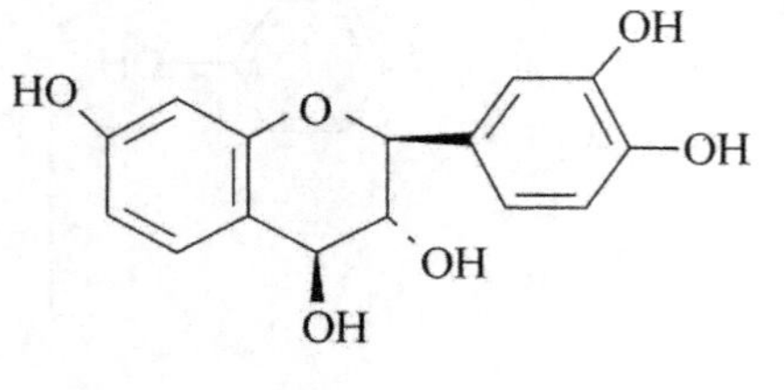

(−)白漆苷元(leucofisetinidin)(2S,3R,4S)

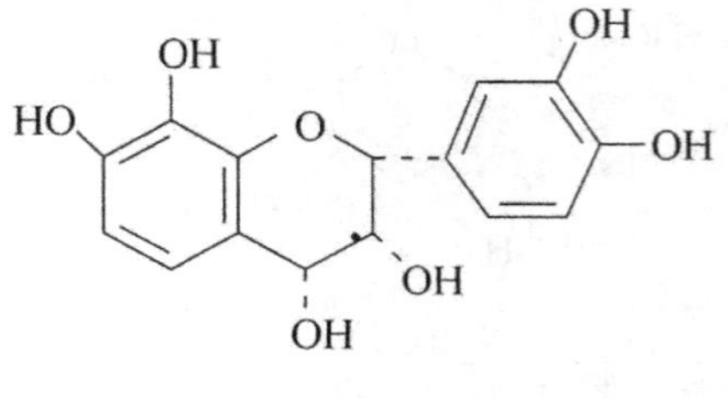

(−)黑金合欢素(melacacidin)

3. 原花色素类(proanthocyanidin)

原花色素是植物体内形成的、在热酸-醇处理下能生成花色素(anthocyanidins)的物质。绝大部分天然的缩合鞣质都是聚合的原花色素。原花色素本身不具鞣性,二聚原花色素能使蛋白质沉淀,具有不完全的鞣性,自三聚体起才有明显的鞣性,以后随相对分子质量的增加而鞣性增加。原花色素组成单元的酚羟基类型不同,相应生成的花色素也不同。例如在酸处理下,生成花青定的是原花青定,生成菲瑟定的是原菲瑟定。但植物体内两者并不存在生源上的关系。见表 11-1。

表 11-1　原花色素按酚羟基类型分类

原花色素名称	对应组成单元的黄烷-3-醇	OH 取代位置
原天竺葵定(propelargonidin)	阿福豆素(afzelechin)(1)	3,5,7,4'-
原花青定(procyanidin)	儿茶素(catechin) (2)	3,5,7,3'4'-
原翠雀定(prodelphinidin)	没食子酰儿茶素(gallocatechin) (3)	3,5,7,3',4',5'-
原桂金合欢(proguibourtinidin)	桂金合欢亭醇(guiboourtinidlol) (4)	3,7,4'-
原菲瑟定(profisetinidin)	菲瑟亭醇(fisetinidol) (5)	3,7,3',4'-
原刺槐定(prorobinetinidin)	刺槐亭醇(robinetinidol) (6)	3,7,3',4',5'-

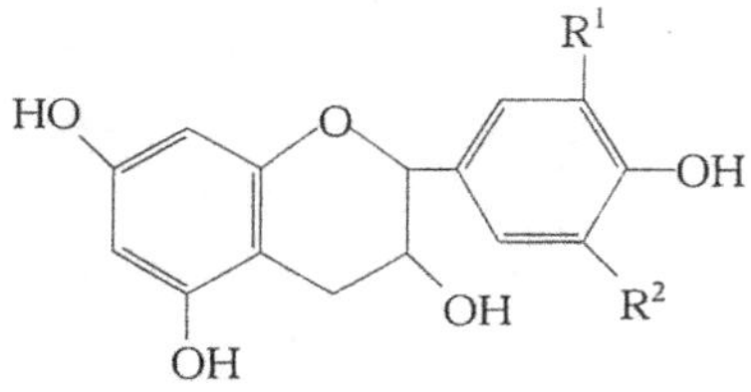

	R^1	R^2
(1)	H	H
(2)	OH	H
(3)	OH	OH

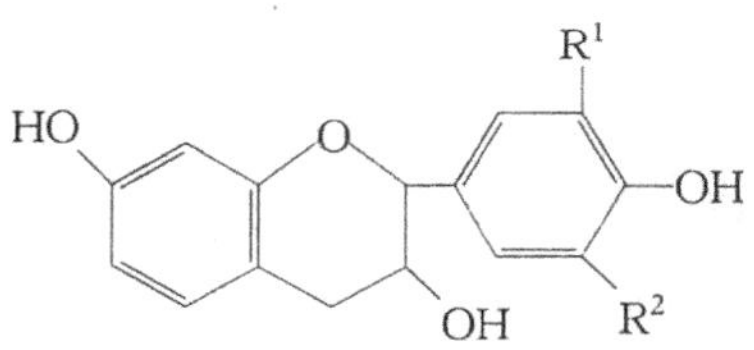

	R^1	R^2
(4)	H	H
(5)	OH	H
(6)	OH	OH

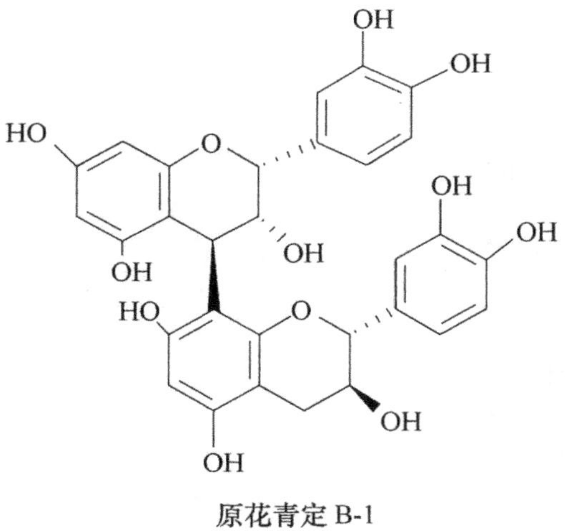

原花青定 B-1

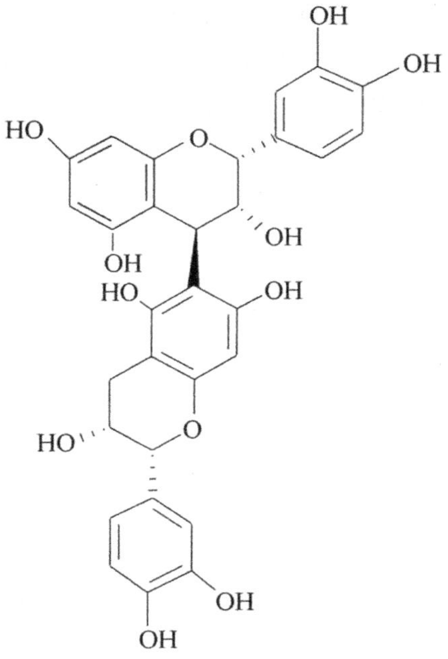

原花青定 B-5

目前从中药中分得的缩合鞣质主要有二聚体、三聚体及四聚体,例如原花青定(procyanidin)B-1 等。此外,也有五聚体及六聚体等。

缩合鞣质的黄烷醇相互之间,绝大多数以碳-碳键相连结;个别以 C—O 醚键或双醚键连结;有的除 C—C 键外兼有醚键而成双倍的连结,或另具有酯键。C—C 键连结的位置多为 4,8 位或 4,6 位;又如二儿茶素具有开裂的吡喃环等。因此缩合鞣质的结构是很复杂的。

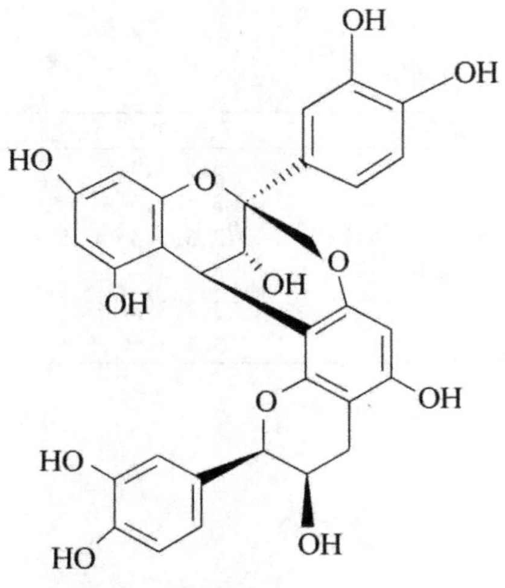

原花青定 A-2

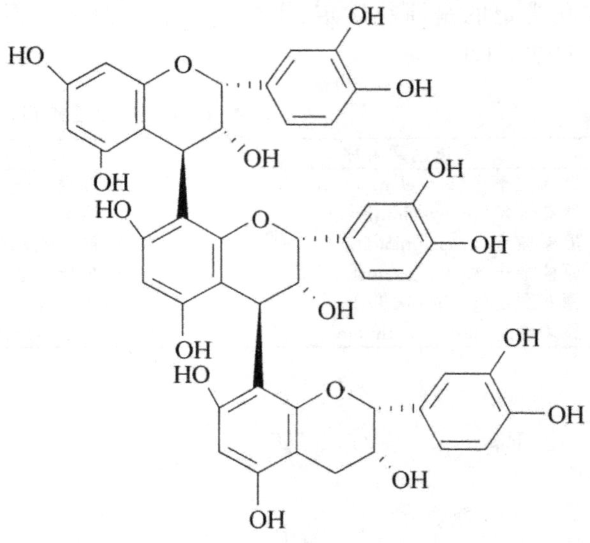

原花青定 C-1

三、复合鞣质

从山茶(*Camellia japonica*)及番石榴属(*Psidium* SPP.)中分离出含有黄烷醇的逆没食子鞣质,例如山茶素 B(cameliatannin B) ,山茶素 D(camelliatannin D)及番石榴素 A、C(guavin A、C)等。它们分子结构中是由逆没食子鞣质部分与原花色素部分结合组成的,具有可水解鞣质与缩合鞣质的一切特征。因此将这类由可水解鞣质部分与黄烷醇缩合而成的鞣质称为复合鞣质(complex tannins)。

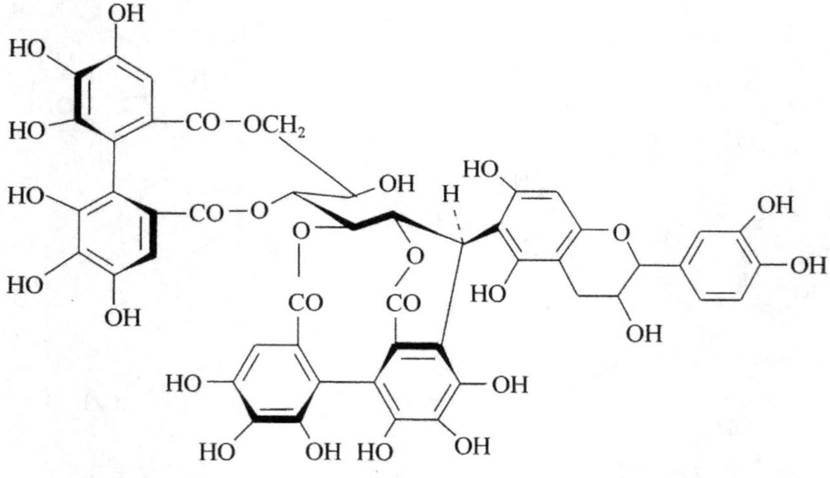

山茶素B

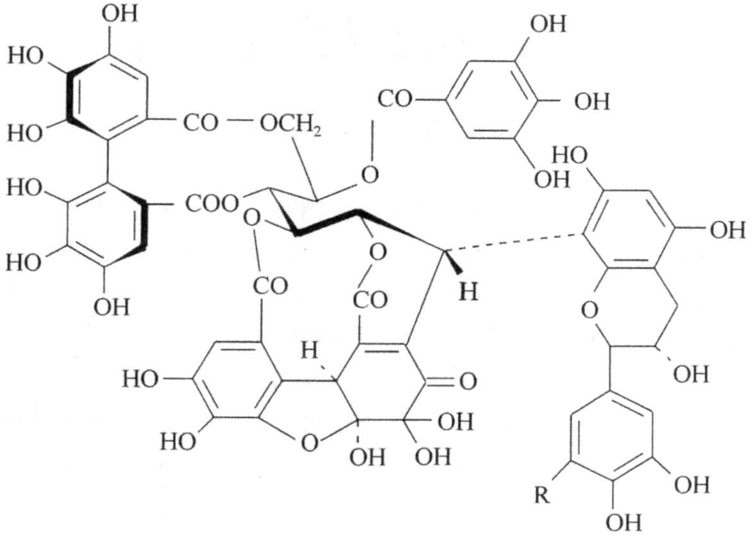

番石榴素 A R=H　　番石榴素 D R=OH

第 3 节　鞣质的理化性质

一、物 理 性 质

鞣质除少数为结晶状如老鹳草素外,大多为灰白色无定形粉末,多具吸湿性。鞣质极性较强,溶于水、甲醇、乙醇、丙酮,可溶于乙酸乙酯、丙酮和乙醇的混合液,难溶或不溶于乙醚、苯、氯仿、石油醚及二硫化碳等。少量水存在能够增加鞣质在有机溶剂中的溶解度。

二、化 学 性 质

(1) 还原性:鞣质含有很多酚羟基,为强还原剂,很易被氧化,能还原斐林试剂。

(2) 与蛋白质沉淀:鞣质能与蛋白质结合产生不溶于水的沉淀,能使明胶从水溶液中沉淀出,能使生皮成革,这种性质可作为提纯、鉴别鞣质的一种方法。

(3) 与重金属盐沉淀:鞣质的水溶液能与重金属盐,如醋酸铅、醋酸铜、氯化亚锡或碱土金属的氢氧化物溶液等作用,生成沉淀。在提取分离及除去鞣质时均可利用这一性质。

(4) 与生物碱沉淀:鞣质的水溶液可与生物碱生成难溶或不溶的沉淀,故可用作生物碱沉淀试剂。在提取分离及除去鞣质时亦常利用这一性质。

(5) 与三氯化铁的作用:鞣质的水溶液与 $FeCl_3$ 作用,产生蓝黑色或绿黑色反应或产生沉淀。蓝黑墨水的制造就以鞣质为原料。

(6) 与铁氰化钾氨溶液的作用:鞣质与铁氰化钾氨溶液反应呈深红色,并很快变成棕色。

第4节 鞣质的提取与分离

一、鞣质的提取

在选择合适溶剂的基础上,注意控制提取的温度和时间,力求快速、完全,以达到不破坏鞣质之目的。最好用新鲜原料,且宜立即浸提,也可以用冷冻或浸泡在丙酮中的方法储存。原料的干燥宜在尽可能短的时间内完成,以避免鞣质在水分、日光、氧气和酶的作用下变质,尤其是在研究鞣质及其有关化合物的生源关系时,应更加注意这一点。

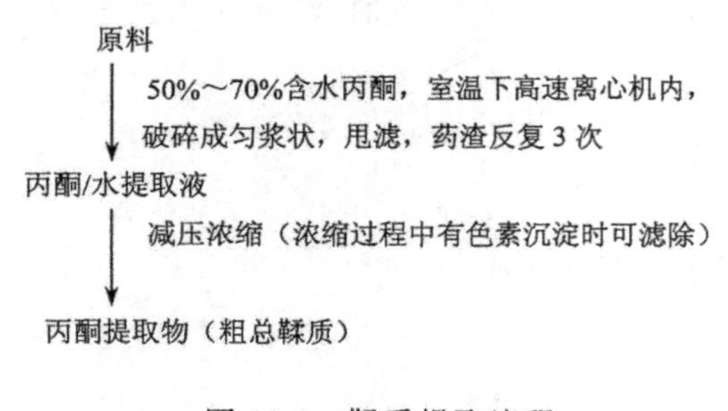

图 11-1 鞣质提取流程

经过粉碎的干燥原料或新鲜原料(茎叶类)可在高速搅碎机内加溶剂进行组织破碎提取,然后过滤得到浸提液。组织破碎提取法是目前提取鞣质类化合物最常用的提取方法。

提取鞣质时使用 50%~70% 含水丙酮,其比例视原料含水率而异。含水丙酮对鞣质的溶解能力最强,能够打开中药组织内鞣质-蛋白质的连接链,使鞣质的抽出率提高,减压浓缩很容易将丙酮从提取液中回收,得到鞣质的水溶液(图 11-1)。

二、鞣质的分离

上述提取得到的粗总鞣质,仍然是一混合物,需要进一步分离、纯化。由于鞣质是复杂的多元酚,有较大的相对分子质量和强的极性;且又常是由许多化学结构和理化性质十分接近的化合物组成的复杂混合物,难于分开;同时鞣质的化学性质比较活泼,在分离时可能发生氧化、缩合等反应而改变了原有的结构等,因此,鞣质的研究进展较为缓慢。近年来,随着各种色谱的发展及应用,使鞣质的研究有了迅速的发展。将鞣质制成甲醚化或乙酸酯衍生物有助于鞣质的分离。目前缩合鞣质中绝大部分高聚物的纯化合物都是以甲基醚或乙酸酯的形式分离出来的。

对于鞣质的分离及纯化,经典方法主要有沉淀法、透析法及结晶法,现在常用色谱法。

1. 溶剂法

通常将含鞣质的水溶液先用乙醚等极性小的溶剂萃取,除去极性小的杂质,然后用乙酸乙酯提取,可得到较纯的鞣质。亦可将鞣质粗品溶于少量乙醇和乙酸乙酯中,逐渐加入乙醚,鞣质可沉淀析出。

2. 沉淀法

利用鞣质与蛋白质结合的性质,可从水溶液中分离鞣质。向含鞣质的水溶液中分批加入明胶溶液,滤取沉淀,用丙酮回流,鞣质溶于丙酮,蛋白质不溶于丙酮而析出,这也是将鞣质与非鞣质成分相互分离的常用方法。

3. 柱色谱法

柱色谱是目前制备纯鞣质及其有关化合物的最主要方法。普遍采用的固定相是 diaion HP-20, toyopearl HW-40, sephadex LH-20 及 MCI Gel CHP-20(mitsubishi chemicals industries,

Ltd.)。以水-甲醇、水-乙醇、水-丙酮为流动相(洗脱剂)。以上各种柱色谱在分离过程中主要是吸附色谱过程,分离效果甚佳。现在已经成为分离可水解鞣质及缩合鞣质的常规方法。

在分离鞣质时,常采用多种柱色谱相结合的方法。在上述柱色谱中,其组合使用的顺序一般为 diaion HP-20 →toyopearl HW-40→MCI Gel CHP-20,因它们在水中吸附力最强,故开始先用水冲洗,洗脱出一些多糖、多肽及蛋白质等水溶性杂质。然后依次用10%、20%、30%、40%……含水甲醇洗脱,最后用70%含水丙酮洗脱。实验室一般操作流程(图 11-2):

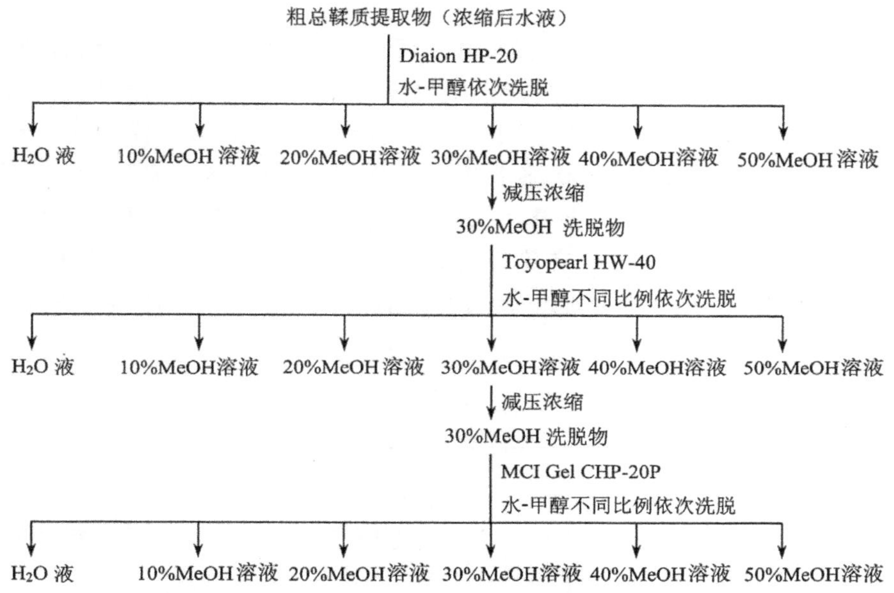

图 11-2　鞣质分离一般操作流程

经 MCI GHP-20P 柱色谱后的各洗脱流份可用 HPLC 检测,单一组分者合并后回收溶剂,即可得到单体鞣质化合物。

4. 高效液相色谱(HPLC)法

HPLC 法对鞣质不仅具有良好的分离效果,而且还可以用于判断鞣质分子的大小、各组分的纯度及 α、β-异构体等,具有简便、快速、准确、实用性强等优点。

正相 HPLC 采用的分离柱多为 superspher Si 60 及 zorbax SIL;检测波长为 280nm;流动相为环己烷-甲醇-四氢呋喃-甲酸(60∶45∶15∶1 V/V)+草酸 500mg/1.2L;反相 HPLC 采用的分离柱多为 lichrospher RP-18;检测波长为 280nm;温度 40℃;流动相为:①0.01mol /L 磷酸-0.01mol/L 磷酸二氢钾-醋酸乙酯(85∶10∶5);②0.01mol/L 磷酸-0.01mol/L 磷酸二氢钾-乙腈(87∶13)。

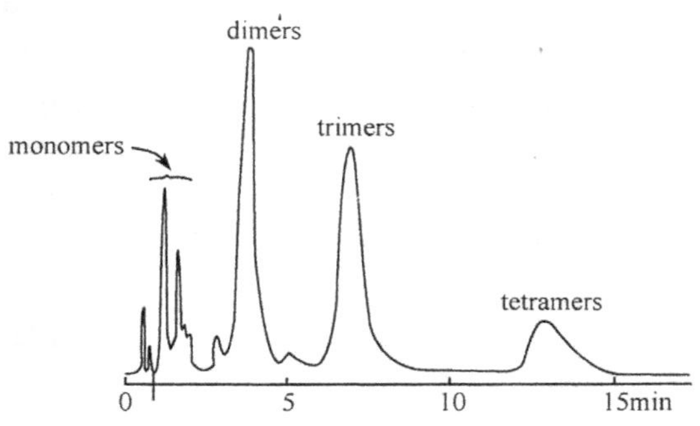

图 11-3　HPLC 判断鞣质分子大小

可水解鞣质分子大小的判断:测定用样品的制备一般为原料用 70% 含水丙酮室温破碎提取,提取液减压浓缩至干,再用适量无水甲醇溶解,离心除去不溶物即可用于正相 HPLC。可水解鞣质依据葡萄糖核的数目可分为单体(monomer)、二聚体(dimer)、三聚体(trimer)及四聚体(tetramers)等。因其分子大小及基团极性的不同,从而使其正相 HPLC 的保留时间(t_R)产生显著的正比差异。在同一流动相中,相对分子质量越大,t_R 越大。因而利用正相 HPLC 可以初步判断样品中各组分的分子大小情况,如图 11-3 所示。

第 5 节 鞣质的检识

鞣质的定性检识最基本的反应是使明胶溶液变混浊或生成沉淀。此外,鞣质的简易定性检识法如图 11-4 所示。以丙酮-水(8:2)浸提植物原料(0.1～0.5g),将提取物在薄层色谱上(硅胶 G 板上,多用氯仿-丙酮-水-甲酸不同比例作展开剂)展开后,分别依次喷三氯化铁及茴香醛-硫酸或三氯化铁-铁氰化钾(1:1)溶液,根据薄层上的斑点颜色可初步判断化合物的类型。

由于鞣质相对分子质量大,含酚羟基多,故薄层鉴定时一般需在展开剂中加入微量的酸,以提高极性,增加酚羟基的游离度。在硅胶层析中,常用的展开系统为苯-甲酸乙酯-甲酸(2:7:1)。此外,利用化学反应也可对可水解鞣质与缩合鞣质进行初步的区别,方法和结果见表 11-2。

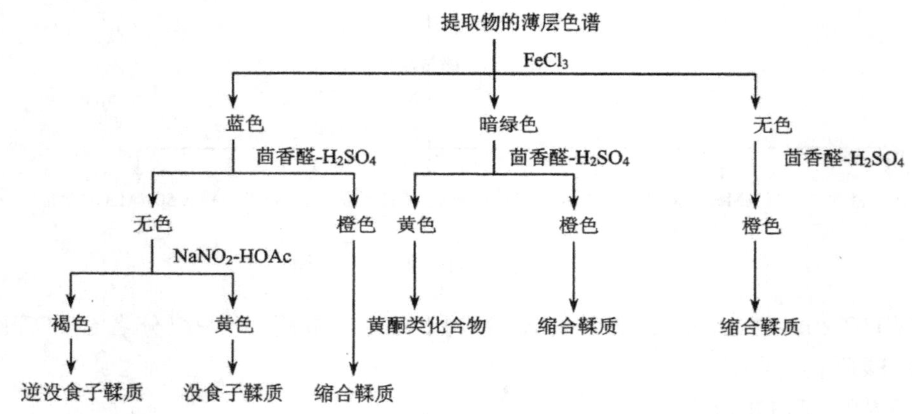

图 11-4 鞣质定性检识方法

表 11-2 两类鞣质的鉴别反应

试剂	可水解鞣质	缩合鞣质
1. 稀酸(共沸)	无沉淀	暗红色鞣红沉淀
2. 溴水	无沉淀	黄色或橙红色沉淀
3. 三氯化铁	蓝色或蓝黑色(或沉淀)	绿或绿黑色(或沉淀)
4. 石灰水	青灰色沉淀	棕或棕红色沉淀
5. 乙酸铅	沉淀	沉淀(可溶于稀乙酸)
6. 甲醛或盐酸	无沉淀	沉淀

第 6 节 含鞣质的中药实例——翻白草

蔷薇科植物翻白草(*Potentilla discolor*)的带根全草是广泛分布于我国的一种中药,别名有鸡腿草、鸭脚参、天青地白等。具有清热解毒、止血消肿的功效，临床用于治疗痢疾、肺痈、咳血、大便带血、崩漏、痈肿、疮癣及结核等疾病。其主要化学成分为鞣质类成分。翻白草根采用70%含水丙酮提取，提取物分别以乙醚、乙酸乙酯萃取，其乙酸乙酯萃取物经过 toyopearl HW-40，MCI Gel CHP-20 等柱色谱分离，精制，得到 9 个鞣质类成分。其分离流程如下(图 11-5)。

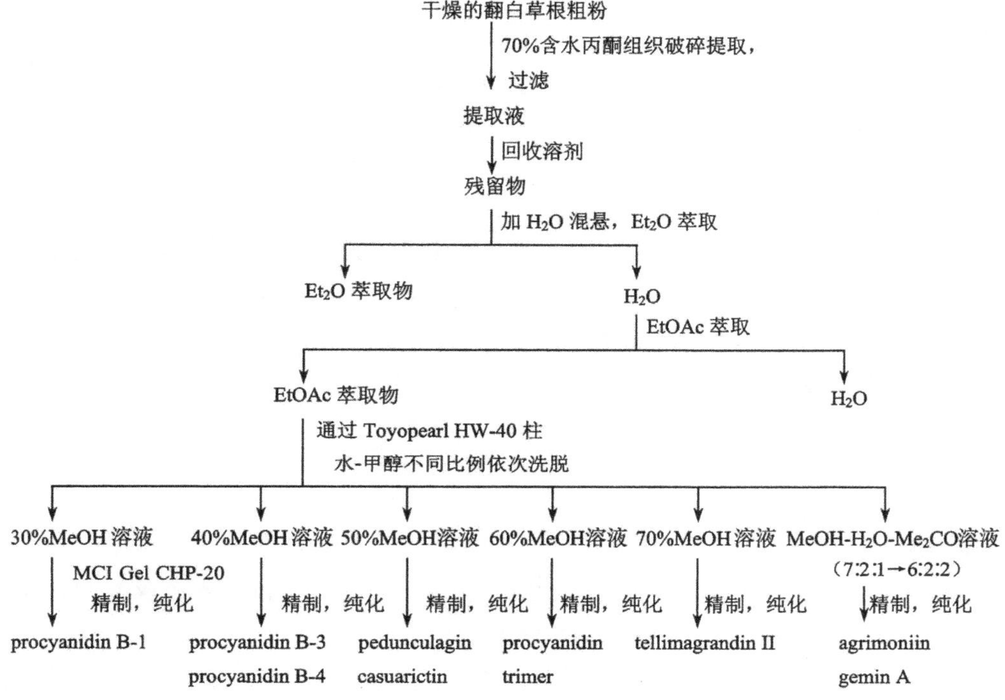

图 11-5 翻白草鞣质提取分离流程

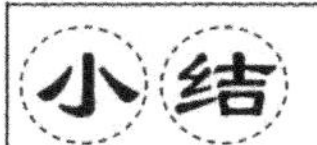

小结

鞣质是由没食子酸(或其聚合物)的葡萄糖(及其他多元醇)酯、黄烷醇及其衍生物的聚合物以及两者混合共同组成的植物多元酚。根据鞣质的化学结构特征，将鞣质分为可水解鞣质(hydrolysable tannins)，缩合鞣质(condensed tannins)和复合鞣质(complex tannins)三大类。鞣质极性较强，易溶于水、甲醇等极性溶剂中，难溶或不溶于乙醚、苯等非极性溶剂中，具有还原性，能与蛋白质、重金属盐及生物碱作用，生成不溶于水的沉淀，能与三氯化铁及铁氰化钾氨溶液发生颜色反应。70%含水丙酮是最适提取溶剂，常采用溶剂法、沉淀法、柱色谱法及高效液相色谱法对鞣质进行分离，其中柱色谱法是目前制备纯鞣质及其有关化合物的最主要方法。

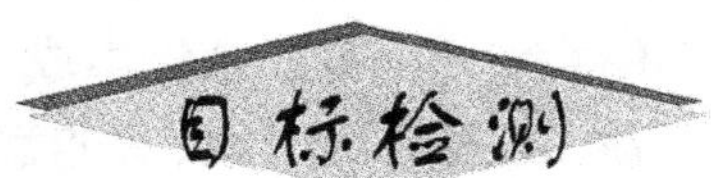

一、选择题

1. 鞣质不能与(　　)生成沉淀

A. 蛋白质　　B. 醋酸铅

C. 生物碱　　D. 咖啡碱

E. 铁氰化钾氨

2. 鞣质是

A. 黄烷类　　B. 苷类

C. 具有涩味的化合物　　D. 具有氧化性的化合物

E. 能沉淀蛋白质的多元酚类

3. 缩合鞣质与酸作用的产物是

A. 没食子酸　　B. 儿茶素

C. 逆没食子酸　　D. 糖与没食子酸

E. 鞣红

二、填空题

1. 鞣质又称________或________,是由________的葡萄糖酯、黄烷醇及其衍生物的聚合物以及两者混合共同组成的植物多元酚。

2. 根据鞣质的化学结构特征,将鞣质分为________,________和________三大类。

第 12 章

其他成分

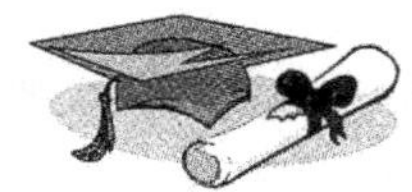

学 习 目 标

1. 了解其他成分的类别及生理活性
2. 熟悉其他成分的理化性质及检识方法
3. 掌握其他成分的提取、分离方法

第 1 节　脂肪酸类化合物

一、概　　述

脂肪酸是脂肪族中含有羧基的一类化合物。此类化合物广泛分布于动植物中。脂肪酸在生物体内几乎均以酯的形式存在。脂肪酸类成分是中药中一类重要的有效成分,具有很多重要的用途。中药中也有很多生物活性物质是由各种脂肪酸通过生物合成而得到的,例如由花生四烯酸转化而成的前列腺素类成分具有非常强的多方面的生物活性,使其与其他花生四烯酸类代谢产物一起成为新药开发的重要目标。

知道不饱和脂肪酸有哪些生理功能吗?

1. 不饱和脂肪酸能保持细胞膜的相对流动性,以保证细胞的正常生理功能。

2. 不饱和脂肪酸使胆固醇酯化,降低血中胆固醇和甘油三酯。

3. 不饱和脂肪酸是合成人体内前列腺素的前躯物质。

4. 不饱和脂肪酸能降低血液黏稠度,改善血液微循环。

5. 不饱和脂肪酸具有提高脑细胞活性的作用,从而增强记忆力和思维能力。

链接

二、脂肪酸的结构分类

1．饱和脂肪酸

其结构特点为分子中没有双键。如分子中含16个碳的棕榈酸和含18个碳的硬脂酸广泛分布于动植物中。饱和脂肪酸能促进人体对胆固醇的吸收，使血中胆固醇含量升高，两者易结合并沉积于血管壁，是血管硬化的主要原因。

棕榈酸(16:0)：$CH_3—(CH_2)_{14}—COOH$

硬脂酸(18:0)：$CH_3—(CH_2)_{16}—COOH$

2．不饱和脂肪酸

根据不饱和脂肪酸分子中双键数目的不同，不饱和脂肪酸可分为单不饱和脂肪酸和多不饱和脂肪酸。

(1) 单不饱和脂肪酸：分子中有一个双键。如16个碳的棕榈油酸和18个碳的油酸。陆地动物细胞不能合成更多的脂肪酸双键，故脂肪中只含有单不饱和脂肪酸。单不饱和脂肪酸对人体胆固醇代谢影响不大。

油酸(18:1)：　$CH_3—(CH_2)_7—CH=CH—(CH_2)_7—COOH$

棕榈油酸(16:1)：　$CH_3—(CH_2)_5—CH=CH—(CH_2)_7—COOH$

(2) 多不饱和脂肪酸：分子中有两个以上双键，双键的数目多为2～7个，含2个或3个双键的脂肪酸多分布于植物油脂中；4个以上双键的多不饱和脂肪酸主要存在于海洋动物的脂肪中。多不饱和脂肪酸主要包括亚油酸、α-亚麻酸、γ-亚麻酸、花生四烯酸、二十二碳六烯酸(DHA)和二十碳五烯酸(EPA)等。多不饱和脂肪酸在人体中易于乳化、输送和代谢，不易在动脉壁上沉淀，有良好的降血脂作用。人脑细胞脂质中有10％是DHA，DHA很容易通过大脑屏障进入脑细胞，因此DHA对脑细胞的形成和生长起着重要的作用，对提高记忆力、延缓大脑衰老有积极的作用。DHA和EPA主要存在于鱼油中，尤其是深海冷水鱼油中含量较高。由于人体能利用糖和蛋白质合成饱和脂肪酸及单不饱和脂肪酸，但是人体不能合成亚油酸和α-亚麻酸，因此这两种脂肪酸必须从食物或药物中摄取。亚油酸在人体内可转化为花生四烯酸和γ-亚麻酸，花生四烯酸是前列腺素的前体物质，前列腺素具有较广泛的调节机体代谢的重要作用。α-亚麻酸通过脱氢酶和碳链延长酶的催化作用，最后合成EPA和DHA，所以亚油酸和α-亚麻酸被称为人体必需脂肪酸。

三、脂肪酸的理化性质

1．溶解性

脂肪酸不溶于水，溶于乙醚、己烷、苯、氯仿、热乙醇等有机溶剂，可溶于冷氢氧化钠溶液。

2．酸性

脂肪酸含有羧基，可与碱结合成盐。

3．羟基的置换反应

羧基中的羟基可被卤素、烃氧基、酰氧基、氨基等置换，分别生成酰卤、酯、酸酐和酰胺。

4．酸败

脂肪酸在空气中置久，会产生难闻的气味，这种变化称为酸败，酸败是由空气中氧、水分或真菌引起的。

5. 显色反应

脂肪酸特别是一些不饱和脂肪酸,可与某些试剂产生颜色反应。常见的显色反应主要有:

(1) 碘酸钾-碘化钾试验:取 5mg 样品(或样品的饱和溶液 2 滴)加 2% 碘化钾溶液及 4% 碘酸钾溶液各 2 滴,加塞,沸水浴加热 1 分钟。冷却,加 0.1% 淀粉溶液 1~4 滴,呈蓝色。

(2) 溴的四氯化碳试验:样品的四氯化碳溶液加 2% 溴的四氯化碳溶液 2 滴,振摇,溶液退色。

(3) 高锰酸钾试验:样品的丙酮溶液加 1% 高锰酸钾溶液 2 滴,振摇,溶液退色。

(4) 溴-麝香草酚蓝试验:样品溶液加溴-麝香草酚蓝试液,呈蓝色。

四、脂肪酸的提取与分离

1. 提取

(1) 有机溶剂提取法:常用乙醚、石油醚及环己烷等亲脂性有机溶剂进行提取,回收溶剂即得粗脂肪酸。

(2) 超临界流体萃取法:通常在 0.1~5kPa,温度 30~45℃ 下提取总脂肪酸。

2. 分离

(1) 蒸馏法:实际工作中可分为减压分馏和分子蒸馏两类方法。通过控制温度及真空度,即减压降低沸点,减少热变性等手段达到分离纯化的目的,常和尿素结晶法配合使用。

(2) 丙酮冷冻法:碳链长度及饱和程度不同的脂肪酸,在过冷的丙酮溶剂中溶解度不同,借此达到分离的目的。将脂肪酸混合物加到预先冷至 -25℃ 以下的丙酮中,搅拌,滤过,除去结晶,浓缩后,即得含有较高浓度的 EPA 及 DHA。

(3) 脂肪酸盐结晶法:将脂肪酸混合物经氢氧化钠醇溶液皂化为脂肪酸盐,冷却,使饱和及单不饱和脂肪酸盐析出,滤液酸化提取,得高浓度的多不饱和脂肪酸。此法适用于工业生产。

(4) 尿素结晶法:是一种经典的提纯多不饱和脂肪酸的方法。尿素能与脂肪族化合物形成加合物,形成加合物的能力与脂肪酸的饱和程度有关,不饱和程度愈低,愈易形成加合物。利用这一原理可将多不饱和脂肪酸与饱和脂肪酸、单不饱和脂肪酸分离。将脂肪酸混合物与尿素的醇溶液混合,保温搅拌,冷却,滤过,得较高浓度的 EPA 和 DHA。

第 2 节 有机含硫化合物

> 硫是所有生物必须的元素,在机体内具有重要的作用。如在氨基酸、维生素、辅酶 A、蛋白质等一次代谢产物中,硫都扮演着重要的角色。含硫的二次代谢产物在中药中分布虽不多,但却有较高的生物活性。如芥子苷具有抗菌、抗真菌及杀虫作用,大蒜新素(allitridi)和蔊菜素(rorifone)均具有显著的抗菌作用。
>
> 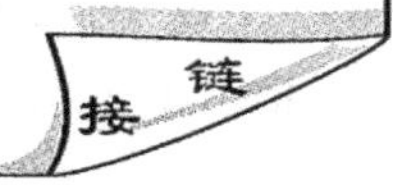
>

芥子苷类

芥子苷是一类主要分布于十字花科植物中的以硫原子为苷键原子的葡萄糖苷类化合物,也是存在于天然界中的 S-苷的典型代表,已发现的芥子苷类化合物达 70 余种。芥子苷类的化学结构可用以下通式表示。芥子苷类化合物在植物体内通常以钾盐的形式存在,但有时也以钠盐、铵盐的形式存在。黑芥子(*Brassica nigra*)中的黑芥子苷(sinigrin)是钾盐,白芥子(*Brassica alba*)中的白芥子苷(sinalbin)除钾盐外,还曾得到过由芥子碱组成的季铵盐。

$$R—C(=N-OSO_3^-K^+)(S-glc)$$

芥子苷通式

$$CH_2═CH—CH_2—C(=N-OSO_3^-K^+)(S-glc)$$

黑芥子苷

$$HO-C_6H_4-CH_2—C(=N-OSO_3^-)(S-glc)\cdot (CH_3)_3N^+—CH_2—CH_2—O—C(=O)—CH═CH—C_6H_2(OCH_3)_2(OH)$$

白芥子苷

知道以下氨基酸的生理功能吗?

1. 赖氨酸:促进大脑发育,是肝及胆的组成成分,能促进脂肪代谢,调节松果腺、乳腺、黄体及卵巢,防止细胞退化;
2. 色氨酸:促进胃液及胰液的产生;
3. 苯丙氨酸:参与消除肾及膀胱功能的损耗;
4. 蛋氨酸:参与组成血红蛋白、组织与血清,有促进脾脏、胰脏及淋巴的功能;
5. 异亮氨酸:参与胸腺、脾脏及脑下腺的调节以及代谢;脑下腺属总司令部作用于甲状腺、性腺;

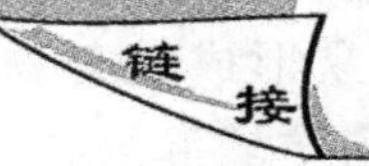

芥子苷类化合物在中性条件下,以芥子苷酶进行水解,先生成葡萄糖和硫代羟肟酸,后者经转位最后产生异硫氰酸酯。白芥子或黑芥子的粉末加温水闷润一定时间后,会发出强烈的辛辣味,此系白芥子或黑芥子中的芥子苷受其共存的芥子苷酶的作用而生成异硫氰酸酯之故。

第3节 氨基酸、蛋白质和酶

一、氨 基 酸

(一) 概述

氨基酸(amino acid)是一类既含氨基又含羧基的化合物。它们中有很多是组成蛋白质分子的基本单位,是人体必不可少而又不能自身合成的物质,故这些氨基酸被称为必需氨基酸。必需氨基酸有20种,均为α-氨基酸,存在于蛋白质水解物中,此类氨基酸大部分已被应用于医药等方面。如精氨酸、谷氨酸作为肝昏迷抢救药之一;组氨酸用于治疗胃及十二指肠溃疡和肝炎等。

中药中含有的氨基酸,有些虽不是必需氨基酸,却有一些特殊的生物活性,这些非蛋白氨基酸称为天然游离氨基酸。如中药使君子(*Quisqualis indica*)中的使君子氨酸(quisqualic acid)和鹧鸪茶(*Caloglossa leprieuii*)中海人草氨酸(kainic acid)都是驱蛔虫的有效成分;南瓜子(*Cucurbita moschata*)中的南瓜子氨酸(cucurbitine)具有抑制血吸虫幼虫生长发育的作用;天冬(*Asparagus cochinchinensis*)、玄参(*Scrophularia ningpoensis*)和棉根(*Cossypium herbaceum*)中均含有天门冬素(asparagine)具有止咳和平喘作用;三七(*Panax notoginseng*)中的三七素(dencichine)具有止血作用;半夏(*Pinellia ternata*)、天南星(*Arisaema erubescens*)和蔓荆(*Vi-*

tex trifolia)中的 γ-氨基丁酸则有暂时降压的作用。因此,氨基酸的研究是中药有效成分研究不可忽视的内容之一。

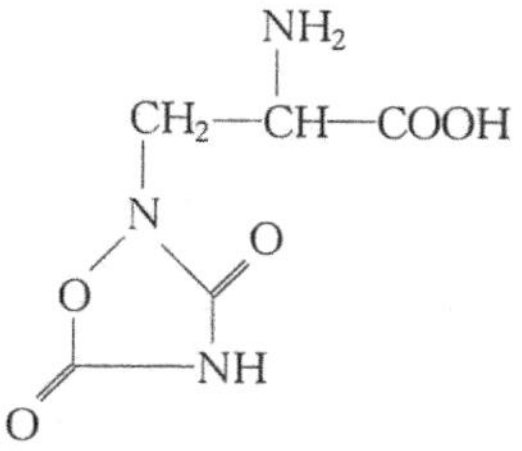

使君子氨酸 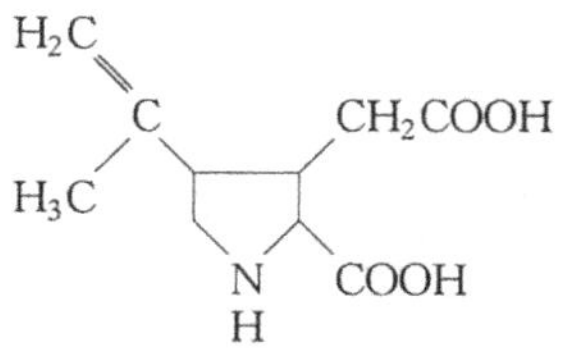　　海人草氨酸

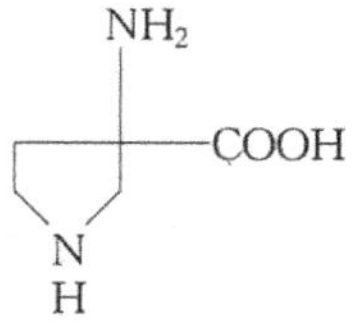

南瓜子氨酸 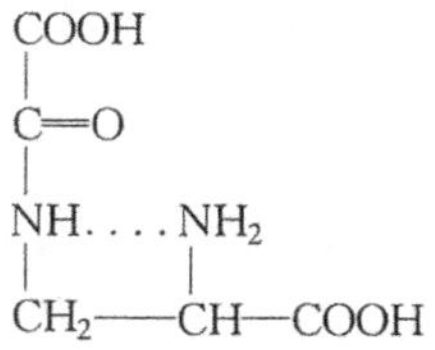　　三七素 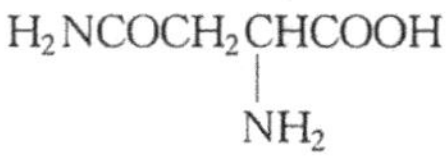　　天门冬素

(二) 氨基酸的结构与分类

从结构上看氨基酸是羧酸分子中烃基上的氢被氨基所取代的衍生物。根据氨基和羧基相对位置,即氨基处于羧基的邻位(α 位)、间位(β 位)和间隔二位(γ 位)等,将氨基酸分为 α-氨基酸、β-氨基酸、γ-氨基酸等,其中以 α-氨基酸占多数。

此外,还可根据氨基酸分子中所含氨基和羧基的数目,分为中性氨基酸、酸性氨基酸和碱性氨基酸三类。中性氨基酸分子中羧基和氨基数目相等;酸性氨基酸分子中羧基多于氨基;碱性氨基酸分子中则氨基多于羧基。

(三) 氨基酸的理化性质

(1) 性状:氨基酸为无色结晶,具较高熔点。

(2) 溶解性:多数氨基酸易溶于水,难溶于有机溶剂,如丙酮、乙醚、氯仿等。

(3) 成盐性:氨基酸与强酸、强碱均能成盐,因而氨基酸既有碱性又有酸性,是一种两性化合物。同时,分子内氨基和羧基可相互作用生成内盐。

(4) 等电点:在水溶液中,分子中的羧基和氨基可分别像酸、碱一样离子化。因为反应是可逆的,故当向溶液中加酸时,抑制了羧基的电离,在强酸溶液中,氨基酸主要以阳离子状态存在;反之,如果加碱,则抑制氨基电离,在强碱溶液中,氨基酸主要以阴离子状态存在。当将氨基酸溶液调至某一特定 pH 时,氨基酸分子中羧基电离和氨基电离的趋势恰好相等,这时溶液的 pH 称为该氨基酸的等电点。不同的氨基酸,具有不同的等电点。在氨基酸的等电点时,分子以内盐的形式存在,因而其溶解度最小,可以沉淀析出。

(5) 与茚三酮反应:α-氨基酸与水合茚三酮加热反应,产生紫色混合物。可用于鉴别氨基酸以及氨基酸的薄层色谱显色。

(6) 与亚硝酸反应:除亚氨基酸(脯氨酸、羟脯氨酸)外,α-氨基酸中的氨基能与亚硝酸作用，放出氮气，生成 α-羟基酸。

(四) 氨基酸的检识

供试液制备：取中药粗粉 1～2g，加水 10～20ml 温浸 1 小时，滤过，滤液供下述试验用。

1．理化检识

(1) Ninhydrin 反应：取供试液 1ml，加 0.2％茚三酮溶液 2～3 滴，摇匀，在沸水浴中加热 5 分钟，冷却后，如显蓝色或蓝紫色，表明含有氨基酸、多肽或蛋白质。此反应亦可作色谱检识，但有的氨基酸产生黄色斑点，并受氨气、麻黄碱、伯胺、仲胺等杂质的干扰而产生假阳性。

(2) Isatin 反应：取供试液滴于滤纸上，晾干，喷以吲哚醌试液，加热 5 分钟，不同的氨基酸类显示不同的颜色。

(3)Folin 试剂：取 1,2-萘醌-4-磺酸钠 0.02g 溶于 5％碳酸钠溶液 100ml 中，临用时现配。不同氨基酸显不同颜色。

2．色谱检识

(1) 纸色谱检识：展开剂：①正丁醇-醋酸-乙醇-水(4∶1∶1∶2)；②甲醇-水-吡啶(20∶20∶4)；③ 水饱和的酚。

(2) 薄层色谱检识：展开剂：①正丁醇-醋酸-水(4∶1∶5，上层)；②氯仿-甲醇-17％氨水(2∶2∶1)；③96％乙醇-26％氨水(77∶23)；④酚-水(3∶1)。在检识氨基酸的色谱中，可用单向色谱法或双向色谱法，较好的双向展开系统是正丁醇-醋酸-水(3∶1∶1)与酚-水(3∶1)溶剂。显色剂：①茚三酮试剂：喷后于 110℃ 加热，显紫色。如为脯氨酸、海人草氨酸则显黄色。氨也有反应，因此要注意氨气的干扰。②吲哚醌试剂：灵敏度不如茚三酮试剂。③1,2-萘醌-4 磺酸试剂：喷后于室温干燥，不同的氨基酸显不同的颜色。

(五) 氨基酸的提取分离

1．提取

组成蛋白质的氨基酸的提取是将蛋白质经酸、碱或酶水解后，分离得到各种氨基酸。天然游离氨基酸的提取是采用水或稀醇等极性溶剂进行提取。

(1) 水提取法：将中药粗粉用适量水浸泡，滤过，减压浓缩至 1ml 相当于 1g 药材，加 2 倍乙醇或甲醇除去蛋白质、多糖等杂质，滤过，将滤液减压浓缩至无醇味，通过强酸型阳离子交换树脂，用 1mol/L 氢氧化钠或 2mol/L 氨水溶液洗脱，收集对茚三酮呈阳性部分，浓缩，得总氨基酸。

(2) 稀乙醇提取法：中药粗粉加 70％乙醇溶液回流提取(或冷浸)。滤过，减压浓缩至无醇味，然后按水提取法通过阳离子交换树脂后即得总氨基酸。

2．分离

一般先通过色谱法检查含有几种氨基酸，然后选择适宜分离方法。

(1) 溶剂法：根据各种氨基酸在水和乙醇等溶剂中溶解度的不同，将氨基酸彼此分离。例如：胱氨酸和酪氨酸在冷水中极难溶解，而其他氨基酸易溶，故可将这两种氨基酸与其他氨基酸分离；酪氨酸在热水中溶解度大，而胱氨酸在冷、热水中溶解度均小，借此分离。

(2) 成盐法：氨基酸与某些无机或有机化合物结合，生成难溶性的氨基酸盐，可利用这一性质分离纯化某些氨基酸。如南瓜子中南瓜子氨酸的分离是通过与过氯酸形成结晶性盐；亮氨酸可与邻二甲苯-4-磺酸反应生成亮氨酸磺酸盐，然后再与氨水反应得亮氨酸。在总氨基酸水溶液中加入正丁醇,先提出中性氨基酸,再向水溶液中加磷钨酸、苦味酸或苦酮酸(picrolonic acid)等试剂,沉淀出碱性氨基酸混合物。

(3) 电泳法:将总氨基酸水溶液调至适当 pH,于电泳槽或纸片上,在一定电场中,中性氨基酸留在原点,带净正电荷的碱性氨基酸移向阴极,带净负电荷的酸性氨基酸则移向阳极,此种现象称为电泳。氨基酸的电泳移速,与氨基酸本身所带电荷、缓冲液离子性质、pH、黏度、温度等有关。溶液的 pH 越接近等电点,氨基酸净电荷越低,离子移动速度越慢;反之,则加快。因此,控制电泳液 pH,可使氨基酸完全分离。

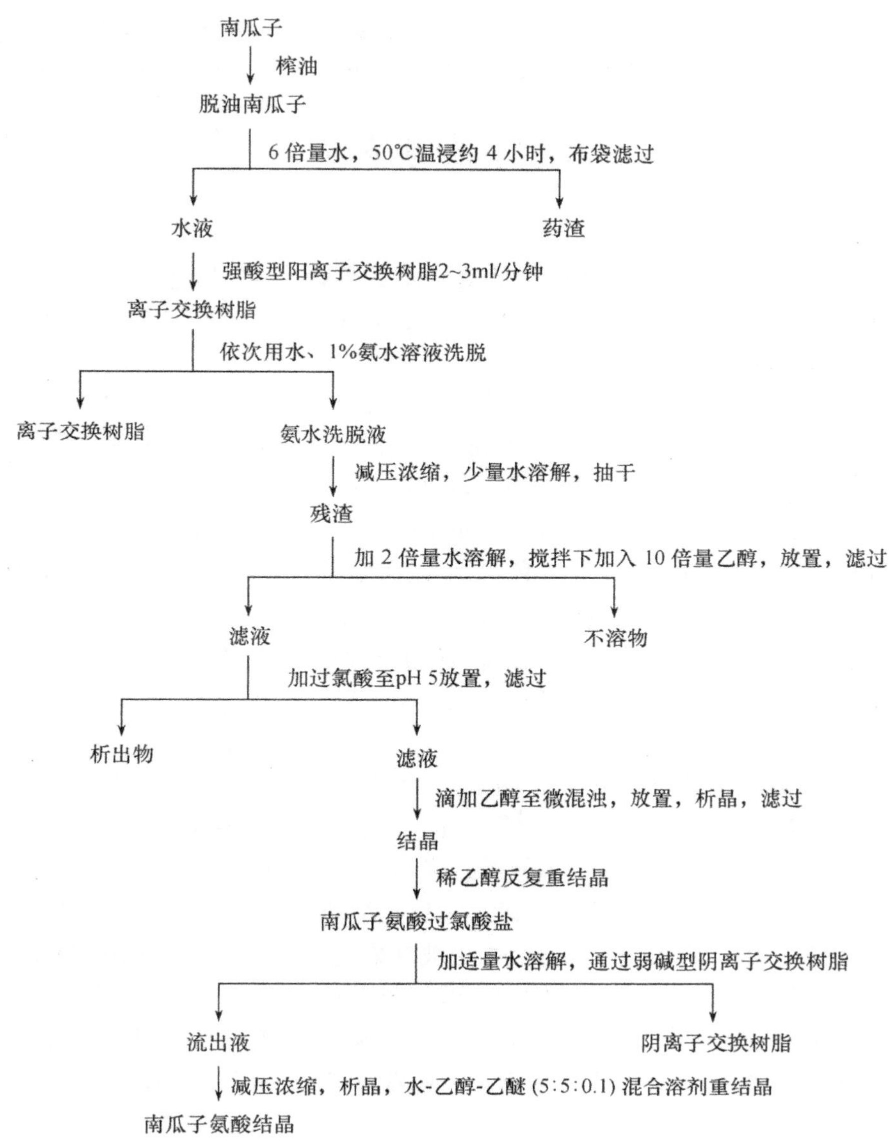

图 12-1　南瓜子氨酸提取分离流程

(4) 离子交换树脂法：在阳离子交换树脂上，酸性氨基酸和羟基氨基酸吸附力最弱，中性氨基酸较强，含芳香环的氨基酸更强，碱性氨基酸最强。常用洗脱液为柠檬酸钠和醋酸钠缓冲液，将此缓冲液 pH 调到 3.28、4.30 和 6.71，则可依次洗脱出酸性氨基酸、中性氨基酸和碱性氨基酸。

(六) 提取分离实例

实例　南瓜子氨酸的提取分离

南瓜子为葫芦科植物南瓜(*Cucurbita moschata*)的种子。主治绦虫、蛔虫、产后手足浮肿等。分离得到有效成分南瓜子氨酸(cucurbitin)，为一种碱性氨基酸，分子式 $C_5H_{10}N_2O_2$，相对分子质量 130.15。*mp* 260℃(分解)，$[\alpha]_D^{27}$-19.76°(C=9.31%，水)。可与高氯酸形成结晶盐从稀乙醇中析出。其提取分离流程见图 12-1。

二、蛋白质和酶

1. 概述

蛋白质(protein)和酶(enzyme)是生物体最基本的生命物质，凡是有生命的地方就有蛋白质和酶，蛋白质分子中的氨基酸残基由肽键连接，形成含多达几百个氨基酸残基的多肽链。酶是活性蛋白中最重要的一类。

近年陆续开发了与人体健康密切相关的不同活性的蛋白质，特别是酶类已在临床发挥了很大的作用，并蕴藏着巨大的潜力。例如天花粉蛋白(trichosanthin)具有引产作用和抗病毒作用，对艾滋病病毒也具有抑制作用；得自番木瓜(*Carica papaya*)的蛋白水解酶，称为木瓜酶(papain)，可驱除肠内寄生虫；超氧化歧化酶(superoxide dismutase, SOD)可阻止脂质过氧化物生成，降低自由基对人体损害，延缓机体衰老；地龙(*Pheretima aspergillum*)中提得的蚯蚓纤溶酶，不仅对血栓和纤维蛋白有显著溶解作用，而且可激活纤溶酶原为纤溶酶(plasmin)；麦芽(*Hordeum vulgare*)中含有的淀粉酶(amylase)常用于食积不消；苦杏仁(*Prunus armeniaca*)中的苦杏仁酶(emulsin)，具有止咳平喘作用。

2. 蛋白质和酶的理化性质

(1) 溶解性：多数蛋白质和酶溶于水，不溶于有机溶剂。蛋白质的溶解度受 pH 影响。

(2) 相对分子质量：蛋白质和酶的溶液具有亲水胶体特性，相对分子质量多在一万以上，高的可达一千万左右，为高分子物质，不能透过半透膜，此性质可用于提纯蛋白质。

(3) 两性和等电点：蛋白质分子两端有氨基和羧基，同氨基酸一样具有两性和等电点。

(4) 盐析和变性：蛋白质和酶在水溶液中可被高浓度的硫酸铵或氯化钠溶液盐析而沉淀，此性质是可逆的。当蛋白质和酶被加热，或与酸、碱等作用时，则变性而失去活性，此反应不可逆。

(5) 水解：蛋白质在酸、碱、酶等作用下可逐步水解，最终产物为各种 α-氨基酸。

(6) 酶解：酶具有很高的催化性及专属性。如麦芽糖酶(maltase)只能水解 α-苷键，而对 β-苷键无作用。

(7) 沉淀反应：

1) 与酸作用：蛋白质与鞣质、三氯醋酸、苦味酸、硅钨酸等反应产生不溶性物质。

2) 与金属盐作用：蛋白质与多种金属盐如氯化高汞、硫酸铜等反应产生沉淀。

（8）颜色反应：

1）Biuret 反应：蛋白质在碱性溶液中与稀硫酸铜溶液作用，产生红色或紫红色。

2）Dansyl 反应：分子中末端氨基在碳酸氢钠溶液中与 1-二甲氨基萘 5-磺酰氯反应生成相应的磺酰胺衍生物，显黄色荧光，浓度在 0.1～0.001μmol/L 时也能被检出。

3. 蛋白质与酶的提取分离

（1）蛋白质的提取：一般采用水或 5%～8% 的氯化钠水溶液提取蛋白质。为防止原料中可能存在的酸或碱的影响，常用 pH 缓冲液提取，使溶液保持近中性，得到的提取液加氯化钠或硫酸铵至饱和，析出总蛋白质。

（2）蛋白质的分离：

1）沉淀法：在一定浓度的有机溶剂、盐和 pH 溶液中，每种蛋白质都有一定的溶解度，借此分离纯化。有机溶剂沉淀法：丙酮、乙醇等能降低溶液的介电常数，并部分地引起蛋白质脱水，使蛋白质沉淀析出。一般应在低温下操作，加入不同量的有机溶剂，分别收集沉淀物，使蛋白质有效部分得到分离。盐析法：不同蛋白质达到盐析所需的离子强度不同，借此分离。常用盐有硫酸铵、氯化钠、硫酸钠。等电点沉淀法：将蛋白质溶液的 pH 调至被分离蛋白质的等电点，收集沉淀，借此与其他蛋白质分离。

2）透析法：分级沉淀法所得到的粗蛋白质中，常含有盐类及其他小分子杂质，可采用透析法除去。

3）超速离心法：不同相对分子质量的蛋白质经超速离心，其沉降速度有显著差异，借以分离不同相对分子质量的蛋白质混合物。

4）色谱法：常用的色谱法有离子交换色谱法、葡聚糖凝胶色谱法等。实际工作中这两种色谱法常配合应用。

酶是活性蛋白质，因此凡是用于蛋白质分离纯化的方法均适用于酶的分离纯化。此外，酶的纯化过程尚需选用迅速简便的活力定量方法，以追踪酶的去向。

4. 蛋白质和酶的检识

（1）理化检识：

1）加热沉淀试验：取供试液 1ml，加热煮沸，如产生混浊或沉淀，可能含有蛋白质。或直接加入 5% 硫酸铵溶液 1ml，若产生沉淀，亦表明可能含有蛋白质。

2）Biuret 反应：取供试液 1ml，加 40% 氢氧化钠溶液 2 滴，摇匀，滴加 1% 硫酸铜溶液 1～2 滴，摇匀，如显紫色，示含多肽或蛋白质。

3）Solway purple 反应：将供试液点在纸片上，滴加酸性蒽醌紫试剂，如呈紫色，示含蛋白质，氨基酸、多肽皆不显色。

（2）色谱检识：薄层吸附剂：硅胶 G；展开剂：氯仿-甲醇（或丙酮）（9:1）；显色剂：2% 茚三酮溶液。

5. 含蛋白质和酶的中药实例

实例　天花粉蛋白的提取分离

天花粉是葫芦科植物栝楼（*Trichosanthes kirilowii*）或双边栝楼（*T. resthornii*）的根，具有清热生津，消肿排脓的功效。天花粉蛋白是栝楼根的有效成分，对光、热、潮湿均不稳定。用于中期妊娠引产和治疗恶性葡萄胎、绒癌。其提取分离方法如下（图 12-2）：

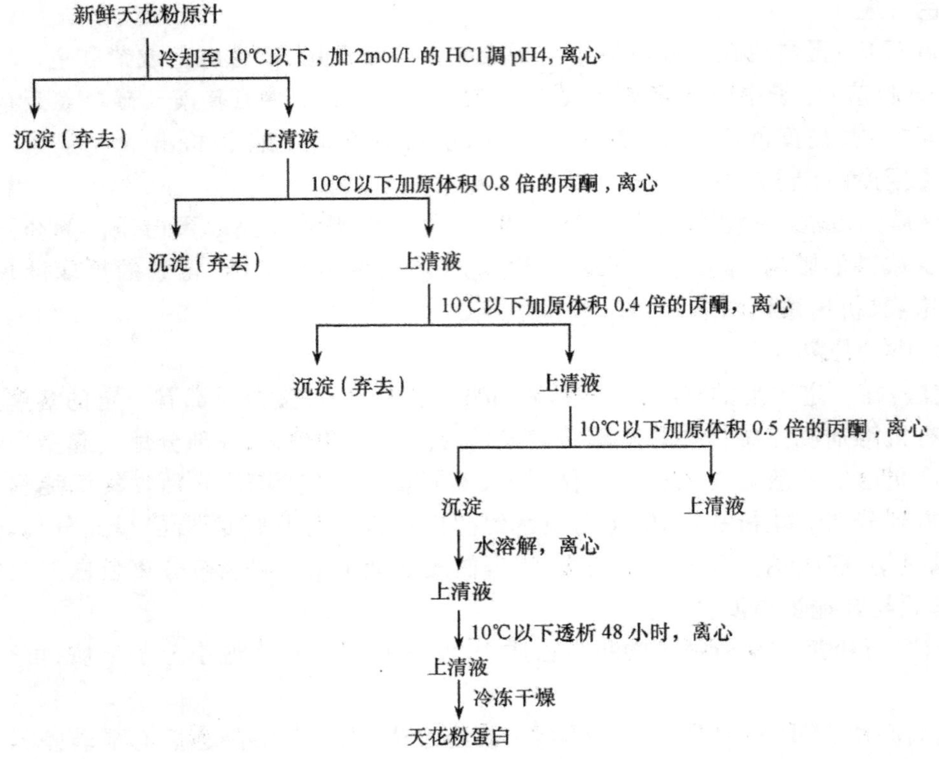

图 12-2 天花粉蛋白提取分离流程

天花粉蛋白经化学分析，蛋白质含量可达 80％，灰分在 10％以下。经琼脂加羧甲基纤维素电泳鉴定，主斑点 1 个。进行聚丙烯酰胺凝胶电泳尚有 6～7 条区带，有效蛋白含量很高，无效蛋白含量甚微。

想了解矿物药和矿物药的研究吗？

矿物药包括原矿物药、矿物制品药及矿物药制剂。其研究涉及各单味药的理化性质、质量标准、炮制方法、功能主治，以及不同的加工炮制对有效成分溶出及相关疗效的影响，其中最主要的是对矿物药治病物质基础的研究。研究矿物药治病的物质基础，应从化学成分入手，特别是结合中药炮制、剂型等研究有效成分被溶出的程度。但所有这些研究，都必须置于中医药治病理论的统帅指导之下。

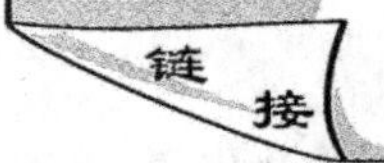

第 4 节 矿 物 质

一、概 述

矿物质是以无机成分为主的一类天然化合物，是中药化学研究的另一个主要方面。长期以来，对中药有效成分的研究，偏重于有机物，忽视了无机物。而无机物的研究包括矿物药及植物药中的微量元素，后者又分为单味药和复方微量元素分析。

二、矿 物 药

1．矿物药主含成分

利用矿物、岩石治疗疾病，在我国有悠久历史。明·李时珍《本草纲目》中，矿物药已有 355 种，如朱砂、铅丹、代赭石、铜青、砒石、石膏、滑石、卤碱等，分别以汞、铅、铁、铜、砷、钙、硅、镁等为主要成分。2000 年版《中国药典》一部收载中药 536 种，其中矿物药仅有 22 种，但功能分类甚广。《中国药典》收载的 473 种中成药中，有 109 种含有矿物药，说明了矿物药的实用价值及其重要性。主成分和功效见表 12-1：

表 12-1　矿物药的主成分及功效简介

品　名	主成分	功　　效
石　膏	$CaSO_4 \cdot 2H_2O$	清热泻火，除烦止渴
白　矾	$KAl(SO_4)_2 \cdot 12H_2O$	解毒杀虫，燥湿止痒，祛除风痰，止血止泻
雄　黄	As_2S_2	解毒杀虫，燥湿祛瘀，截疟
赭　石	Fe_2O_3	平肝潜阳，降逆止血
朱　砂	HgS	清心镇惊，安神解毒
紫石英	CaF_2	镇心安神，温肺，暖宫
磁　石	Fe_3O_4	平肝潜阳，聪耳明目，镇惊安神，纳气平喘
炉甘石	$ZnCO_3$	解毒明目退翳，收湿止痒敛疮
滑　石	$Mg_3(Si_4O_{10})(OH)_2$	利尿通淋，清热解暑，祛湿敛疮
自然铜	FeS_2	散瘀，接骨，止痛
芒　硝	$Na_2SO_4 \cdot 10H_2O$	泻热通便，润燥软坚，清火消肿
玄明粉	Na_2SO_4	泻热通便，润燥软坚，清火消肿
硫　磺	矿物硫族自然硫	外用解毒杀虫疗疮，内服补火助阳通便
赤石脂	$Al_4(Si_4O_{10})(OH)_8 \cdot 4H_2O$	涩肠，止血，生肌敛疮
钟乳石	$CaCO_3$	温肺，助阳，平喘，制酸，通乳
花蕊石	Ca 和 Mg 的碳酸盐	涩肠止泻，收敛止血
禹余粮	FeO(OH)	涩肠止泻，收敛止血
金礞石	K、Mg、Al 和硅酸	坠痰下气，平肝镇惊
青礞石	Mg、Al、Fe 和硅酸	坠痰下气，平肝镇惊

2. 矿物药的检测

某些常用的矿物药按国际惯例严禁入药，如朱砂、雄黄为含汞、含砷的毒物，密陀僧为含铅化合物，砒石为剧毒的三氧化二砷。而《中国药典》收载的 107 种中成药中，有 26 种含朱砂，14 种含雄黄。如何解决这一矛盾，除临床慎用外，《中国药典》规定了相应的定性鉴定和含量测定方法，如铁盐检查法、重金属盐检查法、砷盐检查法等。此外，对矿物药中所含微量元素可用原子吸收光谱法等进行监测。

重金属盐检查法系指在实验条件下能与硫代乙酰胺或硫化钠作用显色的重金属盐，通过纳氏比色管作目视比色，判断重金属盐的存在情况，作出限量规定。砷盐检查法系指中成药中微量砷的限量检查法，分古蔡氏法和二乙基二硫代氨基甲酸银法，后者可作砷的含量测定用。当中成药中含有矿物药时，应对各味矿物药的主成分作含量测定，例如对赭石、磁石、自然铜、禹余粮、青礞石等可作铁含量测定；对朱砂可作硫化汞含量测定；对雄黄可作砷含量测定。同时还应对其他矿物药进行重金属和砷的限量检查。

3. 矿物药的提取分离

有关矿物药提取分离报道很少，一是由于矿物药主成分及含量较明确，且主成分均高达 90% 以上，大部分为无机物；二是有效成分多为微量元素，提取分离难度极大；三是矿物药大多难溶于水，在传统汤剂中仅为微量组分。目前对矿物药的提取分离主要是基于分析测定的需要。现以冰硼散为例简介如下。

冰硼散系由冰片、朱砂、硼砂和玄明粉四味药组成的散剂，其分离测定如下。取冰硼散，加乙醚提取3次，弃去提取液，残留物缓加热水，搅拌，使硼砂与玄明粉溶解，离心，吸取上清液，重复上述操作，直至离心液中加酚酞指示剂不显红色，示硼砂与玄明粉已提取完全，此时之残留物即为朱砂，并进行朱砂的含量测定。水提液中玄明粉与硼砂不再分离，用酸碱滴定法和沉淀法分别测定两者的含量。

4．矿物药实例——石膏

石膏系硫酸盐矿物硬石膏族石膏，主成分为含水硫酸钙($CaSO_4 \cdot 2H_2O$)，生用清热泻火，除烦止渴。用于外感热病，高热烦渴等。煅石膏收湿，生肌，敛疮，止血。外治溃疡不敛，湿疹瘙痒。药理实验证明，单味石膏即可退热，但有研究认为这与硫酸钙无关，而与所含微量元素有关。近年研究发现，在感染高热时，应用铁、铜含量较高的石膏等清热降火药，将通过内源性白细胞递质(LEM)的作用，加速铁、锌流入肝细胞内和导致铜蓝蛋白复合物及急性期反应蛋白合成的加速，从而增强机体防御能力和杀伤微生物的能力。按《中国药典》规定，石膏中含水硫酸钙的含量不得少于95%，重金属含量小于百万分之十，砷盐含量小于百万分之二。烧之，火焰为淡红黄色，能熔成白色磁状小球。烧至120℃时失去部分结晶水即成白色粉末状或块状的煅石膏。

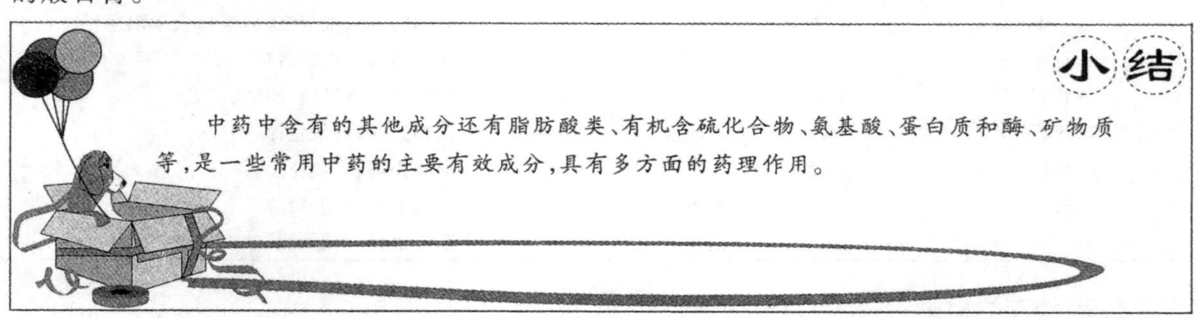

小结

中药中含有的其他成分还有脂肪酸类、有机含硫化合物、氨基酸、蛋白质和酶、矿物质等，是一些常用中药的主要有效成分，具有多方面的药理作用。

目标检测

一、填空题

1．脂肪酸是脂肪族中含有________的一类化合物。

2．花生四烯酸转化而成的________类成分具有非常强的多方面的生物活性，使其成为新药开发的重要目标。

二、选择题

1．化学成分中含有砷元素的矿物药是

A．雄黄　　B．紫英石

C．炉甘石　　D．白矾

E．滑石

2. 化学成分中含有汞元素的矿物药是

A. 金礞石　B. 滑石

C. 朱砂　D. 芒硝

E. 硫磺

3. 属于饱和脂肪酸的是

A. 棕榈油酸　B. 二十碳五烯酸

C. 棕榈酸　D. 二十二碳六烯酸

E. 亚油酸

4. 被称为人体必需脂肪酸的是

A. α-亚麻酸　B. 油酸

C. 棕榈酸　D. 硬脂酸

E. 棕榈油酸

5. 由 20 个碳原子组成的脂肪酸是

A. 亚油酸　B. 棕榈酸

C. α-亚麻酸　D. 油酸

E. 花生四烯酸

三、问答题

1. 叙述蛋白质的等电点沉淀法、超速离心法和有机溶剂沉淀法的原理。

2. 采用水提法提取氨基酸时，怎样去除共存的蛋白质和多糖等杂质？

第 13 章

中药复方有效物质基础研究

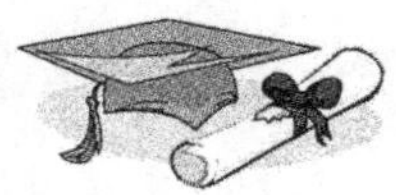

1. 熟悉中药复方有效物质基础研究的重要意义
2. 了解中药复方有效物质基础研究的进展
3. 了解中药复方有效物质基础研究思路与方法

第 1 节 中药复方有效物质基础研究的意义

> **中医经典方剂与中药复方**
>
> 复方之名始于金人成无己的《伤寒明理论·序》中方剂“七方”分类法，原意是指以两个或两个以上的单方组成的方剂，而现代人所说的中药复方是由两味或两味以上的中药组成。此种复方的定义就更加宽泛，既包括了中医经典的方剂，又涵盖了现代复方。中医经典方剂已为几千年的临床实践所证实，现代复方富集先进科学技术成果，具有更强的生命力，它们共同担纲起中药防治疾病的重任。
>
> 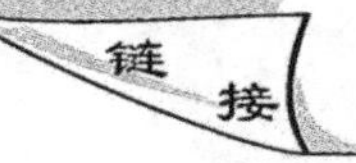
>
>

中药复方是中医临床用药的主要形式，最具中医药特色。其组方包含着中医学独特的医理、思辨和配伍规律。中药复方是一个复杂体系，它的整体功效不等于方内各药功效的简单相加，同样，复方的化学成分也不是单味药化学成分的简单相加。因此，结合中医药理论，应用现代科学理论和方法对中药复方复杂体系中有效物质基础进行研究，确定其防治疾病的科学内涵，对于提高临床疗效和创新药物研制等方面均具有重大意义。

一、中药复方有效物质基础研究可阐释中医药理论

为数众多的中药复方，在长期的临床实践中其药效得到了充分的验证。大量的现代药理实验研究结果，也对中医药理论的科学性给予充分的证明。经典方剂的理论多数都是靠取象比类、思辨推理等模式反映的。而开展复方有效物质基础研究，可从更深的层面阐释中医药理

论，让人们充分认识中医药理论的科学本质。揭示中药复方的配伍规律、药效和作用机理，既能解决中药复方的复杂性和整体性难点，又可继承与发展中医药理论，从而诞生出与疾病谱改变相关的现代中药复方。

二、中药复方有效物质基础研究是中药现代化的必经途径

中药现代化是将传统中药的特色优势与现代科学技术相结合，按照国际的标准规范对中药进行研究、开发、生产和管理，并适应当今社会发展的需求。我国从中草药中已成功地开发出一批现代中药，例如治疗疟疾的青蒿素和蒿甲醚，治疗肝炎的五味子素和联苯双脂等。这些均为中药现代化创造了一定基础。但是，中药复方是中医药防治疾病的主要手段，中药复方有效物质乃为中药现代化的关键，确定中药复方有效物质基础，才使中药的二次开发与创新药物的研制成为可能。现代中药复方丹参滴丸、清开灵注射液和双黄连粉针剂等的研制成功，都是中药复方有效物质基础研究的成果。随着中药复方物质基础研究的深入，必将有越来越多的现代中药涌现，而大量现代中药的问世又会大力推进中药现代化。

第 2 节　中药复方有效物质基础研究的进展

当前，世界上越来越多的国家和地区投入大量的财力和人力，已由单味药化学成分分析筛选转向复方有效物质基础与应用开发的研究。欧盟、日本等国在中药复方活性成分研究开发方面尤为突出，我国学者近年来对中药复方有效物质基础研究也取得了可喜的成就。

一、中药复方配伍与有效物质基础的相关研究

在中药现代化的进程中，中药复方配伍与有效物质基础的相关研究也拉开了序幕，并取得了可喜的成果。例如，在 20 世纪 90 年代初，在对《伤寒论》中回阳救逆代表方四逆汤的配伍研究中，采用完全随机设计，从化学成分方面进行考察，首次将该方中君药附子与臣药干姜、佐使药甘草的配伍关系用数学回归方程表示出来，为中药复方的现代化学研究提供了借鉴。

在对生脉散复方有效物质动态变化的研究中，发现方中五味子所含的少量成分 5-羟甲基-2-糠醛(5-HMF)，在复方合煎剂中含量显著增加，且随方中麦冬的剂量增大而增加。方中人参所含人参皂苷也发生了变化。5-HMF 与人参皂苷均为生脉散复方的有效成分，结合药效学实验确证了人参、麦冬、五味子(1∶3∶1.5)合理的药量配伍比例。

二、中药复方化学成分的分离鉴定

在揭示中药复方化学成分的研究中，取得了一些创新成果。清代名医王清任补气活血代表方补阳还五汤临床用于治疗缺血性中风后遗症，疗效确切。为阐明其活性成分，从该方水煎液的乙酸乙酯萃取部位分离得到 4 个异黄酮化合物和 1 个紫檀烷类化合物。通过对清代医家吴鞠通所创辛凉解表名方银翘散抗流感病毒有效部位群中化学成分的分离鉴定，发现了 3 个新化合物，并对分得的成分与各单味药相比较，归属了各成分的来源，经过有效部位活性考察，确定出黄酮类成分为银翘散抗流感病毒作用的主要物质基础之一。

三、中药复方有效部位的提取分离

中药复方提取物的制备中一些现代提取技术得到了引用，如超声波提取技术、微波提取技术、超临界流体萃取技术等。

在新的分离技术家族中，大孔吸附树脂用于分离纯化复方成分具有强劲发展趋势。选择不同规格的大孔吸附树脂，可以实现对某类或某几类有效部位的选择性吸附，尤以萜类、黄酮类、皂苷类、生物碱类等最为适用。中药复方银翘散、四逆散、黄连解毒汤等有效部位的制备，都为大孔吸附树脂在中药复方研究开发中的应用提供了技术支持。超滤技术是一种新型膜分离技术，也是中药复方有效物质基础研究应予重视的一种新技术。目前此项技术尚处于实验研究阶段，有的也已用于中试生产。

近五、六年来，有人提出了在学术上和实际应用上具有新意的半仿生提取法，该法模仿口服药物在胃肠道的转运过程，采用选定 pH 的酸性水和碱性水依次连续提取，以得到含指标性成分高的活性混合物。经对参附汤、麻杏石甘汤等十余首复方提取试验，揭示出该项技术既符合中药复方治病综合成分作用的理论和经验，又有利于以单体有效成分控制最终提取物质量。

四、中药复方指纹图谱表达研究

中药复方指纹图谱是表达复方化学特征的有力手段。是当前符合中药特色，能较全面反映中药复方物质基础信息的模式，它可使中药复方质量实现从单点控制到多点控制、从单一控制到相关控制的转化。尤其是色谱指纹图谱技术不仅具有优良的分离能力，而且在各种先进检测技术的配合下，具有独特的分析能力，通过色谱技术的分离分析可得到复方组分的大量信息。因此，可有效地控制复方质量，为进一步深入研究复方有效物质基础提供参考。近年来，色谱指纹图谱已受到人们的广泛关注，相继有对中药复方进行色谱指纹图谱分析的成果面世。国家对中药复方注射剂质量标准中指纹图谱检查的规范化要求将会进一步促进此技术的发展。

第 3 节 中药复方有效物质基础研究思路与方法探讨

中药复方有效物质基础研究提升到极为重要的地位是近十年来的事，虽然全社会关注，发展迅速，但毕竟中药复方各有千秋，每一首复方都是一个复杂体系，所以不可能有哪一种思路或方法能指导所有的研究。我们在这里就一些基本形成共识的思路和方法进行探讨。

一、中药复方有效物质基础研究的指导思想

在进行中药复方物质基础研究时，既要认识中药复方复杂性和完整性的特色，又要明确本领域研究必须引进现代科学技术和方法，这样才能促进学术的进步，促进中医药的发展。

一方面，不能不切实际地一味强调以中医药理论为指导。中药复方是中医药理论的体现形式之一，在对其进行有效物质基础研究时，结合中医药理论，继承其合理内涵，应用现代科学

技术方法,力求有所创新,有所突破,才能有所发展。如果一味强调中医药理论的指导地位,那将成为创新性研究的一种制约因素。在实际工作中,中医药理论也不可能完全指导中药复方有效物质基础研究的全过程。另一方面,单纯重视化学成分也是行不通的。中药复方有效物质的复杂性和作用机理的整合性决定了研究方法的综合性。组成复方的每一药味,甚至每一药味所含的大部分成分,都可能是该复方的有效物质,在研究过程中,必须采用宏观-微观相结合的战略,总体设计,层层深入。如果不认识中药复方的整体性,而一味化整为零,追逐化学成分,很可能结果是无以回报。毕竟一首复方的有效物质归结在单一化学成分的可能性太小了。切实可行的办法是克服偏见,调整观念,大家都回归到既重视中医药理论的深刻内涵,又大胆思维,勇于创新。既抓住明确的有效成分不放,又顾及不明确的其他成分,做到继承传统不泥古,积极创新不离宗。

二、坚持化学成分研究和药理研究相结合原则

要科学阐明中药复方有效物质基础,必须坚持化学成分研究和药理研究相结合。离开药理学指导的化学成分研究将变成唯成分至上的纯学术研究,而缺乏化学成分研究的药理学研究也只能是不知其所以然、重复性差的低水平研究。实现两者结合,我们就能做到基本讲清中药复方的化学成分,基本讲清中药复方的药效和作用机理。中药复方药味组成少则二、三味,四、五味,多则十几味,几十味,化学成分少则几十种,多则几百种,上千种。单味药材的全部成分还不完全清楚,要说清中药复方中全部化学成分目前尚无可能,也无此必要。结合药理研究,找出其起药效作用的有效部位、有效成分,做到对中药复方的化学成分的基本说清。结合化学成分研究,从药效和作用机理方面就可说明各有效部位、有效成分所起的有主次的、整合的作用。

由于中药复方具有复杂性和整体性的特点,应密切结合整体动物实验、组织器官、细胞亚细胞和分子生物学等四个药理水平上的药效和作用机理研究,分别对复方的药味、有效部位和有效成分的三个化学层次进行分离、分析及鉴定研究。整体动物实验能较好确定各部分是否具有药效活性。通过组合试验,还能确定各部分之间的协同、拮抗等配伍关系。组织器官、细胞亚细胞和分子生物学三个水平的药理实验能说明各部分的药效特别是作用机理。探明复方君、臣、佐、使各药味,君、臣、佐、使各有效部位和君、臣、佐、使各有效成分在复方中药效、作用机理及其相互间的影响,从而最终阐明中药复方配伍的有效物质基础。由于化学成分基本说清,因而也确保了复方药效、作用机理的可靠性和重现性。

三、中药复方血清靶成分研究

中药复方中从胃肠道吸收入体内与原方效应相关的原有成分和在吸收过程中由原有成分变化产生的新成分称为中药复方血清靶成分。因中药复方的多药味、多成分及其多种作用与疾病的多环节、多因素的病因病理模式相吻合,因而能发挥相对确切的疗效。靶成分来源于原复方,可见血清靶成分能体现复方多元、复杂的特点,同时也与复方配伍的科学合理性相关。

中药复方有效物质的本身及其通过口服发挥药效的直接化学成分与口服前复方化学成分相比,很可能有重大变化,使得血清靶成分的研究具有一定困难,但此困难并不是不可逾越,而

恰恰是具有较大可行性的。

首先是中药复方吸收入体内的成分能定性定量。20 世纪 90 年代我国学者又提出了证治药动学假说,从理论与实践相结合角度论述了复方血清成分的药动学能够研究。已有一些国内外学者分别用二维、三维 HPLC 和液质联用仪等,定性定量分析了芍药甘草汤、川芎复方等服用后血中的甘草次酸、大黄酸、阿魏酸等成分,并进行了这些成分的药动学研究。但是,由于中药大部分成分本身含量极低,吸收入血,再经循环平均分布后确实已较难测出;一些被吸收入血的成分可能会很快与血液中的生物大分子结合而难于检测;煎煮时一些成分不能溶出;口服时仅部分吸收;同时还存在因检测方法和手段不够先进、准确等原因而漏检或错检。所以应坚持数目相对有限观点,即指复方吸收入血中能检测到、且能体现原方药效的化学成分数目是相对有限的。

四、中药复方中化学物种形态和生物活性关系的研究

中药复方中化学物种形态和生物活性关系的研究是中药复方有效物质基础研究的前沿和新生长点。中药有效物质间的协同和拮抗作用影响和改变中药有效物质的生物活性,其中微量元素和有机成分的配合作用改变了化学物种形态,是决定中药复方有效物质活性的关键环节。因此,研究中药复方中化学物种形态和生物活性的关系,可为研究中药复方复杂体系夯实基础,能使中药复方有效化学成分及其作用机制方面的研究取得突破。

过去人们对中药复方化学研究存在唯有机成分有效的倾向,一般是对有机成分进行系统分离和鉴定,从中筛选有效的成分。结果往往是分离提纯的化合物纯度越高,药理活性越差。显而易见,有效化学成分肯定存在于中药复方中,问题极可能是分离过程中将有效成分丢失或破坏了,或者更有可能是化学物种形态发生了变化。因此,中药复方有效物质基础研究应该密切注意化学物种形态和生物活性的关系,也即应重视复方药效成分的配位化学研究。

配位化学学说有以下要点:由于中药复方化学成分的多样性和化学反应的复杂性,实验研究证明中药复方中的有效化学成分可以是其中的某种或某几种有机成分,也可以是其中的微量元素,但更有可能是它们之间反应所形成的配合物。由于微量元素和有机化合物反应生成的配合物存在着配合平衡,所以可以呈现出原来成分的生物活性,又由于微量元素间、有机成分间、配合物间以及它们相互间的协同和拮抗作用可以减弱或增强原有各成分的生物活性,也可产生新的生物活性。利用中药复方中有机成分与微量元素能产生协同或拮抗作用这一点,可以人为地使某些中药改性,合成活性更高、毒性更低的新药,也可以用微量元素和有机成分强化已有的复方,提高复方的疗效。配位化学学说有助于从分子水平上解释复方在体内的作用过程,了解复方作用机制,对研究中医药理论、指导中医用药也都具有重要意义。从配位化学角度看,人体是一个多金属配体组成的复杂体系。外源性的有机成分、微量元素、配合物进入体内后,可和内源性(即体内)的上述各类成分发生反应,产生新的化合物和新化学平衡而出现新的生物活性。

五、其他新思路

近年来,众多学者见仁见智,提出了中药复方有效物质基础研究的多种新思路,并经过了

一定程度的实践验证，可为我们提供借鉴。如采用化学计量学的方法进行研究，甚至针对中医药的特点，还有人提出在天然药物研究中建立定量组效关系，通过多变量解析，阐明复方中多个化学成分与中药药效之间的相互关系。由于近年来化学计量学的发展，人工神经网络技术和 MATLAB 工作平台的出现，使上述设想的实现成为可能。

另外中药复方的组合化学研究，是以中药复方作为天然的组合化学库，具有多靶作用机理特征为依据，采用能够反映复方疗效的药理学指标，通过组分或单体成分的组合筛选，找出其活性最强的组分构件，即确定复方有效分子的构成。

还有体内代谢化学成分研究，中药口服经消化道吸收后，绝大部分有效成分以原形或代谢产物的形式进入血液，并产生临床治疗作用。由于血药浓度低，检测比较困难，而尿液中的成分来自血液，且尿液易富集，有效成分相对含量高，因此可以通过对尿液中的化学成分进行分析，确定体内的代谢产物。另外组织器官、胆汁等中的代谢成分均可进行分析研究。

中药复方的组成药味各异，化学成分千变万化，体内过程复杂多样，其有效物质基础研究的途径方法也就不能整齐化一。以上介绍了目前见诸报道的主要研究思路和方法，它们均可为人们从不同的角度、不同的层面对中药复方有效物质基础进行研究给以启迪，为人们开拓思维予以帮助。随着现代科学的不断进步，越来越多的新技术的发展，必将为中药复方有效物质基础研究提供崭新的手段和广阔的发展空间，人们的研究思路会更加活跃，研究成效会更加明显。当中药复方有效物质基础的研究方法切实可行，研究路线层层深入时，令人瞩目的研究成果就会不断涌现，中药现代化、国际化的进程将因此而显著加快。

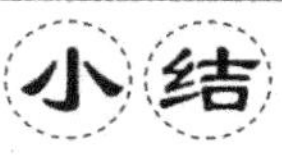

中药复方是一个复杂体系，它的整体功效不等于方内各药功效的简单相加，同样，复方的化学成分也不是单味药化学成分的简单相加。结合中医药理论，应用现代科学理论和方法对中药复方有效物质基础进行研究，可从更深的层面阐释中医药理论的科学性，促进中医药理论的发展，为中药现代化和提高临床疗效提供强有力的保障。对四逆汤、生脉散、银翘散等复方有效物质基础研究的成果反映了复方研究的新进展。中药复方有效部位提取分离新思路的指导和新技术的应用，为创制中药新制剂提供了技术支撑。

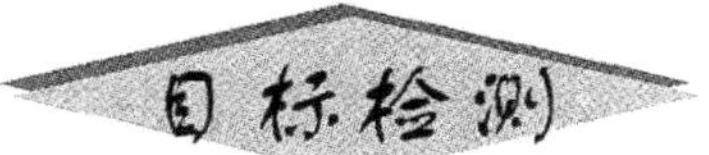

1. 中药复方的含义是什么？
2. 为什么中药复方有效物质基础研究既不能一味强调中医药理论的指导，又不能单纯追逐化学成分？
3. 试述中药复方有效物质基础研究要坚持化学研究和药理研究相结合的原则。

下篇　实验部分

中药化学实验作为中药化学课程的重要组成部分，其基本实验技能涉及到分析化学和有机化学的许多基本操作，并广泛用于中药专业的各个领域，与中药药剂学、中药鉴定学、中药炮制学、中药制剂分析等有密切的联系。

中药化学实验着重在于训练学生中药化学方面的基本操作技能，用学到的理论知识解释实验原理及现象，培养独立解决实际问题的能力。与其他实验课相比，中药化学实验具有实验周期长，操作步骤复杂的特点。一个完整的实验一般都需要经过提取、分离、精制、检识等基本过程，需要的学时较多。因此要求大家以认真、仔细、耐心的态度进行实验，培养良好的作风。实验前做好预习，实验中勤于动手，善于观察，积极思考，实验后认真总结，悉心体会。

中药化学实验基本要求及注意事项

中药化学实验所用的溶剂、药品很多是易燃、易爆、有毒、有腐蚀性、有刺激性的，很多实验操作又常常在加温或减压情况下进行，操作不慎易造成火灾、爆炸等事故。因此要严格遵守操作规程，谨防事故的发生。

(一) 基本要求

(1) 实验前必须充分预习，搞清实验原理和操作程序，安排好实验计划。

(2) 实验开始时应检查仪器是否完整，装置是否正确，合格后才能开始实验。

(3) 实验过程中需随时注意实验情况，观察实验现象，保证实验正常进行，并及时做好实验记录。

(4) 保持实验室内清洁、安静，实验台面要干净整齐。

(二) 注意事项

(1) 倾倒和存放易燃、易挥发性有机溶剂时要远离火源。剩余试剂或废试剂必须倒入指定容器内，密封存放。

(2) 不得在烘箱内干燥带有有机溶剂的仪器或物品。

(3) 存放于冰箱中的有机溶剂必须置具塞容器内，且密封良好。乙醚、石油醚等闪燃点低的溶剂不能置冰箱中保存。

(4) 使用明火时，实验台面周围不得放置易燃性有机溶剂。

(5) 回流或蒸馏易燃性有机溶剂时，不得直火加热，应根据溶剂沸点选用水浴、油浴、砂浴或电热套。注意加入溶剂量不能超量，必要时，在加热前要加入止爆剂。添加溶剂或补加止爆剂(沸石)时必须停止加热，待降温后再加入，否则会发生爆沸。

(6) 乙醚闪燃点低，遇火易引起爆炸；在蒸馏过程中，因其本身产生的过氧化物浓度增加，也易引起爆炸。因此在蒸馏乙醚时不要蒸干，或先用 $FeSO_4$ 的酸性水溶液洗涤后，再经水洗，脱水，然后再进行蒸馏。

(7) 在实验中，经常使用一些有毒、有刺激性的试剂或药品，如氯仿、氯化钡等，中毒途径一般为呼吸道、口腔黏膜吸收，或皮肤、眼睛接触，在取用时应注意勿洒在容器外边，勿接触皮肤、口腔和眼部等。

(8) 实验室应保持良好的通风状况，产生有毒气体的操作应在通风橱中进行。

(9) 使用电气设备时应先了解操作规程，不要用湿手触摸电器。

实验1　虎杖中蒽醌类成分及白藜芦醇苷的提取分离和鉴定

虎杖为蓼科蓼属植物 *Polygonum Cuspidatum* Sieb.et Zuce. 的根茎。民间用于消炎、杀菌、利尿、通经和镇痛，近年来用于烫伤、止血、消结石和降血脂均有良效。虎杖主要含有蒽醌类和二苯乙烯类成分。本实验经提取、分离，得到的成分有：

(1) 大黄素(emodin)：橙黄色针晶(自丙酮中析出者显橙色，自甲醇中析出者显黄色)，熔点256～277℃，能升华，在乙醚和氯仿中的溶解度为0.14%和0.0718%，可溶于 NH_4OH、Na_2CO_3 和 NaOH 水溶液。

(2) 大黄素-6-甲醚(physion)：金黄色针晶，熔点207℃，能升华，可溶于 NaOH 水溶液。

(3) 白藜芦醇苷(peceid)：熔点225～226℃(按本试验方法所得结晶含一分子结晶水，在130～140℃时熔化，继续升温后固化，加热至225～226℃，再次全部熔化)。易溶于甲醇、乙醇、丙酮、热水，可溶于醋酸乙酯，稍溶于 Na_2CO_3 和 NaOH 水溶液，难溶于乙醚。

一、实验目的

(1) 掌握脂溶性成分(苷元)和水溶性成分(苷)的分离方法。

(2) 掌握用 pH 梯度萃取法分离酸性不同的蒽醌类成分。

(3) 熟悉蒽醌类成分的一般性质和鉴别反应。

二、实验原理

根据苷元(游离蒽醌等)与苷(蒽醌苷、二苯乙烯苷等)溶解性能的差异，先用乙醚萃取出游离蒽醌(苷元)等脂溶性成分，从而使脂溶性成分(苷元)与水溶性成分(苷)得到分离。再根据游离蒽醌类成分由于结构中酚羟基数目及位置不同而酸性强弱不同的性质，用 pH 梯度萃取法，即碱性强度递增的水溶液(5% $NaHCO_3$，5% Na_2CO_3 和 2% NaOH)自乙醚中提出不同酸性强弱的游离蒽醌类成分。

三、实验材料

(1) 原料：虎杖(粗粉)。

(2) 溶剂：90%～95%乙醇，80%乙醇，乙醚，环己烷，丙酮，醋酸乙酯，氯仿和甲醇等。

(3) 试药：6mol/L HCl，$NaHCO_3$，Na_2CO_3，NaOH，无水硫酸钠，活性炭，中性氧化铝(100～200目)，柱色谱用硅胶(160～200目)，薄层色谱用硅胶G等。大黄素、大黄素甲醚、白藜芦醇苷对照品。

(4) 展开剂：石油醚(30～60℃)：甲酸乙酯：甲酸(15∶5∶1，上层)；氯仿-甲醇(9∶2)。

(5) 显色剂：5%氢氧化钾甲醇溶液；1%三氯化铁-1%铁氰化钾(1∶1)甲醇溶液。

(6) 定性试剂：2% NaOH 溶液，0.5% $Mg(Ac)_2$ 溶液。

四、实验方法

1. 提取

取虎杖粗粉 50g，用 95%乙醇溶液回流提取两次(200ml，1h；150ml，30min)，过滤，合并乙醇提取液，减压回收乙醇至无醇味，得乙醇总提取物。

2. 苷元(总游离蒽醌等)与苷(蒽醌苷、二苯乙烯苷等)的分离

取乙醇总提取物，加入 15ml 水稀释并转移至分液漏斗中，用乙醚萃取 6 次(25ml×2，20ml×4)，合并乙醚萃取液。乙醚萃取后的水层留用。

3. 大黄素和大黄素-6-甲醚的分离

(1) 大黄素的分离：将乙醚萃取液移至分液漏斗中，用 5% $NaHCO_3$ 水溶液萃取 3～4 次[20ml×2，15ml×(1～2)]，弃去 $NaHCO_3$ 液。乙醚液再用 5% Na_2CO_3 水溶液萃取 7～9 次[25ml×2，20ml×(2～3)，15ml×(3～4)]。合并 Na_2CO_3 萃取液，置水浴锅上挥去残留在碱液中的乙醚后，在搅拌下慢慢滴加 6mol/L HCl 调 pH＝2，静置，抽滤。沉淀水洗至中性，干燥，用环己烷-丙酮(7∶3)混合溶剂 40～50ml 溶解，经硅胶柱色谱(柱色谱用硅胶，160～200 目，15g，干法装柱，柱径 2cm)净化，用环己烷-丙酮(7∶3)混合溶剂洗脱，收集洗脱液约 100ml，回收溶剂至干。残留物用适量丙酮(3～5ml)结晶，析出的结晶为大黄素。

(2) 大黄素-6-甲醚的分离：将上述用 5% Na_2CO_3 萃取过的乙醚液，继续用 2% NaOH 萃取 4～5 次(每次 10ml)。合并 NaOH 萃取液，置水浴锅上挥去残留在碱液中的乙醚后，在搅拌下慢慢滴加 6mol/L HCl 调 pH＝2，静置，抽滤。沉淀水洗至中性，干燥，称重，得大黄素-6-甲醚粗品。

2% NaOH 萃取过的乙醚液，用水洗至中性，回收乙醚后，残留物弃去。

4. 白藜芦醇苷的分离

取“步骤 2”中乙醚萃取后的水层，置烧杯中，水浴锅上挥去乙醚，加水至 150ml，搅拌均匀后，加热 10 分钟，放冷，过滤，滤液加活性炭 2g，煮沸 20min，趁热过滤。滤液放冷后转移至分液漏斗中，用醋酸乙酯萃取 5～7 次[40ml×(2～3)，30ml×(3～4)]，合并醋酸乙酯萃取液，回收溶剂。残留物用适量 80%乙醇溶解，经氧化铝柱色谱(中性氧化铝，100～200 目，干法装柱，柱高 15cm，柱径 2cm)净化，80%乙醇溶液洗脱。收集 80%乙醇洗脱液约 100ml，回收溶剂至干。残留物加水 1ml、乙醇 5ml，加热溶解(需要过滤时须趁热过滤)。滤液放置，析晶。析出的结晶为白藜芦醇苷。

5. 检识

(1) 色谱法：

1) 游离蒽醌的硅胶薄层色谱：

对照品：大黄素，大黄素甲醚乙醇液

样　品：自制大黄素、大黄素甲醚乙醇液

展开剂：石油醚(30～60℃)-甲酸乙酯-甲酸(15∶5∶1，上层)

显色方法：先置紫外灯下(254nm)观察荧光，再用 5% KOH 甲醇溶液显色。

2）白藜芦醇苷的硅胶薄层色谱

对照品：白藜芦醇苷

样　品：自制白藜芦醇苷乙醇液

展开剂：氯仿-甲醇(9:2)

显色方法：先置紫外灯下(254nm)观察荧光，再用 1% $FeCl_3$-1% 铁氰化钾(1:1)甲醇溶液显色

(2) 游离蒽醌的定性反应：

取自制大黄素、大黄素甲醚各约 1mg，置 5ml 锥形瓶中，分别加乙醇 2ml 溶解，作为供试液。

1）Borntrager 反应：分别取上述供试液各约 1ml，滴加 2% NaOH 溶液 2～3 滴，观察颜色变化。

2）$Mg(Ac)_2$ 反应：分别取上述供试液各约 1ml，滴加 0.5% $Mg(Ac)_2$ 溶液 2～3 滴，观察颜色变化。

五、实验学时安排

共需 24 个学时，分 4～5 次完成。

第一次：提取。

第二次：苷元(总游离蒽醌等)与苷(蒽醌苷、二苯乙烯苷等)的分离，大黄素和大黄素-6-甲醚的分离(大黄素的分离至“沉淀水洗至中性，干燥”止)。

第三次：大黄素的分离(硅胶柱色谱净化)、白藜芦醇苷的分离(开始至“残留物用适量80%乙醇溶解”止)。

第四次：白藜芦醇苷的分离(氧化铝柱色谱净化)；大黄素结晶的过滤、洗涤、称重；涂铺硅胶薄层板。

第五次：检识，完成实验报告。

六、思　考　题

(1) pH 梯度萃取法的原理是什么？适用于哪些中草药成分的分离？

(2) 根据硅胶薄层色谱结果，分析蒽醌类成分的结构与 R_f 值的关系。

(3) 试说明游离蒽醌定性反应的反应机制及特点。

(4) 试总结萃取操作程序及注意事项。

(5) 结晶与重结晶操作的关键步骤是什么？在具体操作中需要注意什么问题？

实验 2　槐米中芦丁的提取及槲皮素的制备、鉴定

槐米为豆科槐属植物 *Sophora japonica*.L 的花蕾，具有止血作用，多用于治疗痔疮出血、子宫出血、吐血、鼻衄等症。其主要成分为黄酮苷类化合物芦丁，含量高达 12%～16%。芦丁有调节毛细血管渗透性的作用，临床常用作毛细血管性止血药和高血压症的辅助用药。本实验经分离、制备，得到的成分有：

1. 芦丁（芸香苷，rutin）

淡黄色针状结晶，含三分子结晶水者熔点 174～178℃，无水物熔点 188℃。UV λ_{max}^{MeOH} nm：259，266sh，299sh，359。不溶于乙醚、氯仿、石油醚、醋酸乙酯和丙酮等，易溶于碱液中呈黄色。在一定温度下，在 100ml 下列溶剂中的溶解量（g）见表。

芦丁在不同溶剂中的溶解度

温度	水	甲醇	乙醇	吡啶
冷	0.0043	1.0	0.36	8.5
热	0.55	11.2	3.5	易溶

2. 槲皮素（quercetin）

黄色结晶，含两分子结晶水者熔点 313～314℃，无水物熔点 316℃。UVλ_{max}^{MeOH} nm：255，269sh，301sh，370。可溶于甲醇、醋酸乙酯、冰乙酸、吡啶、丙酮等，不溶于水、乙醚、苯、氯仿、石油醚等。

一、实验目的

（1）了解黄酮类化合物的一般性质。

（2）熟悉聚酰胺薄层色谱法在黄酮类化合物检识中的应用。

（3）掌握由黄酮苷水解制备黄酮苷元的方法。

（4）熟悉糖的纸色谱检识方法。

二、实验原理

（1）利用芦丁易溶于热水，难溶于冷水的性质进行提取、精制。

（2）黄酮苷酸水解得到苷元和糖，黄酮苷元和糖可分别选择聚酰胺薄层色谱和纸色谱予以检识。

三、实验材料

（1）原料：槐米。

（2）溶剂：甲醇等。

(3) 试药:1% H_2SO_4,固体碳酸钡,聚酰胺薄膜(3×10cm),层析滤纸等。葡萄糖,鼠李糖,芦丁,槲皮素对照品。

(4) 展开剂:80%乙醇;n-BuOH-HAc-H_2O(4:1:5,上层)。

(5) 显色剂:苯胺-邻苯二甲酸盐试剂,1% $AlCl_3$ 乙醇溶液。

(6) 定性试剂:10% α-萘酚溶液,浓硫酸,浓盐酸,镁粉,1%三氯化铁乙醇溶液,1%醋酸镁甲醇溶液,1%三氯化铝乙醇溶液,2%二氯氧锆甲醇溶液,2%柠檬酸甲醇溶液等。

四、实验方法

1. 芦丁的提取

称取槐米30g,研碎,置烧杯中加热水(50℃以上)300ml,煮沸15分钟,趁热过滤,滤渣再分别用热水200ml煮提两次,每次10分钟,趁热过滤。合并3次提取液,放置,待沉淀完全后滤取沉淀,放置,自然干燥,得芦丁粗品。

2. 芦丁的精制

取上述沉淀称重,加入100倍量的热水溶解,趁热过滤。滤液放冷,析晶,过滤,自然干燥(或在红外灯下干燥),得芦丁精制品。

3. 芦丁的水解——槲皮素的制备

称取芦丁精制品0.5g,置250ml圆底烧瓶中,加1% H_2SO_4(V/V)50ml,直火回流约30分钟(注意观察现象)。放冷,过滤,沉淀物水洗至中性,用60%乙醇(70~80倍量)重结晶,得槲皮素。滤液留用。

4. 糖的检识

取芦丁水解后的滤液20ml,在不断搅拌下,加固体 $BaCO_3$ 中和至中性,过滤,弃去白色沉淀,滤液蒸干后加2~3ml甲醇溶解,作为糖纸色谱检识的样品溶液。纸色谱条件为:

对照品:鼠李糖,葡萄糖对照品。

展开剂:n-BuOH-HAc-H_2O(4:1:5,上层)。

显色剂:苯胺-邻苯二甲酸盐试剂,喷后在105℃加热5~10min。

5. 芦丁及槲皮素的聚酰胺薄层色谱检识

吸附剂:聚酰胺-6薄膜

对照品:芦丁、槲皮素对照品甲醇溶液

样　品:自制1%芦丁、槲皮素甲醇溶液

展开剂:80%乙醇

显色剂:1% $AlCl_3$ 乙醇溶液显色后,置紫外灯(254nm)下观察荧光

6. 芦丁及槲皮素的定性反应

(1) 样品制备:取自制芦丁及槲皮素各约5mg,置25ml锥形瓶中,加10ml甲醇溶解,作为样品溶液。

(2) 定性试验:取上述2种样品溶液各约1ml,分别置玻璃试管中,按下列方法进行试验,比较反应情况。

1) Molish反应:加10% α-萘酚溶液2~3滴,振摇后斜置试管,沿管壁滴加0.5ml浓 H_2SO_4,静置,观察液面交界处颜色变化。

2) 盐酸-镁粉反应:先加浓HCl约0.5ml,再加入镁粉适量,观察颜色变化。

3）$FeCl_3$ 反应：加 1% $FeCl_3$ 乙醇溶液 1～2 滴，观察颜色变化。

4）$Mg(Ac)_2$ 纸片反应：取 2 张滤纸条，分别滴样品溶液，自然挥干后，加 1% $Mg(Ac)_2$ 甲醇溶液 2 滴，紫外灯下观察荧光。

5）$AlCl_3$ 纸片反应：取 2 张滤纸条，分别滴样品溶液，自然挥干后，加 1% $AlCl_3$ 乙醇溶液 2 滴，紫外灯下观察荧光。

6）锆-柠檬酸反应：加 2% $ZrOCl_2$ 甲醇溶液 3～4 滴，观察颜色变化。然后再加入 2%柠檬酸甲醇溶液 3～4 滴，观察颜色变化。

五、实验学时安排

共需 12 个学时，分 2～3 次完成。

第一次：芦丁的提取。

第二次：芦丁的精制，芦丁的水解——槲皮素的制备。

第三次：糖的检识；芦丁及槲皮素的聚酰胺薄层色谱检识；芦丁及槲皮素的定性反应；完成实验报告。

六、思　考　题

（1）从中药中提取分离黄酮类化合物的常用方法有哪些？芦丁的提取还可以采用什么方法？

（2）本实验中使用的色谱检识方法的原理是什么？请解释化合物结构与 R_f 值的关系。

（3）当反应试剂组成是 2 个以上时，常需考虑试剂的加入顺序，试分析盐酸-镁粉反应。

（4）区别芦丁和槲皮素的方法有哪些？如何区别？为什么？

实验 3　粉防己生物碱的提取、分离和检识

粉防己是防己科千金藤属植物粉防己 *Stephania tetrandra* S.Moore 的根，可用于风湿止痛，利尿消肿以及毒蛇咬伤等。其主要有效成分为生物碱，总含量约为 1.2%。本实验经提取、分离，得到的成分有：

(1) 汉防己甲素(粉防己碱，tetrandrine)：无色针状结晶，自丙酮中析出的结晶有双熔点 126～127℃和 217～218℃。不溶于水、石油醚，易溶于乙醇、乙醚、氯仿等有机溶剂及稀酸水溶液。

(2) 汉防己乙素(防己诺林碱，fangchinoline)：细棒状结晶，有双熔点现象，自丙酮中析出的结晶熔点为 134～136℃和 238～240℃，自甲醇中析出的结晶熔点为 177～179℃和 238～240℃。溶解度与汉防己甲素相似，但极性稍大，故在冷苯中的溶解度小于汉防己甲素，而在乙醇中溶解度大于汉防己甲素。不溶于 NaOH 溶液。

(3) 轮环藤酚碱(cyclanoline)：其氯化物为无色八面体状结晶，熔点 214～216℃；碘化物为无色绢丝状结晶，熔点 185℃；苦味酸盐为黄色结晶，熔点 154～156℃。属水溶性季铵型生物碱，不溶于低极性有机溶剂。

一、实验目的

(1) 掌握生物碱的乙醇提取、纯化、分离方法，尤其是脂溶性生物碱与水溶性生物碱、亲脂性生物碱中酚性碱与非酚性碱，以及水溶性生物碱的分离方法。

(2) 掌握生物碱单体成分的色谱分离方法。

(3) 熟悉生物碱的鉴定、检识方法。

二、实验原理

根据大多数生物碱或生物碱盐能溶于乙醇的通性，用乙醇回流提取总生物碱；利用季铵型生物碱易溶于水，不溶于亲脂性有机溶剂的性质用溶剂萃取法分离脂溶性生物碱和水溶性生物碱；利用汉防己甲素和乙素结构上的差别，用氧化铝吸附柱色谱分离两者；利用季铵碱可与雷氏铵盐产生沉淀的性质使其与其他水溶性成分分离。

三、实验材料

(1) 原料：粉防己(粗粉)。

(2) 溶剂：95%乙醇溶液，氯仿，丙酮，环己烷，甲醇等。

(3) 试药：盐酸，氢氧化钠，浓氨水，雷氏铵盐饱和溶液，0.6% Ag_2SO_4，10% $BaCl_2$，无水硫酸钠，pH 试纸，中性氧化铝(100～200 目)，薄层色谱用硅胶 G 等。

（4）显色剂：改良碘化铋钾试剂等。

（5）定性试剂：苦味酸饱和溶液，碘化铋钾试剂，碘-碘化钾试剂，硅钨酸试剂等。

四、实验方法

（一）总生物碱的提取

称取粉防己粗粉 100g，置 500ml 圆底烧瓶中，加 95% EtOH 回流提取二次（300ml，1h；250ml，45 分钟），过滤，合并 2 次提取液，减压回收乙醇至无醇味，得乙醇提取物。

（二）分离

1．亲脂性生物碱与水溶性生物碱的分离

取乙醇提取物，加 1% 盐酸约 100ml，充分搅拌使生物碱溶解，放置过滤，滤渣用水洗涤一次后弃去。滤液合并后转移至 500ml 分液漏斗中，加 $CHCl_3$75ml，滴加浓氨水调 pH9～10（此时再向水层滴加浓氨水，应无沉淀析出），振摇，静置分层，分取 $CHCl_3$ 层。碱水层再用 $CHCl_3$ 萃取 4 次（15ml×1，40ml×3），取最后一次萃取的 $CHCl_3$ 液点在滤纸上，改良碘化铋钾试剂显色，检查生物碱是否萃取完全（改良碘化铋钾试剂显色不明显，可认为萃取基本完全）。合并 $CHCl_3$ 液，用蒸馏水洗至中性，加无水硫酸钠适量脱水，棉花过滤，滤液回收溶剂，残留物抽松，称重，得亲脂性生物碱。氯仿萃取后的水层留用。

2．水溶性生物碱（轮环藤酚碱）的分离纯化

取上述氯仿萃取后的水层，过滤，滤液加 6mol/L HCl 调 pH 3～4，过滤，滤液加雷氏铵盐的饱和水溶液至不再生成沉淀为止。滤取沉淀，用少量水洗涤，抽干，自然干燥。称重，加 20 倍量丙酮溶解，自然过滤，滤去不溶物，丙酮液通过 Al_2O_3 柱（中性 Al_2O_3 约 10g，干法装柱），用稀丙酮溶液（丙酮：水＝5：1）洗脱至流出液色极浅为止。收集洗脱液，加入 0.5% Ag_2SO_4 溶液至不再生成沉淀（记录所用 Ag_2SO_4 的毫升数）。放置，自然过滤，沉淀弃去。滤液回收大部分丙酮后，放冷（如有沉淀，过滤），加入 2% $BaCl_2$ 溶液（加入量需根据消耗 Ag_2SO_4 的量计算），放置，自然过滤，滤液转入蒸发皿中，水浴上浓缩至小体积（约 2～3ml），趁热转入 5ml 锥形瓶中，放置，析晶。析出的结晶为轮环藤酚碱盐酸盐。

3．汉防己甲素和乙素的分离纯化

汉防己甲素和乙素的分离用氧化铝吸附柱色谱。

吸附剂：中性 Al_2O_3（100～200 目，Ⅱ～Ⅲ级）30g

色谱柱：2.5×25cm，湿法装柱或干法装柱。湿法装柱：取吸附剂 30g，置烧杯中，加洗脱剂一定量混悬。打开色谱柱活塞，将吸附剂缓缓倒入柱内，待其自然沉降达平衡后关闭活塞，柱顶留下适量洗脱剂。加入拌好的样品，敲平（此时柱顶预留的洗脱剂应有余量，不能被样品吸干），即可开始洗脱分离。干法装柱：打开色谱柱活塞（柱底需铺垫棉花），均匀加入吸附剂，敲匀，再加入拌好的样品，敲平柱顶，沿柱壁均匀加入洗脱剂，开始洗脱分离。

样品：拌样上样。取“1”中所得抽松物 200mg 用少量丙酮溶解，另取 $Al_2O_3$0.5～1g 置小蒸发皿中，边滴加样品丙酮溶液于吸附剂中分散均匀，边加热挥去丙酮，研细待用。

洗脱：以环己烷-丙酮（4：1）为洗脱剂，洗脱流速控制在约 5ml/min，分份收集，每份约 20ml，共收集 6～8 份。各流份回收溶剂，用硅胶 G 薄层色谱检查，合并相同流份后，回收溶剂至干，分别用丙酮重结晶，得汉防己甲素和乙素。

硅胶G薄层色谱条件:

薄层板:取薄层色谱用硅胶G 1～1.5g,按1:3比例加水3～4.5ml,在乳钵中研匀后铺板(15×5cm)。自然干燥后在100～105℃活化30分钟

对照品溶液:取抽松物适量,加丙酮溶解

展开剂:氯仿-丙酮(1:1),展开前氨水饱和15分钟

显色剂:改良碘化铋钾试剂。

(三) 检识

(1) 层析检识:硅胶G薄层色谱,方法同柱色谱。

(2) 定性反应:取抽松物适量,溶于稀盐酸,得供试液。分别取供试液1～2ml,置4支试管中,加入苦味酸、碘-碘化钾、硅钨酸和碘化铋钾试剂1～3滴,观察现象。

五、实验学时安排

共需24个学时,分4～5次完成。

第一次:总生物碱的提取。

第二次:亲脂性生物碱与水溶性生物碱的分离;水溶性生物碱的分离纯化(碱水层酸化,雷氏铵盐沉淀,滤取沉淀干燥)。

第三次:水溶性生物碱的分离纯化。

第四次:汉防己甲素和乙素的柱色谱分离。

第五次:检识,完成实验报告。

六、思考题

(1) 什么叫生物碱的假阳性反应?如何排除?

(2) 本实验分离粉防己中各种生物碱的原理是什么?分离汉防己甲素和乙素,还可采用什么方法?

(3) 雷氏铵盐沉淀法分离纯化水溶性生物碱的原理是什么?在分离过程中,需要注意什么问题?

附录 《中药化学》教学基本要求

一、课程性质和任务

中药化学是中药相关专业(如中药制药、中药分析、中药营销、中药栽培等)的一门专业课或专业基础课。本课程的任务是使学生在学习有机化学、分析化学(主要是仪器分析)等的基础上,了解、熟悉或掌握中药中含有的主要类型化学成分(如苷类、黄酮类、生物碱类……)的概念、结构及分类、理化性质、提取分离、检识、结构鉴定等基本理论、基本知识和基本技能,为学生将来从事中药研究、生产、检验、营销、栽培等工作培养职业技能,为实现中药现代化奠定化学成分方面的基础。

二、教学目标

(一)知识教学目标

(1)掌握中药中主要类型化学成分的概念、基本化学结构、重要的理化性质、常用的提取分离和检识方法。

(2)掌握中药大黄、槐米、黄芩、麻黄、黄连、洋金花、苦参、人参所含主要成分的结构类型、重要理化性质、提取分离和检识方法。

(3)熟悉化合物结构研究的基本程序和方法;熟悉某些类型化学成分(如黄酮等)的波谱特征。

(4)熟悉主要类型化学成分的分类。

(5)熟悉丹参、五味子、薄荷、甘草、牛黄所含主要成分的结构类型、主要性质、提取分离和检识方法。

(6)了解中药化学各类成分的分布,主要生物活性;了解中药秦皮、汉防己、青蒿、麦冬、毛花洋地黄所含主要成分结构类型及活性。

(二)能力培养目标

(1)通过基本理论、基本知识的教学,培养学生的逻辑思维能力、思考和分析问题能力。

(2)通过基本技能的教学和实践,培养学生观察问题、解决问题能力。

三、教学内容与要求

本课程教学内容与要求见附表1。

附表 1 教学内容与要求

教学内容	教学要求		
	了解	熟悉	掌握
第 1 章 绪论			
第 1 节 中药化学的研究对象和任务		√	
第 2 节 研究中药化学的目的		√	
第 3 节 国内外中药及天然药物有效成分的研究概况与发展趋向	√		
第 2 章 中药化学成分的一般研究方法			
第 1 节 中药化学成分简介	√		
第 2 节 中药有效成分的提取分离方法			
一、中药有效成分的提取方法			√
二、中药有效成分的分离精制方法			√
第 3 节 中药有效成分化学结构的研究方法			
一、中药有效成分的理化鉴定		√	
二、中药有效成分的波谱测定		√	
第 3 章 糖和苷			
第 1 节 糖类化合物			
一、概述			√
二、糖类的结构与分类			√
第 2 节 苷类化合物			
一、概述			√
二、苷的结构与分类			√
三、苷类的一般通性			
(一) 性状			√
(二) 溶解性		√	
(三) 旋光性	√		
(四) 苷的检识反应			√
四、苷键的裂解反应			
(一) 酸催化水解反应			√
(二) 碱催化水解反应		√	
(三) 酶催化水解反应		√	
(四) 氧化裂解反应		√	
第 3 节 糖和苷的提取与分离			
一、糖和苷的提取		√	
二、糖和苷的分离与精制		√	
第 4 节 糖和苷的结构研究	√		
第 4 章 醌类化合物			
第 1 节 概述	√		
第 2 节 醌类化合物的结构与分类		√	

续表

教学内容	教学要求		
	了解	熟悉	掌握
第 3 节 醌类化合物的理化性质			
一、物理性质		√	
二、化学性质		√	
第 4 节 醌类化合物的提取分离			
一、醌类化合物的提取			√
二、醌类化合物的分离			√
第 5 节 醌类化合物的检识			
一、理化检识			√
二、色谱检识			√
第 6 节 含醌类化合物的中药实例			
一、丹参		√	
二、大黄			√
第 5 章 苯丙素类化合物			
第 1 节 简单苯丙素类			
一、结构与分类		√	
二、提取与分离	√		
第 2 节 香豆素类			
一、结构与分类		√	
二、理化性质			√
三、提取与分离		√	
四、检识			√
五、含香豆素的中药实例(秦皮)	√		
第 3 节 木脂素类			
一、结构与分类		√	
二、理化性质			√
三、提取与分离	√		
四、检识			√
五、含木脂素的中药实例(五味子)		√	
第 6 章 黄酮类化合物			
第 1 节 概述			
一、黄酮类化合物的概念			√
二、黄酮类化合物的分布和存在形式	√		
三、黄酮类化合物的生物活性	√		
第 2 节 黄酮类化合物的结构与分类			√

续表

教学内容	教学要求		
	了解	熟悉	掌握
第 3 节　黄酮类化合物的理化性质			
一、性状			√
二、旋光性			√
三、溶解性			√
四、酸碱性			√
五、显色反应			√
第 4 节　黄酮类化合物的提取与分离			
一、黄酮类化合物的提取			√
二、黄酮类化合物的分离			√
第 5 节　黄酮类化合物的检识			
一、理化检识			√
二、色谱检识			√
第 6 节　黄酮类化合物的结构研究			
一、UV 光谱在黄酮类化合物结构研究中的应用			√
二、^{1}H-NMR 谱在黄酮类化合物结构研究中的应用	√		
三、^{13}C-NMR 谱在黄酮类化合物结构中的应用	√		
四、MS 在黄酮类化合物结构中的应用		√	
五、结构测定实例		√	
第 7 节　含黄酮类化合物的中药实例			
一、槐米			√
二、黄芩			√
第 7 章　生物碱			
第 1 节　概述			√
第 2 节　生物碱的分类	√		
第 3 节　生物碱的性质			
一、物理性质			√
二、化学性质			√
第 4 节　生物碱的提取分离			
一、生物碱的提取			√
二、生物碱的分离			√
三、水溶性生物碱的分离			√
第 5 节　生物碱的检识			
一、理化检识			√
二、色谱检识			√

续表

教学内容	教学要求		
	了解	熟悉	掌握
第6节 含生物碱的中药实例			
一、麻黄			√
二、黄连			√
三、洋金花			√
四、苦参			√
五、汉防己	√		
第8章 萜类和挥发油			
第1节 萜类			
一、萜类的含义及分类			√
单萜、倍半萜、二萜、二倍半萜：分类特点			√
分布	√		
代表性化合物		√	
环烯醚萜		√	
二、萜类化合物的理化性质			√
三、萜类化合物的提取与分离		√	
四、萜类化合物的检识		√	
五、含萜类化合物的中药实例(青蒿)	√		
第2节 挥发油			
一、概述			
(一)含义			√
(二)分布	√		
(三)生物活性	√		
二、挥发油的组成			√
三、挥发油的理化性质			√
四、挥发油的提取与分离			√
五、挥发油的检识			√
六、含挥发油的中药实例(薄荷)		√	
第9章 三萜类化合物			
第1节 概述	√		
第2节 三萜类化合物的结构与分类		√	
第3节 三萜类化合物的理化性质和溶血作用			
一、物理性质			√
二、化学性质			√
三、溶血作用			√

续表

教学内容	教学要求		
	了解	熟悉	掌握
第4节　三萜类化合物的提取与分离			
一、三萜类化合物的提取			√
二、三萜类化合物的分离			√
第5节　三萜类化合物的检识			
一、理化检识			√
二、色谱检识			√
第6节　含三萜皂苷的中药实例			
一、人参			√
二、甘草		√	
第10章　甾体类化合物			
第1节　概述			
一、甾体化合物的结构与分类	√		
二、甾体类化合物的颜色反应		√	
第2节　强心苷类化合物			
一、强心苷概述			√
二、强心苷的结构与分类			√
三、强心苷的理化性质			√
四、强心苷的颜色反应			√
五、强心苷的提取与分离		√	
六、强心苷的检识			√
七、含强心苷的中药实例(毛花洋地黄)	√		
第3节　甾体皂苷			
一、概述	√		
二、甾体皂苷的结构与分类		√	
三、甾体皂苷的理化性质			√
四、甾体皂苷的提取与分离			√
五、甾体皂苷的检识			√
六、含甾体皂苷的中药实例(麦冬)	√		
第4节　C_{21}甾体化合物			
一、概述	√		
二、结构特点和主要性质	√		
第5节　植物甾醇			
一、概述	√		
二、结构特点和主要性质	√		

续表

教学内容	教学要求		
	了解	熟悉	掌握
第6节 胆汁酸类化合物			
一、结构特征及其分布	√		
二、化学性质		√	
三、检识		√	
四、提取分离		√	
五、含胆汁酸的中药实例(牛黄)		√	
第7节 昆虫变态激素			
一、概述	√		
二、结构特点和主要性质	√		
第11章 鞣质			
第1节 概述			√
第2节 鞣质的结构与分类			
一、可水解鞣质	√		
二、缩合鞣质	√		
三、复合鞣质	√		
第3节 鞣质的理化性质			
一、物理性质			√
二、化学性质			√
第4节 鞣质的提取与分离			
一、鞣质的提取		√	
二、鞣质的分离		√	
第5节 鞣质的检识			√
第6节 含鞣质的中药实例(翻白草)	√		
第12章 其他成分			
第1节 脂肪酸类化合物			
一、概述	√		
二、脂肪酸的结构分类	√		
三、脂肪酸的理化性质		√	
四、脂肪酸的提取与分离			√
第2节 有机含硫化合物	√		
第3节 氨基酸、蛋白质和酶			
一、氨基酸			
(一)理化性质		√	
(二)提取分离			√

续表

教学内容	教学要求		
	了解	熟悉	掌握
二、蛋白质和酶			
（一）理化性质		√	
（二）提取分离			√
第 4 节　矿物质			
一、概述	√		
二、矿物药	√		
第 13 章　中药复方有效物质基础研究			
第 1 节　中药复方有效物质基础研究的意义		√	
第 2 节　中药复方有效物质基础研究的进展	√		
第 3 节　中药复方有效物质基础研究思路与方法探讨	√		

四、学 时 安 排

本课程共 120 学时，其中理论教学 60 学时(应包括教师讲授、课堂讨论和学生自学三部分，在具体教学过程中灵活掌握和分配学时)，实践教学 60 学时(在具体教学过程中灵活掌握实践教学内容和学时)。一般学时分配见附表 2 和附表 3。

附表 2　理论教学学时安排

章节	教师讲授	课堂讨论	学生自学
2	1		
3	3	1	1
4	3		1
5	3		1
6	3		1
7	8	2	
8	5		1
9	5		1
10	4		1
11	8	2	2
12	1		
13	1		
14			1
合计	45	5	10

附表 3 实践教学学时安排

实验项目		内容提要	学时
实验 1	虎杖中蒽醌类成分及白藜芦醇苷的提取分离和鉴定	1. 提取 2. 苷元(总游离蒽醌等)与苷(蒽醌苷、二苯乙烯苷等)的分离 3. 大黄素和大黄素-6-甲醚的分离 4. 白藜芦醇苷的分离 5. 检识	24
实验 2	槐米中芦丁的提取及槲皮素的制备、鉴定	1. 芦丁的提取 2. 芦丁的精制 3. 芦丁的水解——槲皮素的制备 4. 糖的检识 5. 芦丁及槲皮素的聚酰胺薄层色谱检识 6. 芦丁及槲皮素的定性反应	12
实验 3	粉防己生物碱的提取、分离和检识	1. 总生物碱的提取 2. 分离 亲脂性生物碱与水溶性生物碱的分离 水溶性生物碱(轮环藤酚碱)的分离纯化 汉防己甲素和乙素的分离纯化 3. 检识	24

五、教学建议

(1) 在讲授每一章节之前,先明确提出对本章内容的学习要求,使学生在学习过程中能够心中有数、有的放矢。

(2) 尽量采用多媒体辅助教学手段,节约写板书时间,对重点、难点内容可以深入讲解,使学生加深理解。

(3) 选择比较容易理解而且内容不是很重要的部分,作为自学内容,培养学生的自学能力。自学之后可做简单总结。

(4) 每一章内容讲完后,给学生出复习思考题,使学生能够通过做思考题及时复习学过的知识,加深理解并及时发现问题,通过问题的反馈可以在后面的知识讲解中加以补充和巩固。

(5) 实践教学中要求学生充分预习,并通过提问检查预习情况;对实验操作原理及注意事项进行重点讲解,保证实验顺利进行。

(6) 学生在完成实验后,应撰写详细实验报告并提交实验原始记录,以培养学生综合分析问题能力,并加深对实验原理和实验方法的理解。

六、考核方式与成绩评定

理论教学课与实践教学课分别单独考核计分,满分各为 100 分。理论教学采用试卷闭卷考试方式进行考核,并结合课堂讨论、课堂提问等综合评定成绩;实践教学课以预习提问、实验操作及实验报告等综合考核,评定成绩。